宋学立 吕 俊 贺 勇 ◎ 主编

常见病
处方手册

第二版

 化学工业出版社
·北京·

本书第一版已出版五年，重印了八次，受到了专业读者的关注和信任。本次再版修订在保持第一版鲜明特色的同时，增加了十余种常见疾病，并对全书所有处方进行了逐一审查，以便更好地体现临床规范治疗的新理念、新方法和新技术。适合在校学生和从事临床一线工作的医护人员阅读参考。

图书在版编目（CIP）数据

常见病处方手册/宋学立，吕俊，贺勇主编．—2版．
北京：化学工业出版社，2015.5（2024.3重印）
ISBN 978-7-122-23477-3

Ⅰ．①常…　Ⅱ．①宋…②吕…③贺…　Ⅲ．①常见
病-处方-手册　Ⅳ．①R451-62

中国版本图书馆 CIP 数据核字（2015）第 064304 号

责任编辑：贾维娜　杨骏翼　　　　装帧设计：史利平
责任校对：程晓彤

出版发行：化学工业出版社（北京市东城区青年湖南街 13 号　邮政编码 100011）
印　　装：三河市延风印装有限公司
850mm×1168mm　1/32　印张 13¾　字数 367 千字
2024 年 3 月北京第 2 版第 14 次印刷

购书咨询：010-64518888　　售后服务：010-64518899
网　　址：http://www.cip.com.cn
凡购买本书，如有缺损质量问题，本社销售中心负责调换。

定　　价：32.00 元　　　　　　　　　　版权所有　违者必究

编写人员名单

主　　编　　宋学立　　吕　俊　　贺　勇

副主编　　邹红英　　李　梅　　王　华
　　　　　　姜　霞　　纪承寅

编写人员　　邹红英　　纪承寅　　宋学立
　　　　　　姜　霞　　吕　俊　　贺　勇
　　　　　　郝军华　　吕玉玲　　赵志远
　　　　　　王　华　　王海鹰　　司敬美
　　　　　　李　梅　　朱新艳　　韩　凝

秘　　书　　季晓波　　周娅萍

《常见病处方手册》自 2010 年出版至今为满足广大读者的要求已印刷了八次，深受读者的青睐。本次再版仍保持第一版的鲜明特色，对原来的框架结构未做明显变动，增加了十余种常见疾病，重新审定每一条处方的内容和要求。力争更好地体现临床规范治疗的新理念、新方法和新技术，同时还展示了医师的诊疗和处方治疗水平。

随着改革开放的不断深入，医药与疾病诊治技术飞速发展，目前有些基层单位的医疗设备也已不断更新，许多新的经济型药物也层出不穷。具体到当前某些医疗单位和人员的工作而言，随时随地可研制出众多可供选择的新药和老药的新剂型，在此基础之上每年已有大量独立于教科书之外的药品面世，而且良莠不齐，加之临床医护人员一天忙到晚，工作量非常繁重、身心疲惫，在接管治疗的患者上已投入很大精力，而且还要面对许多新的医疗成果和课题。显然，就具体到每一位患者接管、接诊、接治过程中，医护人员应该怎样提供高质量的服务就摆在我们面前。因此，笔者针对上述亟待解决的问题，本着努力减轻广大一线医护人员工作量、缓解时常需要查阅大量医学文献的压力，为协助临床医师进一步恰当地选用药品，以及谨防因为选用治疗处方不当而带来的危害和浪费，精心策划并编写了《常见病处方手册》。本书旨在使广大读者通过本书即可查阅各科常见病治疗的最佳处方、药物使用和注意事项等，且对处方内每一个药物词条都经过了反复核对，然后再确定当选为治疗效果好、副作用与不良反应轻、既经济又方便实用的治疗方案。

本书涉及内容非常丰富，包括内、外、妇、儿、五官、传染、皮肤科等常见疾病的经典西药治疗处方，不但能集目前常见疾病治疗学之大成，同时又是基层医护人员必备的一本案头工具用书。全书共分成十章，依各个科室常见疾病进行分类编目，针对常见疾病都分别以"概要""处方""简释"三部分内容加以阐述，所设"处方"是本书重点阐述的内容，介绍了各种常见疾病最佳选择的治疗处方、具体的用药剂量、不良反应、使用注意事项等。"处方"内除了需要另加详细注明的事宜之外，所记载的每一种药物都采用依60kg体重为标准的成人用药剂量，则不是适用于所有儿童或老年患者特殊情况下的用药剂量，据此进一步提醒读者应予谨防发生儿童或老年用药过量或意外中毒等。再则，在"处方"的前后还分别设置"概要"和"简释"两个小标题栏。"概要"主要介绍每一种常见疾病起因、主要症状和体征、诊断要点和治疗原则等；"简释"是对"处方"中涉及药物的补充说明，因为我们知道仅凭一个小小的"处方"词条，是不能完全说明每一种药品复杂作用、临床效果、副作用和不良反应的，所以本书借用"简释"这个小标题下内容弥补和解释每一条的简要处方。

此外，本书撰稿队伍涉及临床医学的不同专业和分科，均是长期从事临床一线工作的专家、教授。本书内容力求能够达到简明扼要、深入浅出、通俗易懂，具有很强的实用性和可操作性，便于医学院校学生和广大医护人员查找阅读。

由于临床药物处方要求专业知识面大，因此本书再版修订中的不足也在所难免，敬请广大读者多加指正，以便今后相隔数年再做修订时进一步完善和提高。

编者

2015 年 2 月

目 录

第一章 传染病 1

第一节 肠道传染病 1

一、急性病毒性肝炎 1

二、慢性病毒性肝炎 2

三、重症病毒性肝炎 3

四、细菌性食物中毒 6

五、伤寒与副伤寒 8

六、霍乱 9

七、细菌性痢疾 10

八、病毒性肠炎 12

九、阿米巴痢疾 12

第二节 呼吸道传染病 13

一、感冒 13

二、流行性感冒 14

三、麻疹 15

四、流行性腮腺炎 16

五、白喉 17

六、百日咳 18

七、猩红热 19

八、传染性非典型性肺炎 20

九、流行性脑脊髓膜炎 21

十、脊髓灰质炎 22

十一、活动性肺结核 23

第三节 虫媒传染病 24

一、流行性乙型脑炎 ……………………………………… 24

二、疟疾 …………………………………………………… 26

三、黄热病 ………………………………………………… 28

四、登革热 ………………………………………………… 28

五、莱姆病 ………………………………………………… 29

第四节 动物源性传染病 …………………………………… 30

一、流行性出血热 ………………………………………… 30

二、狂犬病 ………………………………………………… 33

三、钩端螺旋体病 ………………………………………… 34

四、猫抓病 ………………………………………………… 35

五、斑疹伤寒 ……………………………………………… 36

第五节 蠕虫病 ……………………………………………… 37

一、日本血吸虫病 ………………………………………… 37

二、肺吸虫病 ……………………………………………… 38

三、钩虫病 ………………………………………………… 39

四、蛔虫病 ………………………………………………… 40

五、丝虫病 ………………………………………………… 41

第二章 内科疾病 …………………………………… **43**

第一节 常见危重病症 ……………………………………… 43

一、高热 …………………………………………………… 43

二、呕血 …………………………………………………… 45

三、咯血 …………………………………………………… 46

四、呼吸窘迫综合征 ……………………………………… 47

五、过敏性休克 …………………………………………… 49

六、弥散性血管内凝血 …………………………………… 50

七、昏厥 …………………………………………………… 51

八、昏迷 …………………………………………………… 52

九、惊厥 …………………………………………………… 53

十、颅内高压症 …………………………………………… 54

十一、肝性脑病 …………………………………………… 55

十二、心脏骤停 …………………………………………… 58

十三、急性腹痛 …………………………………………… 60

第二节　呼吸系统疾病 …………………………………………… 61

　　一、急性支气管炎 ……………………………………………… 61

　　二、慢性支气管炎 ……………………………………………… 62

　　三、支气管扩张症 ……………………………………………… 64

　　四、支气管哮喘 ………………………………………………… 66

　　五、肺炎球菌性肺炎 …………………………………………… 67

　　六、肺脓肿 ……………………………………………………… 69

　　七、胸膜炎积液 ………………………………………………… 70

　　八、慢性肺心病 ………………………………………………… 71

　　九、呼吸衰竭 …………………………………………………… 73

第三节　循环系统疾病 …………………………………………… 74

　　一、窦性心动过速 ……………………………………………… 74

　　二、窦性心动过缓 ……………………………………………… 75

　　三、期前收缩 …………………………………………………… 76

　　四、阵发性心动过速 …………………………………………… 77

　　五、心脏扑动与颤动 …………………………………………… 79

　　六、心脏传导阻滞 ……………………………………………… 80

　　七、风湿性心脏病 ……………………………………………… 81

　　八、高血压 ……………………………………………………… 83

　　九、冠心病 ……………………………………………………… 85

　　十、先天性心脏病 ……………………………………………… 87

　　十一、心包炎 …………………………………………………… 89

　　十二、感染性心内膜炎 ………………………………………… 90

　　十三、病毒性心肌炎 …………………………………………… 92

　　十四、心肌病 …………………………………………………… 93

　　十五、心力衰竭 ………………………………………………… 95

第四节　消化系统疾病 …………………………………………… 97

　　一、反流性食管炎 ……………………………………………… 97

　　二、急性胃炎 …………………………………………………… 98

　　三、慢性胃炎 …………………………………………………… 99

　　四、消化性溃疡 ……………………………………………… 100

　　五、慢性肝硬化 ……………………………………………… 101

　　六、肠结核病 ………………………………………………… 103

七、肝肾综合征 ……………………………………………… 105

八、急性胰腺炎 ……………………………………………… 106

九、肠易激综合征 …………………………………………… 108

第五节　泌尿系统疾病 ……………………………………… 109

一、尿道感染 ………………………………………………… 109

二、肾盂肾炎 ………………………………………………… 111

三、急性肾小球肾炎 ………………………………………… 112

四、慢性肾小球肾炎 ………………………………………… 113

五、肾病综合征 ……………………………………………… 115

六、肾小管酸中毒 …………………………………………… 116

七、高尿酸血症肾病 ………………………………………… 117

八、急性肾功能衰竭 ………………………………………… 118

九、慢性肾功能衰竭 ………………………………………… 120

第六节　血液系统疾病 ……………………………………… 122

一、缺铁性贫血 ……………………………………………… 122

二、再生障碍性贫血 ………………………………………… 123

三、急性溶血性贫血 ………………………………………… 124

四、白细胞减少症 …………………………………………… 126

五、白血病 …………………………………………………… 127

六、过敏性紫癜 ……………………………………………… 129

七、真性红细胞增多症 ……………………………………… 130

八、血小板减少症 …………………………………………… 131

九、血友病 …………………………………………………… 132

十、特发性血小板减少性紫癜 ……………………………… 133

十一、骨髓增生异常综合征 ………………………………… 135

第七节　代谢性与内分泌疾病 ……………………………… 136

一、糖尿病 …………………………………………………… 136

二、甲状腺功能亢进症 ……………………………………… 138

三、甲状腺功能减退症 ……………………………………… 139

四、尿崩症 …………………………………………………… 140

五、垂体前叶功能减退症 …………………………………… 141

六、肾上腺皮质功能减退症 ………………………………… 142

七、高脂蛋白血症 …………………………………………… 143

八、单纯性肥胖症 …………………………………… 145

九、高尿酸与痛风 …………………………………… 146

十、低钾血症 ……………………………………… 147

十一、水过多与中毒 ………………………………… 148

十二、代谢性酸中毒 ………………………………… 149

十三、代谢性碱中毒 ………………………………… 150

第八节 结缔组织与关节疾病 ……………………… 151

一、系统性红斑狼疮 ………………………………… 151

二、类风湿关节炎 …………………………………… 152

三、多发性肌炎与皮肌炎 …………………………… 153

四、贝赫切特综合征 ………………………………… 154

五、结节性多动脉炎 ………………………………… 155

六、强直性脊柱炎 …………………………………… 156

七、干燥综合征 ……………………………………… 157

第九节 神经系统疾病 ……………………………… 158

一、偏头痛 ………………………………………… 158

二、三叉神经痛 ……………………………………… 160

三、面神经炎或面瘫 ………………………………… 160

四、坐骨神经痛 ……………………………………… 161

五、脑血栓与脑栓塞 ………………………………… 162

六、脑与蛛网膜下腔出血 …………………………… 163

七、癫痫 …………………………………………… 165

八、老年人痴呆症 …………………………………… 167

九、帕金森病 ……………………………………… 167

十、重症肌无力 ……………………………………… 168

第十节 精神疾病 …………………………………… 169

一、精神分裂症 ……………………………………… 169

二、情感性精神障碍 ………………………………… 171

三、酒精中毒性精神障碍 …………………………… 172

四、癔病 …………………………………………… 173

五、神经精神症 ……………………………………… 175

第三章 儿科疾病 ……………………………… **177**

第一节 呼吸系统疾病 ……………………………… 177

一、急性喉、气管、支气管炎 ……………………… 177

二、小儿支气管肺炎 ································ 178

第二节　消化、吸收与营养性疾病 ················ 180

一、婴幼儿腹泻 ···································· 180

二、小儿水、盐代谢平衡失调 ···················· 182

三、小儿营养不良 ································· 184

四、儿童维生素缺乏症 ···························· 185

五、佝偻病与手足搐搦症 ·························· 186

六、辛缺乏症 ······································ 187

七、儿童多动症 ·································· 188

第三节　小儿常见类型贫血 ························ 189

一、营养性贫血 ···································· 189

二、蚕豆病 ·· 190

第四节　泌尿系统疾病 ···························· 191

一、小儿急性肾炎 ································· 191

二、儿童肾病综合征 ······························ 192

第五节　小儿结缔组织病 ·························· 194

一、儿童风湿热 ···································· 194

二、幼年性类风湿关节炎 ·························· 195

三、皮肤黏膜淋巴结综合征 ························ 196

第六节　儿童遗尿症 ······························ 197

第四章　外科疾病 ································ **198**

第一节　普通外科常见疾病 ························ 198

一、急性乳腺炎 ···································· 198

二、乳腺小叶增生症 ······························ 199

三、感染和败血症 ································· 200

四、严重全身化脓性感染 ·························· 202

五、破伤风感染 ···································· 204

六、血栓闭塞性脉管炎 ···························· 205

七、血栓性静脉炎 ································· 206

八、周围神经损伤 ································· 207

九、先天性血管瘤 ································· 207

十、甲状腺炎 ······································ 208

十一、单纯性甲状腺肿 …………………………………… 209

十二、脂肪瘤 …………………………………………………… 210

十三、颈椎病 …………………………………………………… 210

十四、肋间神经痛 …………………………………………… 211

十五、肩关节周围炎 ………………………………………… 212

十六、老年骨关节病 ………………………………………… 212

十七、腰椎管狭窄症 ………………………………………… 213

第二节　腹部外科疾病 …………………………………… 214

一、急性阑尾炎 ……………………………………………… 214

二、急性弥漫性腹膜炎 …………………………………… 215

三、急性腹腔脓肿 ………………………………………… 216

四、急性盆腔脓肿 ………………………………………… 217

五、急性肠梗阻 ……………………………………………… 218

六、急性坏死性肠炎 ……………………………………… 219

七、胃泌素瘤 ………………………………………………… 220

八、慢性胰腺炎 ……………………………………………… 221

九、胆囊炎胆石症 ………………………………………… 222

十、胆道蛔虫病 ……………………………………………… 223

十一、蛔虫性肠梗阻 ……………………………………… 224

十二、腹股沟疝 ……………………………………………… 225

十三、内外痔 ………………………………………………… 226

十四、肛裂 …………………………………………………… 227

十五、肛瘘 …………………………………………………… 228

第三节　泌尿系统疾病 …………………………………… 228

一、细菌性膀胱炎 ………………………………………… 228

二、尿道炎 …………………………………………………… 229

三、急性睾丸炎 ……………………………………………… 230

四、附睾炎 …………………………………………………… 231

五、包皮龟头炎 ……………………………………………… 232

六、前列腺炎 ………………………………………………… 233

七、前列腺增生症 ………………………………………… 234

八、肾、输尿管结石症 …………………………………… 234

九、膀胱、尿道结石 ……………………………………… 235

第一节　皮肤疾病 ··· 237

　一、皮肤化脓感染 ··· 237

　二、淋巴结淋巴管炎 ····································· 239

　三、丹毒 ··· 240

　四、皮肤-黏膜单纯疱疹 ······························· 240

　五、带状疱疹 ·· 241

　六、传染性软疣 ·· 242

　七、脓疱疮 ··· 243

　八、皮肤真菌感染 ·· 244

　九、麻风病 ··· 246

　十、头皮脂溢性皮炎 ····································· 247

　十一、接触性皮炎 ·· 248

　十二、毛虫刺伤性皮炎 ·································· 249

　十三、湿疹 ··· 250

　十四、神经性皮炎 ·· 251

　十五、荨麻疹 ·· 252

　十六、药物性皮炎 ·· 253

　十七、多形性日光疹 ····································· 255

　十八、手足皲裂 ·· 256

　十九、银屑病 ·· 257

　二十、玫瑰糠疹 ·· 258

　二十一、剥脱性皮炎 ····································· 259

　二十二、天疱疮 ·· 261

　二十三、疱疹样皮炎 ····································· 262

　二十四、多形红斑 ·· 263

　二十五、疥疮 ·· 265

第二节　性传播疾病 ·· 265

　一、艾滋病 ··· 265

　二、淋病 ··· 268

　三、非淋菌性尿道炎 ····································· 269

　四、梅毒 ··· 270

　五、尖锐湿疣 ·· 272

六、软下疳 …………………………………………………… 273

七、腹股沟肉芽肿 ………………………………………… 274

八、淋病性淋巴肉芽肿 …………………………………… 274

第六章　妇产科疾病 ……………………………………… 276

第一节　妇科 ………………………………………………… 276

一、外阴瘙痒症 …………………………………………… 276

二、外阴炎 ………………………………………………… 277

三、阴道炎 ………………………………………………… 278

四、生殖器疱疹 …………………………………………… 280

五、盆腔炎 ………………………………………………… 281

六、子宫颈炎 ……………………………………………… 282

七、功能性子宫出血 ……………………………………… 283

八、痛经 …………………………………………………… 284

九、更年期综合征 ………………………………………… 285

十、子宫内膜异位症 ……………………………………… 286

十一、不孕症 ……………………………………………… 287

十二、生殖器官结核 ……………………………………… 288

十三、子宫内膜癌 ………………………………………… 289

十四、子宫颈癌 …………………………………………… 291

十五、卵巢肿瘤 …………………………………………… 291

第二节　病理产科 …………………………………………… 293

一、先兆流产 ……………………………………………… 293

二、习惯性流产 …………………………………………… 294

三、稽留流产 ……………………………………………… 295

四、感染性流产 …………………………………………… 295

五、异位妊娠 ……………………………………………… 296

六、早孕反应性呕吐 ……………………………………… 297

七、葡萄胎和侵蚀性葡萄胎 ……………………………… 298

八、胎膜早剥 ……………………………………………… 299

九、过期妊娠 ……………………………………………… 300

十、胎儿宫内生长迟缓 …………………………………… 301

十一、胎儿宫内窘迫 ……………………………………… 301

十二、早产 ……………………………………………… 302

十三、产褥感染 …………………………………………… 303

十四、产褥中暑 …………………………………………… 304

第三节　妊娠与产后并发症 …………………………… 306

一、妊娠肝内胆汁淤积 ………………………………… 306

二、妊娠合并病毒性肝炎 ……………………………… 306

三、妊娠合并心脏病 …………………………………… 308

四、妊娠高血压综合征 ………………………………… 309

五、妊娠合并肺结核 …………………………………… 310

六、产后宫缩无力症 …………………………………… 311

第七章　五官科疾病 ……………………………… 313

第一节　眼科 …………………………………………… 313

一、急性结膜炎 ………………………………………… 313

二、慢性结膜炎 ………………………………………… 315

三、沙眼 ………………………………………………… 316

四、干眼症 ……………………………………………… 318

五、疱疹性角膜炎 ……………………………………… 319

六、角膜溃疡 …………………………………………… 320

七、老年性白内障 ……………………………………… 321

八、青光眼 ……………………………………………… 323

九、脉络膜视网膜炎 …………………………………… 325

十、视神经乳头炎 ……………………………………… 326

十一、眼外伤 …………………………………………… 327

第二节　耳部常见疾病 ………………………………… 328

一、外耳道炎 …………………………………………… 328

二、非化脓性中耳炎 …………………………………… 329

三、化脓性中耳炎 ……………………………………… 330

四、乳突炎 ……………………………………………… 331

五、梅尼埃病 …………………………………………… 332

第三节　鼻部的常见疾病 ……………………………… 334

一、鼻前庭炎与鼻出血 ………………………………… 334

二、急、慢性鼻炎 ……………………………………… 335

三、鼻窦炎 ·· 337
第四节 咽喉部常见病 ································ 338
　　一、急、慢性咽炎 ······························ 338
　　二、急性扁桃体炎 ······························ 339
　　三、扁桃体周围脓肿 ···························· 340
　　四、急性喉炎 ·································· 341
　　五、慢性喉炎 ·································· 342
第五节 口腔常见病 ································ 343
　　一、复发性口腔溃疡 ···························· 343
　　二、口腔扁平苔癣 ······························ 344
　　三、白色念珠菌病 ······························ 345
　　四、口腔变态性疾病 ···························· 345
　　五、口角炎 ···································· 346
　　六、牙源性感染 ································ 347
　　七、颌面部间隙感染 ···························· 349
　　八、颌面部疖、痈 ······························ 350
　　九、颌骨骨髓炎 ································ 351
　　十、面颈部淋巴结炎 ···························· 352

第八章　理化因素疾病 ·························· 353

第一节 物理因素所致疾病 ···························· 353
　　一、中暑 ······································ 353
　　二、冻僵 ······································ 355
　　三、高原病 ···································· 356
　　四、晕动病 ···································· 357
　　五、疲劳综合征 ································ 358
　　六、夏季空调病 ································ 358
　　七、电脑身心综合征 ···························· 359
第二节 蛇虫类毒物中毒 ···························· 360
　　一、毒蛇咬伤 ·································· 360
　　二、蜈蚣咬伤 ·································· 362
　　三、毒蜘蛛咬伤 ································ 363
　　四、毒蜂蜇伤 ·································· 364

第三节　化学性毒物中毒 ·· 365
　　一、有机磷农药中毒 ··· 365
　　二、灭鼠药中毒 ·· 367
　　三、百草枯中毒 ·· 368
　　四、铅中毒 ·· 369
　　五、汞中毒 ·· 370
　　六、砷中毒 ·· 371
第四节　动物性毒物食入中毒 ····································· 372
　　一、鱼胆中毒 ··· 372
　　二、河豚中毒 ··· 373
　　三、蟾蜍中毒 ··· 374
第五节　植物性毒物食入中毒 ····································· 375
　　一、毒蕈中毒 ··· 375
　　二、四季豆中毒 ·· 376
　　三、银杏中毒 ··· 377

第九章　常见肿瘤 ·································· 379

第一节　头颈部肿瘤 ·· 379
　　一、甲状腺癌 ··· 379
　　二、鼻咽癌 ·· 380
　　三、喉癌 ··· 381
　　四、牙龈癌 ·· 382
　　五、舌癌 ··· 383
第二节　胸部肿瘤 ··· 384
　　一、乳腺癌 ·· 384
　　二、食管癌 ·· 386
　　三、肺癌 ··· 387
第三节　腹部肿瘤 ··· 389
　　一、胃癌 ··· 389
　　二、大肠癌 ·· 391
　　三、原发性肝癌 ·· 392
　　四、胰腺癌 ·· 394
第四节　泌尿生殖器肿瘤 ·· 395

一、肾癌 ·· 395

二、膀胱肿瘤 ····································· 396

三、前列腺癌 ····································· 398

四、睾丸肿瘤 ····································· 399

第五节　骨关节肿瘤 ······························· 401

一、骨巨细胞瘤 ·································· 401

二、恶性骨肿瘤 ·································· 402

第六节　皮肤及软组织肿瘤 ··················· 404

一、恶性黑色瘤 ·································· 404

二、软组织肉瘤 ·································· 405

第七节　淋巴系统常见肿瘤 ··················· 406

一、霍奇金病 ····································· 406

二、非霍奇金淋巴瘤 ··························· 408

第八节　恶性胸腹水 ······························· 410

一、恶性胸腔积液 ······························ 410

二、恶性腹腔积液 ······························ 411

第九节　化疗药毒性反应的处理 ············ 412

一、化疗时恶心和呕吐 ······················ 412

二、化疗后白细胞改变 ······················ 413

三、化疗免疫机制变化与处理 ············ 413

第十章　医学处方及其书写要求 ·········· **415**

第一节　处方的内容结构 ······················· 415

第二节　药物处方的一般要求 ················ 417

第三节　药物处方的注意事项 ················ 418

第四节　婴幼儿用药剂量的换算方法 ····· 419

参考文献 ·· **422**

第一章

传 染 病

第一节　肠道传染病

一、急性病毒性肝炎

【概要】　此病是由肝炎病毒引起的常见的消化系统疾病，它具有传染性强、传播途径复杂、流行面广、发病率高的特点，常被分为急性黄疸性肝炎和急性无黄疸性肝炎。依据感染的肝炎病毒不同，可分为甲、乙、丙、丁、戊 5 型病毒性肝炎。甲型病毒性肝炎起病较急，其中大部分病例可发生黄疸；乙型、丁型、丙型病毒性肝炎通过患者血清接触而发生传播和感染。本病感染后常使患者产生严重肝细胞损害和显著的肝功能障碍，主要表现是食欲下降、恶心、呕吐、疲乏无力、关节酸痛等，实验室检测"肝炎五项指标"，均分别显示为表面抗原阳性和血清转氨酶增高。此病及时确诊以后，须实施有效隔离，提供保肝药物治疗，并严禁使用可以导致肝脏损伤的药物。

处方 1　适用于一般病例的保肝治疗

　　　　维生素 C，每次 0.2g，口服，每日 3 次，连用 2 个月

　加　维生素 K_4，每次 8mg，口服，每日 3 次

　加　维生素 E，每次 0.1g，口服，每日 1 次

　加　复方益肝灵，每次 2 片，口服，每日 3 次，连用 2 个月

| 或 | 5%葡萄糖盐水 | 250ml | 静脉滴注,每日2次,共用 |
| | 甘草酸二铵 | 30ml | 1个月 |

处方2 适用于出现黄疸的治疗

| | 10%葡萄糖液 | 250ml | 静脉滴注,每日1次,共用 |
| | 茵栀黄 | 30ml | 1个月 |

| 接 | 10%葡萄糖液 | 250ml | 静脉滴注,每日1次,共用 |
| | 门冬氨钾镁 | 30ml | 1个月 |

| 或 | 10%葡萄糖液 | 250ml | 静脉滴注,每日1次,共用 |
| | 还原型谷胱甘肽 | 1.2g | 1个月 |

处方3 适用于急性丙型肝炎的治疗

干扰素,每次300万U,肌内注射,每日1次,共用8个月

| 加 | 维生素C | 2.0g | 静脉滴注,每日2次,连用 |
| | 10%葡萄糖液 | 250ml | 4周 |

【简释】 ① 此病在临床中可选用的具有保肝作用的药物甚多,例如复合维生素、肌苷、七墩果酸片、肝炎灵注射液、茵栀黄注射液、强力宁注射液等。然而,对于每一种保肝药物的选择一定要慎重从事,倘若使用过多就适得其反,还会加重肝功能的负担,同样不利于每一位不同个体患者治疗的恢复。

② 对急性肝炎病情较为严重的病例,可以加大葡萄糖液和维生素C的静脉滴注,并予同时考虑减少蛋白质的摄入,谨防合并发生脑水肿及肾功能障碍等。

③ 为了避免急性甲型病毒性肝炎的传播和流行,应对密切接触者和儿童注射丙种球蛋白,可对新生儿注射乙型肝炎免疫球蛋白;为了预防乙型病毒性肝炎的母婴传播,宜联合注射高纯度HBsAg疫苗或乙型肝炎免疫球蛋白等。

二、慢性病毒性肝炎

【概要】 此病是以感染乙型、丁型、丙型肝炎病毒后发病者更为多见,主要包括慢性迁延性肝炎和慢性活动性肝炎两大类型,通常是指从发病开始而持续6~12个月以上未愈的患者。慢性肝炎经常反复发作,主要表现为疲乏无力、食欲缺乏、厌油、腹胀、肝区隐痛、肝脾肿大、肝病面容、肝掌、蜘蛛痣,还可同时伴有肝外器官损害的症状,病情严重时出现肝功能异常、自身抗体阳性等。此外,尚有大部分病例在病变晚期易出现肝硬化或

肝细胞癌。因此，本病需要采取更加积极的防治措施，进一步加强保肝治疗，设法推迟重大并发症的形成，对于尚未产生黄疸的患者，应用干扰素以及抗病毒药物治疗等。

处方 1　适用于一般病例的保肝治疗

	生理盐水	100ml	静脉注射，每日 1 次，10 天
	黄芪注射液	20ml	一个疗程

加	生理盐水	100ml	静脉滴注，每日 1 次，连用
	小牛胸腺肽	400mg	2 个月

或　联苯双酯，每次 6 粒，口服，每日 3 次

或　肝泰乐，每次 0.2g，口服，每日 3 次

加	10%葡萄糖液	500ml	缓慢静脉滴注，每日 1 次，
	门冬酸钾镁	100ml	连用 7～10 天

处方 2　适用于抗病毒和干扰素治疗

拉米夫定，每次 100mg，肌内注射，每日 1 次，共用 12 个月

干扰素，每次 300 万 U，肌内注射，每日 1 次，共用 8 个月

【简释】　① 此病应叮嘱患者保持乐观的生活态度、树立战胜疾病的信心，做到劳逸结合，增加休息时间，禁烟酒。

② 慢性活动病毒性肝炎一旦确诊，需要全休 3～4 个月以上；注意选用清淡饮食，摄入新鲜、易消化、富含蛋白质和维生素的食物；杜绝使用可以导致肝脏损害的药物，例如四环素类、氯丙嗪、异烟肼、利福平、水杨酸类、硫酸亚铁、对乙酰氨基酸、放线菌素 D 等。

③ 倘若患者不伴有黄疸且经济状况允许时，可试用拉米夫定、泛昔洛韦、阿德福韦等抗病毒药物治疗。比如，可给予拉米夫定，每次 100mg 肌内注射，每日 1 次，并且需要将使用此药的治疗时间延续至 1 年以上，由于该药价格昂贵，或许会给患者带来一定的经济负担。

三、重症病毒性肝炎

【概要】　此病又称为暴发性肝炎、亚急性肝坏死、急性肝萎缩等。本病得病后十分紧急，通常在前 10 天以内可因肝坏死不断恶化并迅速加重，患者时常产生极度疲乏无力、突然合并上消化道出血、脑水肿、昏迷、昏睡、

腹水、急性肾功能衰竭，随后不久即因导致严重并发症而死亡。伴随病情不断加重，在得病第 14 天前后即可发生肝脏萎缩、黄疸明显加深、合并严重感染、肝肾综合征等。此时检测血液总胆红素显著增高，可达 $171\mu mol/L$ 以上。本病患者病情十分复杂，治疗起来相当困难，需要密切关注病情进展，进一步加强支持治疗，维持水、电解质和酸碱平衡；对进食不足患者，宜提供葡萄糖液、新鲜血浆或血清白蛋白静脉输液治疗；与此同时，更加重要的则是需要采取防止肝细胞大量破坏及出现各种重大并发症时的紧急处理措施。

处方 1　常用于本病基础的保肝治疗

	牛胸腺肽	400mg	静脉滴注，每日 1 次，连用
	生理盐水	100ml	2 个月

接	前列腺素 E_1（凯时）	20μg	静脉滴注，每日 1 次
	10％葡萄糖液	100ml	

加　新鲜血浆，每次 200ml，静脉滴注，隔日 1 次

或　20％白蛋白，每次 50ml，静脉滴注，每周 2 次

或	甘草酸二胺	150mg	静脉滴注，每日 1 次
	5％葡萄糖盐水	250ml	

加　联苯双酯，每次 6 粒，口服，每日 3 次

处方 2　适用于合并肝性脑病的治疗

乳果糖，每次 10～20ml，每日 3 次，连用 1 个月

或　肝安（肝醒）250ml，静脉滴注，每日 1 次

加　乙酰谷酰胺，每次 0.3～0.6mg，肌内注射，每日 1 次

或	10％葡萄糖液	500ml	静脉滴注，每日 1 次
	谷氨酸钠	23g	

或	10％葡萄糖液	500ml	静脉滴注，每日 1 次，
	精氨酸	20g	酌情后续

加	10％葡萄糖液	500ml	静脉滴注，每日 1 次
	左旋多巴	100～150g	

处方 3　适用于合并出血倾向的治疗

	生理盐水	20ml	静脉注射，每日 2 次
	酚磺乙胺（止血敏）	2.0g	

| | 氨基乙酸 | 4.0g | 静脉注射，每日 2 次，连用 |
|或| 生理盐水 | 20ml | 2 周 |

| | 生理盐水 | 20ml | 静脉注射，每日 2 次，连用 |
|加| 雷莫替丁 | 20mg | 2 周 |

| | 生理盐水 | 20ml | 静脉注射，每日 2 次，连用 |
|或| 法莫替丁 | 20mg | 2 周 |

处方 4　适用于合并胃食管下段出血的治疗

	生理盐水	20ml	静脉注射，每日 1 次，连用
	奥美拉唑（洛赛克）	40mg	3～5 天

| | 生理盐水 | 20ml | 静脉注射，必要时 |
|或| 奥曲肽（善得定） | 0.1ml | |

| | 10％葡萄糖液 | 250ml | 静脉注射，必要时 |
|或| 奥曲肽（善得定） | 0.3mg | |

处方 5　适用于促进肝细胞再生的治疗

	10％葡萄糖液	250ml	静脉滴注，每日 1 次，连用
	普通胰岛素	10U	2 周
	胰高血糖素	1mg	

| | 10％葡萄糖液 | 500ml | 静脉滴注，每日 1 次，连用 |
|或| 促肝细胞生长素 | 200mg | 7～10 天 |

处方 6　适用于肝肾综合征的防治

螺内酯（氨体舒通），每次 40mg，口服，每日 3 次

加　氢氯噻嗪（双氢克尿噻），每次 25mg，口服，每日 1 次

或　呋塞米（速尿）20mg，静脉注射，每日 1 次

	10％葡萄糖液	250ml	静脉滴注，每日 1 次
加	酚妥拉明（立其丁）	10mg	

处方7 适用于控制感染的治疗

氧氟沙星，每次 0.2g，口服，每日 3 次

加	生理盐水	20ml	静脉注射，每日 2 次，用前需皮试
	头孢呋辛（西力欣）	1.5g	
或	生理盐水	20ml	静脉注射，每日 1 次，用前需皮试
	头孢曲松（罗氏芬）	2.0g	
或	生理盐水	20ml	静脉注射，每日 2 次，用前需皮试
	头孢他啶（复达欣）	2.0g	

【简释】 ① 针对被确诊的严重急性黄疸性肝炎，应予紧急输注新鲜血浆和/或血浆白蛋白，有必要时还要配合免疫调节治疗。

② 给予甘草酸二胺静脉滴注，能够减轻患者肝细胞变性坏死、抑制纤维化形成、促进肝功能恢复。

③ 对已被确诊或有可能发生的重症病毒性肝炎，需要酌情使用肾上腺糖皮质激素治疗，如给予地塞米松每次 20mg、每日 1 次静脉滴注，也可给予泼尼松（强的松）每次 20mg、每日 3 次口服。

④ 肝安（肝醒）是一种经常使用的复合氨基酸注射液，此药可用于降低患者的血氨和防治肝性脑病的发生；除此之外，也可同时增加乙酰谷酰胺、谷氨酸钠、精氨酸、左旋多巴等药的静脉滴注治疗。

⑤ 在患者出现大量腹水、肝肾综合征、脑水肿时，还宜及时采取有益于脱水、利尿、改善肾脏有效血流量的防治措施。

四、细菌性食物中毒

【概要】 此病特指因为误食变质或被细菌及其毒素污染食品所导致的急性食物中毒。患者一旦发生急性中毒，既可能发生急性胃肠炎，也可以出现全身中毒症状。该病以在夏秋季节发生率最高，通常被分成胃肠型和神经型两大类病变。急性细菌性食物中毒的病原菌主要包括沙门菌属、副溶血弧菌、金黄色葡萄球菌、大肠杆菌、肉毒杆菌等；其传染源是因细菌污染食物而被摄取后发生感染的人和动物。胃肠型细菌性食物中毒时，经常是由于短期内集体摄食后而中毒，临床症状以急性腹痛、呕吐、腹泻伴有发热、脱水、低血压为主，多在 2～3 天后开始恢复，治疗时需要以支持治疗和对症处理为主。然而，神经型细菌性食物中毒时，可突然出现头痛、头晕、视力模糊、

瞳孔散大、眼肌瘫痪，患者甚至伴发吞咽、发声及呼吸困难等，倘若治疗不当，也会导致患者突然死亡。因此，本病还应注意卧床休息、及时补液和选用有效的抗生素治疗。

处方 1　适用于一般病例的解痉镇痛治疗

溴丙胺太林（普鲁本辛），每次 15mg，口服，每日 3 次

或　阿托品，每次 0.5mg，肌内注射，立即

或　山莨菪碱（654-2），每次 5.0mg，肌内注射，立即

或　10%葡萄糖液　　　　40ml　｜静脉注射，立即
　　山莨菪碱（654-2）　10mg　｜

处方 2　适用于中毒伴有高热、毒血症的治疗

氧氟沙星（氟嗪酸），每次 0.2g，口服，每日 3 次

或　左氧氟沙星（可乐必妥），每次 0.2g，口服，每日 3 次

处方 3　适用于中毒伴有脱水时的治疗

5%葡萄糖盐水　　　500ml　｜
10%氯化钾　　　　　10ml　｜静脉滴注，立即，必要时
维生素 B_6　　　　　0.2g　｜重复使用

接　复方氯化钠液（林格液）500ml，静脉滴注，立即

处方 4　适用于神经型、眼麻痹和呼吸困难的治疗

5%碳酸氢钠溶液 1000ml，洗胃，立即

或　1∶4000 高锰酸钾液 1000ml，洗胃，立即

加　50%硫酸镁，每次 40ml，服药导泻，于洗胃后实施

加　生理盐水 100ml，清洁灌肠，必要时

处方 5　适用于肉毒杆菌中毒时的治疗

多价抗毒血清，每次 5 万 U，肌内注射，立即，用前需皮试

加　多价抗毒血清，每次 5 万 U，静脉注射，立即，用前需皮试

处方 6　适用于脱水、低血压或酸中毒时的治疗

生理盐水 500ml，静脉滴注，立即，必要时重复使用

接　5%碳酸氢钠 100～250ml，静脉滴注，立即，必要时重复使用

【简释】 ① 通常认为，肉毒杆菌外毒素中毒更易于产生神经型中毒的临床症状，时常表现为吞咽、发声及呼吸困难，部分病例还可伴有复视或者眼肌瘫痪等，其病死率较高，故肉毒杆菌性中毒的紧急救治十分重要，旨在进一步有效地控制肉毒杆菌的感染、加强其毒素的排泄、降低患者的死亡率。

② 肉毒杆菌的外毒素在碱性液体内易于被破坏，在氧化作用下使毒力减弱，所以一旦发现中毒要尽早彻底地洗胃和灌肠，及时清除可疑食物中毒后的毒素。

③ 此外，对本病的处理还应格外注意及时补液，纠正脱水、低血压及代谢性酸中毒。

五、伤寒与副伤寒

【概要】 这是分别由伤寒杆菌和副伤寒杆菌感染后引起的急性肠道传染病，传染源为患者或带菌者，经由粪-口等途径发生传播。临床表现是持续发热、相对缓脉、玫瑰疹，以及时常伴发严重消化道、神经与循环系统的全身中毒症状；其主要特征为短期内出现表情淡漠、神志恍惚、右下腹压痛、肝脾肿大、白细胞减少、肠出血、肠穿孔等。确诊时还应配合和参照血液或骨髓病原菌培养结果。治疗时需要在严密的隔离条件下进行，注意卧床休息，加强脉搏、体温、血压、大便性状的观察，进食半流质食品，出现高热时宜采用乙醇浴或者冰敷予以降温。凡遇此病，须及时上报疫情。

处方 1 适合于伤寒杆菌和副伤寒杆菌的抗感染治疗

诺氟沙星（氟哌酸），每次 0.4g，每日 4 次，连用 2 周

或 氧氟沙星（氟嗪酸），每次 0.2g，每日 3 次，连用 2 周

加	生理盐水	100ml	静脉滴注，每日 2 次，连用
	头孢噻肟	2.0g	14 天，用前需皮试

或 复方磺胺甲噁唑（复方新诺明），每次 2～3 片，口服，每日 3 次，连用 2 周

或 氯霉素，每次 0.5g，口服，每日 3～4 次，连用 2 周

处方 2 适用于高热、全身症状明显的治疗

柴胡注射液，每次 4ml，肌内注射，必要时

加 地塞米松，每次 5～10mg，肌内注射，必要时

处方 3　适用于伴发肠出血或穿孔的治疗

　　　　生理盐水　　　　　20ml
　　　　酚基己酸　　　　　4.0g　　静脉注射，每日 2～3 次

　或　生理盐水　　　　　20ml
　　　　酚磺乙胺　　　　　3.0g　　静脉注射，每日 2 次

　　【简释】　① 此病需要加强有效的抗感染治疗。曾一向认为伤寒杆菌和副伤寒杆菌对氯霉素治疗更为敏感，可是近来已发现了氯霉素耐药菌株，因此氯霉素不再是治疗伤寒和副伤寒的首选抗生素；再者，单药使用氯霉素还会增加骨髓抑制及血中白细胞减少的风险。

　　② 对严重肠出血或肠穿孔的治疗，还要考虑进行胃肠减压和选择时机实施外科手术。

　　③ 如果患者同时合并中毒性心肌炎，应在给予有效抗感染治疗前提下，酌情加用肾上腺糖皮质激素和营养心肌的药物，如选用地塞米松、三磷腺苷（ATP）、复合维生素 B、金施尔康等治疗。

六、霍乱

　　【概要】　此病是由霍乱弧菌所致的烈性传染病，为国际重要检疫传染病之一，在我国法定传染病管理中，也被列为甲类传染病，其传染源为患者或带菌者，通常是经由被霍乱弧菌污染的水源和食物而导致传播。患者的临床表现不一，大多数病例有轻度腹泻，少数严重病例可表现为剧烈吐泻、脱水、肌肉痉挛及周围循环衰竭等症状。紧急救治时需要采取隔离治疗、加强对症处理、预防重大并发症；并注意上报疫情。一向认为，本病尽早补充水与电解质和给予有效抗菌药物是其治愈的重大举措。

处方 1　适用于一般性处理和抗感染治疗

　　　　生理盐水 1000ml，快速静脉滴注，立即，可重复应用

　接　5%葡萄糖盐水 1000ml，静脉滴注，立即

　加　5%碳酸氢钠 250ml，静脉滴注，每日 1～2 次

　　　　诺氟沙星，每次 0.2g，口服，每日 3 次，连用 3 天

　或　多西环素，每次 0.2g，口服，每日 2 次，连用 3 天

处方 2　适用于轻、中型病例的补液治疗

　　　　口服补液盐，每次 1 包，冲水 200ml，饮服，每日 3 次

加	生理盐水，每次 500～1000ml，快速静脉滴注，每日 3 次
接	5%葡萄糖盐水 500ml，静脉滴注，每日 3 次

处方 3　**适用于重型病例补液后血压偏低的治疗**

氢化可的松	200mg	
5%葡萄糖盐水	100ml	静脉滴注，立即，必要时可
多巴胺	20mg	重复使用
间羟胺（阿拉明）	20mg	

【简释】　① 及时给予抗生素治疗只可作为本病液体疗法的一项辅佐措施。紧急状态下，更加重要的应是必须采取积极有效的补液治疗，因为本病液体的丢失十分迅速，以至于极短时间内即能导致低血容量休克而死亡。使用敏感的抗生素治疗旨在减少腹泻量和缩短该病的排菌时间。

　　② 选择的静脉输液量和速度应该根据患者失水的程度予以确定。中度失水者，每日补液量不应少于4000～8000ml。重度失水者，每日补液量不应少于8000～12000ml，最初 1～2h 输液速度一定要快，待血压、脉搏恢复至正常后，再减慢滴速至 5～10ml/min，患者病情危重时还需要及时开通第二条静脉通道进行输液。

　　③ 倘若病人腹泻十分严重，呈现水样便，预计可能很快发生大量脱水和低血容量休克，甚至导致突然死亡。因此，本病应强调一开始就注重患者生命体征的密切监测和支持治疗，通过积极补充有效血容量的手段提升患者的血压，谨防很可能导致的多个重要脏器功能障碍等。

七、细菌性痢疾

【概要】　此病可简称为菌痢，是由痢疾杆菌引起的一种普通肠道传染病，多发生在夏秋季节。传染源主要是患者、无症状带菌者。痢疾杆菌感染是通过生活接触、水源、食物、苍蝇等途径进行传播。轻型患者表现为腹痛、腹泻、里急后重、黏液脓血便；重型患者可同时伴有高热和较严重的全身毒血症状；极重患者也可产生感染性休克和/或中毒性脑病等，表现为高热、惊厥、昏迷、昏睡、面色苍白、四肢发冷、心率加快、脑水肿甚至发生脑疝等，若救治不当可能导致死亡。治疗时应选用有效抗生素和加强对症处理。中毒性菌痢、出现严重中毒血症、早期迅速发生休克或呼吸衰竭的救治，还须及时采取强有力的综合急救措施。

处方 1　适用于一般病例的抗感染治疗

　　　　黄连素，每次 0.4g，口服，每日 4 次，连用 5 天

　加　诺氟沙星，每次 0.3g，口服，每日 4 次，连用 5 天

　或　环丙沙星，每次 0.2g，静脉滴注，每日 2 次，连用
　　　3～5 天

　或　复方磺胺甲噁唑，每次 2 片，口服，每日 2 次

　或　庆大霉素，每次 16 万 U，口服，每日 2 次

处方 2　适用于中毒性菌痢的治疗

10%葡萄糖液	500ml	静脉滴注，每日 2 次，连用
环丙沙星	0.2g	5～7 天

　加　5%碳酸氢钠，每次 250ml，静脉滴注，每日 2 次

加	10%葡萄糖液	40ml	静脉注射，立即，必要时可
	山莨菪碱（654-2）	15mg	重复使用

　加　氢化可的松 200mg，静脉注射，立即

处方 3　适用于本病的降温、抗惊厥治疗

　　　　氯丙嗪，每次 25～50mg，肌内注射或静脉滴注，每日 3 次

　或　异丙嗪，每次 25～100mg，肌内注射或静脉滴注，每日 3 次

处方 4　适用于中毒性脑炎或脑水肿的治疗

　　　　20%甘露醇，每次 200ml，快速静脉滴注，每 6h 1 次

　或　50%葡萄糖液，每次 40ml，静脉注射，每日 3 次

　加　低分子右旋糖酐，每次 500ml，缓慢静脉滴注，每日 2 次

【简释】　① 目前研究发现，菌痢杆菌也极容易产生耐药性，则更为常见的病例恰是能发生多重耐药性，以至于过去治疗经常应用的链霉素、氯霉素、四环素类抗生素已产生程度不等的耐药性。因此，要求在选择使用抗生素时，应该结合当地菌株感染后药物治疗的敏感状况，进一步选择或调整更为理想的抗生素治疗。

　　② 尽管普通型菌痢的临床预后比较好，可是倘若病情严重而治疗措施不力也能导致明显的全身中毒症、重度脱水和休克等。

　　③ 一般而言，中毒型痢疾恰是本病的治疗重点，对此要进行密切观察、

迅速补充血容量、及时应用血管活性药物等。

④ 为了防止产生慢性病例，在选择抗生素治疗时，尽量依据大便培养和药物敏感试验结果，联合使用两种以上不同族属的抗菌药物，同时还要将其用药疗程向后延长 2～3 个周期。

八、病毒性肠炎

【概要】 此病是由于肠道病毒感染所致的传染病，如轮状病毒、诺沃克病毒和腺病毒等。患者的表现主要是呕吐和腹泻，并伴有发热、恶心、厌食等症状。本病借助于粪便检查即可确诊，在电镜下可找到病毒颗粒或通过其他检验查出病毒感染的特异抗原。治疗时应予加强支持治疗和对症处理。

处方 1　适用于一般病例的对症治疗

　　　　口服补液盐，每次 1 包，用水冲服，每日 3～4 次

　或　小米汤加用补液盐，对半饮服，每日 3 次

　或　十六角蒙脱石（思密达），每次 3.0g，口服，每日 3 次，连用 3 天

处方 2　适用于病毒感染的防扩散治疗

　　　　拉米夫定，每次 50mg，肌内注射，每日 1 次，连用 3 周

　或　10%葡萄糖液　　　500ml｜静脉滴注，每日 1 次，连用
　　　利巴韦林　　　　　1.0g｜7～14 天

【简释】 ① 此病可谓一种自限性疾病，目前依然缺乏有效的特异性治疗方法。

② 急性感染期的恢复和预后较好，通常需要叮嘱患者充分卧床休息，采取流质饮食，加强液体的补充治疗，积极预防因大量腹泻而导致的严重脱水或电解质和酸碱平衡失调。

③ 倘若本病反复发作，也有可能增加病毒感染产生心肌炎的概率，对此，还需再将抗病毒药物的疗程延长 1～2 周以上。

九、阿米巴痢疾

【概要】 此病是被溶组织阿米巴感染并寄居于结肠内引起的肠道疾病，传染源为慢性患者、恢复期病例或无症状带虫者，传播途径是通过被包囊污

染的食物、水源等，所有的人群均为普遍易感者。临床表现以慢性痢疾的症状为主，当出现阿米巴滋养体组织侵袭时，即引起患者腹痛、腹泻、黏液血便等，典型的腹泻粪便为暗红色糊状、果酱样、有腥臭味。暴发型患者通常起病紧急，有高热、剧烈头痛、极度衰竭，可排血水样粪便。本病迁延不愈而容易转成慢性并时常复发，此时还需要与慢性细菌性痢疾和肠炎相鉴别；另外，本病还可导致肠外的阿米巴肝脓肿等。治疗时应叮嘱患者卧床休息、摄食流质或少渣性食品；对暴发型病例须加强支持性治疗，采用静脉输液或输血，有效保持患者的水与电解质平衡等。

处方1　适用于直接杀灭阿米巴滋养体的治疗

　　　　甲硝唑（灭滴灵），每次 0.4g，口服，每日 3 次

　或　替哨唑，每次 2.0g，每日 1 次，口服，连服 5 天

　或　依米丁（吐根碱），每次 30～60mg，口服，每日 1 次

处方2　适用于慢性阿米巴或排包囊的治疗

　　　　双碘喹啉，每次 0.6g，口服，每日 3 次，连服 15 天

处方3　适用于轻型或无症状带包囊的治疗

　　　　糠酯酰胺，每次 0.5g，口服，每日 1 次，连服 10 天

　　【简释】① 对急性阿米巴痢疾的治疗，宜尽早选用甲硝唑或替硝唑。

　　② 为了彻底清除包囊、防止复发，尚需加服双碘喹啉治疗 10～16 天。

　　③ 对慢性阿米巴痢疾的治疗，通常需要进一步延长服药时间，抑或重复实施多个疗程的服药方法。

　　④ 对严重或暴发型阿米巴痢疾的治疗，在首选甲硝唑或替哨唑静脉滴注的基础上，还应增加其他抗生素予以控制继发性感染，及加强静脉输液或输血的支持治疗。

　　⑤ 针对同时合并肠出血或穿孔的患者，有必要时还可以考虑选择外科手术进行根除治疗。

第二节　呼吸道传染病

一、感冒

　　【概要】　此病常因"伤风"或普通上呼吸道感染引起，有时也见于不

明原因的病毒感染，疾病初起数日内时常表现为急性卡他症状，伴发热或不发热，大多数患者经过适当休息后也能自行治愈。有的患者也可合并鼻咽部的致病菌感染，诸如咽炎、扁桃体炎、支气管炎、中耳炎和鼻窦炎等化脓性病变。目前本病尚无特殊的治疗方法，对此要叮嘱患者适当休息、多饮水、注意保暖，并结合相应的对症治疗。

处方 1　适用于本病鼻塞的治疗

0.5%～1%麻黄碱液适量，滴鼻或喷雾，每日 6 次

处方 2　适用于轻咳或卡他期症状的治疗

喷托维林（咳必清），每次 25mg，口服，每日 3 次，连用3～5 天

氯苯那敏，每次 4mg，口服，每日 3 次

或　急支糖浆，每次 10ml，口服，每日 3 次

处方 3　适用于本病伴有发热的治疗

维 C 银翘片，每次 2～3 片，口服，每日 3 次

或　复方阿司匹林，每次 0.3～0.6g，口服，每日 3 次

或　柴胡注射液，每次 2～4ml，肌内注射，立即，必要时可重复使用

【简释】　① 一般而言，滴鼻药液的治疗只限于减轻鼻黏膜充血时使用，一旦鼻塞症状减轻后即应停药，故不能长时间应用。

② 此病也可选择蒸汽吸入疗法，此法有助于减轻患者胸部发紧的感觉。

③ 因为此病临床症状较轻，经由休息后可很快恢复，故镇咳或镇静药物不宜多用。

④ 患者若伴有过敏性鼻炎时，可以酌情使用能够减少鼻液的抗组胺类药治疗。

⑤ 在不伴发细菌感染时，一般不需要使用抗生素或磺胺类药品治疗。

⑥ 维 C 银翘片制剂内含一定退热药物，常规服药也能产生降低体温的作用，故其使用的剂量不宜过大，并应叮嘱患者多饮水，因为剂量过大、出汗过多，也会导致服药者产生虚脱。

二、流行性感冒

【概要】　此病与上述一般感冒不同，它是由流行性感冒病毒引起的常

见急性呼吸道传染病，主要临床特征是发热、头痛、卡他症状、全身肌肉酸痛、咳嗽咳痰，以明显的上呼吸道黏膜炎症为主。另外，胃肠型的病例也可伴发恶心、呕吐或腹泻等。患者病情严重时，还可出现虚弱无力、急性支气管炎、肺炎、高热不退等而死亡。目前，本病依然缺少针对于病原体的可靠治疗方法，因此，要以加强对症处理为主。一旦被确诊则需要实施呼吸道疾病隔离、卧床休息、多饮水，大量饮水可帮助体内病毒和代谢物的排泄。

处方 1　适用于患者的抗病毒治疗药物

　　　　　金刚烷胺，每次 100mg，口服，每日 2 次

　　或　甲基金刚烷胺，每次 100mg，口服，每日 2 次

　　或　10%葡萄糖液　　　　500ml ｜静脉滴注，每日 1 次，连用
　　　　利巴韦林　　　　　　0.3g　｜3～5 天

处方 2　适用于降低体温和对症治疗

　　　　　复方氨基比林，每次 2ml，肌内注射，立即

　　或　速效伤风胶囊，每次 1～2 粒，口服，每日 3 次

　　加　柴胡注射液，每次 2～4ml，肌内注射，立即

　　加　1%麻黄碱液，每次 2 滴，滴鼻，每日 3 次

【简释】　① 盐酸麻黄碱液滴鼻能暂时减轻鼻塞症状，采用蒸气吸入也可减轻呼吸系统症状。

　　② 对本病高热患者的治疗，要采取妥善的物理降温及应用适当的解热镇痛药，因为患者长时间高热不退容易产生严重并发症。

　　③ 从理论上讲，此病应用抗病毒治疗是有效的，可是目前的实际临床效果观察并不能完全确定，倘若需要使用抗病毒治疗时，最好同时配合选用含有抗病毒成分的中草药一起治疗。

　　④ 当本病被证明合并有细菌性感染时，还需要适当增加有效抗生素或磺胺类药物。例如，对合并病毒性肺炎的患者，应尽早增加静脉输液或采取正压间歇吸氧，酌情选用敏感的抗生素来控制本病的继发性细菌感染。

三、麻疹

【概要】　此病是一种急性呼吸道传染病，初次发病以儿童常见，传染源是患者，通常于出疹前后第 5 天的传染性最强，凡未得过麻疹或未接种过麻疹疫苗者易于患病，常见于冬季和其他呼吸道传染病的流行期。患者主要

表现发热、咳嗽、流涕、眼结膜充血，以麻疹口腔黏膜斑出现最早，呈灰白色小点；随后出现散布于患者全身皮肤的斑丘疹。目前此病仍无可靠的病原体防治措施，治疗时应以进一步加强护理、对症处理及预防重大器官并发症为主。

处方 1　适用于一般病例的对症治疗

　　　　氯丙嗪，每次 25mg，口服，每日 2～3 次

　或　氯化铵，每次 300mg，口服，每日 3 次

　或　银翘解毒丸，每次 1 粒，化水后口服，每日 2 次

　加　维生素 A，每次 1ml，肌内注射，每日 1 次，连用 7 天

处方 2　适用于伴发支气管肺炎的治疗

　　　　青霉素钠，每次 40 万～80 万 U，肌内注射，每日 2 次，
　　　　　用前需皮试，酌情后续

| 氢化可的松　　　　　　200mg | 静脉滴注，每日 2 次，连用 |
| 10％葡萄糖液　500～1000ml | 3 天 |

处方 3　适用于伴发心肌炎、心力衰竭的治疗

| 10％葡萄糖液　　　　　40ml | 缓慢静脉注射，每日 1～ |
| 毛花苷 C(西地兰)　　　0.1mg | 2 次 |

　　【简释】　① 对麻疹萌发期之前高热患者的治疗，只限于酌情采用小剂量的退热药处理，切记不应采取急骤的手段降温，要严防因体温降低过快而导致麻疹萌发不全或虚脱。

　　② 当患者出现烦躁不安、不能休息时，可给予小量的镇静药治疗。

　　③ 当发现维生素缺乏、出现角膜干燥或浑浊时，宜酌情加服维生素 A 等治疗。

　　④ 如果麻疹合并小儿肺炎时，应立即增加敏感抗生素的用量，如选择青霉素钠、头孢菌素等进行治疗，并且要将抗生素的疗程延长至体温降到正常后 5～7 天。

　　⑤ 如果患儿合并循环衰竭时，还要加用强心药和肾上腺糖皮质激素等，积极采取针对抗休克的有效治疗措施。

四、流行性腮腺炎

　　【概要】　这是由腮腺炎病毒引起的一种急性传染病，传染源为早期患

者或隐性感染者，主要通过飞沫及密切接触后传播。本病以儿童和青少年的发病率较高，临床主要表现为发热、畏寒、头痛、咽痛和耳垂前下方腮腺肿大。腮腺炎病毒除了侵犯腮腺以外，还可引起脑膜脑炎、睾丸炎、卵巢炎和胰腺炎等合并感染。治疗时应以加强护理和对症治疗为主，发病早期还可联用抗病毒药物和中草药治疗。

处方 1　适用于本病的抗病毒治疗

　　板蓝根冲剂，每次 1 袋，冲水口服，每日 3 次，连用 3～5 天

　　10％葡萄糖液　　　　 500ml ｜ 静脉滴注，每日 1 次，连用
　　利巴韦林　　　　　　 1.0g　｜ 5 天

处方 2　适用于合并睾丸炎、卵巢炎的治疗

　　25％葡萄糖液　　　　 20ml ｜ 静脉注射，每日 1 次，连用
　　地塞米松　　　　　　 10mg ｜ 5 天

　　板蓝根注射液，每次 2ml，肌内注射，每日 3 次，连用 5 天
　　复合维生素 B，每次 1 片，口服，每日 3 次

　　【简释】　① 起病初期宜尽早用利巴韦林治疗，儿童每日用量可按 15mg/kg 计算，采用肌内注射或静脉滴注用药的疗程不可少于 5～7 天。

　　② 对头痛和腮腺胀痛明显的患者，要使用镇痛药等予以对症治疗。

　　③ 对成年人腮腺炎合并睾丸炎的患者，也可合用干扰素治疗，此药有益于迅速减轻腮腺炎和睾丸炎的临床症状。

　　④ 对重症病例或合并脑膜炎或心肌炎的患者，应给予地塞米松每日 5～10mg 静脉滴注，需要维持治疗不少于 5～7 天。

　　⑤ 若合并剧烈头痛、喷射性呕吐，时常提示伴发脑炎和颅内压增高，须及时给予 20％甘露醇 100～250ml 快速静脉滴注，每日 3～4 次，直至上述症状明显好转后为止。

五、白喉

　　【概要】　此病是由于白喉棒状杆菌引起的急性呼吸道传染病，传染源主要为患者和带菌者，可通过飞沫经由呼吸道传播，好发于冬季，且以儿童发病率最高，患者治愈后可以出现终身免疫。主要临床特征为轻中度发热、咽喉疼痛、声音嘶哑以及全身的毒血症症状。检查中亦即发现咽部有灰白色

假膜，强行剥离后出血的特征。重症病例还会很快招致呼吸道阻塞而窒息，处理不当即可死亡。此病还须与急性扁桃体炎、咽峡炎、急性喉炎、气管异物等进行鉴别。另外，倘若对本病贻误诊治的时间过长，也会发生心肌炎和外周末梢神经麻痹等。治疗时以尽早使用抗病毒抗体和进一步加强对症处理为重点。

处方 1　适合于抗感染和免疫治疗

　　　　白喉抗病素，每次 5 万 U，肌内注射，立即

或　　10％葡萄糖液　　　　200ml ｜
　　　白喉抗毒素　　每次 8 万 U ｜ 静脉滴注，立即

加　　青霉素钠，每次 80 万 U，肌内注射，每日 2 次，用前需皮试
或　　红霉素，每次 0.6g，口服，每日 4 次，连用 7 天

处方 2　适合于对症治疗

　　　　生理盐水　　　　　　500ml ｜
　　　　5％葡萄糖液　　　　 500ml ｜ 静脉滴注，每日 2 次
　　　　维生素 C　　　　　　 1.0g ｜

接　　5％葡萄糖液　　　　 500ml ｜
　　　10％氯化钾液　　　　 20ml ｜ 静脉滴注，每日 2 次

　　【简释】　① 此病一旦确诊，必须加强隔离治疗、卧床休息、保持口腔卫生、进流质饮食，为患者提供充足的营养和热量。

　　② 及时清除呼吸道和脱落的假膜，给予吸氧，避免窒息，如有必要也可实施气管插管或气管切开通气。

　　③ 本病除使用大量青霉素治疗外，尚需及时注射白喉抗毒素治疗，二者同时治疗，缺一不可。

　　④ 此外，在严格隔离治疗的基础上，卧床休息时间不能少于 3～6 周，旨在预防本病有可能伴发的心肌炎或猝死的危险。

六、百日咳

　　【概要】　此病是因百日咳杆菌感染引起的急性呼吸道传染病，其传染源主要是患者，并通过飞沫经由呼吸道进行传播，以儿童更为常见。此病病程较长，可达 2～3 个月，故俗称为"百日咳"。患者前驱症状是干咳、流涕、

喷嚏、发热及全身不适等；当发展至痉咳期时，即可呈现阵发性痉挛性咳嗽，一次痉挛性咳嗽可持续数声或十数声不等，咳嗽终末伴有"鸡鸣样"吸气吼声，使得患儿的夜间睡眠欠佳。本病要注意与气道异物和支气管炎进行鉴别。治疗时以加强有效的抗生素治疗、对症处理和预防发生重要并发症为主。

处方 1　适合于抗感染治疗

　　　　红霉素，每次 0.2g，每日 4 次，口服，连用 14 天

　　加　甲氧苄啶（TMP），每次 80mg，口服，每日 2 次

处方 2　适合于需要镇静或解痉的治疗

　　　　地西泮（安定），每次 12.5～2.5mg，口服，每日 3 次

　　加　泼尼松，每次 10mg，口服，每日 3 次，连用 4 天

　　或　地塞米松　　　　　　　5mg ｜ 静脉滴注，每隔 4h 可重复
　　　　25％葡萄糖液　　　100ml ｜ 1 次

处方 3　适用于合并脑水肿的治疗

　　　　20％甘露醇 100ml，快速静脉滴注，每日 2～3 次

【简释】　① 此病须加强呼吸道隔离治疗，保持病室内空气清新和环境安静，对婴幼儿患者还应设专人护理。

　　② 患儿咳嗽剧烈时宜选用适量的镇静药帮助止咳，如苯巴比妥或者地西泮等，苯巴比妥钠注射按每次 5mg/kg 计算剂量，地西泮静脉注射可按每次 0.1～0.3mg/kg 计算剂量。

　　③ 此外，若配合采用有效的镇静治疗，也有利于降温和控制惊厥或抽搐的发作。

七、猩红热

【概要】　这是由 A 组 β 型溶血性链球菌引起的急性呼吸道传染病，传染源是患者或带菌者，经由呼吸道飞沫和皮肤伤口感染。患者通常表现为发热、咽峡炎、全身散在鲜红色皮疹，以及皮疹消退后出现脱屑。此外，还有部分患者产生变态反应性心、肾、关节的并发症。此病应早期作出诊断，采取隔离治疗，并且进一步加强控制感染的处理，旨在缩短病程和降低患者的重大并发症。

处方 1　适用于一般对症治疗

　　　　维生素 C，每次 200mg，口服，每日 3 次

　　加　复合维生素 B，每次 2 片，口服，每日 2 次

或　金施尔康，每次 2 粒，口服，每日 1～2 次

处方 2　适用于本病的抗感染治疗

青霉素钠 120 万 U，肌内注射，每日 2 次，用前需皮试，酌情后续用药

或　青霉素钠　　　　 360 万 U ｜ 静脉滴注，每日 2 次，用前
5％葡萄糖液　　　 500ml ｜ 需皮试，用药不少于 7 天

处方 3　适用于青霉素过敏的治疗

罗红霉素，每次 150mg，餐前口服，每日 3 次

或　头孢唑林（先锋霉素） 3.0g ｜ 静脉滴注，每日 2 次，用前
5％葡萄糖液　　　 500ml ｜ 需皮试

【简释】　① 此病患者需经治疗 6～10 天后才可解除隔离，旨在防止相互传染与传播。

② 使用青霉素治疗的效果比较明显，应当将此药作为控制溶血性链球菌感染的首选，如果患者出现中毒型或脓毒血症的改变，还可以把青霉素的用量进一步加大至每日 400 万～600 万 U。

③ 倘若患者出现青霉素过敏或耐药，也可使用其他抗生素抑或采取多种抗生素联合应用，旨在加大控制急性 β 型溶血性链球菌感染的力度，以及减轻该病有可能伴发心、肾和关节等组织器官的损害。临床中时常可以替代青霉素的抗生素有螺旋霉素、林可霉素、阿莫西林、第 1 代或第 2 代头孢菌素类抗生素。

八、传染性非典型性肺炎

【概要】　这是新近发现的一种急性呼吸系统传染病，又称做严重急性呼吸综合征（SARS）。它可能是由一种冠状病毒引起的，其传染源是患者，主要通过短距离飞沫和呼吸道分泌物密切接触而发生传播。临床表现以发热、头痛、肌肉酸痛、乏力、干咳少痰为主，重症病例还会很快发生呼吸急促或窘迫。目前，此病患者除了实施严格隔离控制、支持治疗和对症处理以外，仍无特异的治疗药物和方法。

处方 1　适用于本病的抗病毒和抗菌治疗

10％葡萄糖液　　　 500ml ｜ 静脉滴注，每日 2 次
利巴韦林　　　　　 1.0g ｜

加　氧氟沙星，每次 0.2g，静脉滴注，每日 2 次

或　环丙沙星，每次 0.2g，口服，每日 3 次

处方 2　适用于重症病例或高热的激素治疗

10％葡萄糖液　　　　500ml ⎫
地塞米松　　　　　10～20mg ⎭　静脉滴注，立即或每日 2 次

或　甲泼尼龙（甲基强的松龙），每次 40mg，口服，每日 3 次

【简释】　① 此病传染性强，一旦发现或高度怀疑时，应立即向防疫部门报告。对此，还要按照甲类传染病的规定，采取十分严格的管理和隔离治疗。

② 患者出现高热时应以物理降温为主。

③ 疾病初期即可使用抗病毒药和配合进行中医中药治疗。

④ 若出现严重的呼吸道症状，须立即采取持续性正压吸氧，吸氧的基本流量不要少于 3～5L/min，必要时应采取气管插管或气管切开，并借助呼吸机治疗。

九、流行性脑脊髓膜炎

【概要】　此病简称为脑膜炎，俗称"大脑炎"。它是一种由脑膜炎双球菌引起的急性传染病，其传染源为患者和带菌者，主要通过呼吸道传播。本病起病较急、突然高热、头痛、呕吐，浑身出现散在出血点或瘀斑，腰椎穿刺脑脊液检查为急性化脓性改变，如出现显著的白细胞升高等。除此之外，该病可发生败血症以及侵害至上下呼吸道、关节腔和泌尿道等。临床中本病应与乙型脑炎、化脓性脑膜炎或虚性脑膜炎相鉴别，一旦确诊后要选择敏感的抗感染治疗，并且严防病情急剧恶化所产生的暴发性休克和颅内压升高等。

处方 1　适用于本病的主要抗感染治疗

磺胺嘧啶，每次 1.6g，口服，每日 2 次

或　复方磺胺甲噁唑（复方新诺明），每次 2～4 片，口服，每
　　日 2 次

加　5％碳酸氢钠 250ml，静脉滴注，必要时

加　青霉素钠　　　　480 万 U ⎫ 静脉滴注，每日 2 次，用前
　　10％葡萄糖液　　　500ml ⎭ 需皮试

或　氯霉素　　　　　　1.5g ⎫
　　10％葡萄糖液　　　500ml ⎭ 静脉滴注，每日 2 次

头孢噻肟，每次 2g，口服，每日 2 次

或　头孢曲松，每次 2g，口服，每日 2 次

处方 2　适用于重症或暴发型患者的治疗

低分子右旋糖酐，每次 1000ml，静脉滴注，每日 1～2 次

接　氢化可的松　　　　　200mg　　｜

　　25％葡萄糖液　　　　40ml　　｜静脉注射，每日 1～3 次

接　山莨菪碱

　　（654-2）　　　　　20～40mg　｜

　　5％葡萄糖　　　500～1000ml　｜静脉滴注，每日 2 次

　　盐水

处方 3　适用于本病的支持疗法

复合维生素 B，每次 2 片，口服，每日 3 次

加　维生素 C，每次 0.2g，口服，每日 3 次

加　10％氯化钾合剂，每次 10ml，口服，每日 3 次

【简释】　① 此病确诊后一定要采取隔离治疗，直到患者临床症状完全消失后为止，并且对所有可疑和发生密切接触的人群给予磺胺类药物口服不少于 5～7 天。

② 一般来说，此病采用青霉素和磺胺嘧啶的疗效比较敏感，可是现在发现青霉素并不能透过血脑屏障；如果使用磺胺嘧啶治疗虽能透过血脑屏障，但是不足的是磺胺嘧啶的副作用较大并且易于出现耐药性。曾经一向认为，使用氯霉素可以透过血脑屏障，可是氯霉素能产生骨髓抑制的严重不良反应。

③ 针对于暴发型流脑、出现低血压和休克的病例，还须酌情加用肾上腺糖皮质激素和山莨菪碱（654-2）等药治疗，为的是降低患者的应激状态、增进其微循环、减轻全身中毒症状等。

十、脊髓灰质炎

【概要】　此病又称为小儿麻痹症，于急性期是由脊髓灰质炎病毒引起的一种传染病，其传染源是患者或无症状的带毒者，主要经由粪-口传播，可以导致感染的病毒，通常具有 3 种类型，因此，在预防性服药时要按照规定分期口服每一种类型，切忌漏服或误服了同一个类型，只要不发生口服糖丸错误，均能产生终身的持久性免疫。本病急性期的临床表现为发热、多汗、烦躁不安、嗜睡、头痛、颈背肢体疼痛、程度不同的感觉过敏等，倘若此期

治疗不当，最终能产生下肢分布不规则的弛缓性瘫痪，但一般不出现下肢感觉功能的缺失。要注重休息，将患肢置于功能性位置，加强对症处理，提供充足的营养和热量。

处方 1   适用于前驱期或瘫痪前期治疗

哌替啶（杜冷丁），每次 1.5mg/kg，肌内注射，必要时

50％葡萄糖液	40ml
维生素 B$_6$	50mg
维生素 C	2.0g

静脉注射，每日 2 次

处方 2   适用于瘫痪恢复过程中的治疗

地巴唑，每次 0.2mg/kg，口服，每日 1 次

加　加兰他敏，每次 0.1mg/kg，肌内注射，每日 1 次

或

维生素 B$_1$	0.5ml
维生素 B$_{12}$	0.5ml
加兰他敏	0.1mg/kg

穴位交替注射，每日 1 次

【简释】　① 此病于急性期发生瘫痪后 1～2 周，患者肢体功能开始逐渐恢复的可能性较大。一般来说，轻度者将在 1～3 个月内完成恢复，重度者经由 6～8 个月即可恢复，也有可能终生不完全康复。因此，本病须在恢复前期和恢复期抓紧时间采取有力措施进行治疗。

② 患儿如果伴有高热、病情进展快抑或合并出现脑型损害的病变，也可考虑加用泼尼松、地塞米松等糖皮质激素治疗，其疗程不宜短于 3～5 天；必要时要随时补给丙种球蛋白、维生素之类的营养性药品。

十一、活动性肺结核

【概要】　此病是由于结核杆菌引起的一种呼吸道传染病。为了设定更为合理的治疗方案，可以把本病分为初治型和复治型肺结核。前者是指初步确诊后首次接受化学药物治疗的患者，结核杆菌对首次使用的药物都比较敏感。后者是指初次治疗失败或未愈而又复发的病例，曾经对可采用的一般抗结核化疗药物出现程度不同的耐药性，故需要根据患者的现有病情和药物敏感试验结果进一步调整治疗方案。据此，该病能否得到彻底治愈的关键在于正确选择有效的化学治疗药物，而且一定要执行"充足、全程、中途不应停药"的基本治疗原则，并且注意督导患者不间断地按时服药。

处方1　适用于初治型，病灶小、痰培养阴性的治疗

　　　　异烟肼，每次300mg，口服，每日1次

　加　利福平，每次600mg，口服，每日1次

　或　链霉素，每次0.5g，肌内注射，每日2次

　加　乙胺丁醇，每次750mg，口服，每日1次

　或　对氨水杨酸（PAS），每次2.0g，口服，每日1次

处方2　适用于初治型，病灶大、痰培养阳性的治疗

　　　　异烟肼，每次300mg，口服，每日1次

　　　　链霉素，每次0.5g，肌内注射，每日2次

　　　　利福平，每次600mg，口服，每日1次

　　　　吡嗪酰胺，每次500mg，口服，每日3次

处方3　适用于复治型，调整后的12个月治疗方法

　　　　异烟肼，每次300mg，口服，每日1次

　　　　利福平，每次600mg，口服，每日1次

　　　　乙胺丁醇，每次750mg，口服，每日1次

　　　　吡嗪酰胺片，每次250mg，口服，每日1次

【简释】　① 此病在采取化学治疗的过程中，必须遵守"早期、联合、规律、全程"的基本原则。如果在治疗期间发生中途停药或不规则服药等，不仅达不到治愈此病的目的，而且还会导致结核杆菌产生耐药性，对此，所有的医护人员都必须发挥服药的积极督导作用。倘若一旦发现漏服现象，还需要在24h内另外补服1次，以免影响血药浓度和临床治疗效果。

　　② 在服药期间的患者，还应定期复查白细胞和肝功能，避免在服药过程中产生的毒副作用等。

　　③ 此外，为了防止接触传染或感染之后发病，通常采用异烟肼每日300mg一次顿服，并且连续服用4～6个月的预防措施。

第三节　虫媒传染病

一、流行性乙型脑炎

【概要】　此病简称为乙脑，是由病毒引起的虫媒性传染病，并且以中枢神经损害为主，其传染源主要是病猪、病马、病牛和患者等，经蚊虫叮咬

之后发生传播，可谓季节性自然疫源性疾病。本病多见于 10 岁以下儿童，主要在每年 7～9 月份发病，潜伏期为 4～21 天。临床表现为急性起病、突然高热、头痛、呕吐、嗜睡或烦躁等现象，重症患者迅速出现昏迷、惊厥、凝视、呼吸衰竭等，通常经过 2～3 天后即可出现脑膜刺激征或前囟隆起等。但是此病还须与中毒性痢疾、化脓性脑膜炎或结核性脑膜炎进行鉴别。出现高热时，及时给予物理及药物降温，若体温大于 39.5℃ 时可在额、枕、腋下和腹股沟等大血管处放置冰块加以冷敷。

处方 1 适用于本病的药物降温治疗

    吲哚美辛，每次 25mg，口服，每日 3～4 次

或 复方氨基比林，每次 2ml，肌内注射，立即

或 50％安乃近液，每侧鼻孔滴入 1 滴，每日 4 次以上

处方 2 适用于高热、惊厥的治疗

    地西泮，每次 10mg，肌内注射或缓慢静脉注射，立即

    （儿童用量：地西泮按每次 0.2mg/kg 计算）

或 10％水合氯醛，每次 50mg/kg，加入等量蜡油后灌肠

或 氯丙嗪，每次 0.5mg/kg，肌内注射，立即

加 异丙嗪，每次 0.5mg/kg，肌内注射，立即

处方 3 适用于脑水肿的脱水治疗

    20％甘露醇，每次 250ml，快速静脉滴注，每日 3 次

接 呋塞米（速尿），每次 40mg，静脉注射，立即

处方 4 适用于呼吸衰竭的治疗

    尼可刹米，每次 0.375g，肌内注射或静脉滴注，立即

    （儿童用量：尼可刹米按每次 10mg/kg 计算）

或 洛贝林，每次 5mg，肌内或静脉注射，立即

    （儿童用量：洛贝林按每次 0.15mg/kg 计算）

加 α-糜蛋白   5mg   混匀后雾化吸入，每日 2～3
      生理盐水   10ml   次，连用 3 天

处方 5 适用于中枢呼吸衰竭的治疗

    山莨菪碱   20mg   静脉注射，每 2～3h 1 次
    5％葡萄糖液   20ml

（儿童用量：山莨菪碱按每次 1mg/kg 计算）

或　　阿托品　　　　　　0.5mg
　　　5％葡萄糖液　　　　20ml　　静脉注射，每 2～3h 1 次

（儿童用量：阿托品按每次 0.02mg/kg 计算）

【简释】　①此病一旦被确诊，要及时隔离在有防止蚊虫和降温设施的室内治疗，将室内温度控制在 26～30℃。

②给患者补充充足的营养和水分，但若行静脉输液则不应过多过快，严防加重病人的脑水肿，成年人每日输液量以不多于 1500～2000ml 为宜。

③一般而言，出现高热、抽搐、呼吸衰竭是危及患者生命的 3 大重要临床特征，因此，应及时进行降温、控制抽搐和呼吸衰竭等治疗，并且作为本病救治的重中之重。

④呼吸衰竭严重时，要使患者的呼吸道通畅、促进血气交换、消除呼吸衰竭各种病因，必要时还可采用气管插管或气管切开术、运用机械性呼吸等。

⑤此外，因为本病目前尚缺乏有效的抗病毒药，故需要采用中西医配合治疗，酌请使用安宫牛黄丸、犀角地黄汤、银翘散白虎汤、钩藤息风汤等，尤以用于治疗高热和惊厥的效果更好。

二、疟疾

【概要】　这是由疟原虫所引起的虫媒寄生性疾病，传染源是患者或无症状带虫者。此病通常被分为间日疟、三日疟、恶性疟、卵形疟 4 种。国内间日疟常见于因中华按蚊叮血后的传播，以秋季发病为主。患者曾经到过流行地区旅居，呈间歇发作，主要表现是寒战、高热，继而大汗淋漓，而后开始缓解。结合血液涂片或骨髓涂片检查，可以查找到疟原虫。疾病长时间多次发生即可发生贫血，导致红细胞和血红蛋白下降。临床中，除须加强该病的治疗和管理以外，还应侧重于高疟地区外来人口与流行区居民的预防监控和服药，尤其是应在本病的高流行季节进行服药。治疗时必须采取及时杀灭疟原虫、控制发病以及提供更加有效的对症处理。

处方 1　适用于一般性发作的治疗

　　　　　氯喹，每次 2 片（0.5g/片），口服，首日每 6～8h 2 片，
　　　　　　随后第 2、第 3 天各服 2 片

　　　　　（儿童：首剂用量为 16mg/kg）

或　青蒿素，首次 1.0g，口服，之后每 6～8h 0.5g，随后
　　第 2、第 3 天各服 0.5g

（儿童：总量为 15mg/kg，并按以上用法分服）

处方 2　适用于耐氯喹恶性疟的治疗
奎宁，每次 0.65g，口服，每日 3 次，连服 7 天

或　甲氯喹，每次 0.75g，口服，每日 1 次，连服 3 天

加　伯氨喹，每次 1 片，口服，每日 1 次，连服 3 天

处方 3　适用于本病脑型疟疾的治疗

5％葡萄糖液	500ml	静脉注射，首日每 8h 1 次，随后第 2、3 天改为静脉滴注 1 次，待清醒以后改为口服，连用 5～7 天
磷酸氯喹	0.5g	

加　伯氨喹，每日 3 片，口服，连服 3～5 天

处方 4　适用于本病休止期的服药治疗
乙胺嘧啶，每日 400mg，口服，连服 2～4 天

（儿童：乙胺嘧啶，每日 1～3 片连服 2 天）

加　伯氨喹，每日 2 片，口服，连服 8 天

处方 5　适用于高疟区或流行区成员的防治
乙胺嘧啶，每次 200mg，口服，每周 1 次，连用 6 周

或　氯喹，每次 0.6g，口服，每周 1 次，连用 6 周

【简释】　① 有关疟疾防治药物和技术的发展，目前已经趋于相对成熟或完善。因此，在临床中应将本病防治的侧重点转移至抢救恶性疟或易于导致严重并发症的患者上，目的是进一步降低重症患者的病死率和后遗症。

② 对高热或昏迷病人的治疗，应注重采用物理降温和静脉输液，必要时可酌情给予适量氢化可的松静脉滴注。

③ 针对脑水肿和呼吸衰竭的病例，必须尽早采取快速静脉滴注 20％甘露醇予以脱水，进而降低患者的病死率。

④ 此外，仍有一部分患者可在临床症状被控制后还会出现程度不同的复发，对此则要求在实施上述治疗过程中每个步骤及环节上均应同期采用有效

抗复发的防治措施。

三、黄热病

【概要】 此病是因黄热病毒引起的急性传染病，传染源为患者，可经伊蚊叮血后进行传播，主要流行地区是在非洲和中南美洲，目前在我国也时常见到本病的发生。临床主要特征是发热、头痛、黄疸、出血、蛋白尿等。此病眼下尚无特殊的治疗方法，仅限于加强护理、对症处理和支持治疗。

处方 1　适用于一般病例的对症治疗

维生素 C	2g
10％葡萄糖液	500ml

静脉滴注，每日 1 次

加　甲氧氯普胺（胃复安），每次 10mg，肌内注射，必要时

处方 2　适用于抗病毒的治疗

利巴韦林	1g
10％葡萄糖液	500ml

静脉滴注，每日 1～2 次

处方 3　适用于伴有出血倾向的治疗

5％葡萄糖液	500ml
氨基己酸	3g

静脉滴注，必要时

【简释】 ① 本病支持治疗要注重于物理降温、充分补充有效血容量、预防各类出血和肾功能不全等重大并发症。

② 有时也可考虑试配中医中药进行治疗。

四、登革热

【概要】 此病是由登革热病毒引起的急性传染病，其传染源主要是患者，并且经由伊登革热蚊进行传播。患者的主要表现为发热、皮诊、产生出血倾向、全身肌肉酸痛、骨关节疼痛、极度疲乏无力，查体时可见淋巴结肿大，化验时即可发现明显的白细胞减少。因本病目前尚无特异的治疗方法，故只采用有效血容量补充治疗和支持性对症处理。

处方 1　适用于进行止血和支持治疗的处理

林格液 500ml，静脉滴注，每日 1～2 次，连用 3 天

接	5%葡萄糖液	500ml	静脉滴注，每日2次
	酚磺乙胺	3g	
或	5%葡萄糖液	500ml	静脉滴注，必要时
	氨基己酸	3g	

处方2　适用于产生明显中毒症状的治疗

地塞米松，每次5～10mg，肌内注射，每日3次，连用3～5天

或　泼尼松片，每次5mg，口服，每日3次

【简释】　① 对高热患者虽需要采取物理降温治疗，但须避免施以酒精擦浴或大量应用解热镇痛药，以防止酒精擦浴或应用解热镇痛药而使出血倾向加重。

② 对已发生低血容量休克或明显中毒症状的救治，则应通过快速输液来及时充分地补充患者有效血容量，倘若条件许可还可直接输注706代血浆或血浆，并配合试用小剂量肾上腺糖皮质激素，如地塞米松或氢化可的松等。

③ 同时为预防本病患者有可能导致脑水肿，应立即给予20%甘露醇250～500ml快速静脉滴注进行脱水。

五、莱姆病

【概要】　此病是由蜱传包柔螺旋体引起的一种自然疫源性疾病。临床主要表现是皮肤、心脏、神经和关节损害的症状，部分病例还容易发生多系统、多脏器功能障碍等。因而，本病也具有分布广、传播快、病情加重、致残率高的特点。目前对此病仍无特殊的治疗方法，部分文献报道使用青霉素类和头孢菌素类抗生素对蜱传包柔螺旋体有一定治疗作用。

处方1　适用于及时的抗感染治疗

阿莫西林，每日2g，分2～3次口服，连用2周以上

（儿童：每日50～100mg，分4次口服）

加	10%葡萄糖液	250ml	静脉滴注，每日2次，用前需皮试
	青霉素钠	640万U	

| 或 | 生理盐水 | 100ml | 静脉滴注，每日 2 次，连用 |
| | 头孢曲松 | 1.0g | 2 周，用前需皮试 |

处方 2　适用于一般病例的支持疗法

林格液，每次 500～1000ml，静脉滴注，每日 2 次

| 或 | 地塞米松 | 10mg | 静脉滴注，每日 2 次 |
| | 10%葡萄糖液 | 500ml | |

【简释】　① 此病一旦被确诊，应合理选择上述有效抗生素治疗 2 周。

② 当出现高热和明显中毒症状时，要注重补液和选用肾上腺糖皮质激素治疗，借此能进一步预防本病多系统或多脏器功能损伤。

③ 如果患者皮损部位疼痛显著，也可给予解热镇痛药进行处理，及局部外涂扶他林或糖皮质激素药膏等。

第四节　动物源性传染病

一、流行性出血热

【概要】　此病又可称为肾综合征出血热，是由汉坦病毒所致的一种自然疫源性疾病，它是一种单股负链 RNA 病毒，主要宿主动物为啮齿类以及狗、猫、猪、兔等，人并不是本病的重点传染源，以通过黑线鼠或林姬鼠之间传染更为常见，传播主要途径是借助于呼吸道、消化道或密切接触。自本病感染开始到出现症状的潜伏期为 4～6 天，患者通常出现发热、出血、肾功能损害 3 大临床特征；然而，诸如此类的临床症状还可出现在疾病发展的每个阶段并有所侧重，因此该病的处理原则和具体治疗方案也不同。例如，对高热患者的治疗要以物理降温为主，对已发生明显中毒症状者可给予肾上腺糖皮质激素治疗，并且要求真正做到"早休息、早诊断、早就地救治、早防各类严重并发症"这一基本处理原则。

处方 1　适用于高热、出血的防治

	10%葡萄糖液	500ml	静脉滴注，每日 1 次，连用
	维生素 K_1	10ml	3 天以上
或	生理盐水	20ml	静脉注射，每日 2 次，连用
	氨基乙酸	3g	6 天

加　普萘洛尔，每次 10mg，口服，每日 3 次，用至多尿
　　期前

处方 2　适用于抗病毒的治疗

10％葡萄糖液	500ml	静脉滴注，每日 1 次，连用
利巴韦林	0.6g	3 天

加　α-干扰素，每次 100 万 U，肌内注射，每日 1 次

处方 3　适用于本病的抗休克和扩容治疗

平衡盐溶液，每次 500ml，静脉滴注，每日 2 次
5％碳酸氢钠，每次 250ml，静脉滴注，每日 2 次

接　低分子右旋糖酐，每次 500ml，静脉滴注，每日 2 次

或 5％葡萄糖液	500ml	静脉滴注，每日 2 次
氢化可的松	100mg	

处方 4　适用于休克或低血压超过 12～24h 的治疗

地塞米松，每次 10～20mg，静脉注射，立即，随后维持
正常血压

加 多巴胺	40mg	静脉滴注，立即，必要时
间羟胺（阿拉明）	20mg	重复
10％葡萄糖液	250ml	

处方 5　适用于本病少尿期的治疗

10％葡萄糖液	250ml	静脉注射，每日 1 次
酚妥拉明	10～20mg	

或 10％葡萄糖液	250ml	静脉注射，每日 1 次
山莨菪碱	10～20mg	

处方 6　适用于加强利尿和排水的治疗

呋塞米（速尿），每次 100mg，静脉注射，每日 3～4 次
或　呋塞米，每次 20～40mg，口服，每日 4 次，共用 2～3 天
或　20％甘露醇，每次 250ml，快速静脉滴注，每日 3～4 次

处方 7　适用于本病高钾血症的导泻治疗

20％甘露醇，每次 50～100ml，口服，每日 2～3 次

或　钠型离子交换树脂，每次 150g，口服，每日 2～3 次

处方 8　适用于本病多尿期的治疗

氯化钾合剂，每次 10ml，口服，每日 4 次

| 加 | 生理盐水 | 20ml | 静脉注射，每日 2 次，连用 |
| | 酚磺乙胺 | 3g | 8 天 |

| 或 | 生理盐水 | 20ml | 静脉注射，每日 2 次，连用 |
| | 氨基乙酸 | 3g | 8 天 |

| 接 | 生理盐水 | 200ml | 静脉滴注，每日 2 次，用前 |
| | 青霉素钠 | 240 万 U | 需皮试 |

加　维生素 B_1，每次 10mg，口服，每日 3 次

加　维生素 C，每次 100mg，口服，每日 3 次

【简释】　① 当患者中毒症状较为明显时，及时选用氢化可的松每次 100～200mg 静脉滴注，以消除急性炎症和稳定机体的内在环境。

② 倘若患者出现低血压或休克时，应在升高血压的同时尽早给予适量的肝素进行救治。

③ 为了限制静脉输液量不至于过多，通常依照输液之前 24h 的基本尿量再增加 500～700ml 为准。

④ 如果患者伴血压过高，应适当进行降压处理，但绝对不能使患者的血压降得过低。

⑤ 在多尿期补充水与电解质首先要以口服补液盐为主，如若患者一直不能饮水时，静脉补液的多少可以采用患者 24h 尿量作指标。当 24h 尿量超过了 5000ml 时，静脉补液量宜控制在占前一天患者排尿量 75％的范围以内。

⑥ 本病还可配合实施血液透析治疗，选择透析的基本指征：血尿素氮（BUN）>35mmol/L，血钾>6.5mmol/L，高血容量综合征、肺水肿与全身水肿，少尿期超过 5 天或无尿超过 2 天的患者等。

⑦ 此外，本病如果伴有心率加快超过 140 次/min 时，可将毛花苷 C（西地兰）0.2～0.4mg 溶于 10％葡萄糖液 40ml 缓慢静脉注射，以便及时纠正患

者的心功能障碍。

二、狂犬病

【概要】 此病又称恐水病，是由病犬、病猫或其他野生动物咬伤后所致的一种急性感染性疾病。尽管人对本病病毒普遍易感，但患者并不是传染源，也从未见到发生在人与人之间的传播。主要临床表现为兴奋、恐水、怕风、惊惧不安、咽肌痉挛、呼吸困难以及进行性瘫痪等。大多数病例是在病后3～6天以内死于循环衰竭和呼吸衰竭等。因此，一旦发现被上述动物咬伤后，必须立即从伤口内向外挤血，接下来再用20%肥皂水或1：2000苯扎溴铵（新洁尔灭）彻底冲洗，同时要在伤后24h内及时预防性接种狂犬病疫苗，这是有助于降低狂犬病发病率的有益措施。治疗期间应尽量保持患者安静，减少诸如风、光、声之类的物理刺激。

处方1　适用于咬伤后伤口的即刻处理

　　　　20%肥皂水，反复冲洗伤口，向外挤血不少于30min

　或　　0.1%苯扎溴铵，反复冲洗伤口，不少于30min

　加　　70%酒精或浓碘酒，反复局部涂拭

处方2　适用于疫苗及血清的注射治疗

　　　　狂犬病疫苗2ml，于伤后24h内肌内注射，以后再按期补注

　或　　抗狂犬病免疫血清40IU/kg，肌内注射或局部封注，立即

　加　　破伤风抗毒素（TAT），每次1500U，肌内注射，立即，
　　　　用前需皮试

　加　　干扰素，每次400万～1000万U，肌内注射，每日1次

处方3　适用于出现狂躁、抽搐的镇静治疗

　　　　地西泮（安定），每次10mg，肌内注射或静脉注射，每日4次
　　　　（儿童用量：地西泮按0.2mg/kg计算）

　或　　10%水合氯醛，每次10ml，口服
　　　　（儿童用量：每次30～40mg/kg，加入温开水后口服）

处方4　适用于补液和纠正酸中毒的治疗

　　　　生理盐水　　　500～1000ml ┐
　　　　5%葡萄糖液　　　　 500ml ├ 静脉滴注，立即
　　　　10%氯化钾液　　20～40ml ┘

加　5％碳酸氯钠，每次 100～200ml，静脉滴注，必要时

处方 5　适用于合并脑水肿的治疗

20％甘露醇，每次 250ml，快速静脉滴注，立即，必要时
重复使用

加　呋塞米（速尿），每次 20～40mg，静脉注射，立即

【简释】　① 此病必须进一步强调其预防重于治疗，一旦被咬伤应立即准确处理伤口，彻底清创，暂不缝合，并且抓紧时间在咬后 24～72h 之内注入不少于 40U/kg 的抗狂犬病血清。

② 采取一切积极的抢救措施以保护患者的心肺功能，防止因呼吸肌痉挛而产生窒息。

③ 患者缺氧、明显发绀和血氧分压下降时，应采取间歇吸氧，有时需要把吸氧流量增大至 2L/min 以上。

④ 如呼吸或咳痰困难并导致喉部和气管分泌物积聚时，需要尽早实施气管切开术或气管插管，必要时也可采用呼吸机治疗。

三、钩端螺旋体病

【概要】　此病简称为钩体病，是由不同的致病钩端螺旋体引起的一种动物源性急性传染病。此类钩端螺旋体动物宿主十分广泛，目前在我国已被证明的就有 80 余种。感染入侵的途径通常是通过皮肤和黏膜的伤口，个别病例也可经由摄食污染了的食物所致。本病的潜伏期为 2～20 天，平均 7～13 天。患者临床表现轻重不一，最终导致弥漫性肺出血和肝肾功能衰竭是死亡的重要原因。通常将该病分为单纯型（流感伤寒型、感染中毒型）、肺出血型、黄疸出血型、肾功能衰竭型、脑膜脑炎型，各个类型的共同临床症状可有发热、头痛、肌肉酸痛、浑身乏力、淋巴结肿大等。此病的治疗原则为抗钩端螺旋体和全身支持治疗。此类钩端螺旋体对多种抗菌药物均敏感，如可以选用青霉素、四环素或庆大霉素等。高热时采取物理降温，比如及时选用乙醇擦浴或冰敷等。

处方 1　适用于抑杀钩端螺旋体的治疗

青霉素钠 40 万 U，肌内注射，每日 3 次，用前需皮试

或　庆大霉素 8 万 U，肌内注射，每 8h 1 次，连用 7 天

处方 2　适用于治疗时出现赫氏反应的处理

氯丙嗪，每次 25mg，肌内注射，每日 1～2 次

或 异丙嗪，每次 25mg，肌内注射，每日 1～2 次

加 10％葡萄糖液 200～250ml
氢化可的松 100～200mg ｜ 静脉滴注，每日 1～2 次

或 地塞米松，每次 5～10mg，静脉注射，立即

处方 3 适用于本病肺出血型的治疗

异丙嗪，每次 25mg，肌内注射，每日 2 次

加 10％葡萄糖液 200ml
氢化可的松 100mg ｜ 静脉滴注，每日 1～2 次

加 10％葡萄糖液 40ml
毛花苷 C（西
地兰） 2～0.4mg ｜ 缓慢静脉注射，必要时重复使用

【简释】 ① 对此病的治疗应首选青霉素，但须提醒本药首次使用在 2～4h 后可能产生赫氏反应，原因在于大量钩端螺旋体被青霉素杀灭之后释放其毒素所致，青霉素的首次用量越大越容易发生赫氏反应，表现为突然寒战、高热、大汗淋漓、心率和呼吸增快，以至于血压下降或休克。部分严重的赫氏反应患者还会加重肺弥漫性出血。治疗时一旦发生赫氏反应，可酌情选用氯丙嗪或氯化可的松治疗。

② 对钩端螺旋体病患者的治疗，还应加强全身支持治疗和对症处理，积极防治诸如肺出血、脑膜炎、黄疸和闭塞性脑动脉炎之类的并发症。

③ 需要进一步提醒的是，不要将哌替啶类药物作为镇静药常规应用，以防该药有可能产生的呼吸抑制作用。

四、猫抓病

【概要】 此病是由立克次体目的汉塞巴通体感染所致，发病时多因被猫抓或咬伤以后而引起机体感染。患者临床表现多变，常以局部皮肤损伤和其引流区域内的淋巴结肿大为特征。整个病程的恢复略带一定自限性，通常可能经过 24 个月以后自愈。本病的治疗是以加强支持治疗和对症处理为主。针对于重症病例或伴有严重并发症的治疗，方可使用较为敏感的抗生素。

处方 1 适用于一般病例的伤口处理治疗

0.1％苯扎溴铵，反复冲洗伤口，不少于 30min

加　70%酒精或浓碘酒，反复局部涂拭

处方 2　抗生素治疗方案

10%葡萄糖液　　500ml　｜静脉滴注，每日 2 次，连用
多西环素　　　　0.5g　｜7 天

接　环丙沙星，每次 0.2g，静脉滴注，每日 2 次，连用 7 天

加　甲硝唑（灭滴灵），每次 0.2g，口服，每日 2～3 次

【简释】　① 对本病新鲜伤口的处理，宜进行彻底清创和冲洗；当感染严重合并淋巴结肿大或化脓性炎症时，应及时采取局部刺穿抽放和减压术，若有必要可以每间隔 2～3 天重复 1 次，但是不宜使伤口开放和暴露，需做相应的包扎。

② 本病在急性期过后，也可考虑手术摘除肿大的淋巴结并彻底根除感染病灶，以防日后导致本病复发。

五、斑疹伤寒

【概要】　此病是一种由普氏或莫氏立克次体引起的急性传染病，人是本病唯一的传染源，主要传播媒介是体虱、头虱和阴虱等。患者的潜伏期为 8～12 天，主要表现为高热、皮疹、肝脾肿大、剧烈头痛、头晕、反应迟钝、听力下降等，部分病例还出现心血管系统的症状，如心率加快、心力衰竭、低血压或休克等。测量体温可很快上升至 39℃以上，持续时间为 1 周左右，整个热程可达 14～18 天；此外，患者还可出现较为严重的全身感染性症状等。治疗时要注意卧床休息、充分补充水分和营养、防止发生各种并发症等。

处方 1　适用于对抗立克次体的治疗

　　四环素，每次 0.5g，口服，每日 2 次，酌情后续用药时间

或　氯霉素，每次 0.25g，口服，每日 3 次

加　氧氟沙星注射液，每次 400mg，静脉滴注，每日 2 次

接　林格液，每次 500ml，静脉滴注，每日 1 次

处方 2　适用于毒血症状较重的治疗

10%葡萄糖液　100～150ml　｜静脉滴注，每日 2 次
氢化可的松　　100～200mg　｜

或 地塞米松，每次 5～10mg，静脉注射，每日 2 次

【简释】 ① 四环素即是治疗本病的首选抗生素，倘若病情严重也可采用静脉滴注给药；其次也可以选用氯霉素或喹诺酮类药物治疗。

② 一般而言，抗菌药物使用时间不宜短于 7～10 天，以防病情反复。

③ 需要提醒的是，氯霉素容易导致骨髓造血系统的抑制，推荐选用此药时应当慎重。此外，还要禁止使用可能致使病情加重的磺胺类药物。

④ 早期使用肾上腺糖皮质激素时，将有益于减轻患者的全身性毒血症状。

⑤ 对头痛比较剧烈、伴有躁动不安的治疗，可适量选用镇痛药或镇静药治疗。

⑥ 对于心功能不全的患者，可考虑给予不同类型的心脏正性肌力药物，例如卡托普利或地高辛等。

第五节 蠕 虫 病

一、日本血吸虫病

【概要】 这是由日本血吸虫感染后并寄生在门脉系统所引起的寄生虫病，主要传染源是患者及保虫宿主。本病发生传播需要具备的条件或环节是，含虫卵的粪便入水，存在钉螺等滋生地，以及患者与疫水的接触。本病以渔民和 15～30 岁的青壮年发病居多，常被分为急性血吸虫病、慢性血吸虫病、晚期血吸虫病和异位损害型血吸虫病。临床表现主要有发热、过敏和哮喘、少量咯血、腹痛腹泻、肝脾和淋巴结肿大等；疾病晚期还可出现上消化道出血、腹水、肝性脑病以及发生肺型或脑型血吸虫病等。治疗时应首选吡喹酮，此药对各期各型血吸虫病都能产生较好的临床治疗效果；采取对症处理，需要叮嘱患者适当休息，补给营养，采用低盐、高蛋白饮食等。

处方 1 适用于急性期的治疗
吡喹酮，每次 120mg，每日 3 次，口服，连用 2～4 天
（儿童：总量可按每日 100mg/kg 计算）

处方 2 适用于慢性期的治疗
吡喹酮，每次 60mg，每日 2 次，口服，连用 4～6 天

（儿童：总量可按每日 30～60mg/kg 计算）

处方 3　适用于辅助性治疗

　　维生素 C，每次 200mg，口服，每日 3 次

加　维生素 B₁，每次 10mg，口服，每日 3 次

【简释】　① 对本病采取大规模疗法时，更适合于在流行地区进行一日性疗法，总服药量可按 50～60mg/kg 予以计算，每日被分成 2 次，口服，可获得较为满意的疗效。

　　② 对慢性或晚期病例应采取常规性服药治疗，还有益于降低本药在肝内的首过效应。

　　③ 药物经过门静脉侧支循环可直接进入体循环，血药浓度增高而半衰期延长，故需要适当减少本药剂量并相对延长治疗时间。

　　④ 谨防药品的严重神经、消化道不良反应、药源性心律失常和心电图改变等。

二、肺吸虫病

【概要】　此病又称为并殖吸虫病，是由于肺吸虫寄生在人体各种脏器内而引起的一种慢性疾病。肺吸虫以寄生在腹腔、肺部和皮下组织为常见，临床主要表现是咳嗽、咳铁锈色或烂桃色痰，严重时也可出现咯血、呼吸困难等。治疗时要以口服吡喹酮抑杀病原体和加强支持疗法为主。

处方 1　适用于急性期的治疗

　　吡喹酮，每次 1.5g，口服，每日 3 次，连用 3 天

或　硫氯酚（别丁），每次 1.0g，口服，每日 3 次，共用 15 天

　　（儿童：每日 50mg/kg，并分 3 次口服）

处方 2　适用于脑脊髓型和颅内高压的治疗

　　20％甘露醇，每次 250ml，快速静脉滴注，每日 2～4 次

加　地西泮（安定），每次 10mg，肌内注射，每日 2 次

【简释】　① 吡喹酮是治疗肺吸虫病的理想药品，它具有疗效可靠且毒性较小的特点。

　　② 本病也可口服硫氯酚（硫双二氯酚）治疗，但该药毒副作用比较明显，成年人的每日用量为 3.0g，分成 3 次口服，连服 10～15 天。

③ 若经过 1 年之后使疾病复发而需要再次进行服药，应予增加 2～3 个疗程的治疗期。

④ 硫氯酚的毒副作用较吡喹酮明显，服药者可以出现腹泻、恶心、呕吐、腹痛、肛门刺激症。一旦有严重的心、肝、肾功能障碍及妇女妊娠期时，均应禁用或及时停药。

⑤ 对于出现颅内压升高的患者，必须及时使用脱水剂降颅压治疗。

⑥ 在脑脊髓型病变有压迫症状或发生肌肉瘫痪时，即可尽早考虑实施外科手术治疗。

三、钩虫病

【概要】　此病是由于致病钩虫感染并寄生在人体小肠内引起的寄生虫病，传染源多是本病患者，虫卵随粪便排出体外，其他人又摄食被带虫卵的粪便污染的水与食物，故经口感染后而致病。该病患者发生长期的感染即可导致营养不良和慢性失血性贫血，出现胃肠功能失调的症状等。治疗时要以定时驱除钩虫、加强营养和补给铁剂治疗为主。

处方 1　适用于本病的驱除钩虫治疗

　　　阿苯达唑（肠虫清），每次 400mg，一次顿服

或　甲苯咪唑（一片灵），每次 100mg，口服，每日 2 次

或　甲苯咪唑，每次 200mg，一次顿服，连用 3 天

或　噻嘧啶（抗虫灵），每次 500mg，每日 1 次，顿服，连用
　　　3 天

　　　（儿童：用量要按 5～10mg/kg 计算，每日 1 次）

处方 2　适用于重症病例缺铁性贫血的治疗

　　　维生素 C，每次 0.2g，口服，每日 3 次

加　硫酸亚铁，每次 0.3g，口服，每日 3 次

或　10% 枸橼酸铁铵液，每次 10ml，口服，每日 3 次

【简释】　① 使用阿苯达唑（肠虫清）或甲苯咪唑驱除钩虫，能充分发挥杀灭肠道线虫和钩虫卵的作用，有益于预防该病复发和传播。可是，这些药物服后的驱虫作用较慢，虫体需要经过 3～4 天才能排出体外。

② 阿苯达唑和甲苯咪唑的优点是毒副作用小，儿童剂量与成人用量相

同，对感染严重的患者驱虫治疗可反复服药。

③ 噻嘧啶作为一种神经肌肉阻断药，它具有能使钩虫产生痉挛性麻痹的作用，且虫体被驱除之后很快排出体外，其毒副作用也比较轻，但是该药不能用于妊娠早期的妇女。

④ 为了纠正驱虫之后伴发的严重贫血，在使用铁剂时还要加服适量维生素 C 以帮助铁剂吸收；此外，还应注意在饮食当中增加优质动物蛋白和多种维生素等。

四、蛔虫病

【概要】 此病是由于蛔虫寄生在人体小肠内引起的一种慢性肠道病。传染源是本病患者，其排泄物内虫卵污染了水和食物，其他人摄食之后又经口感染。在感染早期，蛔虫幼虫在体内移行也可引发呼吸道和过敏反应的临床症状。蛔虫成虫于小肠内寄生数量较大时，患者容易出现诸如腹痛、腹胀之类的肠道功能失调。此外，蛔虫有钻孔的习性，有部分病例还易突发胆道蛔虫病和蛔虫性肠梗阻等，对此，必须采取相应的紧急措施处理。

处方 适用于驱除蛔虫的治疗

        阿苯达唑（肠虫清）400mg，一次顿服

或   甲苯咪唑（一片灵）500mg，一次顿服

或   哌嗪（驱蛔灵）3g，空腹或晚间 1 次顿服，连用 2 天

        （儿童：用量可按 80～100mg/kg 计算）

或   噻嘧啶（抗虫灵）500mg，一次顿服

        （儿童：用量可按 10mg/kg 计算）

加   左旋咪唑 150～200mg，一次顿服

        （儿童：用量可按 2.5mg/kg 计算）

【简释】 ① 使用阿苯达唑或甲苯咪唑治疗，能够抑制蛔虫对于葡萄糖的摄取，致使糖原耗竭与 ATP 减少、虫体麻痹。但是，这两种药物的驱虫作用较慢，须待服药后 3～4 天才能将虫体排出体外。

② 使用哌嗪治疗时，有一定的抗胆碱能作用，服药后患者偶见恶心、腹泻、腹部不适等不良反应，本药忌用于罹患肝、肾疾病和曾经有癫痫发作的患者。

③ 噻嘧啶可能阻滞蛔虫肌肉传导，导致蛔虫麻痹，驱虫作用较快，可是

在大量顿服后也可出现轻微头痛、头晕、恶心、腹痛等副作用，此药慎用于妊娠期妇女和有心、肝、肾功能障碍的患者。

④ 左旋咪唑具有抑制琥珀酸脱氢酶的作用，服药后偶尔可导致中毒性脑病，因此服药期间需要仔细观察和及时停药。

⑤ 患者一旦发生胆道蛔虫病、急性蛔虫性胆管炎、肝脓肿及出血性坏死性胰腺炎时，必须立即采取内科支持治疗，倘若疗效不佳应请求外科专家采取其他措施治疗。

五、丝虫病

【概要】 本病在我国是由寄生在人体淋巴系统的班氏丝虫或马来丝虫引起的一种寄生虫病，丝虫成虫呈线状、乳白色、表面光滑、雌雄同体。主要传染源是血内带有微丝蚴的患者和无症状带虫者，并通过蚊虫叮咬发生传播。早期导致淋巴管炎和淋巴结炎，表现高热、淋巴管和淋巴结肿胀并压痛；晚期能够造成淋巴管阻塞，最终可发生阴囊肿胀和肢体肿胀（象皮肿），甚至引起精索炎和附睾炎等。治疗时要以抑杀致病丝虫和加强对症处理为主，以便减轻该病的严重并发症。

处方 1　适用于抗丝虫的治疗

　　　　乙胺嗪，每次 0.75g，口服，每日 2 次，连用 2 天

　或　乙胺嗪，每次 0.2g，口服，每日 3 次，连服 7 天

　或　乙胺嗪，每次 0.5g，口服，每周 1 次，连服 7 周

　加　左旋咪唑，每次 15mg，口服，每日 2 次，连用 5 天

　或　呋喃唑酮，每次 40mg，口服，每日 3 次，连服 7 天

处方 2　适用于本病急性反应较强时的治疗

　　　　地塞米松，每次 5～10mg，肌内注射，每日 2 次

　或　5％葡萄糖盐水　　　500ml
　　　氢化可的松　100～200mg ｜静脉滴注，每日 1 次

处方 3　适用于本病伴有乳糜尿时的治疗

　　　　12.5％碘化钠溶液，每次 8ml，肾盂加压灌注，必要时

　或　2％硝酸银溶液，每次 5ml，肾盂加压灌注，必要时

【简释】 ① 使用乙胺嗪（海群生）进行防治是本病的最佳选择，即

可采用以下 3 种治疗方案。短程疗法：口服乙胺嗪，每次 0.75g，每日 2 次，连服 2 天，适用于马来丝虫病的大规模防治。中程疗法：口服乙胺嗪，每次 0.2g，每日 3 次，连服 7 天，适合于发生大量微丝蚴感染以及班氏丝虫病的治疗。长程间歇疗法：口服乙胺嗪，每次 0.5g，每周 1 次，连续用药 7 周，采用此法的疗效可靠、阴转率高，其副作用和不良反应也减少。

② 使用左旋咪唑治疗微丝蚴的效果也较好，若与乙胺嗪联合应使用更能提高抵抗丝虫病的疗效。

③ 单用呋喃唑酮治疗也有杀灭班氏丝虫、马来丝虫成虫或微丝蚴的作用，所以本品或可作为乙胺嗪的替代用药。

④ 患者产生继发性细菌感染时，即可联合选用敏感的抗生素治疗。

⑤ 若淋巴管与淋巴结炎症反应明显时，也可联合应用适量的解热镇痛药或肾上腺糖皮质激素治疗。

⑥ 患者发生乳糜尿时，注意加强卧床休息、抬高患肢，要多饮水、减少脂类食物的摄入，必要时尚可借助导管利用 12.5％碘化钠或 2％硝酸银溶液实施肾盂加压灌注治疗。

第二章

内科疾病

第一节　常见危重病症

一、高热

【概要】　临床上出现发热而就诊的患者十分常见，当测量体温到达39℃以上即称做高热，若超过41℃时可称为过高热，此时仅就高热和过高热自身而言，也很容易产生比较严重的并发症。患者产生高热的原因主要包括感染和非感染两大类，并以感染后高热更为常见。一旦作出拟诊并了解其病因之后，应该及时提供相应的有效治疗、卧床休息、补充能量、维持机体水与电解质和酸碱平衡、进行适当的物理和药物降温，如可采用温水或酒精擦浴和冷湿敷等。可用75％酒精擦拭患者四肢、胸、颈等处的皮肤，直至出现皮肤血管扩张或发红为止；还可将冷水或凉水浸过并拧至半干的毛巾或冰袋放置于患者前额、颈旁、腹股沟、腋窝、腘窝等浅表大血管处，每隔5～8min更换1次，但需要防止在冷敷时发生局部冻伤。然而，临床上对于那些原因不明的高热患者，切记不要滥用退热药物或是将体温降得过低，以防影响对于发热热型或发热规律的观察，并延误诊治。若患者高热伴突然昏迷时，其原发病见于颅内感染、斑疹伤寒、脑型疟疾、乙型脑炎、中毒型痢疾、中暑、脑血管意外、巴比妥类药物中毒等。

处方 1　适用于一般病例的药物降温治疗

　　　　复方阿司匹林，每次 0.3～0.6g，口服，每日 3 次

　或　复方氨基比林，每次 2ml，肌内注射，立即

　或　10%～20%安乃近，每次 2～3 滴，滴鼻

　或　柴胡注射液，每次 2～4ml，肌内注射，立即

处方 2　适用于高热病例的支持治疗

10%葡萄糖液	500ml	
维生素 C	2～3g	静脉滴注，立即，也可重复用药
0.9%生理盐水	500ml	

处方 3　适用于重症高热病例的类冬眠疗法

　　　　氯丙嗪，每次 25mg，肌内注射，立即

　或　异丙嗪，每次 25mg，肌内注射，立即

处方 4　适用于一般病例的抗感染治疗

　　　　青霉素钠，每次 80 万 U，肌内注射，每日 2 次，用前需皮试

或　头孢唑林	2.0g	静脉注射，每日 2～3 次，用前需皮试
注射用水	20ml	

　加　0.4%氧氟沙星 100ml，静脉滴注，每日 2 次

【简释】　① 此病须每隔 30～60min 监测 1 次体温，随时都要避免因高热而导致重大并发症。

　　② 大量使用诸如阿司匹林、复方阿司匹林、对乙酰氨基酚（扑热息痛）、吲哚美辛（消炎痛）之类的退热药，容易导致用药者产生较为严重的出血倾向，故于手术前 1 周内或患有胃与十二指肠溃疡时，应禁止应用上述药品；此外，倘若需要长时间大量服药时，还要定期进行血细胞分析和肝肾功能检测。

　　③ 目前，安乃近虽然已被列为弃用的药品，可是儿童和老年人高热需要应急处理时可进行滴鼻，此时仍是方便且易于奏效的药品，因此，安乃近可临时短期使用，待高热暂退后再予改换其他药物。

　　④ 本病在降温处理时，尚应密切观察患者有无大汗淋漓、虚脱、皮疹及白细胞降低等，及时进行临床评估。

⑤ 对于那些病因已明确的高热患者，为能及时实施有效的降温处理，须在加强支持疗法的基础上结合人工冬眠治疗。

二、呕血

【概要】 此病指突然发生在屈氏韧带以上的上消化出血，诸如食管、胃、十二指肠、胰腺、胆道等部位病变出血或胃空肠吻合术后出血等。大量呕血是指于数小时内失血量过多而超过 1000ml，因出血量多并导致有效循环血量下降 20% 以上，患者发生血样呕吐物和/或排出柏油样黑便，部分病例伴有显著的血容量减少，甚至导致急性循环衰竭和休克而死亡。当因食管下端和胃底静脉曲张破裂出血时，应予三腔二囊管气囊压迫止血，这是目前一项效果比较满意的治疗措施。倘若此法仍然无效，可选择胃镜下硬化剂注射或向出血灶内喷洒 1% 去甲肾上腺素等进行止血。

处方 1 **适用于需要补充血容量的治疗**

低分子右旋糖酐，每次 500ml，静脉滴注，立即

或 706 代血浆，每次 500ml，静脉滴注，立即

加 足量全血，静脉输注，经另一条静脉通路进行

处方 2 **适用于食管、胃底血管破裂后呕血的治疗**

5% 葡萄糖液	500ml	静脉滴注（0.2 ～ 0.4U/min），立即
脑垂体后叶素	6～8U	
加 10% 葡萄糖液	20ml	缓慢静脉注射，立即
奥曲肽（善得定）	0.1mg	
接 10% 葡萄糖液	100ml	持续静脉滴注（50μg/h），立即
奥曲肽	0.1～0.2mg	

处方 3 **适用于急性胃十二指肠溃疡呕血的治疗**

生理盐水	20ml	静脉注射，每日 1 次
奥美拉唑（洛赛克）	40mg	
接 5% 葡萄糖液	500ml	缓慢静脉滴注，每日 2 次
法莫替丁（倍法定）	40mg	

或	生理盐水	20ml	静脉注射，每日2次
	雷尼替丁	0.15g	
加	去甲肾上腺素	8mg	混匀分次口服，或经胃管
	冰冻生理盐水	150ml	灌输

处方4 三七粉0.5～1.5g，口服，每日2～3次

【简释】 ① 对所有呕血病例的抢救，都需要以采取紧急的止血处理为主。目前可以选用的止血药物众多，如酚磺乙胺（止血敏）、氨基乙酸、氨甲苯酸（止血芳酸）等；然而，严重上消化道出血时需要的紧急止血，有时也未免能产生立竿见影的效果，因此，应在明确是否存在消化性溃疡、急性胃黏膜损害、食管与胃底静脉曲张破裂、胃癌、胰腺、胆道出血的前提下，注意严密观察病情和仔细评估呕血量，以便进一步采用更加合理而有效的综合处理措施。

② 奥曲肽（善得定）是一种合成的长效激素释放抑制药，它具有选择性的内脏血管收缩作用，此药以持续静脉滴注止血效果比较可靠。

③ 去甲肾上腺素尽管具有强烈的内脏血管收缩作用，可是本药易致使肾血流量减少等，故须禁用或慎用于同时伴发严重动脉硬化、高血压、肾功能障碍、完全性房室传导阻滞的患者。

④ 治疗中须积极补充血容量，维持水与电解质及酸碱平衡，以及注重密切监测患者生命体征和尿量等。

三、咯血

【概要】 咯血是因喉和喉以下呼吸道疾病任何部位血管破裂后出血，并伴随着咳嗽咳痰而经由口腔排出。咯血量较小只表现为痰中略带血丝，发生大咯血时则容易造成患者窒息、休克、昏迷而死亡。究其病因，咯血常见于二尖瓣狭窄、支气管扩张症、肺结核、支气管肺癌、肺脓肿、肺梗死、出血型钩端螺旋体病、流行性出血热、子宫内膜异位症、先天性肺动脉高压症等。对大量咯血的治疗，应首先叮嘱患者取侧卧位、安静休息，酌情给予镇静、止咳及止血的药物。当患者大量咯血不止时，需要结合纤维支气管镜检查确定咯血发生部位，局部借用肾上腺素海绵栓塞做辅助性止血治疗。此外，本病还需要积极治疗二尖瓣狭窄、各种先心病、肺梗死、全身出血性疾病等病因。

处方 1　适用于大量咯血的止血治疗

> 10％葡萄糖液　　　　50ml
> 脑垂体后叶素（加压素）10U 　缓慢静脉注射，每日 2 次

接　5％葡萄糖液　　　20～50ml
　　脑垂体后叶素　　　10～40U 　缓慢静脉滴注，每日 1 次

处方 2　适用于相对少量咳血的治疗

> 5％葡萄糖液　　　　500ml
> 酚磺乙胺（止血敏）　　4g 　静脉滴注，每日 2 次

或　云南白药胶囊，每次 0.5g，口服，每日 3 次

处方 3　适用于相伴凝血机制障碍的治疗

> 25％葡萄糖液　　　　40ml
> 双乙酰氯乙酸乙二胺
> 　（新凝灵）　　　200mg 　静脉注射，每日 1 次

接　5％葡萄糖液　250～500ml
　　双乙酰氯乙酸乙二胺
　　（新凝灵）　200～600mg 　静脉滴注，每日 2 次

【简释】　① 此病大多数都是由于肺内小血管出血，故使用脑垂体后叶素（加压素）止血是十分恰当的药物治疗。本药既能直接作用于血管使之收缩而发挥满意的止血作用，同时也有显效快、疗效比较确切的特点。但是，该药要禁用于严重动脉硬化、高血压、心力衰竭、肾功能障碍或妊娠期妇女等，对此应改换成普鲁卡因 5～10mg 缓慢静脉注射，普鲁卡因静脉注射之前需要用 5％葡萄糖液 500ml 加以稀释。

② 倘若应用酚磺乙胺（止血敏）、氨甲苯酸（止血芳酸）止血尚不能获得显著效果，应予及时停药。

③ 此外，对于咯血患者还要注意适当加快输液或输血的速度，但又不能操之过急，如果静脉输注液体过多或过快，仍有可能使患者发生急性肺水肿，尤其是中老年人。

④ 若患者需要采取镇静治疗时，也应注意禁止选用苯巴比妥类药品，以防产生呼吸抑制。

四、呼吸窘迫综合征

【概要】　此病（ARDS）是一种骤然发生的急性进行性呼吸衰竭，发病前

患者心肺功能可能正常。这是由于肺内外多种原因引起肺血管与组织间液体的转换功能失衡所致，可能使肺组织的含水量增加、顺应性减低、肺泡萎陷不张等，最终发生肺通气/血流比例失调等一系列病理生理改变。因此，患者将突然出现明显呼吸困难与严重低氧血症，经血气分析检测，显示动脉氧分压＜8.0kPa（60mmHg），可使患者的病死率上升至50%～60%。此病须采取紧急处理、加强支持性治疗、及时纠正严重的低氧血症、查寻和治疗原发性疾病。根据患者的病情和现有设备条件，要选择更为有效的给氧或通气治疗方式，如采用面罩持续气道正压吸氧（CPAP）及呼气末正压给氧（PEEP）等，以便尽快改善组织供氧、增进氧气输送量、减轻呼吸性酸中毒或代谢性碱中毒。另外，在强有力控制本病合并感染的基础上，应尽早使用大剂量肾上腺糖皮质激素救治。

处方 1　适用于减轻或缓解急性肺水肿的治疗

呋塞米（速尿），每次 40mg，静脉注射，立即

或　布美他尼（丁尿胺），每次 1mg，静脉注射，立即

处方 2　适用于感染控制基础上的激素治疗

地塞米松，每次 20～30mg，静脉注射，立即

接　生理盐水　　　　　200ml ｜ 持续静脉滴注，每日 2 次
　　氢化可的松　100～200mg ｜

处方 3　适用于伴有高凝状态和血流滞缓的治疗

肝素钠　　2000～5000U ｜ 静脉滴注（20～40 滴/
生理盐水　　　　200ml ｜ min），每 6h1 次

或　依诺肝素，每次 20mg，皮下注射，每日 2 次，酌情使用

处方 4　适用于需要补充液体或营养的治疗

复方氨基酸液，每次 1000ml，静脉滴注（35 滴/min），每日 1 次

接　10%葡萄糖液 250～500ml ｜ 静脉滴注，每日 2 次
　　维生素 C　　　0.2～0.3g ｜

【简释】　① 对此病一定要实施密切的监护治疗，进一步治疗与之相关的原发疾病，例如，加强对严重创伤与感染、各种类型的休克、弥散性血管内凝血（DIC）、有害毒气的吸入、肺循环栓塞的有效处理。

② 为了防止肺水肿进行性加重，治疗中还应控制液体输入、适当补充胶体液和能量、及时发现和纠正各种类型的酸碱失衡。

③ 呼吸困难不断加重的病例，还需要考虑及时采取气管插管或切开等通气疗法。

④ 应用肝素钠或依诺肝素等抗凝药，但注意掌握严格的适应证，如果发现患者血凝机制检测异常就要立即停药，以防意外事件。

五、过敏性休克

【概要】 此病通常是指一种人体过敏性的即刻反应，倘若处理不当患者病死率极高。本病主要包括针对于某些食物、医疗药品、防疫疫苗、生物制剂、花粉或涂料等过敏发生的休克或休克反应。患者发病时非常突然、病势凶险、发展快，在极短时间即可导致死亡，故应引起所有医护人员的高度重视。本病主要临床表现是突发喉头水肿、支气管痉挛、意识丧失，还会出现严重呼吸困难、休克与皮肤过敏性肿胀等症状。对此，必须立即进行就地抢救、尽快消除患者的过敏状态。喉头水肿严重时，应马上施以气管插管或气管切开术、吸氧和注射相应的呼吸兴奋药等。

处方 1　适用于立即应对抢救过敏的治疗

0.1％肾上腺素，每次 1ml，皮下注射，立即，必要时重复使用

加　生理盐水　　　　　　　10ml ｜ 静脉注射，立即，必要时重
　　0.1％肾上腺素　　　　　2ml ｜ 复用药

加　异丙嗪，每次 25～50mg，肌内注射，立即

处方 2　适用于需要紧急脱敏的激素治疗

　　生理盐水　　　　　　　10ml ｜ 静脉注射，立即
　　地塞米松　　　　　5～10mg ｜

或　5％葡萄糖液　　　　　500ml ｜ 静脉滴注，立即
　　琥珀氢化可
　　的松　　　　　200～400mg ｜

处方 3　适用于过敏休克、血压下降的抢救治疗

　　5％葡萄糖液　　　　　500ml ｜ 静脉滴注，立即，必要时重
　　去甲肾上腺素　　　　2.0mg ｜ 复使用

接　低分子右旋糖酐，每次 500ml，静脉滴注，立即

处方 4　适用于休克合并呼吸衰竭的治疗

尼可刹米，每次 0.375mg，立即，可与洛贝林交替肌内注射

洛贝林，每次 3mg，立即，可与尼可刹米交替肌内注射

加　地塞米松，每次 5～10mg，静脉滴注，立即

【简释】　① 尽管此病见于由于过敏原引发的变态反应，但在实际临床工作中仍以注射青霉素后即刻过敏反应更为典型和普遍，对此，应当引起广大医护人员和患者的高度重视。

② 在选择注射青霉素或其类似物之前，一定要仔细询问患者有无过敏史，并且要求实施严格的皮肤过敏试验，确证皮肤试验为阴性时才予首次注药。若是头一次注药者，还需要留守患者在注射室内 10～15min 进行观察。

③ 不论何时何地，凡遇过敏性休克患者，都须立即实施急救预案和进行密切观察，争分夺秒地提供最为紧急且有效的处理措施。

④ 倘若过敏性休克一时诊断不明，也应在竭力进行抗休克治疗和快速解决呼吸困难，同时详细查找本次发病的过敏原或其病因，争取为患者提供和实施具备更大效力的急救方案。

六、弥散性血管内凝血

【概要】　弥散性血管内凝血（DIC）是在多科别疾病进展过程中出现的一种病理生理状态，究其原因和临床进展过程极其复杂，例如，时常伴随着患者有效循环血容量不足、微循环障碍、严重的组织创伤、输注大量库存血、严重的感染或恶性肿瘤等，导致了人体内不断发生和加重的血凝机制障碍及广泛血管内凝血等。患者最为常见的临床症状是皮肤、皮下或黏膜的微血管栓塞和坏死，在病变早期容易出现肾、肝和脑等脏器功能障碍，疾病最终还将发生多处出血和难以解释的进行性加重的循环衰竭。此外，在本病的不同时期还会产生血小板和凝血因子大量消耗，以及出现继发性纤维蛋白溶解状态等。

处方 1　适用于一般性的处理

双嘧达莫，每次 0.1g，肌内注射，每日 3 次

低分子右旋糖酐，每次 500ml，静脉滴注，每日 1～2 次

处方 2 适用于早期的肝素治疗

肝素钠	6000～10000U	静脉滴注，每日 1 次
10％葡萄糖液	500ml	
或 肝素钠	700U	静脉注射，每日 3～4 次
10％葡萄糖液	20ml	

【简释】 ① 此病是一种危重病症，需要及时彻底查寻和消除其病因，并根据疾病进展的不同阶段和分期选择更为恰当的治疗方法。

② 给予肝素钠治疗，宜在本病早期使用，其剂量要依据疾病的进展情况加以调整，以检测部分凝血活酶时间（APTT）较原来延长 1.5～2.0 倍为宜，若仅是一次性小量用药也可不必进行实验室监测。

③ 肝素钠一旦出现过量时，须立即停止使用，使用鱼精蛋白进行对抗治疗（二药的对抗比例为 1∶1）。

④ 肝素钠应禁用于肺结核、消化溃疡出血、脑出血、手术后和创伤尚未彻底愈合者。

⑤ 在 DIC 后期，患者时常续发纤维蛋白溶解亢进，需要另外选用纤维蛋白溶解酶抑制药治疗，比如氨基己酸、氨甲苯酸、氨甲环酸等。

七、昏厥

【概要】 此病又称晕厥，是由多种不同病因导致的极短暂的脑组织供血不足，并随之发生的一过性意识丧失。主要表现为面色苍白、冷汗、叹息样呼吸，严重者偶尔出现痉挛性抽搐等。对此，必须做出即刻的对症处理，将患者置于头低、脚高的平卧位，解开其衣扣，立即进行指压或针刺"人中、百会、合谷、内关"等穴位；同时及时查找病因，积极提供相应的具体治疗措施。对于血管抑制性昏厥，须避免久立或疲劳。对由于药物引起的直立性低血压，要及时停药或减少用药剂量。此外，因为该病症与癫痫发作或昏迷的治疗均存在本质上的差别，故需要注意加强其鉴别诊断。

处方 1 适用于昏厥临时发作或者低血糖的治疗

维生素 C	2g	静脉滴注，立即，必要时重复使用
10％葡萄糖液	500ml	

处方 2 适用于昏厥预防或复发的治疗

美托洛尔（美多心安），每次 50mg，口服，每日 3 次

或　谷维素，每次 30mg，口服，每日 3 次

处方 3　适用于抑郁症或昏厥的治疗

氟西汀（百忧解），每次 20mg，口服，每日 1 次

【简释】　① 导致此种病症的原发病众多，要取得临床根治，应当在患者症状被控制后，采取针对于各种不同原因或其原发病的具体防治措施，如对血管舒缩障碍、直立性低血压、颈动脉窦综合征、咳嗽昏厥、排尿性昏厥、各种心律失常、病态窦房结综合征、主动脉狭窄、急性心肌梗死、脑源性昏厥、脑动脉硬化、短暂性脑缺血发作、椎-基底动脉发作、蛛网膜下腔出血、癫痫小发作、重度贫血、换气过度综合征、毒气中毒等，均需要为患者提供各自具体有效的治疗措施。

② 对于相对严重的昏厥发作病例的救治，应当尽早开通静脉输液通路，以便于及时实施药物的紧急抢救方案，遏止患者的抽搐或突然死亡。

③ 此外，须注意 β 受体阻滞药美托洛尔禁用于心动过缓、病态窦房结综合征、房室传导阻滞和支气管哮喘等，及禁止将氟西汀与乙醇类药物、抗凝药、降糖药等同时使用。

八、昏迷

【概要】　此症十分危急，多指患者意识丧失已达到最为严重的阶段，随时都可导致生命体征的改变。本病可分为浅昏迷和深昏迷，有一部分病例也可伴有发热、血压改变、呼吸困难、心律失常等。导致昏迷的原发疾病，多见于中暑、脑膜炎、乙型脑炎、脑血管意外、脑外伤、脑占位病变、癫痫、肝性脑病、肺性脑病、高血压脑病、尿毒症、垂体危象、甲亢危象、肾上腺危象、糖尿病昏迷、低血糖昏迷、休克、各种急性中毒等。对此，一定要立即实施抢救、开通静脉通路、维持生命体征、查清和救治原发疾病等治疗。

处方 1　适用于不明原因或低血糖昏迷的治疗

10% 葡萄糖液，每次 500ml，静脉滴注，立即，必要时重复使用

处方 2　适用于因糖尿病昏迷或脑水肿的治疗

20% 甘露醇，每次 200ml，快速静脉滴注，每日 2～3 次
地塞米松，每次 5～10mg，静脉滴注，每日 1～2 次
呋塞米（速尿），每次 20～80ml，静脉注射，每日 2 次

处方 3   适用于本症肝性脑病的治疗

精氨酸　　　　　　10～20ml

维生素 C　　　　　　2.0g　　静脉滴注，每日 1～2 次

10％葡萄糖液 250～500ml

或　28.75％谷氯

　　酸钠　　　　　60～80ml

31.5％谷氯　　　　　　　　　静脉滴注，每日 1～2 次

　　酸钾　　　　　20～40ml

【简释】　① 在本病尚未确诊之前，应采取相对的经验性处理，如加强患者生命体征的监测、保持呼吸道通畅和有效吸氧，合并呼吸衰竭时立即注射呼吸兴奋药，合并低血压时要给予升高血压药物进行支持，并且注意补充营养和能量，对长时间的昏迷患者尚应采用流质鼻饲或全胃肠外营养疗法。

② 针对合并感染的病例，应当合理选用敏感的抗生素治疗。一般而言，使用苏醒剂时，可酌情试用乙酰谷酰胺、胞二磷胆碱、氯芬酯（氯脂醒）及醒脑静等。

九、惊厥

【概要】　本病又称为抽搐，即指全身或局部肌肉不自主地快速阵发性收缩，主要包括癫痫性和非癫痫性发作两大类，前者由大脑皮质和边缘系统神经元异常兴奋所致，将在本书内另外章节加以阐述，本文只介绍急诊中时常遇见的非癫痫性发作。患者表现为突然惊厥。就诊时大多数病例的病因不详，既可能是一种器质性的全身系统疾病，又可能是一种功能性改变。例如，低钙时发生的手足搐搦症、外伤后感染的破伤风、外因性毒物中毒、癔病性抽搐、疼痛性痉挛等。本病治疗的基本原则是，患者尚未发生意识障碍时，只可采用一般处理和饮食护理，针对出现全身性惊厥的病例，须在及时寻找原发病的同时实施有效的对症治疗，力求患者尽早缓解症状并预防有可能出现的重大并发症。

处方 1   适用于高热惊厥的治疗

　　　复方氨基比林，每次 2ml，肌内注射，立即

　　或　复方柴胡注射液，每次 4ml，肌内注射，立即

　　或　10％～20％安乃近，每次 2～3 滴，滴鼻（此法更适用于

患儿）

加	5%葡萄糖液	500ml	静脉滴注，立即，可重复用药
	维生素 B_6	200mg	

或　复方氯化钠溶液，每次 500ml，静脉滴注，立即

处方2　适用于惊厥需要镇静的治疗

　　地西泮（安定），每次 20mg，肌内注射，立即，酌情后续
　　用药

或　苯巴比妥钠，每次 0.1～0.2g，肌内注射，立即

或　10%水合氯醛合剂 20～30ml，保留灌肠，立即

处方3　适用于脱水明显或低钙抽搐的治疗

10%葡萄糖液	10ml	静脉注射，立即，必要时重复使用
10%葡萄糖酸钙液	10ml	

接　生理盐水，每次 500ml，静脉滴注，立即

　　5%碳酸氢钠，每次 100～250ml，静脉滴注，立即

加　维生素 D_3 注射液，每次 30 万 U，肌内注射，立即

　　【简释】　① 对此病须及早寻找和治疗其病因和致病因素，并且针对原发疾病采取更为积极的救治措施。对癫痫性抽搐的治疗，应立即采用针灸加电针疗法以及配合实施暗示治疗；对高热惊厥的治疗，尤其是发生在儿童中的高热惊厥，均应提供物理和药物降温治疗，采取积极而有效的静脉补液。

　　② 此外，对原发性惊厥，一定要进一步加强其生命体征的密切监护，谨防因为患者呼吸困难、窒息、心脏骤停而导致死亡。

十、颅内高压症

　　【概要】　此病是由多种不同病因引起的、以颅内压增高为特征的一种临床综合征。患者的病情严重而紧急，很容易迅速发生脑疝，以至于很快出现循环和呼吸衰竭而死亡。急性颅内压升高通常见于感染、中毒、颅脑外伤、脑血管意外、急性缺氧、急性肝肾功能障碍、血液病、妊高征、急性水中毒等。慢性颅内压升高更多见于脑脓肿、肿瘤、寄生虫病等颅内占位性病变。患者常见典型临床症状主要包括头痛、喷射状呕吐、视神经乳头水肿、意识障碍等。患者一旦产生颅内高压危象时，若抢救不及时则极易危及生命。患

者的主要治疗原则是采用脱水和降低颅内压治疗。当存在穿刺减压的适应证时，方可采取低温疗法和/或进行脑室穿刺引流术，须将体温降至34~36℃并维持3~5天以上。

处方1　适用于一般病例的利尿治疗

氢氯噻嗪，每次75mg，口服，每日3次

螺内酯，每次60mg，口服，每日3次

呋塞米，每次50mg，静脉注射，每日3次

处方2　适用于病情危重时的脱水治疗

50％葡萄糖液，每次40~60ml，静脉注射，每日3次

或　20％甘露醇，每次200ml，快速静脉滴注，每日3~4次

加　地塞米松，每次10mg，静脉注射，立即，可重复用药

处方3　适用于颅内压升高、脑疝的治疗

50％葡萄糖液，每次60ml，静脉注射，立即

加　20％甘露醇，每次200ml，快速静脉滴注，立即，可重复用药

【简释】　① 对该病要以预防发生脑疝的处理措施为主。凡遇可能产生颅内压升高的疾病，均应当提高警惕，除加强对原发病的控制之外，还须采取行之有效的脱水及降颅压治疗。

② 此外，出现颅内压升高时，要避免患者用力和劳累，保持大便通畅，禁止实施腰椎穿刺和高压灌肠，以免操作过程中使脑疝形成或加重。

③ 在脱水治疗期间需要注意及时检测和纠正水、电解质和酸碱平衡失调。

④ 一般而言，仅对于有侧脑室扩大者，考虑施以腰椎穿刺或侧脑室穿刺引流术治疗，并只限于已发生侧脑室扩大、颅高压危象、大脑中线或颅窝内占位、脑疝形成时。

⑤ 对前囟尚未闭合的患儿，最好选择经因颅压升高而朝外膨突的前囟进行穿刺，此操作将有助于减低颅内压和缓解颅底部的张力。

十一、肝性脑病

【概要】　此病曾经称为肝昏迷，它是由严重肝脏疾病所致的。患者体内蓄积了大量的毒性代谢物质，从而导致中枢神经系统功能失调，并出现以

昏迷症状为主的意识障碍。紧急救治时应积极采取综合性处理措施，在保肝治疗的同时及时消除导致昏迷的诱因，例如上消化道出血、急性感染、使用安眠镇静类药物不当、大量应用脱水和利尿药、一次性穿刺排放腹水过多等。显然，在昏迷前期如果患者已出现狂躁不安或抽搐并确实需要采用镇静药处理时，只可给予小剂量的地西泮或异丙嗪进行肌内或静脉注射，绝对不能使用吗啡、哌替啶、副醛、水合氯醛及速效巴比妥类药物。当患者已经进入昏迷期后，还应禁止摄食大量蛋白质，通常须待患者神志清醒之后，才可以逐步增加蛋白质的摄入，常以每日供给蛋白质 40～60g 及热量 5020.8kJ（1200kcal）为宜。

处方1　适用于本病患者的灌肠、导泻治疗

0.9％氯化钠溶液　　500ml ⎱ 彻底灌肠，每日 2 次
食用白醋　　　　　30～50ml ⎰

加　50％硫酸镁，每次 30～60ml，口服，进行导泻

处方2　适用于本病为降低血氨的治疗

谷氨酸钠注射液　　24.0g ⎱ 静脉滴注，每日 1 次
10％葡萄糖液　　　500ml ⎰

或　精氨酸注射液　　10～20g ⎱ 静脉滴注，每日 1 次
　　10％葡萄糖液　　500ml ⎰

处方3　适用于本病补充支链氨基酸的治疗

肝安注射液（支混
　氨基酸）　　　　250ml ⎱ 静脉滴注，每日 2 次
10％葡萄糖注射液　250ml ⎰

处方4　适用于本病调节肠道菌群的治疗

新霉素，每次 1g，口服，每日 3～4 次，连用 7～10 天
或　巴龙霉素，每次 0.5g，口服，每日 3～4 次
或　乳酶生片，每次 1g，口服，每日 3 次
加　甲硝唑，每次 0.2g，口服，每日 4 次

加　60%乳果糖，每次 10～30ml，每日 3 次

处方 5　适用于保护脑细胞及预防脑水肿的治疗

三磷腺苷液　　　　　20mg ⎤
辅酶 A 注射液　　　　100U ⎬ 静脉滴注，每日 1 次
10%葡萄糖液　　　　500ml ⎦

接　20%甘露醇，每次 200ml，快速静脉滴注，每日 3～4 次
或　50%葡萄糖液，每次 60ml，静脉注射，每日 3～4 次

处方 6　适用于本病休克或出血的治疗

维生素 K_1，每次 20mg，肌内注射，每日 2 次

或　维生素 K_1　　　　　30mg ⎤
　　5%葡萄糖盐水　　　　500ml ⎬ 静脉滴注，每日 1～2 次

加　新鲜全血，每次 100～300ml，静脉滴注，每日 1 次

【简释】　① 为了清除本病的肠内积食、积血和其他含氮类物质，通常适合于选用灌肠和导泻的措施。通过有效灌肠和导泻可以减少肠腔中的毒性物质吸收，但必须禁用诸如肥皂水之类的碱性溶液灌肠。

② 给予新霉素治疗也有益于清除肠内产毒细菌，但该药易使患者听力下降和肾功能障碍等，故服用此药使用时间较长则不宜超过 10～15 天，若仍需要也可以改服巴龙霉素或乳酶生。

③ 再则，还可考虑推荐乳果糖口服治疗，该药可被肠内细菌分解成乳酸和醋酸，并在肠腔内形成不同程度的酸性环境，这有助于减少肠中氨类毒性物质形成和吸收。

④ 较为严重的肝功能障碍时，体内代谢所生成的某些毒性物质不能得到肝细胞的有效降解和清除，以及同时存在显著氨基酸代谢失衡，亦能严重损害正常的大脑细胞而促使昏迷的症状不断加重。

⑤ 肝性脑病患者能否获得治愈的关键措施在于加强和加速体内蓄积毒性物质的彻底清除及积极采用以药物治疗为主的降氨方案。

⑥ 大约每支谷氨酸钠含钠 34mmol，每支谷氨酸钾含钾 34mmol，临床上要依据病情和检测血清 K^+、Na^+ 浓度选用那些更具有治疗优势的降氨药物。例如，当患者少尿或无尿时尽量不选用可致血钾上升的谷氨酸钾，如产生明显水肿或腹水时应予慎用谷氨酸钠。

⑦ 精氨酸是一种盐酸盐并呈酸性，它更适合治疗那些同时合并有低氯性碱中毒的患者。

十二、心脏骤停

【概要】 这是一种能直接导致患者临床死亡的突发性病变，此时患者发生心脏泵血功能骤停，主要表现及诊断指征是意识丧失、大动脉搏动消失、心音消失、血压降至零、呼吸断续改变或呈叹息状，随即停止呼吸。若配合心电图检查或示波，即显示为心室颤动、心电-机械分离或心室停顿等。发现心脏骤停，抢救必须分秒必争，立刻展开心肺复苏，尽最大努力争取患者的存活时机，不能只期待心电图检查结果，若医疗条件许可，可叫另一人充当急救助手，帮助连接好心电图或其示波，以便随时观察或了解抢救操作的状态和结果。现场的紧急抢救方案，须首先实施心前击打进行复跳，随即清除气道异物或分泌物，以便保持呼吸道畅通；紧接着进行心脏胸外按压，配合口对口人工呼吸，并迅速建立静脉通路，必要时宜实施气管插管吸氧等；医疗条件成熟时须立即采用直流电除颤复律或临时心脏起搏救治。

处方 1 **适用于心脏停搏、心电-机械分离复苏的治疗**

　　肾上腺素，每次 1mg，静脉注射，3～5min 重复 1 次

加　阿托品，每次 1～2mg，静脉注射，3～5min 重复 1 次

加　甲氧明（甲氧胺），每次 20mg，静脉注射，立即，也可重复使用

或　脑垂体后叶素（加压素），每次 40U，静脉注射，立即，可以重复使用

处方 2 **适用于心室颤动、严重室速的急救**

　　利多卡因，每次 50～100mg，静脉注射，5min 重复 1 次；待复律后停药

或　溴苄胺，每次 125～250mg，静脉注射，5min 可重复 1 次

加　肾上腺素，每次 1mg，静脉注射，3～5min 重复 1 次

处方 3 **适宜于利多卡因无效的换药治疗**

　　胺碘酮，每次 250mg，缓慢静脉注射（50mg/min），立即

处方 4 **适用于脑水肿的脱水治疗**

　　20％甘露醇，每次 125～250ml，快速静脉滴注，必要时

重复使用

加　呋塞米（速尿），每次 40mg，**静脉注射，可以重复使用**

或　依他尼酸（利尿酸），每次 25mg，**静脉注射，必要时重复使用**

地塞米松，每次 5～10mg，**静脉注射，每日 3～4 次**

处方 5　适用于重症患者的人工冬眠治疗

5％葡萄糖液	250ml	**静脉滴注，每 6 ～ 12h 注射1 次**
异丙嗪	25mg	
氯丙嗪	25mg	

处方 6　适用于进一步改善微循环的治疗

山莨菪碱（654-2）	30mg	**静脉滴注，每日 2～3 次**
5％葡萄糖液	500ml	

【简释】　① 在心脏骤停的紧急复苏过程中，要加强医护人员与患者家属的沟通，并争取能在极为短暂的空余间歇里通报患者的病情和亟待采取的基本救治方法和要求，以便得到患者家属的支持和理解，谨防在医患之间发生误解等。

② 在抢救过程中，针对高热和抽搐的病例，应及时采取有效的头部降温，需要保持患者体温在 30～32℃并延续 3～5 天；若体温下降过程中出现寒战，还可以配合进行人工亚冬眠疗法治疗。

③ 发生急性心肌梗死或严重缺血时，若出现频发性期前收缩、室性心动过速、心室颤动，通常首选直流电除颤以尽力实施复律。

④ 对严重心动过缓、高度传导阻滞或原因不明的心脏骤停，应当首选较大剂量肾上腺素或异丙肾上腺素静脉注射或心腔注射。

⑤ 对因为触电导致的心脏骤停，在起初 3～10min 内，更适宜给予利多卡因静脉注射或心腔注射；若此时伴有细微的心室颤动，还应加入适量肾上腺素一起注射。

⑥ 对因为低钾血症造成的心律失常，须一边补钾一边给予苯妥英钠注射抢救。

⑦ 对因低血压或休克导致的急性呼吸和循环衰竭，应及时将多巴胺 75～100mg 或阿拉明 20～80mg 溶入适当的液体内行静脉滴注，这有助于提升患者的血压，并维持生命。

十三、急性腹痛

【概要】 急性腹痛是各级医疗机构急诊常见的病症，绝大多数病例都是突然发生且确诊前会一直持续存在的腹痛。临床中，最为严重的病例为急腹症，如急性胃肠穿孔或出血、急性胰腺炎、急性胆囊炎、急性肠梗阻或阑尾炎、急性腹膜炎等。对此，要求初次接诊医生能够及时正确地判断该类病症是否需要立即采取紧急手术治疗，否则，极有可能延误病情，并导致感染性腹膜炎、急性胃肠出血或坏死、感染性休克、弥散性血管内凝血（DIC）等而死亡。然而，在临床上，一些非急腹症腹痛的统计资料表明，约有 50％急性腹痛在尚未做出诊断之前即可自行缓解，约有 25％急性腹痛需要借助药物治疗才得以缓解，还有大约 20％急性腹痛的病例需要采取外科手术才能获得彻底治愈。所以，医生接诊每一位急性腹痛患者时，极为重要的是通过详细问诊、观察和检查及早发现原发病，正确判断患者有无腹膜刺激征和是否需要马上实施紧急手术治疗等。

处方 1 适用于解痉和止痛的治疗

　　山莨菪碱（654-2），每次 10mg，肌内注射或静脉注射，立即

或　阿托品，每次 0.3～0.5mg，肌内注射，立即，必要时重复使用

或　盐酸屈他维林，每次 40mg，肌内注射，立即

处方 2 适用于本病急性化脓或穿孔感染的治疗

头孢唑林	2.0g	静脉注射，每日 2～3 次，连用 7 天，用前需皮试
注射用水	20ml	

加　0.4％氧氟沙星，每次 100ml，静脉滴注，每日 2 次

接	5％葡萄糖盐水	1000ml	
	维生素 C	2.0g	静脉滴注，每日 1～2 次
	维生素 B_6	200mg	
	10％氯化钾	20ml	

处方 3 适用于厌氧菌感染的治疗

　　0.2％甲硝唑，每次 250ml，静脉滴注，每 12h 1 次，连用 3～5 天

或　0.4%替硝唑，每次100ml，静脉滴注，每12h 1次

加　0.4%氧氟沙星，每次100ml，静脉滴注，每日2次

【简释】①此病治疗时应尽早确定患者是否存在手术指征，严防误诊误治，必须及时查出和治疗各种常见急腹症、腹痛性癫痫、产科疾病，例如胃肠穿孔、急性胰腺炎、肠梗阻、宫外孕、卵巢囊肿蒂扭转、黄体破裂等。若已估计内科保守治疗无效时要及时采取手术治疗。

②在初次接诊时，若对急性腹痛的判断暂不明确时，可以酌情使用解痉止痛药物，但绝对不要使用吗啡、哌替啶、止痛片等药物镇痛，以防延误病情。

③患者一旦发生低血压或休克、腹膜刺激征、腹腔内出血时，必须采取紧急处理，应尽早实施手术治疗。

④另外，一定要控制各种病原菌的继发性感染，加强对原发疾病的治疗，以及保持机体内环境平衡的措施。大肠杆菌感染可选用氨基糖苷类和/或新型喹诺酮类抗菌药，厌氧菌感染时宜配合甲硝唑或替硝唑静脉滴注治疗等。

第二节　呼吸系统疾病

一、急性支气管炎

【概要】此病是由细菌感染、病毒感染、理化因素等刺激引起的气管、支气管黏膜组织的急性炎症，多见于寒冷季节或气候突变导致机体免疫功低下时。大部分病例开始时多为急性上呼吸道感染的症状，例如咽痛、不适、咳嗽咳痰，随后病情不断加重，咳嗽咳痰更为明显，或者咳黏稠或脓性痰，伴有发热、胸痛、胸部紧缩感等，整个病程可延续2~3周；经胸部X线检查，可显示肺纹理粗乱等。急性期治疗以控制感染及采取止咳、平喘、祛痰等对症处理为主。

处方1　适用于干咳明显的治疗

阿莫西林胶囊，每次0.5g，口服，每日3次

喷托维林（咳必清），每次25mg，口服，每日3次

或　罗红霉素，每次0.15g，口服，每日3次

加　克咳片，每次3片，口服，每日3次

处方2　适用于痰稠不易咳出的治疗

罗红霉素，每次0.15g，口服，每日3次

或　阿莫西林胶囊，每次 0.5g，口服，每日 3 次

加　溴己新（必嗽平），每次 16mg，口服，每日 3 次

或　盐酸氨溴索（沐舒坦），每次 30mg，口服，每日 3 次

或　盐酸氨溴索　　　　　30mg

　　0.5%沙丁胺醇　　　　1ml　　超声雾化吸入，每日 2 次

　　生理盐水　　　　　　5ml

处方 3　**适用于严重急性感染的治疗**

　　生理盐水　　　　　200ml　　静脉滴注，每日 2 次，用前

　　青霉素钠　　　　480 万 U　　需皮试

或　阿奇霉素　　　　　0.5g　　静脉滴注，每日 1 次，连用

　　生理盐水　　　　　500ml　　7～10 天

或　氨苄西林　　　　　2.0g　　静脉滴注，每日 2 次，用前

　　生理盐水　　　　　200ml　　需皮试

【简释】　① 此病确诊时还须与流感、支气管扩张症、支气管肺炎等相鉴别。

② 急性期要采取敏感的抗生素抑制感染。若选用上述抗生素治疗 5～7 天后效果不佳，应依据细菌培养和药物敏感试验结果及时地调换抗生素。

③ 如果患者对青霉素过敏或其皮试阳性时，应禁止使用阿莫西林及其类似药品。

④ 患者有肝、肾功能不全或对红霉素和其他大环内酯类抗生素过敏时，应当禁止使用罗红霉素。

⑤ 一般认为，用氨苄西林治疗革兰阴性细菌感染的疗效优于其他青霉素类制剂，但是该药用于治疗革兰阳性细菌感染的效果却不及青霉素钠，此药使用过久也易于耐药。

⑥ 此外，在抗感染时若能联用氨茶碱治疗，还将有益于舒缓支气管平滑肌、降低黏膜充血和水肿。

⑦ 本病合并高血压、糖尿病、甲状腺功能亢进症、心功能衰竭和妊娠期时，治疗选药要慎用沙丁胺醇。

二、慢性支气管炎

【概要】　此病是因长时间反复感染或非感染因素导致气管、支气管及

其邻近组织的慢性炎症。如果每年冬季反复发作并逐年加重,将伴随着年龄增长和反复发作而致肺气肿、肺心病、心力衰竭、心律失常、呼吸衰竭等。在本病早期,患者自觉症状轻微,晚期则明显加剧,尤以冬季寒冷时加重;一旦产生继发感染,患者可出现发热、咳嗽、咳痰或伴喘息症状;查体时可闻及双肺干湿啰音和/或哮鸣音;X线检查时显示双肺纹理粗乱,偶见双肺下野呈网格状、索条状或斑点状阴影。治疗时应侧重于针对急性发作和慢性迁延期合并感染的控制,并及时采用化痰止咳药物进行对症处理。在缓解期采取的防治举措要以加强运动锻炼、增加自身体质、提高机体抗病能力、免除各种发病诱因为主。

处方 1   适用于急性期抗感染的口服药治疗

    罗红霉素,每次 150mg,口服,每次 2 次

  或 琥珀乙红霉素(利君沙),每次 0.5g,口服,每日 3 次

  或 氧氟沙星,每次 0.2g,口服,每日 3 次

  或 氨苄西林胶囊,每次 0.5g,口服,每日 3 次

处方 2   适用于急性期的静脉用药治疗

	生理盐水	200ml	静脉滴注,每日 2 次,用前需皮试
	青霉素钠	480 万 U	
或	头孢拉定	2.0g	静脉滴注,每日 2 次,用前需皮试
	生理盐水	200ml	
或	阿奇霉素	0.5g	静脉滴注,每日 1 次,连用 7~10 天
	生理盐水	500ml	
或	头孢曲松	2.0g	静脉滴注,每日 1 次,用前需皮试
	生理盐水	200ml	
加	氨茶碱	0.25g	缓慢静脉滴注,每日 1~2 次
	5% 葡萄糖液	500ml	

  接 氧氟沙星 200mg,静脉滴注,每日 2 次

处方 3   适用于急性发作时的对症治疗

    复方甘草合剂,每次 10ml,口服,每日 3 次

或　氨茶碱，每次 0.1g，口服，每日 3 次

加　沙丁胺醇（舒喘灵）喷雾剂，每次 2 喷，必要时可重复喷

或　溴己新（必嗽平），每次 16mg，口服，每日 3 次

【简释】　① 此病在急性发作期主要是致病菌反复感染，因此要以最大努力寻求尚未产生耐药的抗生素，这恰是治疗此病时能及时有效控制感染的关键点，由于本病已对大多数抗生素失去了敏感性，因而时常达不到相应的治疗效果。

② 抗生素的选用一定要依据患者此次感染的病情和病原菌类型等，在没有细菌培养和药敏试验结果之前，最好选用能对革兰阳性菌和革兰阴性菌均为有效的抗生素治疗。但是，此病多因混合菌感染而导致急性发作，极容易发生病原菌的相对耐药，有时还不得不将抗生素不断"升级"才有可能奏效，甚至需要联合应用第 3 代喹诺酮类药或抗真菌药治疗，例如增加氧氟沙星或甲硝唑等静脉滴注等。

③ 应注意的是，氟喹诺酮类抗菌药会影响用药者的骨骼代谢和生长发育，故应予禁用或慎用于小儿和妊娠或哺乳期妇女。

④ 若已被证实是青霉素过敏者，应当绝对禁止使用氨苄西林的同族药品。

三、支气管扩张症

【概要】　此病是一种长期不容易愈合的化脓性呼吸道疾病，主要的病变区在直径约 2mm 大小的近端支气管上。大多数患者在童年时即患百日咳、麻疹、支气管肺炎等，由此继发的呼吸道感染和支气管阻塞致使患者出现了支气管壁的损害，并发生持久的支气管扩张和变形等。主要临床表现为慢性咳嗽、咳大量脓痰、反复咯血等。急性感染期治疗必须以控制感染、排痰、体位引流及加强对症处理为主，若有必要可推荐采取外科手术切除病灶等。

处方 1　适用于轻型感染的治疗

阿莫西林，每次 0.5g，口服，每日 4 次

或　头孢呋辛（西力欣），每次 0.15g，口服，每日 2 次

或　青霉素钠　　　　　480 万 U　｜静脉滴注，每日 2 次，用前
　　生理盐水　　　　　200ml　　｜需皮试

加　溴己新，每次 160mg，口服，每日 3 次

盐酸氨溴索（沐舒坦），每次 30mg，口服，每日 3 次

处方 2   适用于重症感染的治疗

头孢吡肟（马斯平）	2.0g	静脉滴注，每日 2 次，用前
生理盐水	150ml	需皮试

或   亚胺培南（泰能）   1.0g   静脉滴注，每日 2 次
     生理盐水   250ml

接   甲硝唑（灭滴灵），每次 0.5g，静脉滴注，每日 2 次

加   生理盐水   100ml   静脉滴注，每日 2～3 次
     盐酸氨溴索   60mg

或   生理盐水   5ml   超声雾化（每次 20min），
     α-糜蛋白   5mg   每日 3 次
     庆大霉素   8 万 U

或   盐酸氨溴索   30mg   雾化吸入（每次 20min），
     0.5% 沙丁胺醇   1ml   每日 2 次
     生理盐水   5ml

处方 3   适用于中等量以上咯血的治疗

脑垂体后叶素（加
  压素）   4U   缓慢静脉注射，立即
生理盐水   40ml

接   脑垂体后叶素   6～12U   缓慢静脉滴注，每日 1～2 次
     5% 葡萄糖液   500ml

加   酚妥拉明   10mg   静脉滴注，每日 1～2 次
     10% 葡萄糖液   500ml

加   卡巴克洛（安洛血），每次 10mg，肌内注射，每日 2 次
或   酚磺乙胺（止血敏），每次 250mg，肌内注射，每日 2 次

【简释】 ① 抗生素的疗程要充足，须待体温下降至正常、抗感染持续
治疗 1 周后、痰量明显减少时才可考虑停药。

② 使用青霉素或氨苄西林无效时，应及时改用头孢吡肟（马斯平）或亚胺培南（泰能）治疗，甚至可同时增加甲硝唑（灭滴灵）或替硝唑静脉滴注。

③ 使用脑垂体后叶素仍是目前治疗各类咯血的最有效方法，但一定要根据病情和咯血量大小随时调整其使用剂量和方法；此外，倘若患者咯血量大、容易产生休克和循环不足时，还要进一步加大和调整静脉输注液体性质和剂量。

④ 脑垂体后叶素的应用时还一定要注意避开禁忌证的风险。

四、支气管哮喘

【概要】 此病是由于接触某种过敏原或其他的致病因素所导致的一种常见疾病。患者几乎每次哮喘发作都会产生广泛的可逆性支气管痉挛。一般而言，患者都存在着过敏体质、过敏原、炎症性支气管平滑肌高反应性的病史，而且常有家族遗传史、变态反应和呼吸道感染的病史。哮喘发作一开始时，即可出现鼻痒、打喷嚏、咳嗽、胸闷等先兆症状，紧接着便发生喘息、呼气性呼吸困难、被迫坐起。听诊检查时，可闻及两肺哮鸣音。哮喘的整个发作时间通常是数分钟或数小时甚至数日不等，经过相应的治疗可以很快缓解或自行缓解，但这种缓解多是暂时性的；倘若超过一定时间不能缓解，即所谓哮喘持续状态或重症哮喘，则需要采取更为积极的处理措施。患者屡屡发作还将产生弥漫性肺气肿体征。如果合并感染时，听诊可闻及肺部湿啰音。另外，该病还需要与心源性哮喘、慢性支气管炎、肺气肿、肺癌等相鉴别。本病治疗时主要是消除过敏原、缓解支气管痉挛、控制继发性感染。

处方 1　适用于轻度患病期的治疗

特布他林（喘康速）喷剂，每次 2 喷，喷吸，每日 3 次

或　布地奈德（普米克）喷剂，每次 2 喷，喷吸，每日 3 次

或　沙丁胺醇（舒喘灵）喷剂，每次 2 喷，喷吸，每日 3 次

或　氨茶碱片，每次 0.1g，口服，每日 3 次

处方 2　适用于中度患病期的治疗

丙酸氟替卡松/沙美特罗（舒利迭）喷剂，每次 2 喷，喷吸，每日 2 次

或　特布他林喷剂，每次 2 喷，喷吸，每日 3 次

或　沙丁胺醇（喘乐宁）喷剂，每次 2 喷，喷吸，每次 3 次

加　氨茶碱片，每次 0.1g，口服，每日 3 次

处方3　适用于重度患病期的治疗

氨茶碱　　　　　　 0.25g
生理盐水　　　　 20～50ml ｜ 静脉注射，立即，必要时重复使用

丙酸氟替卡松/沙美特罗（舒利迭）喷剂，每次 2 喷，喷吸，立即

接　氨茶碱　　　　　　 0.5g
　　生理盐水　　　　　 500ml ｜ 缓慢静脉滴注，每日 2 次

加　二丙倍氯米松喷剂，每次 3 喷，喷吸，每日 4 次

或　地塞米松　　　　　 10mg
　　生理盐水　　　　　 500ml ｜ 静脉滴注，每日 1 次

加　沙丁胺醇（舒喘灵）喷剂，每次 1 喷，喷吸，每日 3 次

或　扎鲁司特（安可来），每次 20mg，口服，每日 2 次

【简释】　① 对轻中度支气管哮喘发作的治疗，应予首选 β_2 受体激动药口服，这类药物能够有效地缓解支气管痉挛，同时也可发挥预防运动性或职业性哮喘发作的作用，如可选用特布他林（博利康尼片）、沙丁胺醇、丙卡特罗（美喘清片）、班布特罗（邦备片）等进行治疗。然而，值得注意的是，尽管 β_2 受体激动药的不良反应比较轻微，但是仍然不能长时间使用，否则，也可出现相应的毒副作用。

② 若患者同时合并感染时，应当联合选用能够有效控制感染或者单药更为敏感的抗菌药物。

③ 此病患者于急性发作期一定要卧床休息，采取舒适的半卧位或坐位可有助于减轻疲劳，饮食宜清淡，多食新鲜的蔬菜和水果，尽力避开寒冷和气候改变对呼吸道的不良刺激等。

五、肺炎球菌性肺炎

【概要】　这通常是院外感染的一种具有代表性的典型细菌性肺炎。它主要导致患者的终末支气管和肺间质发炎，曾经将其称为大叶性肺炎。主要表现是突然起病、高热、寒战、胸痛、咳嗽、咳铁锈色痰，查体可见肺实变体征。此外，尚有一小部分病例还将产生重症肺炎，表现为血压下降或中毒

性休克，血压可突然下降至 90/60mmHg 以下，发生意识改变，呼吸频率加快并升至 30 次/min，出现少尿或无尿。当肺部感染病灶不断扩展时，会出现炎性改变的 X 线特征。本病需要加强抗感染和全身性支持治疗。

处方 1　适用于普通感染病例的治疗

生理盐水	200ml	静脉滴注，每日 2 次，用前需皮试
青霉素钠	320 万～400 万 U	

或	头孢拉定（先锋Ⅵ号）	2.0g	静脉滴注，每日 2 次，用前需皮试
	生理盐水	200ml	

或	阿奇霉素	0.5g	静脉滴注，每日 1～2 次
	生理盐水	250ml	

处方 2　适用于感染后的化痰、祛痰治疗

生理盐水	100ml	静脉滴注，每日 2～3 次
盐酸氨溴索	60mg	

或　盐酸氨溴索，每次 30mg，口服，每日 3 次

或	生理盐水	100ml	超声雾化吸入，每次 20min，每日 2 次
	0.5%沙丁胺醇	1ml	
	盐酸氨溴索	30mg	

处方 3　适用于重症感染病例的治疗

哌拉西林/他唑巴坦（特治星）	4.5g	静脉滴注，每日 2 次
生理盐水	200ml	

或	头孢哌酮/舒巴坦（舒普深）	2.0g	静脉滴注，每日 2 次
	生理盐水	200ml	

或	头孢曲松（罗氏芬）	2.0g	静脉滴注，每日 1 次，用前需皮试
	生理盐水	100ml	

接　左氧氟沙星，每次 0.3g，静脉滴注，每日 2 次

或　甲硝唑（灭滴灵），每次 0.5g，静脉滴注，每日 1 次

【简释】 ① 多数研究单位的报道认为，医院外感染后的耐青霉素菌株仍未超过 2%。因此，在某些基层医疗单位，对本病抗感染治疗仍应首选青霉素。

② 患者有青霉素过敏时也可改用红霉素或林可霉素治疗；若确已出现菌株耐药时，即需要改用头孢拉定或加用新一代喹诺酮类抗菌药，如左氧氟沙星或诺氟沙星等。

③ 此外，针对重症肺炎或中毒性休克的患者，除了选用更为有效的"升级"抗生素治疗外，还应进一步加强对于病情和生命体征的监测、紧急抢救休克、及时补充有效血容量等，如静脉输注低分子右旋糖酐、合理选用多巴胺和山莨菪碱之类的升压药等。

六、肺脓肿

【概要】 这是由于多种致病菌引起的肺部化脓性感染，早期为化脓性肺炎，随着病情不断进展而相继产生坏死、液化以及脓肿形成。原发性肺脓肿多半是因为吸入性病原菌引起的呼吸道感染病灶；继发性肺脓肿则是由于败血症或脓毒血症产生的血源性播散性病灶。肺脓肿易发生在青壮年患者，主要临床表现是急起高热、咳嗽、明显的全身中毒症状。若因为或合并厌氧菌感染后而破溃，还将产生大量的腥臭味脓痰。胸部 X 线检查显示有大片炎性阴影，当发展到中晚期时呈现含气的液平空洞。如果本病病程超过 3 个月未愈，则容易演变成慢性肺脓肿。

处方 1 适用于控制普通感染的治疗

	青霉素钠	400 万 U	静脉滴注，每日 2 次，用前
	生理盐水	200ml	需皮试
或	头孢拉定	2.0g	静脉滴注，每日 2 次，用前
	生理盐水	200ml	需皮试
加	甲硝唑注射液，每次 0.5g，静脉滴注，每日 2 次		

处方 2 适用于控制革兰阴性菌感染的治疗

	阿米卡星（丁胺卡那霉素）	0.2g	静脉滴注，每日 2 次，酌情
	5％葡萄糖液	100～200ml	后续
	甲硝唑注射液，每次 0.5g，静脉滴注，每日 2 次		

处方 3　适用于控制革兰阳性菌感染的治疗

罗红霉素，每次 0.15g，餐前口服，每日 3 次

或　哌拉西林　　　　　　　　2～4g　静脉滴注（30～60min 滴

5％葡萄糖液　　　　　200ml　毕），每日 2 次，用前需皮试

处方 4　适用于控制严重感染病例的治疗

头孢地秦（莫敌）　　　　2g　静脉滴注，每日 2 次，用前

5％葡萄糖液　　　　　500ml　需皮试，酌情后续

【简释】　① 此病初起首选青霉素钠静脉滴注治疗，该药控制混合感染的效果较好，如果同时增加静脉滴注甲硝唑和替硝唑的疗效会更好。

② 倘若患者发生病原菌耐药时，应及时改用头孢菌素类抗生素控制感染。

③ 选择使用阿米卡星（丁胺卡那霉素）治疗，适合于控制伴发的铜绿假单胞菌感染，但是该药易对用药者产生肾毒性的影响，使用前应慎重考虑并加以取舍，同时也要加强医患间的交流和沟通。

④ 此外，在提供有效抗生素治疗的基础上应采取体位引流以帮助排痰，必要时可请求胸外科实施手术治疗。

七、胸膜炎积液

【概要】　此病可由诸多原因所致，但以结核性胸膜炎更为多见，尤其是那些感染过肺结核或一直处于活动期的老年患者。对绝大多数儿童和青少年患者而言，本病主要是原发性胸膜感染或其他病灶侵害胸膜后的结果。活动期结核性胸膜炎患者的主要临床表现是低热、食欲降低、衰弱无力、女性月经不调等，结核菌素试验为阳性或强阳性。本病的治疗方案主要是针对病因和病原体感染的强力控制和监督治疗。结核性胸腔积液一旦确诊，就要像对待肺结核一样遵守严格的化学治疗方案。当胸膜炎胸腔积液明显且影响到呼吸时，必须采取胸腔穿刺术并适当排放胸腔积液，以便及时缓解胸腹腔内压，帮助脏层、壁层胸膜组织的康复。

处方 1　适用于本病结核活动期的治疗

异烟肼 0.3g，每日 1 次，口服，连用 6～9 个月

加　利福平 0.45g，每日 1 次，口服，连用 6～9 个月

加　乙胺丁醇 0.75g，每日 1 次，口服，连用 6～9 个月

加　葡醛内酯（肝太乐），每次 0.2g，口服，每日 3 次

加　氧氟沙星，每次 0.2g，口服，每日 3 次，连用 7～10 天

或　甲硝唑，每次 0.5g，口服，每日 3 次，连用 7 天

处方 2　适用于化脓性胸膜炎症积液的治疗

| 头孢地秦（莫敌）　　　　2g　 | 静脉滴注，每日 2 次，用前 |
| 5％葡萄糖液　　　　　500ml | 需皮试，酌情用药时间 |

接　甲硝唑（灭滴灵），每次 0.5g，静脉滴注，每日 2 次

加　泼尼松（强的松），每次 5～10mg，口服，每日 3 次，连用 20 天

【简释】　① 对结核性胸膜炎的治疗，以联合使用短程化疗方案的效果较好；但针对已有中等或大量胸腔积液的病例，还需要配合实施每周 2～3 次的胸腔穿刺排放积液，若有必要还应再向胸腔内注入异烟肼 0.3～0.4g 和地塞米松 5mg。然而，每次经由胸腔穿刺排放的积液量不能超过 1000ml，如果胸腔积液量仍然较大时也可以采取多次穿刺抽放积液，其缘由在于假如一次穿刺积液排放量过大或过快会导致胸腔内压锐减，从而易于产生急性扩张性肺水肿。

② 随着临床治疗不断奏效，患者胸腔积液量可日渐减少或吸收，体温也开始降至正常。此时，应考虑逐步减少泼尼松（强的松）等激素用量直至停药。

③ 活动期结核性胸膜炎的抗结核化疗方案，必须不间断地持续服药 6～9 个月以上，直至胸膜炎性病灶和全身中毒症状完全消失及进行多次结核杆菌培养阴性为止。

八、慢性肺心病

【概要】　此病是由慢性支气管、肺、胸部、肺动脉病变引起的肺循环阻力增大，从而致使右心室增大，伴发右心衰竭或合并肺部感染。本病的主要诊断条件包括曾经长时间反复的慢性支气管炎、肺气肿、支气管哮喘、胸膜粘连等，查体时可见肺动脉高压和右心室增大；经由胸部 X 线、超声心动图及心电图检查，尚能进一步证明程度不等的肺动脉高压。随着病情的不断加重或时常合并的继发性感染，最终将使患者产生呼吸衰竭和循环衰竭而死亡。本病的治疗原则是积极抑制感染、保证呼吸道通畅、纠正缺氧综合征、加强对症处理及预防各种重大的并发症。

处方 1　适用于继发性感染的治疗

青霉素钠	240 万 U	静脉滴注，每日 2 次，用前
5％葡萄糖液	500ml	需皮试，酌情调整用药

或　头孢他啶（复达欣）2.0g｜静脉滴注，每日 2 次，用前
　　5％葡萄糖液　　　500ml｜需皮试

加　甲硝唑注射液，每次 0.5g，静脉滴注，每日 2 次

处方 2　适用于发病期伴有心力衰竭的治疗

氢氯噻嗪，每次 25mg，口服，每日 2 次，共 3～5 天
氨苯蝶啶，每次 50mg，口服，每日 2 次

或　呋塞米（速尿），每次 20mg，静脉注射，立即，连用 3 天
加　硝酸异山梨酯（消心痛），每次 10mg，口服，每日 4 次
加　毛花苷 C（西地兰）

毛花苷 C（西地兰） 0.2～0.4mg	缓慢静脉注射，立即
10％葡萄糖液　　 40ml	

或　酚妥拉明　　　　10～20mg｜缓慢静脉滴注，每日 2 次
　　10％葡萄糖液　　　500ml

处方 3　适用于痰多而黏稠的祛痰疗法

盐酸氨溴索，每次 30mg，口服，每日 3 次

或 0.5％沙丁胺醇	1ml	
盐酸氨溴索	30mg	雾化吸入（每 20min），每
生理盐水	100ml	日 2 次

【简释】　① 针对肺心病、右心衰竭合并感染急性期治疗，采取有效地控制感染、及时强心利尿、扩张动静脉血管、增强心肌收缩力、畅通呼吸道、维持酸碱与水及电解质平衡的综合处理措施。

② 本病心力衰竭时，对使用洋地黄类药物的耐受性很低，使用大量利尿药也易发生电解质平衡失调，对一般性的抗生素也极易耐药，因此该病患者临床预后较差，近 65％以上的患者会在确诊后 4 年内死亡。

③ 在心力衰竭早期，给予硝酸异山梨酯（消心痛）治疗，以扩张血管、降低心脏负担即可，一般不宜采取患者耐受性较差的毛花苷 C 来纠正心力衰

竭，以免发生显著的不良反应，因为心肌缺氧严重者自身对毛花苷 C 类强心药的耐受性降低。

④ 此外，本病患者的一般性处理宜进行低流量吸氧、补充营养和能量、加强其水、电解质与酸碱平衡的监测和支持治疗，尤其对于已应用利尿药的患者要酌情补钾。

九、呼吸衰竭

【概要】 此病主要是由于通气或换气功能障碍而使患者病情进一步加剧，通常是在支气管炎、肺心病合并继发性感染基础上产生的一种危重病症，倘若处理不当即危及到患者的生命。进行血气分析检查，患者动脉血氧分压低于 8kPa 和/或二氧化碳分压高于 6.6kPa，造成机体缺氧和/或二氧化碳潴留的内部环境。急性呼吸衰竭的病情更为紧急，时常合并更加严重的继发感染，治疗时需要医院创造较为理想的抢救条件，比如配备优良的人工呼吸机和更为敏感的抗生素。本病一般救治原则是保持呼吸畅通，采取不同形式的有效吸氧，保持可以常规使用的静脉通路，提供强有力的抗感染治疗和支持疗法，备好随时都能启用的心肺复苏器械和药品。

处方 1 适用于为解除支气管痉挛的治疗

	氨茶碱	0.25g	缓慢静脉注射，每日 1～2 次
	5％葡萄糖液	20ml	
接	氨茶碱	0.5g	缓慢静脉滴注，每日 1～2 次
	5％葡萄糖液	500ml	

处方 2 适用于呼吸中枢抑制的急救

	尼可刹米	0.375g	缓慢静脉滴注，立即，必要时重复使用
	5％葡萄糖液	500ml	
或	尼可刹米	1.5g	静脉滴注，立即，必要时重复使用
	洛贝林	1.5g	
	5％葡萄糖液	500ml	

处方 3 适用于呼吸性酸中毒的治疗

	3.64％氨丁三醇（THAM）	200ml	静脉滴注，每日 2 次
	5％葡萄糖液	300ml	

或　　4%碳酸氢钠，每次 60～100ml，静脉滴注，必要时

处方4　适用于咳痰黏稠时的化痰治疗

溴己新，每次 16mg，口服，每日 3 次

或　氨溴索，每次 30mg，口服，每日 3 次

或
生理盐水	30ml
α-糜蛋白	4mg
庆大霉素	8 万 U

超声雾化吸入，每次 20min，每日 3 次，连用 3～5 天

【简释】　① 对于急性呼吸衰竭患者的救治，及时采用人工呼吸机是获得成功的关键和手段。倘若医院不具备呼吸机，则要积极采取解除支气管痉挛、给予维持呼吸的兴奋药，配合应用强有力的抗感染治疗，争取救活的时间，使患者转危为安。

② 慢性呼吸衰竭采取吸氧治疗时，应借助于鼻管式吸氧法吸入混合氧，在失代偿性Ⅱ型呼吸衰竭时中枢感受器对 CO_2 的反应性下降，此时患者维持呼吸的重点是依靠低氧血症自身对颈动脉窦化学感受器的驱动效应，假如采用高浓度或纯氧吸入均会致使化学感受器的驱动效应下降，严重时还能致使患者 CO_2 麻醉状态进一步加剧，导致呼吸衰竭的病情不断恶化。

③ 为了预防严重缺氧和二氧化碳潴留伴发上消化道出血，应口服硫糖铝之类的胃黏膜保护剂，甚至于静脉滴注雷尼替丁和/或奥美拉唑等药。

④ 如果患者伴发呼吸性或混合性酸中毒，还要加强通气治疗，实施气管插管或切开术，改善人体缺氧环境，维持水和电解质平衡，及时地纠正各类酸中毒。

第三节　循环系统疾病

一、窦性心动过速

【概要】　是指心电图检查 P 波形态正常、P-R 间期为 0.12～0.20s，但窦性心律速率加快至 100 次/min 以上，通常可见于高热、甲状腺功能亢进症、严重贫血、心肌炎、心力衰竭，使用麻黄碱、阿托品、肾上腺素与嗜好烟酒者。此种情况还需与阵发性室上性心动过速进行鉴别。如果心率过快尚未影响心脏血流动力学时，通常不需要采取特殊处理，只对病因治疗和适当休息即可恢复。

处方 1　适用于降低心率的治疗

　　阿替洛尔（氨酰心安），每次 25mg，口服，每日 3 次

　或　比索洛尔，每次 2.5～10mg，口服，每日 2 次

处方 2　适用于烦躁不安的镇静治疗

　　地西泮（安定），每次 5mg，口服，每日 3 次

　或　替马西泮胶囊，每次 10mg，口服，每日 2 次

　　【简释】　① 此病出现明显心悸、胸部不适等自觉症状时，应及时加强病因处理，并给予适量 β_1 受体阻滞药口服。若心率增快至 120 次/min 时可试用美托洛尔缓慢静脉注射，每次 1～2mg/min。

　　② 此外，当同时伴心力衰竭出现代偿性心动过速时，应首先选用能够降低心室前、后负荷血管扩张药和洋地黄制剂。例如，既可口服短效、中效硝酸甘油类药物，如消心痛 10mg，也可将适量毛花苷 C（西地兰）加入 5% 葡萄糖液 20ml 内缓慢静脉注射治疗。

二、窦性心动过缓

　　【概要】　系指经由心电图检查 P 波形态正常、P-R 间期为 0.12～0.20s，窦性心律速率减慢至 60 次/min 以下的状况。此时多因迷走神经张力过高、既往体力劳动较重，以至于因窦房结缺血缺氧、炎症或者纤维化所致。严重心动过缓有时也可见于脑血管疾病、颅内高压、眩晕、恶心、呕吐或阻塞性黄疸等。在本病原因未明之前，只需要提供有效的对症处理维持。

处方 1　适用于提高心率的药物治疗

　　阿托品片，每次 0.3mg，口服，每日 4 次

　或　麻黄碱，每次 25mg，口服，每日 2 次

　或　异丙肾上腺素，每次 5mg，含服，每日 3 次

处方 2　适用于本症改善微循环的治疗

山莨菪碱		
（654-2）	20～40mg	缓慢静脉滴注，每日 1～2 次
5% 葡萄糖盐水	500ml	

　或　氨茶碱控释片，每次 0.1g，口服，每日 3 次，使用 5 天为
　　　1 个疗程

【简释】 ① 若检测窦性心律速率低于 50 次/min，并且诱发心绞痛，甚至出现晕厥或抽搐时，必须考虑及时选择能够暂时提高心率的治疗用药，否则患者仍有可能发生重要组织器官供血不足的并发症。

② 若患者被证明同时伴有严重窦房结疾病，已采用病因和对症处理疗效不明显时，应及时考虑需要采取安装永久性心脏起搏器。

三、期前收缩

【概要】 此病又称为过早搏动，简称早搏，即在窦性冲动尚未到达前所提早产生的异位搏动。结合心电图检查分析等，根据过早搏动起源的不同部位，可将其分成房性过早搏动、交界性过早搏动、室性过早搏动等。在临床上，判断每一位患者的过早搏动是否需要进行治疗，应根据本病形成的原因、产生的类型、及有无出现并发症等，通过详细地综合分析酌情选择合理的药物治疗。例如，房性过早搏动未出现明显临床症状时，一般不需要采取特殊的治疗；可是若因为心肌缺血引起频发室性过早搏动和出现明显的自觉症状时，则必须给予选择性较高的抗心律失常药治疗。例如，为纠正交界区以上的过早搏动时宜选用维拉帕米或普罗帕酮，为了治疗频发的室性过早搏动则须选用利多卡因、美西律、胺碘酮或普罗帕酮等。

处方 1　适用于房性、交界性早搏的治疗
维拉帕米（异搏定），每次 80mg，口服，每日 2 次
或　缓释维拉帕米，每次 120mg，口服，每日 1 次

处方 2　适用于频繁性室性早搏的治疗

利多卡因	50～100mg	静脉注射，立即
10%葡萄糖液	20ml	

接 利多卡因	100mg	维持静脉滴注（3mg/min），
10%葡萄糖液	500ml	必要时

加　美托洛尔，每次 50～100mg，口服，每日 2 次
或　美西律（慢心律），每次 0.2g，口服，每日 2～3 次

处方 3　适用于早搏临时定位不清的治疗
普罗帕酮（心律平），每次 0.2g，口服，每日 3 次

接　美西律，每次 0.2g，口服，每日 2～3 次

或　莫雷西嗪（乙吗噻嗪），每次 0.2g，口服，每日 2 次

或　苯妥英钠，每次 0.1g，口服，每日 3 次

【简释】　① 对尚无临床症状的生理性过早搏动，一般无需采取特殊的抗心律失常治疗。

② 对已经发生器质性心脏病的室性过早搏动，如伴急性心肌梗死、严重心力衰竭、心肌病、低钾血症和药物中毒时，应及时提供有效的抗心律失常药治疗，并首选经由静脉给药的快速治疗方式，随后再通过口服用药实现维持性治疗，旨在预防心动过速的发生。

③ 一般而言，伴有心力衰竭而洋地黄类药使用不当时也可引起室性早搏，对此应予及时停用洋地黄类制剂，并注重采取补充钾镁制剂、给予利尿药和苯妥英钠等治疗。

四、阵发性心动过速

【概要】　这是一种心搏节律加快但匀齐或相对匀齐的异位心律失常，并且存在突然发生与突然停止的临床特征。鉴于该病和过早搏动都属于心脏主动性异位心律失常，故依然按照异位节律点起源的不同部位，将本病分为房性阵发性心动过速、交界性阵发性心动过速（室上性）、室性阵发性心动过速。此病心搏节律过快容易产生心脏血流动力学改变，患者时常出现诸如心悸、头晕、周身无力、呼吸困难、心绞痛、血压下降之类的临床症状。一旦被证明是室上性心律过速时，宜首选刺激迷走神经方法进行复律，倘若此法复律失败可以选用适量维拉帕米或普罗帕酮进行治疗，置患者于心电监护条件之下，每隔 15min 重复注药 1 次。如果患者合并器质性心脏病并除外不伴有预激综合征，或近 2 周以内未曾用过洋地黄类制剂时，也可选用毛花苷 C（西地兰）0.2～0.4mg 加入 5％葡萄糖液 20ml 内缓慢静脉注射。再则，针对频繁发作的室性心动过速患者，尤其是那些罹患心绞痛、心肌梗死、心肌病、心肌炎、低钾血症或洋地黄中毒的病例，需要在加强原发病治疗的同时及时选择有效抗心律失常治疗，倘若出现心室颤动则要首推直流电除颤予以复律。

处方 1　适用于室上性心动过速的治疗

维拉帕米（异搏定）　　5mg ｜
10％葡萄糖液　　　　20ml ｜ 缓慢静脉注射，立即

或	普罗帕酮（心律平）	70mg	缓慢静脉注射，立即，可重复用药，直待复律后改口服维持
	10%葡萄糖液	20ml	

处方 2　适用于室性心动过速的治疗

	利多卡因	50～100mg	静脉注射，立即
	10%葡萄糖液	20ml	
接	利多卡因	100mg	维持静脉滴注（1～4mg/min），必要时
	10%葡萄糖液	500ml	
或	胺碘酮（可达隆），每次150mg，缓慢静脉注射，立即		
接	胺碘酮	300mg	缓慢静脉滴注（1mg～1.0g/min），必要时
	生理盐水	300ml	
或	5%葡萄糖液	500ml	缓慢静脉滴注（5～10mg/min），必要时
	普鲁卡因胺	0.5～10mg	

处方 3　适用于洋地黄中毒心动过速的治疗

	苯妥英钠	100mg	静脉注射，持续5min注毕
	10%葡萄糖液	20ml	
加	10%氯化钾液	10～20ml	缓慢静脉滴注，每日1～2次，连滴3～5天
	10%葡萄糖液	250～500ml	

处方 4　适用于尖端扭转型室速的治疗

	异丙肾上腺素	0.5～1mg	静脉滴注，立即，必要时重复使用
	10%葡萄糖液	500ml	
加	25%硫酸镁液	10ml	缓慢静脉注射，每日2次
	10%葡萄糖液	30ml	
接	25%硫酸镁液	20ml	缓慢静脉滴注（8mg/min），每日2次
	10%葡萄糖液	250ml	

【简释】 ① 为了确保患者通过静脉用药及时转复各种快速性心律失常的安全，在有条件的基层医疗单位，在开始注入治疗药物之前须将患者置于心电监护之下，以便严密地观察患者呼吸、脉搏和血压等生命体征，随时随地调整抗心律失常药的剂量和注射速度。

② 对室上性阵发性心动过速伴低血压，还应提供适量的升高血压药物，例如多巴胺、甲氧明或间羟胺等，以确保重要脏器的血流灌注。

③ 现已认为，使用普鲁卡因胺毒性作用较大，在用药期间一定要随时注意观察血压状况及是否出现心肌损害心电图改变。

④ 一旦出现使用选择性较强的抗心律失常药物治疗无效或甚至出现心脏血流动力学障碍时，要立即采取紧急同步直流电除颤进行转复，力争挽救患者的生命。

⑤ 一般来说，尖端扭转型室性心动过速是一种特殊类型的病例，其原因和机制与以上其他阵发性心动过速略有不同，常规应用利多卡因、胺碘酮、普罗帕酮、普鲁卡因胺之类药品时不容易奏效，相反，则需选择异丙肾上腺素或同时加用 25％硫酸镁液静脉滴注予以救治。

五、心脏扑动与颤动

【概要】 此病主要包括以下两大类型，即心房扑动与颤动、心室扑动与颤动。前者是发生于交界区以上的心肌，倘若心室率不加快，则对血流动力学的影响甚小。与此相反，心室扑动与颤动通常是起于心室肌病变，对心脏血流动力学的影响极其严重，故称本病为临终前心律失常，如果处理不当极易导致立即死亡。心房颤动通常被分为阵发性和持续性，绝大多数病例是因为器质性心脏病所致，如风心病、冠心病、肺心病、高血压、心肌病等，此时常伴发心房颤动或扑动。

处方 1　适用于心房颤动的药物治疗

　　　　维拉帕米，每次 40～80mg，口服，每日 3 次

　或　普罗帕酮，每次 0.1～0.15g，口服，每日 3 次

　或　胺碘酮，每次 0.2g，口服，每日 3 次，数周见效

　或　索他洛尔，每次 40～60mg，口服，每日 2～3 次

处方 2　适用于心房颤动转复后的维持治疗

　　　　奎尼丁，每次 0.2g，口服，每日 1～2 次

　或　胺碘酮，每次 0.1～0.2g，口服，每日 1 次

处方 3　适用于快速心房颤动的室率控制治疗

25％葡萄糖液　20～40ml 毛花苷 C（西地兰） 　　　　　　　　0.4mg	缓慢静脉注射，必要时；有 时立即见效

或　地高辛，每次 0.25mg，口服，每日 1 次，连用 7 天见效

或　美托洛尔（美多心安），每次 25mg，口服，每日 2 次

或　胺碘酮，每次 0.2g，口服，每日 3 次

处方 4　适用于心室颤动或扑动的紧急救治

非同步电除颤，每次 100～300J，重复治疗可分次递增
至 360J

或　利多卡因　　　　　 50～100mg ｜ 静脉注射，立即
　　10％葡萄糖液　　　　 20ml

接　利多卡因　　　　　　 100mg ｜ 维持静脉滴注（4mg/min），
　　10％葡萄糖液　　　　 500ml ｜ 连用 2 天

【简释】　① 对于此病需要进一步查寻和治疗原发病或病因。

② 发生快速性心房颤动时，应及时控制心室率，首先选用 β 受体阻滞药治疗，如索他洛尔（施泰可，Sotalol）或阿替洛尔（氨酰心安）等。

③ 索他洛尔是一种新型广谱抗心律失常药，同时相兼 β 受体阻滞药和延长动作电位时程的双重作用，使用此药可以预防和终止阵发性心房颤动、心房扑动等各种室上性心动过速，常规用量为每次 40～80mg，每日 2～3 次，也可酌情调整。

④ 鉴于心室颤动与扑动即是患者临终前心律失常，对此应当抓紧时间采取心肺复苏救治，绝不能错过本病的抢救时机，在有条件的单位必须立即实施直流电除颤，随后将利多卡因 50～100mg 溶于 10％葡萄糖液内静脉滴注。

⑤ 直流电除颤的具体操作，首先是把涂有导电胶的正、负电极分别置于胸骨右上缘（右锁骨下区）和心尖部，注意应当紧贴于胸壁，初次除颤可采用 200J 的能量击打，如果首次电击除颤失败，也可将第 2、3 次除颤的能量逐步调大至 360J。

⑥ 在实施直流电除颤的前后，均需将患者置于严密心电图监测条件之下。

六、心脏传导阻滞

【概要】　此病虽然同样主要表现是心率减慢，但与上述窦性心动过缓迥然不同，这是一种极其严重的心脏疾病，其常见原发疾病包括了发生于窦房结、房室结和心脏传导束等范围内的病变。再则，患者若出现心率缓慢，

将导致心排血量降低和心、脑、肾等重要脏器血液灌注不足，且以病态窦房结综合征与二、三度房室传导阻滞的临床症状更为突出，除易于致使患者出现头晕、疲乏无力等症状以外，还会时常发生阿-斯综合征或猝死。对病态窦房结综合征、二度或三度房室传导阻滞、三支束支阻滞的治疗，需要及时安装永久性心脏起搏器维持患者的生命；针对轻型一度、二度房室传导阻滞并不伴有心动过缓或并发症的病例，通常会采用治疗原发疾病以及其对症处理为主，并不一定需要应用能够提高其心率的抗心律失常药物。

处方 1　阿托品，每次 0.3mg，口服，每日 3 次

　　或　异丙肾上腺素，每次 5～10mg，含服，每日 4 次

处方 2　

| 5％葡萄糖液 | 500ml | 缓慢静脉滴注，每日 2～ |
| 异丙肾上腺素 | 0.5mg | 3 次 |

　　【简释】　① 如果本病出现二、三度房室传导阻滞，患者临床症状明显、心率降至 40 次/min 以下、经常发生阿-斯综合征、需要采取常规使用可提高心率的抗心律失常药物，显然应当尽早推荐患者到医疗设备比较好的单位，及时置入永久性心脏起搏。借此维持患者心率于 60 次/min 以上，提供相对于能够接近正常的心排血量，确保人体重要组织器官充足的血液灌注，以提高生活质量和预防本病有可能发生的猝死。

　　② 仅仅选用异丙肾上腺素治疗时，该药的使用剂量不宜过快或过大，否则，如使用剂量过大或过快时，也极易于诱发各种快速性室性心律失常等。

七、风湿性心脏病

　　【概要】　简称风心病，是一类由于急性或慢性结缔组织炎症而引起的并以瓣膜损害为主的心脏病。主要病理损害包括心脏瓣膜发炎、钙化或纤维化，故而导致心瓣膜狭窄和/或关闭不全等，诸如二尖瓣狭窄、主动脉瓣关闭不全、三尖瓣关闭不全等，最终还会产生充血性心力衰竭、感染性心内膜炎、血管栓塞等。此病发生最初可能与甲型溶血性链球菌感染有关，主要发病机制为"感染—变态反应—自身免疫性改变"这样一个致敏过程。因此，对于本病的防治，应当注重选择在风湿热活动期采取有效抗感染治疗，以及积极采取保护心脏瓣膜、骨关节和皮肤等组织免受侵害的各种处理措施。

处方 1　**适用于风湿热活动期的治疗**

　　　　　　青霉素钠 80 万 U，肌内注射，每日 2～3 次，用前需皮试

| 或 | 青霉素钠 | 160 万 U | 缓慢静脉注射，每日 2 次， |
| | 生理盐水 | 40ml | 用前需皮试 |

或 红霉素，每次 0.375g，口服，每日 3 次

（儿童每日剂量可按 40mg/kg 计算）

加 阿司匹林 0.6～1.2g，口服，每日 3 次

（儿童每日剂量可按 0.08～0.1g/kg 计算）

加 泼尼松，每次 30～40mg，口服，每日 1 次，控制风湿活

动连用数月

处方 2 适用于二尖瓣狭窄合并急性肺水肿的治疗

盐酸吗啡，每次 3～5ml，静脉注射，立即

| 接 | 呋塞米 | 20～40mg | 静脉注射．立即，必要时重 |
| | 10％葡萄糖液 | 20ml | 复使用 |

| 或 | 5％葡萄糖 | 500ml | 静脉滴注（6～8 滴/min）， |
| | 硝普钠 | 25～50mg | 立即 |

或	10％葡萄糖液	20ml	缓慢静脉注射，立即
	毛花苷 C（西地兰）		
		0.4mg	

处方 3 适用于慢性心功能不全的治疗

硝酸异山梨酯（消心痛），每次 10mg，口服，每日 3 次

或 尼群地平，每次 10mg，口服，每日 3 次

或 卡托普利（巯甲丙脯酸），每次 25mg，口服，每日 2 次

加 地高辛，每次 0.25mg，口服，每日 1 次，连用 7 天

【简释】 ① 在患者风湿热活动期间，要加强卧床休息、控制感染、使
用抗风湿药物，如肾上腺糖皮质激素、阿司匹林等。

② 针对已经发生瓣膜狭窄和关闭不全的病例，要择期实施心脏瓣膜成形
或置换手术，近来已可采取介入性瓣膜气囊成形术治疗。

③ 口服阿司匹林或肾上腺糖皮质激素治疗，若出现明显的胃肠道黏膜刺
激症状时，可给予硫糖铝每次 1g 嚼碎后服下，也可同时口服雷尼替丁每次
0.15g，每日 2 次。

④ 如患者近期合并有消化道溃疡、糖尿病、高血压时，应当禁用或慎用阿司匹林和肾上腺糖皮质激素。

⑤ 二尖瓣狭窄引起急性肺水肿时，即使需要应用洋地黄类药物治疗的患者，也应谨慎从事，本药只限于用于那些同时伴发快速性心房颤动的患者。

⑥ 主动脉瓣狭窄合并关闭不全时，很容易导致大动脉血流量下降和冠状动脉供血不足，并易发生晕厥和心绞痛等。对此，需要给予硝酸甘油舌下含服，进一步采取针对各种感染性心内膜炎的防治措施。

八、高血压

【概要】 此病是一种以动脉血压异常升高为主导致的心血管疾病，按照病因可将其分为原发性高血压和继发性高血压，前者又可称为高血压病，约占所有高血压患者的90%。为了减少高血压病的患病率，人们在日常生活和工作中，宜采取低盐饮食、减轻体重、适当增加运动量、戒烟限酒，并注意保持乐观向上的人生态度。如果多次测量血压大于140/80mmHg（18.7/12.0kPa）时方可诊断为高血压，仅收缩压大于140mmHg（18.7kPa）时则为单纯收缩期高血压，中老年人高血压以单纯收缩期高血压更为常见。因高血压产生的靶器官损害并发症主要包括动脉粥样硬化、闭塞性脉管炎、冠心病、心肌梗死、脑血管意外、肾功能障碍等。血压突然上升或极度增高时，还容易发生损害心、脑、肾等器官的高血压急症，倘若处理不当也会立即危及患者生命。高血压初期可选用那些毒副作用小、口服方便、价格低廉的一线抗高血压药物治疗；针对中重度高血压要采取联合使用2～3种以上的抗高血压药治疗，旨在尽快控制血压和预防因血压升高而导致的靶器官损害。

处方1　适用于轻中度高血压的抗高血压治疗
　　　　吲达帕胺（寿比山），每次2.5mg，口服，每日1次
　或　阿替洛尔（氨酰心安），每次12.5mg，口服，每日3次
　或　尼群地平（硝苯乙吡啶），每次10mg，口服，每日3次
　或　卡托普利（巯甲丙脯酸），每次25mg，口服，每日3次

处方2　适用于重症高血压的紧急救治
　　　　阿替洛尔（氨酰心安），每次50mg，口服，每日3次
　加　尼群地平，每次10～20mg，口服，每日3次
　加　卡托普利，每次25～50mg，口服，每日3次
　加　氢氯噻嗪，每次12.5～25mg，口服，每日1次

或　非洛地平（波依定），每次 5～10mg，口服，每日 1 次

或　贝那普利（洛汀新），每次 20mg，口服，每日 1 次

或　硝酸甘油	25mg	缓慢静脉滴注，每日 1～
10％葡萄糖液	250ml	2 次

处方 3　适用于高血压急症以及降低风险的治疗

硝苯地平（心痛定），每次 10mg，咬碎含服，立即，能马
上生效

或　卡托普利，每次 25～50mg，咬碎含服，立即

接　10％葡萄糖液	250ml	静脉滴注（开始时 6～8 滴/
硝普钠	25～50mg	min），立即

或　10％葡萄糖液	250mg	静脉滴注，立即
酚妥拉明	10mg	

或　50％葡萄糖液	20～40ml	缓慢静脉注射，立即
乌拉地尔（压宁定）	2.5～5mg	

加　25％硫酸镁液，每次 5～10ml，肌内注射，立即

【简释】　① 针对高血压患者伴高血容量、水肿和心力衰竭的降压治疗，
应首选联合伍用抗高血压药与利尿药的治疗方法，但是利尿药物要慎用于已
伴有糖尿病、痛风、高脂血症的病例。

② 吲达帕胺是一种可以产生钙拮抗作用的非噻嗪类利尿抗高血压药物，
它具有保护心肾功能及其比较微弱的利尿作用，几乎不会影响血液电解质、
血糖、血脂的水平，因而更适用于治疗老年高血压患者。

③ 选用钙通道阻滞药治疗，诸如尼莫地平、硝苯地平等，更适用于合并
冠心病、心绞痛、脑动脉硬化的治疗；如果患者此时伴发心脏收缩功能障碍、
心动过缓、房室传导阻滞，在选择使用维拉帕米、地尔硫䓬（硫氮䓬酮）时
一定要慎重。

④ 在高血压合并冠心病、劳累型心绞痛、更年期综合征或甲状腺功能亢
进症心动过速时更适于选择 β 受体阻滞药治疗，但此类药须禁用于支气管哮
喘、慢性阻塞性肺气肿、病态窦房结综合征、二度房室传导阻滞等。

⑤ 迄今已认为，在肾动脉狭窄、高钾血症或重度肾功能损害时，不适宜

于使用血管紧张素转换酶抑制药（ACEI）治疗，如卡托普利、贝那普利（洛汀新）、培哚普利（雅施达）、依那普利（悦宁定）等，但可试用血管紧张素受体拮抗药（ARB）进行治疗，因此类药毒副作用比较低，例如可给予缬沙坦（代文），每次 80～160mg 口服，每日 1～2 次。

⑥ 针对在实施降压治疗的患者，必须加强其临床观察，定时测量用药前、后的血压，综合分析和判断病情及治疗效果。

⑦ 在重度高血压、老年高血压伴脑动脉硬化、肾功能不全的患者，但不宜让患者血压下降过快或过低，须防止产生其他的重大并发症。

⑧ 治疗最初应将血压控制和维持在 140～150/90～100mmHg（18.7～20/12.0～13.3kPa），等待治疗数周或数月后再酌情调整用药剂量，旨在尽可能使降压疗效趋向于达标，一般须维持在 126～136/80～86mmHg（16.7～18/10.7～11.4kPa），及其仅有轻微的波动。

九、冠心病

【概要】 通常是对因冠状动脉粥样硬化而导致心肌缺血的统称，由于此病在冠状动脉狭窄不断加重的前提下导致程度不同的心肌缺血和缺氧，病变继续发展，最终还将发生心肌梗死。通常认为，吸烟、高血压、高脂血症、糖尿病等是该病的主要易患因素。冠心病多在 40 岁以后起病，男性多于女性，以脑力劳动者常见，近年来患病率依然有不断攀升的态势。此病可分为下列 5 型：无症状型、心绞痛型、心肌梗死型、缺血性心肌病型和猝死型。若冠状动脉管腔狭窄程度达到 50％～75％，患者即可发生典型心绞痛的临床症状；突然发生血栓或管腔狭窄程度超过 75％以上时，患者还易导致急性冠状动脉综合征、急性心肌梗死及严重心律失常等。该病能否得到有效治疗，通常取决于能否及时改善冠状动脉循环、减少心肌缺血、防止冠状动脉痉挛、消除疾病的易患因素等。此外，一旦发生急性心肌梗死的患者，又伴有二尖瓣功能异常、心源性休克、严重心律失常时，还须进一步加强其他相应的急救措施。条件允许时要行置入冠脉支架术等再通疗法。

处方 1　适用于稳定性心绞痛发作的治疗

硝酸甘油，每次 1.0mg，舌下含服，立即，必要时重复使用

或　硝酸异山梨酯（消心痛），每次 5～10mg，口服，每日 4 次

或　硝酸甘油喷雾剂，每次 3 喷，喷吸，每 10min 重喷 1 次

加　阿替洛尔（氨酰心安），每次 25mg，口服，每日 2 次

加　卡托普利（巯丙脯酸），每次 25mg，口服，每日 2 次

处方 2　**适用于初发、劳累、静息、恶化型心绞痛的治疗**

硝酸甘油　　　　　　　　10mg	静脉滴注，每日 1～2 次
10％葡萄糖液　　　　　250ml	

阿替洛尔（氨酰心安），每次 25mg，口服，每日 2 次
地尔硫䓬（硫氮䓬酮），每次 15～30mg，口服，每日 3 次
阿司匹林，每次 0.3g，口服，每日 1～2 次

处方 3　**适用于变异型心绞痛发作的治疗**

硝酸异山梨酯（消心痛），每次 10mg，口服，每日 3 次
地尔硫䓬（硫氮䓬酮），每次 30～60mg，口服，每日 3 次
卡托普利（巯甲丙脯酸），每次 25mg，口服，每日 3 次
阿司匹林，每次 0.3g，口服，每日 2 次

处方 4　**适用于急性冠脉综合征或心肌梗死的治疗**

阿替洛尔，每次 6.25mg，口服，立即

加　阿司匹林，每次 0.3g，口服，立即

加　肝素钠　　　　　　　5 万 U	静脉滴注（26 滴/min），
生理盐水　　　　　100ml	立即

接　硝酸甘油　　　　　　　25mg	缓慢静脉滴注，每日 1～2 次
10％葡萄糖液　　　　250ml	

加　卡托普利，每次 12.5mg，口服，每日 2～3 次

加　哌替啶，每次 50mg，肌内注射，立即

处方 5　**适用于顽固胸痛的镇痛治疗**

盐酸吗啡，每次 5～10mg，皮下注射，立即

或　哌替啶，每次 50mg，肌内注射，立即

加　异丙嗪，每次 25mg，肌内注射，立即

处方6 适用于静脉溶栓和抗凝的治疗

| 生理盐水 | 100ml | 静脉滴注（30min 内滴毕）， |
| 尿激酶 | 150 万 U | 立即 |

| 接 | 肝素钠 | 2.5 万～5 万 U | 静脉滴注（20 ～ 30 滴/ |
| | 生理盐水 | 200ml | min），必要时 |

【简释】 ① 冠心病一旦确诊，应加强第一、二级防治，及时治疗高血压、糖尿病、高脂血症、高血凝状态等易患因素。

② 对慢性冠心病患者，要根据实际病情和年龄制定具体可行的运动处方，例如适度步行、慢跑、骑自行车、做体操、打太极拳等，以便获得较好的有氧运动，通常应以稍有劳累感但不出现心悸、乏力等为度，每日 20～30min，每周坚持 3～4 次；另外，还要注意保持大便通畅，避免活动和排便时过度用力等。

③ 突然产生不稳定性心绞痛或急性心肌梗死时，应立即停止活动，卧位休息，吸入高流量高浓度氧，给予哌替啶（杜冷丁）或盐酸吗啡进行镇镇痛。

④ 在医疗条件许可时，立即考虑选择 1～2 项更加妥善的冠状动脉再通措施治疗，例如，可立即实施药物溶栓和抗凝治疗、介入性冠状动脉气囊成形术、放置血管药物支架术以及实施心外科冠状动脉旁路手术等。

⑤ 尽早应用硝酸酯类制剂，能够降低心肌耗氧量、扩张冠状动脉和侧支循环，从而提升心肌缺血部位或梗死周围区域的血氧供应。

⑥ 梗死早期一开始就使用 β 受体阻滞药，有助于降低该病的死亡率及再梗死率。

⑦ 配合应用血管紧张素转换酶抑制药或 β 受体阻滞药进行治疗，将更有益于遏止心肌梗死后心室重构，从而能够限制心肌梗死的扩张和延展。

⑧ 选择药物溶栓治疗，以运用尿激酶更为经济，在心肌梗死后头 3h 内完成的疗效最好，6h 内次之。用药的时间越早则效果越好，力争能让患者更早得到有效的心肌灌注，从而挽救严重缺血或濒临坏死的心肌。

十、先天性心脏病

【概要】 这是指出生前在胎儿时期因为心血管发育异常而导致的畸形，待出生以后才可得到确诊的一类疾病，例如动脉导管未闭、房间隔缺损、室间隔缺损、法洛四联症、法洛三联症等。依据患者畸形的解剖异常和血流动力学影响，分为自右向左分流、自左向右分流和无分流的类型。自左向右分流型患者左心压高于右心压，疾病早期通常不会发生皮肤紫绀，但可在儿童啼哭、肺炎、肺动脉高压，右心衰竭并可能改换成自右向左分流，将出现皮肤紫绀。自右向左分流型的病情更为严重、病程进展较快、畸形缺损明显，致使患儿的右心血液不能完全进入肺循环，相反分流到左心内一并进入体循环内，例如大血管错位和法洛四联症等，在小儿出生后不久即可出现比较明显的皮肤紫绀。无分流型先心病的左右两侧循环并不存在异常的通路畸形，但患儿发展至晚期以后也可产生心力衰竭和皮肤紫绀，例如先天性肺动脉狭窄或主动脉狭窄等。对于先天性心脏病的治疗，目前尚无特殊的有效药物。本病一度依靠体外循环下直视手术修补术，但近年来随着一些新技术和新材料的出现，在部分有条件的医院已能采用血管介入性畸形缺口封堵术治疗。

处方 1　适用于合并心力衰竭或心房颤动的治疗

　　　　青霉素钠 10 万 U/kg，肌内注射，每日 2 次，用前需皮试

或　　红霉素，每次 12.5mg/kg，口服，每日 3 次，连续用药 5～7 天为 1 疗程

　　　　地高辛，每次 0.01～0.02mg/kg，口服，每日 1 次

　　　　卡托普利，每次 0.3mg，口服，每日 3 次

处方 2　适用于肺动脉狭窄合并右心衰竭的治疗

　　　　卡托普利，每次 0.3mg/kg，口服，每日 3 次

　　　　硝酸甘油，每次 0.25mg，舌下含服，立即

　　　　氢氯噻嗪，每次 2mg/kg，每日 2 次，口服，连用 3～5 天

处方 3　适用于法洛四联症、明显缺氧的治疗

　　　　普萘洛尔，每次 0.5mg/kg，口服，每日 3 次

加　　盐酸吗啡，每次 0.2mg/kg，肌内注射，立即

或　　普萘洛尔，每次 0.1mg/kg，静脉注射，立即

加　　5% 碳酸氢钠，每次 2～5ml/kg，稀释后静脉滴注，必要时

处方 4　适用于动脉导管未闭的治疗

　　　　吲哚美辛片，每次 1 片，口服或纳肛，每日 2～3 次

【简释】 ① 当本病合并出现高热、腹泻、贫血、脱水、感染时，要密切观察和加强支持及对症治疗。

② 当患者病情严重又合并感染且出现明显缺氧时，须进一步加强吸氧和提供有效抗感染治疗，合理搭配使用增强心肌收缩力和降低心脏前、后负荷的药物，比如以上处方内卡托普利、地高辛、氢氯噻嗪等。

③ 近来有报道认为，对动脉导管未闭的病例，要尽早使用吲哚美辛治疗，该药可有助于此类畸形伴随着儿童的生长发育而重新闭合，但须注意此药具有抑制前列腺素合成的作用，故应禁用于有肾功能障碍、坏死性结肠炎和产生出血性倾向的患者。

④ 在本病合并感染和心力衰竭得到控制和基本控制之后，推荐采取血管介入性封堵术或体外循环直视下心外科修补术治疗。

十一、心包炎

【概要】 此病指发生在心包脏、壁两层组织的急、慢性炎症，它既可能是一种局限在心包本身的疾病，又可以作为全身性疾病所能侵害的一个局部器官。急性心包炎还可在其邻近组织之间产生蔓延，一旦产生大量积液即会累及纵隔内支气管以及心血管组织等，甚至导致严重心脏压塞而出现呼吸困难、血压下降、颈静脉怒张和/或奇脉等。究其病因，本病可能与结核杆菌、病毒或化脓性感染及转移性肿瘤等相关。此病治疗基本原则是及时查清和治疗原发性疾病。为预防心脏压塞的发生，可定期实施心包穿刺抽放积液，注意卧床休息，加强适宜的对症处理。

处方 1　适用于一般非特异性心包炎的治疗
　　　　　阿司匹林，每次 0.3～0.5g，口服，每日 3 次
　　或　吲哚美辛（消炎痛），每次 25mg，口服，每日 3 次

处方 2　适用于渗出性、良性非特异性积液的治疗
　　　　　泼尼松片，每次 30～40mg，口服，每日 1 次

处方 3　适用于结核性心包炎的治疗
　　　　　异烟肼，每次 300mg，口服，每日 1 次
　　加　利福平，每次 450mg，口服，每日 1 次
　　加　乙胺丁醇，每次 750mg，口服，每日 1 次，酌情治疗半年
　　　　　以上

处方 4　适用于风湿性心包炎的治疗

| 5％葡萄糖液 | 250ml | 静脉滴注，每日 2 次，用前需皮试 |
| 青霉素钠 | 400 万 U | |

加　头孢拉定，每次 0.5g，口服，每日 3 次

加　阿司匹林，每次 0.3～0.5g，口服，每日 3 次

或　吲哚美辛（消炎痛），每次 25mg，口服，每日 3 次

处方 5　适用于化脓性心包炎的治疗

| 5％葡萄糖液 | 250ml | 静脉滴注，每日 2 次，用前需皮试，连用 7～15 天 |
| 青霉素钠 | 400 万 U | |

| 或 | 5％葡萄糖液 | 250ml | 静脉滴注，每日 3 次，用前需皮试 |
| | 萘夫西林（乙氧萘青霉素）2g | | |

【简释】　① 在本病治疗过程中需要尽早查清原发性疾病，进一步兼用病因治疗和对症治疗。

② 对急性非特异性心包炎，及时给予吲哚美辛和止痛治疗，1～2 月能使大多数病例自行缓解。

③ 对急性化脓性心包炎，常采取静脉输注充足的有效抗生素治疗，条件许可时还应及时实施心包穿刺抽放脓液，并借此进行细菌培养和向心包腔中注入相应的药物治疗。

④ 对结核性心包炎，于急性期即可口服或局部使用肾上腺皮质激素治疗，比如可在穿刺排放积液之后紧接着注入地塞米松 5～10mg，旨在及时消除心包局部炎症和渗出。

⑤ 患者发生大量心包积液和/或导致心脏压塞时，应立即实施有效的心包穿刺放液和减压，这是能使本病患者转危为安的关键。

⑥ 心包炎若长期迁延不愈、转变成慢性病而导致明显的心包缩窄时，应尽早考虑经由外科做心包剥离或切除术治疗，以便有效解除心包钙化或纤维化对于心脏舒张功能的约束。

十二、感染性心内膜炎

【概要】　此病是因心内膜、心瓣膜和血管内膜被细菌、真菌、病毒或立克次体等病原体直接感染所致。按照感染形成和病原微生物的不同，可把

本病分类为急性和亚急性感染性心膜炎。大多数亚急性感染性心膜炎病例是在原来心脏病损害的病理基础上发病，如先天性心脏病或心瓣膜损害等。本病主要表现是高热、寒战、出汗、进行性贫血、体重下降、乏力、肝脾肿大和皮肤紫绀，以及在胸前或四肢皮肤出现小瘀血点或结节等。由于该病极容易产生菌性或无菌性栓子，而经常合并脑栓塞、肺栓塞、脾栓塞、肾栓塞等，一旦产生脑栓塞还可发生脑脓肿和小型血管瘤。如果小型血管瘤破裂，还会发生蛛网膜下腔出血，表现为剧烈头痛、呕吐、偏瘫、抽搐和脑膜刺激征等。该病必须尽早进行血液病原菌培养和药敏试验，以便据此选择更加敏感的抗生素治疗。

处方 1　**适用于重症葡萄球菌感染的治疗**

	10％葡萄糖液　　　　250ml	静脉滴注，每日 3 次，用前
	萘夫西林（乙氧萘青霉素）2g	需皮试
或	10％葡萄糖液　　　　250ml	静脉滴注，每日 3 次，用前
	头孢唑林（先锋霉素Ⅴ）2g	需皮试

处方 2　**适用于耐药链球菌属感染的治疗**

	10％葡萄糖液　　　　250ml	静脉滴注，每日 2 次，用前
	青霉素钠　　　　　400 万 U	需皮试，连用不少于 7～10 天

加　链霉素，每次 0.5g，肌内注射，每日 2～3 次

或　庆大霉素，每次 8 万 U，肌内注射，每日 2 次

处方 3　**适用于铜绿假单胞菌和阴性杆菌感染的治疗**

氨苄西林，每次 80mg，口服，每日 2 次，连用 6 周

	5％葡萄糖液　　　　250ml	静脉滴注，每日 2 次，用前
	头孢哌酮（先锋必）　　2g	需皮试

加　替硝唑（磺甲硝咪唑），0.4g，静脉滴注，每日 2 次

处方 4　**适用于血培养阴性但又高度怀疑有感染的治疗**

庆大霉素，每次 8 万 U，肌内注射，每日 2 次，连用 2 周

加　阿莫西林，每次 2g，口服，每日 2 次

或　万古霉素，每次 2g，静脉注射或肌内注射，每日 2 次

处方5　适用于合并真菌感染的治疗

> 5％葡萄糖液　　　　250ml
> 两性霉素　0.2～0.3mg/kg　｜　缓慢静脉滴注，每日1次

或　酮康唑，每次200mg，口服，每日1～2次

加　氟胞嘧啶，每次12.5mg，口服，每日2～4次

【简释】　① 此病一旦确诊后，应及时选用敏感抗生素治疗，抗感染治疗越早越好，一定要做到联合用药、剂量充足、疗程适宜，谨防出现耐药菌株或初次治愈不久又复发。

② 本病除了加强控制感染和对症处理外，还需积极预防治疗贫血及不同脏器栓塞和出血。

③ 若为真菌性心内膜炎，还需要提供两性霉素、酮康唑或氟康唑治疗，同时伍用氟胞嘧啶也有益于增加抗真菌感染的效果。

④ 在使用多种或大量抗生素及抗真菌治疗中，一定要防止大量药物进入体内对于肝肾功能的破坏作用。故必须定期复查患者相关的实验室检测指标，随时调整更为理想的药物治疗方案。

⑤ 此外，若患者经内科治疗效果不佳，或已产生诸如严重主动脉瓣关闭不全、瓣膜细菌性赘生物之类病变时，需要及早考虑采用心外科手术根治。

十三、病毒性心肌炎

【概要】　此病通常是由于病毒感染引起的，并且导致心肌坏死心肌间质炎症反应，严重的病例还能累及心脏起搏细胞和激动传导系统，长期不愈最终可出现心肌病的一系列临床表现。容易侵害心肌炎的病毒以柯萨奇病毒、埃可病毒、脊髓灰质炎病毒、流感病毒更为常见。患者发病前多有某些重症急性感染性疾病和/或应用某种药品的过敏反应，表现为全身软弱、明显疲乏无力、头晕、胸闷不适、恶心、呕吐，甚至出现头晕、心力衰竭和休克的临床症状。查体时多数病例出现血压下降、脉压变小、交替脉、心脏浊音界扩大、S_1减弱或弥散的体征。本病的治疗需要卧床休息2～4周，并注意加强护理和提供高营养、高能量饮食。

处方1　适合于本病加强心肌营养的药物治疗

> 维生素C，每次0.2～0.3g，口服，每日3次
> 复合维生素B，每次2片，口服，每日3次
> 辅酶Q_{10}，每次10mg，口服，每日3次

或   金施尔康，每次 1 粒，口服，每日 2 次，其疗程酌情安排

加   10％葡萄糖液   250ml ⎤
     10％氯化钾   15ml ⎥
     维生素 C   2.0g ⎥ 静脉滴注，每日 1 次
     三磷腺苷（ATP）   40mg ⎥
     辅酶 A   100U ⎥
     胰岛素   10U ⎦

处方 2   **适用于本病的抗病毒治疗**

     10％葡萄糖液   500ml ⎤ 静脉滴注，每日 1 次
     利巴韦林（病毒唑）   0.5g ⎦

加   曲美他嗪，每次 20mg，口服，每日 3 次

加   维生素 C，每次 0.3g，口服，每日 2～3 次

【简释】 ① 此病目前尚无特异的治疗方法，病情加重时可产生严重并发症而死亡。

② 若病程超过 3 个月未愈，很容易演变为扩张型心肌病，出现心力衰竭和心律失常等。

③ 采取抗病毒治疗，通常可选用金刚烷胺、吗啉胍或利巴韦林，但其实际疗效并不能确定。也可配合中医清热解毒治疗。

④ 一般情况之下，本病不宜应用肾上腺糖皮质激素。但是，若病情十分危重、全身性中毒症状明显、产生心力衰竭或出现缓慢性心律失常时，也可以考虑给予地塞米松每日 10～30mg 分次静脉滴注，持续使用治疗 5～7 天，待病情稳定后逐渐减量而停药，须注意总的糖皮质激素使用时间不可以超过 2 周。

⑤ 本病还须加强对症处理和给予促进心肌代谢性药物，除了应用大量维生素 C、辅酶 Q_{10} 之外，尚要酌情静脉滴注辅酶 A、三磷腺苷（ATP）和极化液等药加以治疗。

十四、心肌病

【概要】 此病指一类原因不明的特发性心肌病，可能与病毒感染、自身免疫、遗传及代谢障碍等因素有关。根据患者的病理特点和临床表现，本病可分为扩张型（充血性）、肥厚型和限制型心肌病。在我国，限

制型心肌病的病例报道甚少，以扩张型心肌病常见。扩张型心肌病往往起病隐匿，逐渐发展成心脏扩大、心力衰竭，表现为心悸、胸闷、气短、呼吸困难、肝大、水肿、心绞痛、程度不等的心律失常，听诊检查可闻及心前区收缩期及舒张期杂音或奔马律；肥厚型心肌病包括梗阻性和非梗阻性两种，前者时常出现呼吸困难、心悸、心前区疼痛、疲乏无力、头晕、昏厥，于心尖区可闻及异常心音和 S_2 分裂；后者的临床症状比较轻，有时可以发生心悸、胸痛、胸闷、头晕，于活动之后尚可使上述症状加重或出现明显心律失常等。

处方 1　适用于扩张型心肌病的治疗

美托洛尔（美多心安），每次 12.5mg，口服，每日 2 次

或　卡托普利（巯甲丙脯酸），每次 25mg，口服，每日 2 次

或　硝酸异山梨酯（消心痛），每次 10mg，口服，每日 3 次

或　地高辛，每次 0.25mg，口服，每日 1 次

加　阿司匹林，每次 0.1g，口服，每日 1 次

氢氯噻嗪，每次 25mg，口服，每日 2 次

维生素 C，每次 100～200mg，口服，每日 3 次

处方 2　适用于肥厚型心肌病的治疗

维拉帕米（异搏定），每次 40mg，口服，每日 3 次

或　阿替洛尔（氨酰心安），每次 12.5mg，口服，每日 3 次

或　卡托普利（巯甲丙脯酸），每次 50mg，口服，每日 2 次

处方 3　适用于限制型心肌病的治疗

地高辛，每次 0.25mg，口服，每日 1 次

加　10％氯化钾液，每次 10ml，口服，每日 3 次

氢氯噻嗪，每次 25mg，口服，每日 2 次

【简释】　① 扩张型心肌病病情不断恶化，将使心力衰竭加重，甚至出现显著心律失常，均与患者此期内病因及诱发因素尚未得到彻底消除有关，诸如伴发低钾血症、低镁血症、严重心肌缺血、左心室重塑和功能障碍等。

② 近来，有人提出对相伴心力衰竭的治疗，早期应用 β 受体阻滞药，能产生一定疗效，该类药物通过在体内对抗儿茶酚胺和保护心肌，故可产生防

治患者发生恶性心律失常和心源性猝死的疗效。

③ 针对肥厚型心肌病的治疗，除可以使用 β 受体阻滞药治疗外，还可以加服钙通道阻滞药，例如维拉帕米或地尔硫䓬（硫氮䓬酮）等，尤其是那些曾发生左心室流出道梗阻的病例，应用钙通道阻滞药能舒缓高动力性心室肌收缩、降低心室肌的僵硬度，从而进一步改善左心室心肌舒张期顺应性。

④ 此病也可试用血管紧张素转换酶抑制药，例如卡托普利或依那普利等，该类药也能致使已经增厚了的左心室心肌发生不同程度的逆转。

⑤ 已知限制型心肌病与心内膜或心内膜下的纤维化有关，可以导致心脏舒张功能障碍和左心室充盈受限，因此，此病的诊断还应注意与缩窄性心包炎进行鉴别。

⑥ 倘若限制型心肌病经内科药物治疗不佳，仍可推荐心外科手术治疗。

十五、心力衰竭

【概要】 此病并不是一种独立的疾病，它是由各种原发病导致心脏发生代偿或失代偿的两个不同阶段，倘若处理不当最终可导致患者因心血管疾病而死亡。本病通常依据心室负荷性质和状态差异而分为左心衰竭、右心衰竭或全心衰竭。左心衰竭主要表现为程度不同的呼吸困难、咳嗽、咳白色或粉红色泡沫样痰，缺氧严重时患者还表现为倦怠、无力及神经精神症状等；查体时可见心尖搏动向左下方移位、左心室增大、心率加快，听诊可闻及肺部湿啰音和心前区舒张期奔马律等。右心衰竭主要表现为外周静脉和上、下腔静脉瘀血的症状，如出现食欲下降、恶心、呕吐、腹泻、皮肤紫绀、下垂部位水肿、颈静脉怒张、肝大与轻度压痛、肝颈静脉回流征阳性、右心室扩张等，配合查体即可发现心前区抬举性搏动、心率加快或不同类型心律失常等。

处方 1 适用于轻中度心力衰竭的治疗

　　　　卡托普利，每次 15～25mg，口服，每日 2 次

或　　依那普利（益压利），每次 10mg，口服，每日 1 次

加　　美托洛尔（美多心安），每次 12.5mg，口服，每日 2 次

或　　氢氯噻嗪（双氢克尿噻），每次 25mg，口服，每日 1 次

加　　10%氯化钾合剂，每次 10ml 口服，每日 1 次

或　　地高辛，每次 0.125～0.25mg，口服，每日 1 次，连用
　　　　7 天

处方 2　适用于重度慢性心力衰竭的治疗

> 或　卡托普利，每次 25mg，口服，每日 3 次
> 加　氢氯噻嗪，每次 25mg，口服，每日 2～3 次
> 或　呋塞米（速尿），每次 20mg，口服，每日 3 次
> 加　螺内酯（安体舒通），每次 40mg，口服，每日 2 次
> 　　地高辛，每次 0.25mg，口服，每日 1 次，直至症状缓解

处方 3　适用于重症心力衰竭、肺水肿的治疗

> 　　硝酸异山梨酯（消心痛），每次 10mg，口服，每日 3 次

接	5％葡萄糖液	250ml	静脉滴注（25～50μg/min），
	硝普钠	40mg	每日 2 次
或	5％葡萄糖液	250ml	静脉滴注（10～20μg/min），
	多巴胺	40～60mg	每日 1 次
或	5％葡萄糖液	250ml	静脉滴注（15～40μg/min），
	多巴酚丁胺	40mg	每日 1 次

【简释】　① 对轻、中度心力衰竭病人的治疗，仅采取一般处理即可，如应用以美托洛尔为代表的 β 受体阻滞药口服。

② 对急性肺水肿或急性心力衰竭的治疗，必须采取紧急、有力和稳妥的措施，如降低心脏负荷、加强利尿等。

③ 患者发生心脏排出量显著急骤下降并导致组织器官灌注不足时，如急性心肌梗死、高血压危象、心瓣膜穿孔、乳头肌断裂或功能不良等，倘若处理不当即可发生严重呼吸困难和心源性休克而死亡。此期基本救治方案，是立即应用血管扩张药，以减轻心脏负担和迅速改善心脏功能，例如立即静脉滴注硝普钠，该药能迅速扩张动静脉血管，降低心脏前、后负荷，一开始以 20～40μg/min 的速度静脉滴注，即可迅速奏效，静脉滴注过程中要定时测量心率和血压，若无血压下降还可进一步提高该药滴速并逐渐增加至 60～120μg/min。另外，此药静脉滴注过程中应予采取避光操作，以防光照导致的药品效价降低和不良反应等。

④ 在使用上述药物治疗的同时，应给予呋塞米（速尿）20～40mg 静脉注射，以有益于增加利尿量、降低血容量、减轻心脏负担，能进一步缓解急性肺水肿的临床表现。

第四节　消化系统疾病

一、反流性食管炎

【概要】　此病多因胃和十二指肠内容物反流而侵及食管，从而发生食管黏膜炎性病变，患者出现胸骨后烧灼感、疼痛、吐酸水和咽下困难，严重时还可发生食管溃疡、出血和瘢痕性狭窄等。食管 X 线钡餐检查可见食管下端黏膜皱襞粗乱、蠕动减弱、运动不协调，疾病晚期还可见龛影或狭窄等。此病需与胃及十二指肠溃疡、食管癌、心绞痛等疾病相鉴别。治疗的基本原则为降低腹腔压力、抑制胃酸、改善饮食习惯、避免摄食刺激性食物、改变睡眠姿势、及时治愈上消化道的幽门螺杆菌感染。

处方 1　适用于轻型病例的治疗

　　　　氢氧化铝凝胶，每次 15ml，口服，每日 3 次

或　氢氧化铝混悬液（舒可捷），每次 15ml，口服，每日 3 次

或　枸橼酸铋钾（德诺），每次 240mg，口服，每日 3 次

或　复方碳酸钙咀嚼片，每次 1 片，口服，每日 3 次

或　硫糖铝，每次 1g，口服，每日 3 次

或　铝碳酸镁（胃达喜）0.5g，口服，每日 3 次

加　胃康宁，每次 1g，口服，每日 3 次

处方 2　适用于中重型病例的治疗

　　　　西咪替丁，每次 0.15g，口服，每日 2 次

或　西咪替丁（胃泰美），每次 0.8g，口服，每日 1 次

或　法莫替丁，每次 20mg，口服，每日 2 次

加　西沙比利，每次 5～10mg，口服，每日 3 次

加　奥美拉唑（奥克），每次 20mg，口服，每日 2 次

或　兰索拉唑（达克普降），每次 30mg，口服，每日 3 次

加　枸橼酸铋钾，每次 0.12g，口服，每日 3 次

【简释】　① 对轻型病例的防治，首先是保持生活规律、讲究饮食卫生、多吃新鲜水果蔬菜、避免食用过硬或刺激性食物，及其注意摄食低脂、低糖、流质食物，不应在睡前摄食，不吃零食，严禁使用烟、酒、浓

茶和咖啡等。

②加强药物治疗，主要在于能够合理地选择抗酸药、胃黏膜保护药、促动力药、H_2 受体阻滞药、质子泵抑制药等。

③治疗 3～6 个月，临床症状缓解后，可行电子胃镜复查，若发生反流性食管炎合并狭窄时，须及时进行外科手术治疗。

二、急性胃炎

【概要】 此病泛指因各种原因产生的胃黏膜急性炎症，病变部位可局限于胃底、胃体和胃窦的某一区域，有时也可弥漫到整个胃部，导致胃黏膜糜烂性出血。长期治疗不当可以发展成慢性胃炎等。本病通常可包括急性单纯性胃炎、急性腐蚀性胃炎、急性血源性胃炎、急性蜂窝组织性胃炎、急性应激性胃溃疡等。患者主要表现为上腹疼痛、食欲下降、恶心、呕吐，部分患者也可出现少量间歇性吐血、黑便等。若为食物中毒引起的急性胃肠炎，可伴腹泻、发热、畏寒、脱水、低血压等症状。必要时可配合电子胃镜检查进行确诊。

处方 1　适用于急性单纯性胃炎的抗酸治疗

硫糖铝（胃溃宁），每次 1g，餐后 2h，口服，每日 3 次

或　双八面体蒙脱石（思密达），每次 3g，空腹口服，每日 3 次

或　法莫替丁，每次 20mg，口服，每日 1 次或每晚 1 次

加　西沙必利，每次 5mg，口服，每日 3 次

处方 2　适用于急性化脓性胃炎，旨在控制感染和保护胃黏膜

甲硝唑，每次 0.4g，口服，每日 2 次，连服 7～10 天

加　庆大霉素，每次 4 万～8 万 U，餐前口服，每日 3 次

或　黄连素片，每次 200mg，口服，每日 3～4 次

硫糖铝混悬液（舒可捷），每次 10ml，口服，每日 4 次

双八面体蒙脱石（思密达），每次 3g，空腹口服，每日 3 次

处方 3　适用于急性胃肠炎合并胃肠绞痛的治疗

阿托品，每次 0.5g，肌内注射，立即，直至症状消失

诺氟沙星（氟哌酸），每次 0.2g，口服，每日 2 次

加　甲硝唑，每次 0.4g，口服，每日 2 次

处方4　适用于急性胃肠炎合并脱水、低血压的治疗

$$
\left.\begin{array}{ll}
5\%葡萄糖盐水 & 500ml \\
5\%葡萄糖液 & 500ml \\
林格液 & 500ml
\end{array}\right\} 静脉滴注，每日1次
$$

加　阿托品，每次0.5g，肌内注射，立即

诺氟沙星（氟哌酸），每次0.2g，口服，每日2次

【简释】　① 此病要注重加强对于应激性溃疡的抢救。

② 注意提高支持疗法，及时纠正低血容量和维持水及电解质平衡。

③ 患者消化道症状明显时，应当予以禁食或胃肠减压治疗。

④ 患者一旦伴有明显消化不良症状，即可选择西沙必利治疗，此药是一种全胃肠道促动力药，能够刺激胃肠肌间神经丛，从而促进乙酰胆碱的生理性释放、促进胃蠕动，同时可阻止或减少十二指肠液反流等。

三、慢性胃炎

【概要】　此病是由不同病因引起的胃黏膜弥漫性或局限性的慢性炎症，其发病率将随着患者年龄的增长而升高，大部分病例的临床症状尚无特异性，比如只表现为反复发作的消化不良、上腹部不适、饱胀、疼痛、烧灼感等，而且并不存在消化道溃疡出现腹痛的规律性。本病还可伴有不同程度的慢性贫血，查体时见有轻微的上腹部压痛。根据病因、临床症状和电子胃镜检查，本病常被分为以下类型，如浅表性胃炎、萎缩性胃炎、药物性胃炎、应激性胃炎、腐蚀性胃炎、胆汁回流性胃炎、胃溃疡相关性胃炎、特发性胃炎等。治疗时要劝导患者注意休息和把握自身生活规律，避免摄入刺激性药物和食品，严禁使用烟酒等。

处方1　适用于合并幽门螺杆菌感染的治疗

枸橼酸铋钾（德诺），每次240mg，口服，每日2次

加　阿莫西林（羟氨苄青霉素），每次500mg，口服，每日2次

加　甲硝唑（灭滴灵），每次0.4g，口服，每日2次

或　克拉霉素，每次0.25g，口服，每日2次，连用6～14天

处方2　适用于胆汁反流慢性胃炎的治疗

雷尼替丁（呋喃硝胺），每次150mg，口服，每日2次

或　西咪替丁（甲氰咪胍），每次800mg，口服，每晚1次

或　法莫替丁（呋喃硝胺），每次 20mg，口服，每日 1 次

处方 3　适用于慢性胃炎伴有消化不良的治疗

西沙必利（普瑞博思），每次 5mg，餐前口服，每日 3 次

【简释】　① 一般认为，慢性胃窦胃炎常合并幽门螺杆菌感染，治疗中须有效地清除此菌感染，目前主要倡导采用"三联"或"四联"的联合疗法，单独使用铋剂治疗的根治率极低，其疗效不足 20％。比如，上述处方 1 的药物结构即是一种"三联"疗法，为了彻底治愈需将用药疗程适当延长至 6～8 个月以上，以便使患者幽门螺杆菌感染的根治率提升到 90％以上。

② 也有人认为，慢性胃炎常是患者的一种终生性疾病，有必要坚持长期不懈的服药治疗并配合定期随访检查，若一旦发现病情反复或癌前病变，应及时采取有效的手术治疗。

四、消化性溃疡

【概要】　此病指胃与十二指肠溃疡病，其病因可能与大量胃酸及胃蛋白酶对黏膜的消化作用有关，并且具备一定的疼痛周期和节律性的慢性发展过程。患者腹痛的部位常位于上腹中部偏左或偏右，并与进食存在着一定的相关性。腹痛的周期性与季节相关，以秋冬和冬春之交发病常见，时常合并幽门螺杆菌感染。患者多诉及经常流涎、反酸、嗳气、恶心、呕吐等。胃溃疡腹痛的部位多在剑突下或偏左，于进餐后 0.5～2h 发作，约在 1～2h 后待胃内容物排空后可缓解，即出现进食—疼痛—缓解的规律。十二指肠溃疡腹痛的部位多在剑突下或偏右，常于空腹时疼痛，通常在餐后 3～4h 或夜间空腹时发作，摄食后可以缓解，即有疼痛—进食—缓解的规律。本病的主要并发症为急性出血、急性穿孔、幽门梗阻等。查体时会发现胃脘区轻度压痛，若发生穿透性胃后壁溃疡时还可触及背部第 11～12 胸椎两旁压痛等。结合进行 X 线钡餐检查，可见溃疡部龛影、压痛，甚或产生激惹现象等。

处方 1　适用于抗酸、保护胃黏膜的治疗

雷尼替丁，每次 150mg，口服，每日 2 次

或　法莫替丁（高舒达），每次 20mg，口服，每日 2 次

或　罗沙替丁，每次 75mg，口服，每日 2 次

或　尼扎替丁，每次 150mg，口服，每日 2 次

或　西咪替丁（甲氰咪胍），每次 800mg，口服，每日 2 次

处方 2　适用于患者反酸症状明显的治疗

　　　　雷尼替丁，每次 150mg，口服，每日 2 次

　或　法莫替丁（高舒达），每次 20mg，口服，每日 2 次

　或　西咪替丁（甲氰咪胍），每次 800mg，口服，每日 2 次

　加　复方碳酸钙咀嚼片（罗内），每次 2 片，口服，每日 3 次

　或　硫糖铝，每次 1g，口服，每日 3～4 次

处方 3　适用于抗幽门螺杆菌感染的治疗

　　　　法莫替丁，每次 20mg，口服，早晚各 1 次

　　　　奥美拉唑（洛赛克），每次 20mg，口服，每日 1 次

　　　　阿莫西林，每次 0.5g，口服，每日 2 次

　　　　甲硝唑，每次 0.4g，口服，每日 2 次

处方 4　适用于合并幽门螺杆菌感染的治疗

　　　　奥美拉唑，每次 20mg，口服，每日 1 次

　或　兰索拉唑（达克普隆），每次 30mg，口服，每日 1 次

　加　法莫替丁，每次 20mg，口服，每日 2 次

　　【简释】　① 有关胃部质子泵抑制药治疗的研究和应用进展很快，目前经济型的代表药物是奥美拉唑和兰索拉唑。该类药物临床使用的注意事项与以往的 H_2 受体阻滞药比较类似，必须定期复查用药者的肝肾功能和白细胞分类等，一旦发现异常时要及时调整用药剂量或改换其他药品治疗。通常认为，胃部质子泵抑制药抑制胃酸分泌的作用显著地强于单独使用 H_2 受体阻滞药，服药后的作用时间比较长，经过 2～3 天治疗即能有效控制溃疡病临床症状，继续服药 4 周可使 90％溃疡面愈合，同时也有益于预防溃疡面的出血。

　　② 若患者同时合并胃部幽门螺杆菌感染，则必须采用"二联"、"三联"和"四联"疗法加以控制，并有益于防止复发。

　　③ 本病应当禁止患者使用烟、酒和有刺激性的食物，禁止应用非甾体抗类药和肾上腺糖皮质类药物，治疗中必须注意密切观察病情变化，一旦发现本病有恶变倾向和出现幽门梗阻时，应实施外科手术治疗。

五、慢性肝硬化

　　【概要】　此病是由一种或多种病因的长期反复作用致使患者最终发生

弥漫性肝脏损害，例如肝细胞变性、坏死、纤维组织增生等，肝小叶结构破坏和假小叶形成，肝脏表面呈结节样改变及肝实质变硬，很容易伴发门脉压升高、消化道出血、合并继发性感染和肝性脑病等。本病的关键在于尽早做出诊断、遏制病因、缓解病情、延长疾病的代偿时间。对已经发生失代偿的患者，须进一步加强对症处理、改善肝功能和治疗严重并发症。此病的一般药物治疗是提供肝脏病辅助性药物治疗，即俗称的保肝性措施。然而，在健康人当中并不一定缺乏此类辅助性药物，因而当作一种补充药品时绝对不可滥用，否则将会适得其反，却加速肝硬化的进程。此外，本病还应当限钠限水，一并提供某些多锌食品和高营养高热量膳食。

处方 1　适用于保护肝细胞的治疗

维生素 C，每次 0.1g，口服，每日 3 次

加　维生素 E 胶丸，每次 1～2 粒，口服，每日 1 次

复合维生素 B，每次 1～2 片，口服，每日 3 次

葡醛内酯（肝泰乐），每次 0.1g，口服，每日 3 次

或　葡萄糖醛酸钠，每次 0.2g，肌内或静脉注射，每日 1 次

加　水飞蓟宾片（益肝宁），每次 2 片，口服，每日 3 次

处方 2　适用于肝硬化性腹水的治疗

螺内酯（安体舒通），每次 20～40mg，口服，每日 2 次

加　氢氯噻嗪，每次 25mg，口服，每日 3 次

或　呋塞米（速尿），每次 20mg，口服，每日 3 次

或　呋塞米，每次 20mg，肌内注射或缓慢静脉注射，每日 1～2 次

处方 3　适用于利尿药无效而配合口服导泻药的治疗

20％甘露醇，每次 100ml，口服，每日 1～2 次，连用 3～5 天

处方 4　适用于提高血浆胶体渗透压的治疗

20％人血白蛋白，每次 50ml，静脉滴注，每周 1～2 次

处方 5　适用于肝硬化有出血倾向的治疗

维生素 K_1，10mg，肌内注射，每日 1～2 次

【简释】　①此病要限制钠、水摄入，氯化钠摄入量每天为 1.2～2.0g，每天入水量限制在 1000ml 左右。

②一般认为，葡醛内酯是构成人体结缔组织的重要成分，能与肝脏和肠内毒物结合成无毒的葡萄糖醛酸结合物而排泄，故可发挥很好的保肝解毒作用。

③维生素 C 和维生素 E 均具有对组织细胞抗氧化作用，即可参与体内许多种物质的代谢，保持肝细胞间质的完整性，维持正常的毛细血管通透性。

④近来报道，对于本病腹水的利尿治疗，通常主张采取多种利尿药联合应用的方案。这是因为不同的利尿药均有可能产生不一样的作用方式和部位，有益于缓解肾小管各个部位的工作负荷，协同调整患者在使用利尿药后的利尿效应；另外，将排钾与潴钾利尿药一起使用，还可以减少低钾血症的发生机会，其基本原则和方法是先选用螺内酯，如其疗效不佳时再予加用氢氯噻嗪或呋塞米等，若有必要仍可以配合实施补钾治疗。

⑤给予适量甘露醇口服，更适用于治疗同时合并消化道出血、稀释性低血钠和功能性肾衰竭的患者，可提高患者的肠腔内高渗透压，加速体内水分的排出。

⑥也可以静脉输注人血白蛋白，以帮助患者提高血浆胶体渗透压、增加肾脏血流量和尿量，进而促使腹水消退。

⑦若条件许可时，可进行腹腔穿刺适当抽放腔内积液、抑或结合实施静脉浓缩腹水回输治疗方案。

六、肠结核病

【概要】　此病是由结核杆菌侵犯肠道所引起的慢性特异性感染，大部分患者与曾经罹患肺结核和结核性腹膜炎有关。肠结核病早期多为可逆性病变，因而强调要尽早检查和确诊，及时提供抗结核化学治疗。药物治疗的原则与肺结核基本一致，应坚持联合、适量、规律和全程使用敏感的抗结核药物，同时应加强患者的休息和营养等。

处方 1　用于初治患者，2～3 种药合用，不少于 2 个月

异烟肼，每次 0.3g，口服，每日 1 次

链霉素，每次 0.75g，肌内注射，每日 1 次

对氨水杨酸钠　　　8～12g　｜
10％葡萄糖液　　　500ml　｜　静脉滴注，每日 1 次

处方 2　用于短程的化疗方案，3 种药合用，不少于 6～9 个月

异烟肼，每次 0.3g，口服，每日 1 次

利福平，每次 450～600mg，口服，每日 1 次

乙胺丁醇，每次 750mg，口服，每日 1 次

处方 3　用于严重肠结核或伴肠外结核，不少于 2 个月

异烟肼，每次 300mg，口服，每日 1 次

链霉素，每次 0.75g，肌内注射，每日 1 次

利福平，每次 450～600mg，口服，每日 1 次

吡嗪酰胺，每次 500mg，口服，每日 3 次

吡嗪酰胺，每次 500mg，口服，每日 3 次

【简释】　① 处方 1 为传统的 2HSP/10HE 治疗方案，应用异烟肼 （H）、链霉素（S）、加对氨水杨酸钠（P）联合治疗 2 个月，接下来再用异烟肼、乙胺丁醇（E）联用治疗 10 个月以上。

② 一般认为，异烟肼和链霉素均是较好的结核杆菌杀菌药，其中异烟肼可杀灭细胞内外和繁殖期与静止期的结核杆菌，使用链霉素还能杀灭细胞外与繁殖期及碱性环境下的结核杆菌。

③ 患者口服异烟肼刚一开始时，可能少数患者出现头晕、失眠、烦躁、周围神经炎及肝功能损害，对此须注意观察和配合进行实验室检测，如果服药者原来就有癫痫、神经精神症状和肝肾病变时应当慎用。

④ 使用链霉素有时也很容易发生较严重的毒副作用，这是因为此药可能对第 8 对脑神经产生损害，主要与此药用量较大和治疗时间较长有关。

⑤ 口服对氨水杨酸时，也很容易产生明显胃肠刺激症状以及少数病例会发生肝功能异常，最好采取静脉滴注。在滴注前用葡萄糖液或生理盐水配成新鲜的溶液，于适当的避光条件下 3～5h 内滴毕。本药静脉滴注 30 天以后再改成口服应用，为减轻胃肠道反应可在进餐后服药。

⑥ 另据报道，乙胺丁醇的毒副作用较少，但是剂量过大时也可产生球后视神经炎，常需要在及时停药后才能逐渐恢复。

⑦ 处方 2 内的利福平（R）是一种半合成的广谱抗生素，也具有极其重要的抗结核作用，它除了能够杀灭代谢旺盛且不断生长繁殖的结核杆菌之外，还能杀灭休眠状态下突然苏醒的结核杆菌，并且不受周围环境酸碱度的影响，成人口服剂量为每日 600mg，服药后可出现的不良反应主要是胃肠道不适、

皮疹，应慎用于肝功能障碍者，若将此药和异烟肼一起使用，更需要定期进行肝功能实验室检测，并根据检测结果来调整剂量或改换其他化疗方案治疗。

⑧ 处方 3 为 2HRZS/7HR 化疗方案，具体使用方法是先用异烟肼、利福平、吡嗪酰胺（Z）和链霉素，必须实施强化治疗 2 个月以上，以尽快杀灭正当处于代谢旺盛阶段的结核杆菌并有利于减少耐药突变菌的形成，紧接着再给予异烟肼、利福平巩固治疗 7 个月，旨在预防复发。在用药期间也应配合进行肝肾功能以及血尿酸等实验室检查。

七、肝肾综合征

【概要】 此病是指因晚期肝病所并发的进行性肾功能衰竭，其特征表现为自发性少尿或无尿、氮质血症、稀释性低钠血症和低尿钠，然而患者尚未产生肾脏的重要病变。此病通常发生在肝病上消化道出血感染，大量放腹水等诱因之后，而且既往有肝功能减退和门静脉高压的征象。肾小球滤过率降低，如血清肌酐高于 132.6μmol/L，或 24h 肌酐清除率低于 40ml/min；血清钠低于 130mmol/L，尿钠低于 10mmol/L，尿蛋白小于 5g/L。治疗须基于避免或清除引起肝肾综合征的诱因，给予保肝、提供充分热量、补充维生素、限制蛋白和脂肪摄入的支持治疗。

处方 1　适用于血压低的血管活性药治疗

多巴胺	20～40mg	静脉滴注，每日 1 次
5％葡萄糖液	500ml	

或　乙酰半胱氨酸，150mg/kg，静脉滴注；随后用 100mg（kg·d），持续静脉滴注 5～7 天

加　奥曲肽，100μg，皮下注射，每日 2～3 次

处方 2　适用于血压低的扩容药治疗

白蛋白，20～60g，静脉滴注，每日 1 次；连用 3～4 天

处方 3　适用于血压正常者的利尿治疗

呋塞米（速尿），20～60mg，静脉注射，每日 1～2 次，连用 3～4 次

【简释】 肝肾综合征现仍无确切有效的治疗方法，应首先治疗肝病，积极改善患者的肝功能。条件成熟时，须多加考虑实施外科手术治疗，如选

择门静脉分流术、腹腔颈静脉分流术、腰交感神经封闭术，甚或进行肝脏移植治疗。注意在选择利尿剂治疗时一定要在扩容之后使用，禁止应用于血容量不足的患者。

八、急性胰腺炎

【概要】 此病指胰腺及其周围组织被胰腺自身消化而引起的化学性炎症，绝大多数患者是在餐后出现腹痛和血压下降时来院就诊，若处理不当其病死率将显著增高。常将本病分为急性水肿型和急性出血坏死型两种，后者的病情更加危重且并发症多、病死率高。患者主要表现为饮酒或饱餐后突发剧烈腹痛、发热、频繁恶心、呕吐等。腹痛剧烈，多呈刀割样疼痛，且阵发性加剧，多位于上腹部正中或左上腹部，或同时向左腰背和肩胛下区放射，使用一般的镇痛药不容易缓解。当胰腺发生出血、坏死、继发感染时，患者易合并休克、急性肾功能衰竭、急性呼吸衰竭、心功能不全等。因此，本病需及时采取综合性处理措施，加强包括生命体征和液体出入量监护，尽早发现和确认腹痛波及的范围、程度和腹水情况，定时检测血液和尿内淀粉酶水平以及水、电解质状态和血气分析。本病经由内科积极处理而效果不佳时，应当尽早采取相应的外科手术治疗。

处方 1 适用于抗胰腺炎为减少胰腺分泌的治疗

　　奥曲肽（善得定），每次 100μg，静脉注射，立即

接　奥曲肽　　　　　　　100μg ┃ 静脉滴注，25μg/h，连用
　　10％葡萄糖液　　　　 500ml ┃ 5～7 天

加　卡莫司他（卡膜司特），每次 200mg，口服，每日 3 次

加　雷尼替丁注射剂　　　　50mg ┃
　　生理盐水　　　　　　 100ml ┃ 静脉滴注，每日 2 次

或　西咪替丁注射剂　　　　0.4g ┃
　　10％葡萄糖液　　　　 500ml ┃ 静脉滴注，每日 2 次

处方 2 适用于解痉止痛的治疗

　　山莨菪碱，每次 10mg，肌内注射，每日 2～3 次

或　阿托品，每次 0.5mg，肌内注射，每日 2～3 次

加　哌替啶，每次 50mg，肌内注射，立即

处方 3   适用于合并细菌性感染的防治

	青霉素钠	160万U	静脉滴注，每日2次，用前
	生理盐水	200ml	需皮试
或	哌拉西林(氧哌嗪青霉素)	2g	静脉滴注，每日2次，用前
	生理盐水	100ml	需皮试
加	庆大霉素	16万U	静脉滴注，每日2次
	10%葡萄糖液	500ml	
或	氨苄西林	1.5g	静脉滴注，每日3～4次，
	5%葡萄糖液	100ml	用前需皮试

处方 4   仅用于出血坏死型或伴休克、呼吸困难的治疗

10%葡萄糖液	500ml	静脉滴注，每日1～2次，
地塞米松	10～20mg	连用2～3天

低分子右旋糖酐 500ml，静脉滴注，每日1～2次，连用3天

生理盐水	250ml	静脉滴注，每日1次，连用
奥美拉唑	40mg	2～3天
环丙沙星	400mg	静脉滴注，每日3次，连用
5%葡萄糖液	500ml	4～6天

处方 5   适用于合并高血糖或糖尿病的支持疗法

普通胰岛素	10～20U	
10%葡萄糖液	500ml	静脉滴注，每日1次
10%氯化钾溶液	10ml	
奈替米星(奈替霉素)	150mg	静脉滴注，每日3次
生理盐水	200ml	

【简释】 ① 此病须采取禁食和及时实施肠胃减压，以便减少胃酸与胃容物产生胰腺刺激。

② 奥曲肽是一种人工合成八肽素，具有和自然生长抑素相似的作用，能够抑制包括胰液、胰高血糖素、胆囊收缩素、胃泌素、胃酸以及多种消化酶

的分泌和释放，应用此药有助于减少急性胰腺炎的并发症、缩短病程，并可以降低患者病死率。奥曲肽治疗一开始，首剂选择静脉注射 $100\mu g$，紧接着再采用 $25\mu g/h$ 的浓度持续静脉滴注，连续滴注治疗时间不应少于 $5\sim 7$ 天。

③ H_2 受体阻滞药可抑制胃酸分泌、减少胰腺分泌，以静脉内给药为最佳治疗。

④ 使用山莨菪碱等抗胆碱能药物，既可解痉镇痛又可抑制胃肠分泌、减少胰腺分泌，但是此药须禁用于出现高热或发生肠麻痹的患者。

⑤ 哌替啶镇痛效果好，可用于剧烈腹痛难耐的患者。但其前提是本病诊断明确，亦绝对不可以应用吗啡镇痛，因该药容易加重奥狄括约肌收缩而导致胰液和胆汁排泄受阻。

⑥ 选用敏感的抗生素抑制感染，应该兼顾能够针对于革兰阴性菌、革兰阳性细菌的药物。倘若使用青霉素制剂之前，一定要做药物过敏试验，试验结果阴性时才可准许使用。

⑦ 当采取内科保守治疗无效，或者伴胆道梗阻、胰腺脓肿、假性囊肿等其他急腹症时，必须及时选择相应的有效手术治疗。

九、肠易激综合征

【概要】 此病过去曾称为结肠过敏、过敏性结肠炎、肠功能紊乱、痉挛性结肠炎、黏液性结肠炎等，起病常与患者的应激和紧张有关，其临床表现主要为腹痛、腹胀、排便习惯改变、大便异常、排泄黏液便等，此类症状既可持续存在又可间歇性发生。另据统计学资料分析，在出现消化系统症状患者当中，仅就肠易激综合征患者而言，占所有统计病例的 $50\%\sim 70\%$，并且以中青年患者更为常见，故可认为本病是一种具有特殊病理生理基础的身心疾病，其起因和发生机制很可能与以往用药不当、情绪紧张、食物不耐受、结肠运动异常、小肠功能障碍、食管与胆囊运动异常等因素有关，其中常以发生肠道功能改变的可能性更为突显。治疗时必须加强患者的心理调治和妥善的对症处理，配合适当休息、解除心理紧张、避免摄食不易耐受食物。

处方 1　适用于一般症状的治疗

　　　奥曲肽（八肽生长抑素），每次 $50\mu g$，皮下注射，每日 $2\sim 3$ 次

　或　西沙必利（瑞普博思），每次 $5mg$，口服，每日 3 次

处方2　适用于以腹泻表现为主的治疗

盐酸洛哌丁胺（易蒙停），每次 2mg，餐前口服，每日 3 次

或　复方地芬诺酯，每次 1~2 片，口服，每日 3 次

或　十六角蒙脱石（思密达），每次 1~2 袋，口服，每日 3 次

或　丽珠肠乐，每次 1 亿菌，温水送服，每日 3 次

处方3　适用于以便秘表现为主的治疗

麻仁丸，每次 3~6g，口服，每日 1~2 次

或　乳果糖（杜秘克），每次 15~30ml，口服，每日 2~3 次

或　通泰胶囊，每次 2~3 粒，口服，每日 2~3 次

处方4　适用于肠痉挛性疼痛的治疗

匹维溴铵（得舒特），每次 50mg，进餐时同服，每日 3 次

【简释】　① 此病对症处理要因人、因地、因症状而异，选择趋于较为妥当的药物治疗。

② 奥曲肽要避免长时间用药，防止发生胆道结石等。此外，该药还禁用于妊娠和哺乳期妇女以及曾经发生过敏的患者。

③ 盐酸洛哌丁胺会产生一定的依赖性，要避免长时间用药，并且禁用于 5 岁以下儿童和妊娠与哺乳期妇女等。

④ 丽珠肠乐口服时，应避免用热水冲服，以防加热时可能导致活菌破坏。

⑤ 西沙必利是一种全胃肠道促动力药，能通过加强肠壁肌间神经丛乙酰胆碱释放而产生治疗作用，可起到增加胃肠蠕动、缓解便秘的效果，但有部分服药者可能出现轻微头晕、头痛、嗜睡、腹部痉挛性疼痛、腹泻等。

⑥ 通泰胶囊是一种膨胀性泻药，制剂内含有大量植物纤维和甲基纤维素等，口服后不经肠道吸收，但能增加肠道腔内容积和保持粪便的水分和湿度，用药后的副作用很少，能长时间的使用，可获得比较理想的通便作用。

第五节　泌尿系统疾病

一、尿道感染

【概要】　此病泛指尿道、膀胱、输尿管和肾盂等部位受到病原微生物感染，因而，通常要作出具体的定位诊断则有一定困难，只可粗略地分成上

尿道感染和下尿道感染。本文着重阐述以尿道炎和膀胱炎为代表的下尿道感染。引起下尿道感染的病原体主要是大肠杆菌、副大肠杆菌、变形杆菌、葡萄球菌、真菌、铜绿假单胞菌、支原体和各种病毒等，感染后患者多出现尿频、尿急、尿痛等膀胱刺激症状，并时常伴有发热、寒战、周身不适等。配合尿液检验检查，可见红细胞、白细胞增多，尿液培养可找到相应的致病微生物。对此，必须及时选择敏感的抗生素控制其感染，并注意防止本病治愈后的复发。

处方 1　可以选择的单药治疗法

　　　　复方磺胺甲噁唑，每次 2～4 片，口服，每日 1 次

　或　磺胺甲噁唑（SMZ），每次 2.0g，口服，每日 1 次

　加　甲氧苄啶（TMP），每次 0.2g，口服，每日 1 次

　加　碳酸氢钠，每次 1.0g，口服，每日 1 次

　或　氧氟沙星，每次 0.1g，口服，每日 1 次

　或　阿莫西林，每次 3.0g，口服，每日 1 次

处方 2　通常采取"三日"疗法

　　　　复方磺胺甲噁唑，每次 2 片，口服，每日 2 次

　　　　碳酸氢钠，每次 1.0g，口服，每日 2 次，连用 3～5 天

　或　阿莫西林，每次 0.5g，口服，每日 4 次

　或　诺氟沙星，每次 0.2g，口服，每日 3 次

　或　氧氟沙星，每次 0.2g，口服，每日 3 次

处方 3　适用于急性膀胱炎的治疗

　　　　氧氟沙星，每次 0.2g，口服，每日 3 次

　加　甲硝唑，每次 0.25g，口服，每日 3 次

　加　阿莫西林，每次 0.5g，口服，每日 4 次

　或　氨曲南　　　　　　　2.0g　｜
　　　10%葡萄糖液　　　500ml　｜静脉滴注，每日 3 次

【简释】　① 复方磺胺甲噁唑是一种比较老的磺胺类制品，其中已经加入相对应剂量的磺胺增效剂（甲氧苄啶），提高了用药后控制尿道感染的效果，但此药须禁用于过敏患者，慎用于叶酸代谢障碍、肝肾功能不全者以及

新生儿和孕妇等。另外，在复方磺胺甲噁唑用药期间还应定时检查外周血白细胞计数和肝、肾功能等。

② 本病使用大量阿莫西林或者以诺氟沙星为代表的喹诺酮类制剂，有时也会出现明显胃肠道刺激症状，及偶尔产生皮疹和皮肤瘙痒的过敏性反应。

③ 在选用氨曲南时，严禁用于有过敏史的患者，慎用于肝肾功能障碍、妊娠和哺乳期妇女；需要静脉滴注给药时，还禁与其他抗生素混合在同一个容器内使用。

二、肾盂肾炎

【概要】 急性上尿道感染反复发作并延续 6 个月以上，即可导致慢性肾盂肾炎。它常被分为以下 3 个类型：①伴有反流的慢性肾盂肾炎；②伴梗阻的慢性肾盂肾炎；③特发性肾盂肾炎。患者以女性更为常见，多表现为间歇性尿急、尿频、低热等临床症状，甚至还可以发生无症状性菌尿。如配合肾盂造影检查时，可见肾盏变形、缩窄，肾外形凸凹不平，还可有持续性肾小球功能障碍；经多次尿液细菌培养，即可查出尿道感染相应的致病微生物等。在药物敏感试验结果出现之前，抗感染治疗应首选对于革兰染色阴性杆菌敏感的抗生素，若条件许可最好能够采取足量联合应用的敏感抗菌药物治疗，并要求患者多饮水、多吃新鲜水果和蔬菜，每天饮水量应当不少于 $1500 \sim 2000 \text{ml}$。

处方 1　适用于急性或慢性肾盂肾炎发作的治疗

复方磺胺甲噁唑，每次 2 片，口服，每日 2 次

加　诺氟沙星，每次 0.2g，口服，每日 3 次

或　阿莫西林，每次 0.5g，口服，每日 4 次

加　庆大霉素，每次 80mg，肌内注射或静脉滴注，每日 2 次

或　头孢唑林，每次 1.0g，静脉注射，每 8h 1 次，用前需皮试

或　头孢噻肟，每次 2.0g，肌内注射或静脉注射，每 8h 1 次，用前需皮试

处方 2　适用于慢性肾盂肾炎低热、症状较重的治疗

环丙沙星，每次 0.25g，口服，每日 3 次

或　诺氟沙星，每次 0.2g，口服，每日 3 次

加　阿莫西林，每次 0.5g，口服，每晚 1 次

加　呋喃妥因，每次 0.1g，口服，每晚 1 次

或　头孢氨苄，每次 0.5g，口服，每晚 1 次

处方 3　适用于重症慢性肾盂肾炎的治疗

氨曲南　　　　　500～1000mg
10%葡萄糖液　　　250ml　｜静脉滴注，每日 3 次

加　环丙沙星，每次 0.25g，口服，每日 3 次

加　庆大霉素　　8 万～16 万 U
5%葡萄糖盐水 250～500ml　｜静脉滴注，每日 1 次

【简释】　① 本病在急性发作期，除了必须加强对于致病微生物感染的有效控制外，还应于适当休息，养成勤排尿、不憋尿的习惯，结合饮食调养，禁食各种刺激性食物等。

② 给予抗感染药物治疗的注意事项，应参照上述尿道感染治疗的方法执行，比如在给予氨曲南治疗时，一定要禁用于针对本品过敏的患者，慎用于肝肾功能障碍以及孕妇和哺乳期妇女。

③ 此外，为防止本病复发，可按照尿液细菌培养和药物敏感试验结果，需要把联合应用的有效抗生素分成 2～4 组，每一组分配 2～3 种药物，治疗时可每隔 2～4 周轮换一组药物，连续 4～6 个月以上，确保能够采取长程、低剂量的抑菌治疗，杜绝疾病反复及其可能产生的继发性高血压和肾功能障碍。

三、急性肾小球肾炎

【概要】　此病曾称为急性肾炎或红肾，它是一组由不同原因造成的免疫介导性炎症疾病。大多数患者是在急性链球菌感染后导致的肾小球急性炎症，起病紧急，主要表现为少尿、血尿、蛋白尿、水肿和血压升高，相伴出现血尿或镜下血尿、中度蛋白尿以及管型尿等。若此病治疗不当，即可导致急性肾功能衰竭、心力衰竭、脑血管疾病等并发症。治疗时除需要有效控制链球菌感染外，还要注意加强休息、退热和控制血压，避免此病引发的各种重大并发症。

处方 1　适用于急性肾炎和链球菌感染的治疗

青霉素钠，每次 80 万 U，肌内注射，每日 2 次，用前需皮试

或　红霉素，每次 0.25g，口服，每日 4 次

处方 2　适用于急性肾炎合并水肿的治疗
　　　氢氯噻嗪（双氢克尿噻），每次 25mg，口服，每日 3 次
或　呋塞米（速尿），每次 20mg，肌内注射，每日 1 次

处方 3　适用于急性肾炎、高血压合并水肿的治疗
　　　呋塞米（速尿），每次 20mg，肌内注射，每日 1 次
加　硝苯地平（心痛定），每次 10mg，口服，每日 3 次
或　卡托普利，每次 25mg，口服，每日 3 次

或　硝普钠　　　　　　　　50mg　｜静脉滴注，每日 1 次，连用
　　5%葡萄糖盐水　　　250ml　｜5 天

【简释】　① 患者若不伴明显的感染性病灶，通常未必需要给予抗生素治疗；即便是存在轻度咽部或皮肤感染时，亦不要长时间使用青霉素或红霉素，以免由此产生耐药。

② 使用氢氯噻嗪或呋塞米利尿，同样也可产生降压的作用，若仍不能将血压维持在正常水平，可适当综合采取其他降压措施，比如口服硝苯地平（心痛定）或卡托普利等；此外，口服卡托普利类的血管紧张素转换酶抑制药，或者是静脉滴注硝普钠等，还将有益于防治心力衰竭的合并症。

③ 硝普钠溶解后和使用过程中均应注意避免直接光线的照射，以免本品被光照之后的治疗效果降低。

④ 再则，本病不要使用氨基糖苷类、磺胺类和多黏菌类抗生素，以防加重患者的肾功能损害。

⑤ 绝大多数病例，经由 1～4 周的治疗即可消肿、自觉临床症状好转，检测血清补体 C3 在 4～8 周后开始恢复，但镜下血尿和尿内微量蛋白的阳性改变仍可延续至 6～12 个月。

四、慢性肾小球肾炎

【概要】　本病简称慢性肾炎，指由于多种原因、多种病理类型产生的一组原发性肾小球疾病，患者病程长达一年至数十年，迁延不愈，出现蛋白尿、镜下血尿、水肿、高血压和程度不同的肾功能损害等。由于该病病理类型有所不同，故其临床表现等并不十分一致，比如，膜性增生型肾炎就更易于逐渐发展成严重的肾功能衰竭，治疗起来也非常棘手。本病的治疗原则是

适当采用抗血小板聚集药物如双嘧达莫，以及加强休息、避免妊娠和感冒等综合性措施，并且保护患者的肾脏功能。此外，此病还须注意限制食盐、蛋白质及磷的摄入，及时进行对症处理，控制血压升高和各种并发症。

处方 1　适用于一般病例的治疗

　　　　六味地黄丸，每次 4～8 粒，口服，每日 2 次

　或　百灵胶囊，每次 4 粒，口服，每日 3 次

　加　金施尔康，每次 1 粒，口服，每日 2 次

处方 2　适用于水肿比较明显时的治疗

　　　　氢氯噻嗪，每次 25mg，口服，每日 3 次

　或　呋塞米（速尿），每次 20mg，肌内注射，每日 1 次

处方 3　适用于合并高血压的治疗

　　　　卡托普利（开搏通），每次 25mg，口服，每日 3 次

　或　贝那普利（洛汀新），每次 20mg，口服，每日 3 次

　或　氯沙坦（科素亚），每次 100mg，口服，每日 3 次

　加　硝苯地平，每次 10mg，口服，每日 3 次

　或　维拉帕米，每次 40mg，口服，每日 3 次

　加　阿替洛尔，每次 25mg，口服，每日 1～3 次

处方 4　适用于慢性肾炎的免疫调节治疗

　　　　雷公藤多苷，每次 10～20mg，口服，每日 3 次

　或　泼尼松片，每次 30～60mg，每日 1 次，早晨顿服

处方 5　适用于合并高血压的治疗

　　　　双嘧达莫（潘生丁），每次 100mg，口服，每日 3 次

　或　低分子肝素钙（速避凝），5000U，皮下注射，每日 1 次

　【简释】　① 此病大多数病例可伴程度不同的高血压，故应该采取及时有效地降压治疗，以防患者血压长时期升高对于重大靶器官产生损害而发生严重并发症。然而，本病降低血压治疗不能过急、过猛，使动脉血压降得过低、过快会使患者的肾血流量减少，从而直接影响到冠状动脉、脑血管和肾脏功能等。

　　② 使用双嘧达莫或低分子肝素治疗，有助于抑制血小板聚集、增加红细

胞的变形性，防止微小血栓形成。

③ 利尿药的应用在本病的药物治疗中也占据非常重要的地位，它不仅可以消除水肿，同时还能产生降低血压的协同作用，比如合理使用氢氯噻嗪、呋塞米等。但是，当患者已经出现显著肾功能障碍时，对于呋塞米的使用应予慎重。

五、肾病综合征

【概要】 这是由各种不明原因造成的一种临床综合征，主要表现为大量蛋白尿、低蛋白血症、高脂血症和水肿，以及胸腔积液、腹水、血栓形成等，一般可分为原发性和继发性两大类，前者有可能由肾小球疾病引起，后者时常继发于系统性红斑狼疮、糖尿病、多发性骨髓瘤、紫癜性肾炎、肿瘤等。对原发性肾病综合征的治疗，须在积极对症处理和有效预防各种并发症的同时，加强免疫抑制和彻底消除慢性炎症。

处方 1　适用于一般性的对症治疗

　　　　氢氯噻嗪，每次 25mg，口服，每日 3 次

　或　　氨苯蝶啶，每次 50mg，口服，每日 3 次

　加　　20％白蛋白，每次 50ml，静脉滴注

　加　　呋塞米（速尿），每次 20mg，口服或静脉注射，每日 1 次

　　　　卡托普利，每次 25mg，口服，每日 3 次

处方 2　常用的免疫抑制治疗方案

　　　　泼尼松片，每次 60mg，口服，每日 1 次

　　　　环磷酰胺，每次 0.2g，口服，隔日 1 次

　或　　环磷酰胺　　　　　　200mg ⎤

　　　　生理盐水　　　　　　 20ml ⎦　静脉注射，隔日 1 次

　或　　环孢素，每次 5mg/kg，口服或静脉注射，隔日 1 次

处方 3　适用于低蛋白血症的治疗

　　　　20％人血白蛋白，500ml，静脉注射或静脉滴注，连用5～7天

处方 4　适用于抗凝和改善血液循环的治疗

　　　　双嘧达莫，每次 100mg，口服，每日 3 次

或　肝素钠　　　　　　　　75mg
　10%葡萄糖液　　　　　500ml ｝静脉滴注，每日 1 次

加　雷公藤多苷，每次 10mg，口服，每日 3 次

【简释】　① 泼尼松使用剂量要充足、疗程应够长、减药时必须缓慢，并且结合一定的有效抗生素治疗，旨在避免激素导致抵抗力下降而引起继发性感染等。

② 免疫抑制治疗主要适用于曾对肾上腺皮质激素产生依赖或者无明显治疗效果的病例。通常给予环磷酰胺治疗，须隔日 1 次，总的用量不要超过 6～8g，并且提防或减轻本药有可能导致骨髓抑制、中毒性肝炎、严重脱发、出血性膀胱炎和性功能损害。

③ 给予肝素抗凝治疗时间也不宜过长，须防产生出血倾向等重大并发症。

④ 雷公藤多苷作为一种中成药制剂，可配合糖皮质激素一起使用，也有比较理想的效果，但本品可发生白细胞减少和肝功能损害的毒副作用，故须在服药期间定期地复查肝脏功能。

六、肾小管酸中毒

【概要】　此病（RTA）是由于近端肾小管对碳酸氢根的再吸收障碍或是因远端肾小管血液与其管腔之间尚未建立起正常的 pH 值梯度所致。本病极易产生代谢性高氯性酸中毒、水与电解质平衡失调、骨关节和泌尿系统的一系列临床特征。对此最为首要的是查明原因、及时纠正代谢性酸中毒、补充钾盐、治疗骨和泌尿系统的常见病症。在本病尚未查清病因之前，必须禁止使用乙酰唑胺和磺胺类制剂；应提供积极的对症处理，比如及时予以补钾、纠正代谢性酸中毒等。

处方 1　适用于纠正低钾血症的治疗

枸橼酸钾合剂，每次 10ml，口服，每日 3 次

枸橼酸钾颗粒，每次 1～2 袋，口服，每日 3 次

处方 2　适用于纠正代谢性酸中毒的治疗

　5%碳酸氢钠，每次 1.0g，口服，每日 3 次

或　5%碳酸氢钠，每次 100ml，静脉滴注，每日 2 次

加　呋塞米（速尿），每次 20～60mg，口服，每日 3 次

氢氢可的松，每次 0.1～0.5mg，口服，每日 1 次

处方 3   适用于低钙血症的治疗

　　　葡萄糖酸钙，每次 1.0g，口服，每日 3 次

　或　乐力胶囊，每次 2 粒，口服，每日 3 次

　或　钙尔奇 D 片，每次 0.6g，口服，每日 3 次

【简释】　① 在本病的诊治过程中，须定期进行患者病情和疗效的检测和评估，及时实施血气分析、血液 pH 值、血钾、血钙和血氯的监测，以便随时调整患者的治疗方案。

　　② 在低钾血症补钾时，禁止使用氯化钾，以防本品使患者高氯血症加重；此外，补钾用量和速度均要适中，倘若口服枸橼酸钾过量，也会致使患者发生代谢性碱中毒等。

　　③ 如果基层医疗单位条件较差时，一定要让本病患者及时去上级医院复诊，并且制定和选择更加合理的具体治疗方法。

七、高尿酸血症肾病

【概要】　此病是指由于尿酸盐在血液中浓度呈饱和状态并沉积于肾脏引起肾病变。已知尿酸是嘌呤代谢的终末产物，如果嘌呤代谢紊乱将使尿酸生成过多，加之肾脏排泄尿酸减少，均会导致血液尿酸增高。患者以中、老年男性多见，发生小至中等量蛋白尿及伴有镜下或肉眼血尿、高血压和/或水肿，在肾间质和肾小管内见有双折光的针状尿酸盐结晶。检测血液尿酸水平上升 $>390\mu mol/L$，尿的尿酸排出量增多 $>4.17mmol/L$。基本治疗原则是饮食及饮水疗法、碱化尿液和抑制尿酸合成与排泄疗法。

处方 1   可选择的尿酸合成抑制疗法

　　　别嘌醇 100～200mg，每日 1 次，口服

　　　随后再根据肌酐清除率（CCr）调整成维持剂量

处方 2   可选择的碱化尿液疗法

　　　碳酸氢钠（小苏打片）2.0g，每日 2 次，口服，将尿液
　　　pH 值维持在 6.5～6.8

　或　碱性合剂 20～30ml，每日 3 次，口服

处方 3   适用于促进尿酸排泄的治疗

　　　丙磺舒 0.25～0.75g，每日 2 次，口服

　或　苯溴马隆（立加利仙）100mg，每日 1 次，口服

或　磺酰吡唑酮 100mg，每日 2 次，口服

处方 4　适合于相伴肾结石的治疗
别嘌醇 200mg，每日 2 次，口服

加　山莨菪碱（654-2）10mg，肌内注射，立即

处方 5　适合于相伴关节炎的治疗
秋水仙碱 0.5mg，每日 1～2 次，口服

加　丙磺舒 0.5g，每日 2 次，口服

【简释】　碱化尿液可以尿酸盐结石溶解，但容易致钙盐沉淀，有磷酸钙或碳酸钙结石形成的危险。当肾功能不全，（CCr＜20ml/min）时，不宜使用促进尿酸排泄的药物；在相伴关节炎急性期，不宜使用抑制尿酸和促进尿酸排泄的药物，忌用噻嗪类利尿药、氨苯蝶啶、吡嗪酰胺、乙胺丁醇、小量阿司匹林等。服用丙磺舒若无严重胃肠道反应，可逐渐增加剂量至每日 1～3g。

八、急性肾功能衰竭

【概要】　此病（ARF）是因多种病因导致的肾功能急骤衰退，患者发生尿蛋白、血肌酐和尿素氮增高、水与电解质和酸碱代谢失衡等，其病情十分危急，很容易导致死亡。急性期出现少尿（＜400ml/d）或无尿（＜100ml/d）期，患者伴食欲下降、恶心、呕吐、上腹饱胀、气急、牙龈出血、血便、高钾血症等。进入多尿期以后，患者还发生各种电解质明显下降或代谢性酸中毒等。疾病早期大多数病例是以 α_1-微球蛋白增高为特征，有时甚至可升高至 30mg/L 以上。本病治疗中须尽早查明和清除导致疾病发生和发展的原因，及时纠正酸碱代谢失衡、加强对症处理，有必要时还可考虑采取不同有效的血液净化治疗。

处方 1　适用于 ARF 少尿期的治疗
呋塞米（速尿），每次 20mg，口服，每日 3 次

或　呋塞米，每次 20～200mg，静脉注射，立即

加　氨苯蝶啶，每次 25mg，口服，每日 3 次
20％白蛋白，每次 50ml，静脉注射，静脉滴注

处方 2　适用于 ARF 高钾血症的治疗
10％葡萄糖酸钙，每次 10～20ml，静脉推注，立即

　　　　　5％碳酸氢钠，每次 100～200ml，静脉滴注，立即

或　普通胰岛素　　　　12～16U
　　25％葡萄糖液　　　　200ml ｜ 静脉滴注，立即

或　钠型离子交换树脂，每次 150g，口服，每日 3 次

加　25％山梨醇溶液，200ml，口服，每日 3 次

处方 3　适用于纠正代谢性酸中毒的治疗
　　　　　5％碳酸氢钠，每次 100ml，静脉滴注

处方 4　适用于合并消化道出血的治疗
　　　　　雷尼替丁，每次 150mg，静脉注射，每日 1～2 次

或　奥美拉唑，每次 20mg，静脉注射，每日 1 次

处方 5　适用于合并感染的治疗
　　　　　青霉素钠，每次 80 万 U，肌内注射，每日 2～3 次，用前
　　　　　　需皮试，连用 5～7 天

或　头孢拉定（头孢雷定）1.0g　　 静脉注射，每日 2～3 次，
　　10％葡萄糖液　　20～40ml ｜ 用前需皮试

或　头孢噻肟(头孢氨噻肟) 1.0g　　静脉注射，每日 2～3 次，
　　10％葡萄糖液　　20～40ml ｜ 用前需皮试

【简释】　① 此病须注意记录液体的出入量，保持其出入平衡，最好是
维持每日的液体入量低于或等于前一天尿量加大便、呕吐物或引流量的水分。

　　② 本病在应用葡萄糖酸钙和碳酸氢钠时，既要考虑适合于平衡血钾，又
要兼顾及时纠正代谢性酸中毒。治疗期间一定定时检测血钾或血液 pH 值的
变化。

　　③ 每次应用钠型离子交换树脂 1.0g，即可大致吸附血 K^+ 1mmol，采用
此法治疗起效较慢，故对需要采取紧急救治的病例并不一定合适，现有人报
道本品与 25％山梨醇溶液一起口服尚能增进一点治疗效果。

　　④ 对高钾血症患者，需要采取血液透析的指征，主要包括严重感染、急
性中毒、挤压综合征、毒蜂蜇伤、严重出血热、已 2 天以上无尿或 7 天以上
少尿、检测血钾升高至 6.8mmol/L 以上、检测血肌酐升高至 707μmol/L。

　　⑤ 此外，本病还须注意在控制感染治疗时一定选用对肾脏功能不会产生

毒害影响的抗生素。

九、慢性肾功能衰竭

【概要】 此病（CRF）是由各种肾脏疾病最终发展至晚期并可产生尿毒症。患者的临床表现主要是因蛋白质、水、电解质、酸碱平衡失调导致的氮质血症、夜尿增多、多尿、终末期少尿、水肿、钠潴留、高钾、低钙、骨骼疼痛、皮肤瘙痒等。因此，对本病应当加强其病因和诱因治疗，注意调节好个人饮食，及时缓解各种各样的临床症状。当疾病发展至最为严重的阶段或者检测血肌酐升高至 707μmol/L 时，尚须要根据患者或当地的医疗条件及时选择血液透析或肾移植术的替代疗法。

处方 1　适用于合并高钾血症的治疗

10%葡萄糖酸钙，每次 10ml，静脉注射，立即

5%碳酸氢钠，每次 100ml，静脉注射，立即

或
$\left.\begin{array}{ll} \text{25\%葡萄糖液} & \text{200ml} \\ \text{普通胰岛素} & \text{16U} \end{array}\right\}$ 静脉滴注，立即

钠型离子交换树脂，每次 15g，口服，每日 3 次

处方 2　适用于低蛋白血症的治疗

复方 α-酮酸（肾灵），每次 4～5 片，餐间口服，每日 3 次

或　包醛氧化淀粉，每次 5～10g，口服，每日 2 次

加　金施尔康，每次 1 粒，口服，每日 2 次

处方 3　适用于慢性肾衰代偿期的治疗

贝那普利（洛丁新），每次 10～20mg，口服，每日 1 次

或　氯沙坦（科素亚），每次 50～100mg，口服，每日 1 次

处方 4　适用于纠正合并酸中毒的治疗

碳酸氢钠，每次 2.0g，口服，每日 3 次

或　5%碳酸氢钠 100ml，静脉滴注，立即

加　10%葡萄糖酸钙 10ml，静脉滴注，立即

处方 5　适用于合并钙、磷平衡失调的治疗

碳酸钙片，每次 3.0g，口服，每日 3 次

骨化三醇，每次 0.2μg，口服，每日 1 次

处方 6　适用于合并高血压的治疗

普萘洛尔（心得安），每次 100mg，口服，每日 3 次

加　硝苯地平，每次 10mg，口服，每日 3 次

或　哌唑嗪，每次 1mg，口服，每日 2 次

加　卡托普利，每次 25mg，口服，每日 3 次

或　培哚普利，每次 4mg，口服，每日 1 次

处方 7　适用于合并心力衰竭的治疗

呋塞米（速尿），每次 20～40mg，静脉注射，立即

| 毛花苷 C（西地兰）　0.2mg
25％葡萄糖液　　　　20ml | 静脉滴注，立即 |

| 酚妥拉明　　　　　　10mg
5％葡萄糖液　　　　250ml | 静脉滴注，立即 |

| 5％葡萄糖液　　　　250ml
硝普钠　　　　　　　50mg | 静脉滴注，立即 |

处方 8　适用于合并贫血的治疗

硫酸亚铁，每次 0.3g，口服，每日 3 次

或　含糖氧化铁，每次 50mg，缓慢静脉注射，每日 1 次

加　重组人红细胞生成素，每次 3000U，皮下注射，隔日 1 次

加　叶酸片，每次 5mg，口服，每日 1～2 次

处方 9　适用于合并感染的控制治疗

青霉素钠，每次 80 万 U，肌内注射，每日 2 次，用前需皮试

或　头孢拉定，每次 2.0g，静脉注射，每日 2 次，用前需皮试

【简释】　① 复方 α-酮酸或肾灵片均含多种 α-酮酸和必需氨基酸，不含氮和氢，使用此药有益于减少蛋白质分解代谢、纠正毒氮代谢物在体内潴留以及代谢性酸中毒，与此同时还可以提高患者的血钙水平，缓解相应的临床症状，故能延缓慢性肾功能衰竭的病情进展。然而，复方 α-酮酸或肾灵片均禁用于高钙血症和氨基酸代谢失衡的病例。

② 使用包醛氧化淀粉时，最好配合进行低蛋白饮食，也不宜同时口服碱性药物。

③ 重组人红细胞生成素（利血宝）注射时，有时可能导致血压增高和头痛等，若跟踪检测血红蛋白（Hb）升高至 $100\sim120g/L$ 时，即可开始逐渐减量，直至停止使用。

④ 患者合并心力衰竭并对一般性利尿治疗不敏感时，可以改换酚妥拉明、毛花苷 C 或硝普钠加以治疗，但对此需注意严格掌握用药方式及注射剂量与速度等。

第六节　血液系统疾病

一、缺铁性贫血

【概要】　此病是因为体内正常情况下可储存铁量减少，从而影响血红蛋合成下降引起的低色素性贫血，是贫血患者最常见的小细胞贫血之一，多见于育龄期或哺乳期妇女及生长发育时期的儿童，其次见于消化道疾病或慢性失血的患者，诸如钩虫感染、痔疮出血、月经量增多等。主要临床表现为头晕、乏力、心悸、气促、眼花、耳鸣、皮肤黏膜苍白、胃肠功能下降等。实验室检查血红蛋白下降，红细胞体积变小、其中央淡染区扩大，测定血清铁蛋白和血清铁分别下降至 $12g/L$ 和 $2\mu mmol/L$ 以下。本病应注意加强休息，多吃富含铁元素的食品，病情严重的要采取补铁治疗。

处方　硫酸亚铁控释片（福乃得），每次 1 片，口服，每日 1 次

　　加　维生素 C，每次 100mg，口服，每日 3 次

　　或　铁维他，每次 20ml，口服，每日 2 次

　　或　右旋糖酐铁，每次 100mg，肌内注射，每日 1 次

【简释】　① 通常经由口服补铁治疗 5 天，检测网织红细胞开始增加，常在治疗 1 周后复查血红蛋白即可回升，大约每日平均升高 $1g/L$，历时 1 个月后将逐渐回升并接近正常。

② 在缺铁性贫血被纠正后，仍需要继续口服铁剂 $3\sim6$ 个月以上。

③ 铁维他内含葡萄糖酸铁、葡萄糖酸锌和维生素 C 等，口服此药不良反应相对较少。

④ 此外，在本病的康复过程中，要指导患者多食含铁量较多的食物，如动物肝脏、动物血、瘦肉、黑木耳、黑芝麻等。

⑤ 针对妊娠期妇女、早产儿、双胞胎儿及胃切除术后的患者，还需要给予预防性的铁剂治疗。

⑥ 此外，针对诸如痔疮出血、钩虫感染、月经不调等慢性失血患者，还须请求有关专业科室采取积极的病因根除治疗。

二、再生障碍性贫血

【概要】 此病简称为再障，是由于各种各样的原因导致的造血干细胞数量减少和/或功能异常，从而导致患者红细胞、中性粒细胞和血小板减少的一个临床综合征。本病的发病年龄多为青壮年，是一类较为常见的血液系统疾病，常被分为原发性和继发性两种，对于原发性病例的确切病因并不十分清楚，后者的病因主要与服用某些药物、接触某些化学物品、某些放射线照射、许多病毒感染和免疫性因素有关。主要临床表现为进行性贫血、出血和感染，依据病情严重程度和起病的急缓可将本病分为急性和慢性两类。配合化验检查时，重点提示本病出现全血细胞减少、网织红细胞计数下降、骨髓增生低下、红粒细胞系和巨核细胞系计数均可减少，但是对此还须与骨髓纤维化、骨髓增生异常综合征、低增生性白血病等加以鉴别。对于再障患者，应尽力做到尽早确诊和早期治疗，及时查找和去除病因，避免发生危及生命的严重并发症，并力争恢复患者的造血功能。

处方 1　适用于一般急性病例的治疗

丙酸睾酮（睾酮丙酸酯），每次 100mg，肌内注射，每日 1 次

或　司坦唑醇（康力龙、吡唑甲氢龙），每次 2mg，口服，每日 3 次

或　美雄酮（去氢甲睾酮，大力补），每次 10mg，口服，每日 3 次

处方 2　适用于慢性病例的治疗

睾酮十一酸酯，每次 80mg，口服，每日 2 次

加　一叶秋碱，每次 16mg，肌内注射，每日 1 次

加　左旋咪唑，每次 50mg，口服，每日 3 次

或　再障生血片，每次 4 片，口服，每日 3 次

处方 3　适用于自体免疫再障的激素治疗

地塞米松	10～20mg	静脉滴注，每日 1 次，连用
生理盐水	100ml	1 周改成口服

接　泼尼松（强地松），每次 50mg，口服，每早 1 次顿服

【简释】　① 对于再障的治疗，必须树立恒心，采取长期的综合治疗方案，才有可能获得比较满意的效果。

② 使用上述的雄激素治疗，旨在刺激患者的骨髓造血，需要的时间较长，同时还会对肝脏产生一定损害，因而在用药期间要每月复检一次肝肾功能，并须加强患者的对症治疗和支持治疗，若贫血症状严重时还应少量多次输注新鲜血液；若患者合并明显的出血倾向时，也应该及时给予浓缩型血小板输注治疗。

③ 由于患者机体抵抗力下降，本病极容易导致继发性感染，对此还须酌情选择敏感性抗生素进行控制。

④ 一般认为采取骨髓移植更适用于治疗急性病例，力求能够使患者获得治愈的效果。

⑤ 此外，另有人报道，给予诸如山莨菪碱（654-2）等可能增加微循环的药物，也有益于进一步评判骨髓的微循环状况，从而促进患者造血功能的改善。

三、急性溶血性贫血

【概要】　这是因短时间内发生红细胞过度破坏产生的疾病，常见病因包括血型不相配输血、自身免疫性溶血、阵发性睡眠性血红蛋白尿等。此病的有效治疗原则，主要依赖于溶血原因和诱因的查明，通常采用肾上腺糖皮质激素、免疫抑制药和环孢素、抗淋巴细胞球蛋白、输血或者血浆置换治疗等。对于因血型不相配输血引起的反应，必须立即停止输血，及时复核患者已经输注血液的血型，严密监测其血压、脉搏、呼吸、体温等生命体征，积极防治水和电解质失衡和急性肾功能衰竭等。

处方 1　适用于血型不相配输血的治疗

生理盐水	20ml	静脉注射，立即
地塞米松	10mg	

接　5％葡萄糖盐液	250ml	静脉滴注，每日 1 次
地塞米松	10mg	

加　呋塞米（速尿）　　　　80mg ⎤
　　生理盐水　　　　　　　20ml ⎬ 静脉滴注，立即
　　10％葡萄糖液 500～1000ml ⎦

　　叶酸片（维生素 M），每次 5mg，口服，每日 3 次
或　注射用叶酸，每次 10～30mg，肌内注射，每日 1 次

处方 2　适用于自身免疫性溶血的治疗

　　生理盐水　　　　　　200ml ⎤ 静脉滴注，每日 1 次，连用
　　地塞米松　　　　　　10mg ⎦ 5 天

接　泼尼松，每次 30～60mg，口服，每日 1 次，连用 2～6 个月
加　叶酸片，每次 5mg，口服，每日 3 次，连用 2～3 个月

处方 3　适用于阵发性睡眠性血红蛋白尿的治疗

　　司坦唑醇（康力龙），每次 2mg，口服，每日 3 次
或　丙酸睾酮（睾酮丙酸酯），每次 100mg，肌内注射，每日 1 次
或　美雄酮（去氢甲睾酮，大力补），每次 10mg，口服，每日
　　3 次
或　睾酮十一酸酯，每次 80mg，口服，每日 2 次
加　泼尼松，每次 40mg，口服，每日 1 次
　　6％右旋糖酐 500ml，静脉滴注，每日 1 次
　　维生素 E，每次 100mg，口服，每日 1 次
　　叶酸片，每次 5mg，口服，每日 3 次

【简释】　①"急则治其表、缓者治其本"，本病须加强综合应对的治疗措施。

②急性溶血性贫血能否得救治的关键，就在于及时发现，并立即采取对症治疗和支持治疗、加强血容量维持、防止休克、解除肾动脉痉挛。一开始治疗就要禁用血管收缩药，如果出现代谢性酸中毒或血红蛋白尿，应立即给予 4％碳酸氢钠静脉滴注，改换静输与受血者血型相配的新鲜血。与此同时，选用静脉注射和静脉滴注地塞米松治疗，甚至要给予相应的免疫抑制药治疗，以便于控制患者严重的自身免疫性反应，待其病情稳定好转后，改换为泼尼松片，口服，并且采取逐渐减量维持治疗。

③ 可结合实施雄激素治疗，不仅可以刺激红细胞生成，而且还有益于降低红细胞溶血，如给予司坦唑醇，每次 2mg，口服，每日 3 次。

四、白细胞减少症

【概要】 通常是指检测外周血白细胞计数持续下降并且低于 4×10^9 个/L 时。患者以继发性白细胞减小和/或粒细胞缺乏更为常见，前者主要包括粒细胞生成障碍、粒细胞增殖异常、粒细胞分布异常、粒细胞寿命缩短等多种综合性表现。本病的常见病因或致病因素主要有感染、药物等化学物质中毒、放射线电离辐射等。大多数起病比较缓慢，有少数患者在早期无临床表现。若病情不断加重，即可出现头晕、乏力、食欲减退、低热等。由于本病患者抵抗力明显下降，时常产生全身不同部位的感染。尤其是那些粒细胞缺乏患者，如果起病急骤，突然出现高热、畏寒、头痛、咽痛、浑身无力，甚至产生面部潮红、咽喉部充血、水肿、组织坏死，可发展成极为严重的败血症。本病治疗时须根据患者病情、白细胞减少与粒细胞缺乏的程度，采用提升白细胞药物、肾上腺糖皮质激素、免疫抑制药、敏感性抗生素和实施脾切除术等综合性治疗措施。

处方 1　**适用于一般原因不明病例的治疗**

利血生（磷酸腺嘌呤），每次 20mg，口服，每日 3 次

维生素 B_4，每次 10mg，口服，每日 3 次

处方 2　**适用于因放疗、化疗所致白细胞下降的治疗**

菲格司亭（重组人白细胞生成素）　250μg ｜

5%葡萄糖盐水　200ml ｜ 静脉滴注，每日 1 次

或　碳酸锂，每次 0.3g，每日 3 次，连用 4 周

加　鲨肝醇，每次 50mg，口服，每日 3 次，连用 4 周

加　肌苷片，每次 0.2g，口服，每日 3 次，连用 4 周

处方 3　**适用于由免疫因素引发白细胞减少的治疗**

泼尼松片，每次 40mg，口服，每日 1 次，酌情延长服药时间

处方 4　**适用于由其他因素引发的治疗**

菲格司亭，每次 150μg，皮下注射，每日 1 次

或　沙格司亭（升白能）

                       150～300mg   静脉滴注，每日 1 次

     生理盐水   250ml

【简释】　① 急性粒细胞缺乏的病死率很高，应当引起人们的足够重视。

② 针对原因不明的白细胞减少，须及时查找和消除该病的病因和致病因素，积极控制皮肤、口腔、泌尿生殖器的感染，并且在日常生活中定期复查服药者治疗期间的血细胞分析等。

③ 现有有关于细胞组粒细胞集落刺激因子的治疗进展，可以选用菲格司亭（G-CSF）或沙格司亭（GM-CSF）等，必要时还可静脉输注浓集白细胞治疗。

④ 此外，本病患者还要远离电磁波，在居室内不宜使用大功率电器，以及平素增加高热量、高蛋白质和高维生素饮食等。

五、白血病

【概要】　此病是造血系统的一种恶性疾病，民间俗称为"血癌"，主要特点是出现大量白血病细胞的无限制性增殖，并且浸润至骨髓、血液和其他脏器和组织。根据白血病细胞的不成熟状态和其发展的自然病程，可将其分为急性和慢性白血病两大类型，前者在骨髓和血液中出现的白细胞是以原始细胞为主，后者则是以相对成熟或幼稚阶段的细胞为主。根据可以检测的白细胞类型，又可把此病分为急、慢性淋巴细胞白血病与急、慢性非淋巴细胞白血病。急性白血病主要表现为严重贫血、发热不退、出血难止、肝脾与淋巴结肿大、胸骨压痛等。慢性白血病患者起病缓慢，出现的临床症状相对较轻，时常合并脾脏肿大和血象与骨髓象异常等，但此时尚要与肝硬化、脾功能亢进及血吸虫病进行鉴别。

处方 1　适用于急性淋巴细胞白血病的 VP 方案

     长春新碱（VCR）   2mg   静脉注射，于第 1、8、15、

     生理盐水   20ml   21 天使用

  加　波尼松，15mg，口服，每日 3 次，连用 4 周

处方 2　适用于治疗急性非淋白血病的 DA 方案

     柔红霉素（DNR）40mg/m^2

                             静脉滴注，于第 1～3 天用药

     生理盐水   100ml

阿糖胞苷（ARA） 　　　　　　100～150mg/m² 生理盐水　　　　　100ml	静脉滴注，于第1～7天用药
高三尖杉酯碱（H）40mg/m² 生理盐水　　　　　100ml	静脉滴注，于第1～7天用药

处方3　适用于难治或复发急性白血病的治疗

米托蒽醌（NVT） 　　　　　　5～10mg/m² 生理盐水　　　　　100ml	静脉滴注，于第1～3天用药
阿糖胞苷（ARA） 　　　　　　100～150mg/m² 生理盐水　　　　　100ml	静脉滴注，于第1～7天用药

处方4　常用于慢性粒细胞白血病的治疗

α-干扰素（IFN-α），300万～900万U，肌内注射，每日1次

加 或 马利兰（白消安），4～6mg，口服，病情稳定逐渐减量

羟基脲，每次1.0g，口服，每日3次

处方5　常用于慢性淋巴细胞白血病Ⅱ、Ⅲ期的治疗

苯丁酸氮芥（瘤可宁），6～10mg，分成3次，口服

处方6　常用于Ⅱ、Ⅲ期的慢性淋巴白血病的治疗

环磷酰胺（CTX） 　　　　　　400～800mg/m² 生理盐水　　　　　20ml	静脉注射，于第1天应用
长春新碱（VCR）　　　2mg 生理盐水　　　　　20ml	静脉注射，于第1天应用

泼尼松片，每日40～60mg，分次口服，于第1～5天应用

【简释】　① 在使用化疗药物时很容易产生一系列不良反应。例如，应用长春新碱数周，部分患者出现感觉异常、恶心、呕吐、皮疹、脱发等毒副作用。对此，需要定时复查用药者的血细胞分析。又如用柔红霉素和阿糖胞

苷等，会对心、肝、肾、骨髓等脏器产生一定的毒副作用，因此还应定期复查肝肾功能、心肌酶谱、心电图、血常规等，结合患者病情及时调整药物用量和时间等。

② 对治疗所用不同化疗药物的剂量，都需要按具体患者进行具体分析，即可按照患者的一般情况、年龄、体重等进行剂量的增减。

③ 两次化疗的间歇时间通常需要 9～14 天，连用 2～4 个疗程之后再视其病情和化疗效果考虑改换其他更加适宜的方案。

④ 本病是一种严重的恶性疾病，使用化疗药物的毒副反应较大，因而必须经常保持患者和其家属相互沟通，及时交代病情以及与治疗相关的变化，争取获得临床治疗的相互理解和配合。

六、过敏性紫癜

【概要】 此病又称为毛细血管中毒症，是一种常见的因为血管变态反应引起的出血性疾病，主要病因是由于毛细血管通透性和脆性增高，导致广泛的过敏性小血管炎，表现皮肤紫癜、腹痛、关节痛甚至肾脏病变等症状。患者于发病 1～3 周之前多有全身不适、低热、咽喉疼痛等呼吸道症状。过敏性紫癜多呈丘疹状，分布于下肢关节和臀部，成批地对称性出现。病情严重时，还可发生出血性肠炎、肾小球肾炎、多形红斑、荨麻疹或全身性水肿。对此，应当及时查找和消除过敏原，避免再次接触或使用有可能引发本病的过敏性药物和食品。

处方 1　适用于一般过敏性紫癜的治疗

　　　氯苯那敏（扑尔敏），每次 4mg，口服，每日 2～3 次

或　苯海拉明，每次 25～50mg，口服，每日 2～3 次

或　曲吡那敏，每次 25～50mg，口服，每日 2～3 次

或　阿司咪唑（息斯敏），每次 10mg，口服，每日 2～3 次

加　维生素 C，每次 200mg，口服，每日 3 次

加　葡萄糖钙片，每次 1g，口服，每日 3 次

处方 2　适用于重症伴有明显腹痛的治疗

| 0.9％氯化钠液 | 500ml | 静脉滴注，每日 1 次，连用 |
| 地塞米松 | 10mg | 7～10 天 |

接　维生素 C，每次 3～6g，入滴壶内静脉滴注，每日 1 次

接　泼尼松，每次 20mg，口服，每日 3 次

处方 3　适用于重症相过敏性紫癜的治疗

硫唑嘌呤，每次 25mg，口服，每日 2～3 次

或　环磷酰胺　　　100～200mg　｜
0.9％氯化钠液　　250ml　　　｜静脉滴注，每周 2 次

【简释】　① 此病的一般性药物治疗主要包括采用抗组胺类药物、糖皮质激素、免疫抑制药和抗凝治疗等综合措施。

② 选择药物的基本治疗模式：是给予抗组胺类药物，加改善血管通透性，加对症处理的药物等。

③ 抗组胺药物作为各型过敏性紫癜治疗的常规药物，但使用该药可出现嗜睡、乏力、头晕、注意力分散、口干、恶心等不良反应。倘若患者正在从事驾驶员、高空作业或机械操作时则要求不能随意服药，对此一定要向需要服该类药治疗的患者说明，以防发生意外。

④ 关于免疫抑制药应用的注意事项，可参见本书其他章节关于硫唑嘌呤或环磷酰胺化疗的介绍。

七、真性红细胞增多症

【概要】　这是一种慢性骨髓增生性疾病，常以异常的红细胞增多为主。其病因仍不清楚，有人仅推测本病可能与患者自身的克隆性病变有关。本病由于在周围血液内出现大量成熟或不够成熟的红细胞，故极其容易导致血液黏稠、红细胞变形性下降、血流黏滞或流动减慢，严重时还发生脑血管血栓形成或栓塞等。此病的主要治疗原则是给予骨髓抑制药物和结合静脉放血疗法。有条件的医疗单位还可使用血细胞分离机进行，并紧接着补充与红细胞同等容积的代血浆。此外，还须注意预防可能因本病所引发的一系列并发症。

处方 1　适用于一般性治疗

静脉放血 200ml，每 1～3 天放血 1 次，必要时
白消安，每次 2mg，每日 2～3 次

或　苯丁酸氮芥，每次 2mg，每日 3 次
0.9％氯化钠注射液 20ml，静脉注射，每周 3 次

或　环磷酰胺，每次 200mg，口服，每日 1 次

別嘌醇，每次 100mg，口服，每日 3 次

加　维生素 C，每次 200mg，口服，每日 3 次

处方 2　适用于高凝状态或脑血管栓塞的治疗

阿司匹林，每次 100mg，口服，每日 1 次

加　尼莫地平，每次 20mg，口服，每日 3 次

或　吡拉西坦（脑复康），每次 800～1000mg，口服，每日 3 次

加　阿米三嗪（奥米特灵），每次 50mg，口服，每日 2 次

【简释】　① 此病实施放血治疗较为简单且疗效快，每次放血到红细胞计数下降至 6×10^{12} 个/L 或血细胞比容下降 50% 后即应停止，如果放血量过多还需要进行补铁治疗，尤其是在结合使用骨髓抑制药物的过程中，如正当应用苯丁酸氮芥、环磷酰胺、别嘌醇时，更应该严防用药者可能发生的骨髓抑制和周围血细胞过低等。

② 使用尼莫地平或吡拉西坦（脑复康）治疗，旨在提高脑组织细胞的血氧供应，从而预防因本病血流黏滞可能产生的脑萎缩或脑梗死等。给予阿米三嗪口服治疗，则有益于化痰和减少患者呼吸道分泌物。

八、血小板减少症

【概要】　这是指外周血小板计数在 100×10^9 个/L 以下，并容易发生出血的患者。特发性血小板减少症因其病因和发病机制有所不同，而常被分成血小板下降、血小板分布异常、血小板破坏过多、血小板稀释。获得性血小板减少主要继发于其他组织器官的疾病，在临床上常被分成急性和慢性两种，前者突然起病、临床症状明显、极容易产生颅内出血而危及患者的生命，需要时应当静脉滴注地塞米松治疗。

处方 1　普通病例的一般处理

维生素 C，每次 200mg，口服，每日 3 次

维生素 B₁，每次 20mg，口服，每日 3 次

泼尼松片，每次 20mg，口服，每日 3 次

或　生理盐水　　　　　500ml ｜ 静脉滴注，每日 1 次，连用
　　地塞米松　　　　　10mg ｜ 5～7 天

处方 2　适用于止血和输血的处理

酚磺乙胺（止血敏、止血定），每次 4g，静脉滴注，每日 1 次

加　脂质凝血质/6-氨基己酸（复方凝血质、速血凝 M、止血凝），每次 1 支，肌内注射，每日 2 次

加　血小板悬液 10U，静脉滴注，每日 1 次，连用 2～4 天

或　新鲜全血 200～250ml，静脉滴注，每日 1 次，连用 2～3 天

【简释】　① 此病离不开肾上腺糖皮质激素治疗，如果长时间应用或用量过大，必须注意避免使用该药的副作用，要根据患者病情考虑能否减少激素的使用剂量。

② 加强本病的对症处理和预防各种形式的出血，选用止血药物以酚磺乙胺最为合适，因本药能增强血小板的聚集力和黏附性，从而加速血块收缩、降低毛细血管通透性。

九、血友病

【概要】　血友病是由于先天性凝血因子缺陷而产生的出血性疾病，通常被分为甲、乙、丙三种类型，以甲型和乙型更为多见。此病主要表现为关节、肌肉及深部组织等出血，或者产生血肿和皮肤紫癜等。出血最易于显露的部位在膝、肘、踝和腕部等。若反复发生关节腔内出血，容易导致软骨破坏、滑膜及其四周软组织内纤维增生，引起骨质疏松及关节萎缩、畸形、功能丧失。患者一旦发生外伤，极容易导致硬脑膜外血肿和颅内出血等。目前，本病仍无特殊的疗法，须注意劳逸结合、预防外伤，并且结合进行替代性治疗；与此同时，还应禁止使用阿司匹林、双嘧达莫、吲哚美辛（消炎痛）等，以免增加患者的出血趋势。

处方 1　仅适用于轻中症血友病的治疗

去氨加压素（DDAVP） 10μg ⎫
生理盐水　　　　　　 20ml ⎭ 静脉滴注，每日 1 次

新鲜全血 250ml，静脉输注，酌情使用

生理盐水　　　　　 500ml ⎫
氨基己酸　　　　　　　6g ⎭ 静脉滴注，每日 1 次

处方 2　适用于甲型血友病的治疗

冷沉淀粉 4U，静脉滴注

或　抗血友病蛋白浓缩剂 1 支，静脉滴注，每日 2 次

或　　人凝血因子Ⅷ浓缩剂（FⅧ）
　　　　　　　　　　　　　200U
　　　生理盐水　　　　　100ml ｝ 静脉滴注，每日2次

加　　地塞米松　　　　　5mg
　　　生理盐水　　　　　100ml ｝ 静脉滴注，每日2次

处方3　适用于乙型血友病的治疗
　　　人凝血因子Ⅸ浓缩剂（PPSB）
　　　　　　　　　　　　　200U
　　　生理盐水　　　　　100ml ｝ 静脉滴注，每日1次

　　　地塞米松　　　　　5mg
　　　生理盐水　　　　　100ml ｝ 静脉滴注，每日2次

【简释】　①通常认为，若能维持血浆凝血因子血因子Ⅷ、Ⅸ水平在20%以上，才可能阻止患者发生出血，输注冻干人凝血因子Ⅷ或Ⅸ浓缩剂，至少每次12U/kg，隔日静输一次。

②使用肾上腺糖皮质激素，更适合于血友病关节出血和慢性滑膜炎患者的治疗，此类药物既能消炎和止痛，又能预防已经形成血块过快溶解而导致的出血。

③当患者发生出血时，还应尽力避免局部活动，对肢体宜置于适当位置并加以固定，结合进行局部冷敷则有助于减轻疼痛和积血吸收。若患者的关节积血明显而疼痛剧烈时，也可通过穿刺适量抽放关节腔内积血。

十、特发性血小板减少性紫癜

【概要】　此病（ITP）是一种自身免疫性出血综合征，在血小板减少的同时伴发紫癜，出现全身皮肤黏膜大小不等的瘀斑、瘀点，甚至伴有内脏、眼底或颅内出血。急性型病例多见于儿童，起病急，伴发热等。慢性型病例多见于青年女性，起病较为隐匿。患者起病前1～3周多有较明确的上呼吸道感染史，多次检验外周血小板计数减少或寿命缩短，但是患者脾脏不大且骨髓检验巨核细胞数增多或正常。当患者出血较严重时，应绝对卧床休息并防止外伤，同时应杜绝使用降低血小板数量和功能的药物。

处方1　适用于危重患者的紧急救治
　　　血小板悬液10U，静脉滴注，每日1次，连用2～4天

丙种球蛋白（IVIG），每次 0.4mg，静脉滴注，每日 1 次

甲泼尼松（甲基泼尼松），每次 1g，30min 内静脉滴注，每日
1 次

血浆置换（IVIG），每次 3000ml，每日或隔日 1 次

处方 2　**适用于难治性患者的处理**

生理盐水	500ml	静脉滴注，每周 1 次
长春新碱	2mg	

或

环磷酰胺	400mg	静脉注射，每周 1 次
生理盐水	20ml	

或　硫唑嘌呤，每日 1～3mg/kg，口服，分为 2～3 次

酚磺乙胺（止血敏）	4g	静脉滴注，每日 1 次
生理盐水	200ml	

处方 3　**适用于可争取获得完全缓解的病例**

生理盐水	200ml	静脉滴注，每日 1 次，连用
地塞米松	10mg	3 天

接　泼尼松片，每次 20mg，口服，每日 3 次

达那唑（炔睾醇）200mg，口服，每日 2～4 次

【简释】　① 此病紧急治疗原则即是及时采取血小板、大量丙种球蛋白
输注，或进行血浆置换疗法等。

② 急性期给予血小板输注，尽管尚不能明显增加血小板数量，但有助于
预防和减轻出血等。

③ 为能及时缓解本病，临床上要首选规范的肾上腺糖皮质激素治疗，
如甲泼尼松、地塞米松、泼尼松等。倘若使用此类激素发生依赖或疗效
不佳时，也可考虑选择脾脏摘除术或者采用免疫抑制药治疗。当首选泼
尼松长期治疗，4 周以后检查血小板仍低于 100×10^9 个/L 时，即应考虑
本药使患者病情缓解的可能性已经不大，需要及时改换其他的治疗
方法。

④ 已有人报道，止血药物以酚磺乙胺的效果较好，另外有时也可试用其
他制剂，诸如凝血因子Ⅲ（凝血质）、氨基己酸或仙鹤草素等。

十一、骨髓增生异常综合征

【概要】 此病是一种造血干细胞克隆性疾病，主要表现是贫血，有时相伴感染和出血现象，以及外周血液血细胞减少，骨髓出现病态性造血。有的患者最终可以发展成白血病，足以引起人们的重视。WHO 将本病分成以下类型：①难治性贫血，伴或不伴有环形铁粒幼细胞；②难治性血细胞减少，伴有多系增生异常（RCMD）；③难治性贫血伴原始细胞过多（RAEB）；④5q-综合征；⑤不能分类型患者。此病仍无满意的治疗方法，多要采取支持性的综合治疗，对高危患者宜采用 AML 的联合化疗方案或造血干细胞移植。

处方 1　**适用于难治性贫血伴有环形铁粒幼细胞多的治疗**
维生素 B_6，100mg，静脉滴注，每日 2 次，连用 2 个月以上

处方 2　**选择刺激造血的制剂治疗**
司坦唑醇（康力龙）每日 6～12mg，每日分 3 次口服，连用 3 个月以上

或　达那唑，每日 0.6g，分成 3 次，口服，连用 3 个月以上

处方 3　**选择的诱导分化治疗**
全反式维 A 酸（ATRA）10～20mg，每日 3 次，连用 1～9 个月以上

或　干扰素 α300 万 U，皮下注射，每日 1 次，连用 3 个月以上

或　干扰素 γ100 万 U，皮下注射，每日 1 次，连用 3 个月以上

处方 4　**选择小剂量的化疗治疗**
阿糖胞苷，10～20mg，皮下注射，每日 1 次，连用 14～21 天

或　阿柔比星(阿克拉霉素)　10mg ┃ 静脉滴注，每日 1 次，连
　　生理盐水　　　　　　　100ml ┃ 用 10 天以上

或　或依托泊苷（拉司太特）25～50mg，每日 1 次，口服，连用 14～21 天

处方5   适用于年龄较轻的伴有原始细胞过多时的化疗方案

| 高三尖杉酯碱 | $3mg/m^2$ | 静脉滴注，每日1次，第 |
| 生理盐水 | 100ml | 1～7天用 |

| 接 | 阿糖胞苷 $100～150mg/m^2$ | 静脉滴注，每日1次，第 |
| | 生理盐水 100ml | 1～7天用 |

【简释】　本病确诊后，就要明确其亚型，指导治疗，分别采取贫血症支持疗法、刺激造血功能、诱导分化治疗等。维A酸长时间使用可产生不良反应，常见副作用有胆红素增高、ALT和AST增高、血清甘油三酯水平上升；有时还会出现口腔炎、口唇皲裂、皮肤过度角化、肌肉和关节酸痛等。针对年轻的MDS-RAEB型患者，有条件时要首选造血干细胞移植治疗。当检测骨髓中原始细胞较多或是RAEBT型患者，可以先进行有力的化疗，当病情缓解后再行造血干细胞移植。正常状态下对MOS患者均要在2～3个月复查1次骨髓象，以便正确地调整治疗方案。

第七节　代谢性与内分泌疾病

一、糖尿病

【概要】　糖尿病是一组以长期高血糖为主要特征的代谢性疾病，由于胰岛素缺乏和/或胰岛素抵抗与其生物作用障碍等原因导致。与此同时，患者除糖代异常还经常伴发脂肪、蛋白质、水与电解质障碍等。长期的糖尿病病变可侵害神经、心血管、肾脏、眼和皮肤等多脏器，患者时常发生难以控制的感染性疾病，诸如泌尿系统感染、真菌感染和肺结核等。1型糖尿病多起源于胰腺自身严重病变，导致机体胰岛素需要量严重缺乏。2型糖尿病因为胰岛素抵抗或人体内胰岛素相对不足，常于40岁前后发病，起病缓慢，多有肥胖，"三多一少"的临床症状不甚明显。本病治疗应强调的是早诊断、早治疗，实施个体化内科治疗的综合措施，如控制饮食、增加运动和体育锻炼等。例如，一个身高170cm、体重80kg的2型糖尿病患者，要限制每日总热量不宜超过8151kJ，其中包括碳水化合物268g、蛋白质97g、脂肪54g，宜按照"1/5、2/5、2/5"的原则分配每日三餐食谱。

处方1　常用于糖尿病的经济型治疗药品

普通与长效胰岛素2～4U，每日2次，餐前皮下注射

或　中效胰岛素 6～12U，每日 2 次，餐前 30min 皮下注射

处方 2　适用于其他药难以控制的 1 型糖尿病的治疗
　　　　普通胰岛素 4～20U，每日 2 次，餐前 30min 皮下注射
或　诺和灵（R）4～20U，每日 2 次，餐前 30min 皮下注射
或　优泌林（R）4～16U，每日 2 次，餐前 30min 皮下注射

处方 3　适用于 2 型糖尿病的口服降糖药治疗
　　　　苯乙双胍片（降糖灵），每次 25mg，口服，每日 3 次
或　二甲双胍片（降糖片），0.25～0.5g，餐前口服，每日 3 次
加　阿卡波糖（拜唐苹），每次 50mg，餐前口服，每日 3 次
或　格列本脲（优降糖）5mg，口服，每日 2～3 次
或　格列喹酮（糖肾平），每日 15mg，餐前口服

处方 4　适用于 2 型糖尿病口服降糖药后效果欠佳病例的治疗
　　　　长效胰岛素，每次 6～12U，每日 1 次，睡前皮下注射
加　阿卡波糖（拜唐苹）50～100mg，餐前口服，每日 3 次
或　瑞格列奈（诺和龙）0.5～2mg，口服，每日 1～3 次

【简释】　① 对糖尿病的治疗，应取决于疾病合理分型、病情与有无并发症、饮食及运动等非药物治疗是否有效。临床中一定要杜绝盲目地、不加选择地使用药品治疗，即使是需要使用药物控制血糖，也应根据具体情况具体分析，并且要根据现有经济条件研究或制定出较为长期的治疗方案。目前，笔者已经觉察到由于对此病的过度渲染或教育不当，从而导致反复过量用药所引起的脑组织病变和严重低血糖反应的病例，曾给患者带来巨大经济损失和痛苦。

② 糖尿病患者如起病急、病情重、有酮症酸中毒倾向时，须及时使用胰岛素治疗。

③ 在基层医院，对一般并不严重或无重大并发症的患者，首先考虑控制日常饮食、加强运动、结合口服一般性经济型降糖药处理。即使需要应用胰岛素，也须从个体化患者的情况出发，设立和提供更为合理的方案，同时还要依从应用小剂量开始并酌情逐步调整。

④ 使用降糖药或者胰岛素治疗最常见的不良反应，是低血糖反应或低糖后高血糖反应。患者一旦发生低血糖反应时，须及时经口摄食糖水或糖果等，

若条件许可时宜及时给予 50％葡萄糖 20～40ml 静脉推注。

二、甲状腺功能亢进症

【概要】 此病可简称为甲亢，是指由于不同原因导致甲状腺功能增强、甲状腺激素分泌过量及患者基础代谢增高的临床综合征。目前已认为该病是属于人体器官的特异性自身免疫性疾病，可在任何年龄发病，并以 20～40 岁女性的发病率最高，例如毒性弥漫性甲状腺肿等。主要临床表现为怕热、多汗、食量增大、体重下降、急躁易怒、胸闷、失眠、心悸、突眼、皮肤湿热，查体时可见颈部不对称性甲状腺大以及手指颤动等。治疗的基本原则包括适当休息、高热量饮食、禁食含碘食物及药物，结合进行抗甲状腺药和辅助药物治疗，必要可施以放射性^{131}I 照射及外科手术治疗。

处方 1　**适用于初发甲亢病例的治疗**

丙硫氧嘧啶（PTU）0.1～0.15g，口服，每日 3 次

或　甲巯咪唑（他巴唑、MMI）10～15mg，口服，每日 3 次

加　普萘洛尔（心得安），每次 10mg，口服，每日 3 次

或　美托洛尔（倍他乐克）12.5～50mg，口服，每日 3 次

加　地西泮（安定），每次 2.5mg，口服，每晚 1 次

处方 2　**适用于丙硫氧嘧啶或甲巯咪唑禁忌的治疗**

碳酸锂，每次 250mg，口服，每日 3 次

或　泼尼松片，每次 10mg，口服，每日 3 次

加　美托洛尔（倍他乐克）12.5～50mg，口服，每日 3 次

或　地西泮片，每次 2.5mg，口服，每晚 1 次

处方 3　**重点适用于甲亢危象救治的方案**

丙硫氧嘧啶 0.6g，口服，立即

接　丙硫氧嘧啶 0.2g，口服，每日 3 次，连用 5 天

加　复方碘溶液　　　　　2ml ┃ 静脉滴注，每日 1 次，连用
　　5％葡萄糖盐水　　500ml ┃ 3 天

普萘洛尔，每次 30mg，口服，每日 4 次

氢化可的松　　　　　100mg ┃
　　5％葡萄糖盐水　　500ml ┃ 静脉滴注，每日 2 次

【简释】 ① 治疗时应用抗甲状腺药物，几乎都可以出现不同程度的不良反应，因此，在用药期间必须定期检测服药者血细胞分析和肝、肾功能等。

② 使用普萘洛尔和美托洛尔有助于控制或减慢患者因基础代谢增加引发的心率过快，但是由于本类药物为交感神经β受体阻滞药，故应该慎用于支气管哮喘、高度房室传导阻滞、较严重心功能障碍的患者。

③ 当甲亢危象症状减轻后，及时改用甲亢时的一般性治疗用药。

④ 甲亢患者伴慢性耗竭性疾病、严重感染、心脑血管疾病、甲亢危象的病死率很高。

⑤ 对于突发性甲亢危象，需要及时提供确实有效的治疗措施。但是当患者伴发心力衰竭时，也应禁用β受体阻滞药。

⑥ 若患者出现高热时，还应当及时采取物理和药物降温处理，甚至可以试用异丙嗪 50mg 和哌替啶 50mg 静脉滴注治疗。

⑦ 为达到本病的治愈，有人主张由过去 8 个月的短程治疗改换为较为长程的治疗时间，有的病例的治疗期甚至需要延长至 2～3 年以上，这样做旨在进一步降低该病的复发率。

三、甲状腺功能减退症

【概要】 此病可简称为甲减，它是由甲状腺激素合成或分泌不足引起的基础代谢降低，在成年人可被分为原发性或继发性两类。该病起病缓慢、隐匿，以中老年以上妇女多见，男女发病比率约为 1 : 5。主要病因是以甲状腺自体病变居多，其次还包括垂体、下丘脑疾病、甲状腺素抵抗症、用药不当、甲状腺手术切除过多等，继发性甲减病例其病因则更加明确，诸如垂体瘤、产后瘤、产后垂体坏死等。此病主要临床表现为表情淡漠、少言懒动、动作迟缓、皮肤干燥、体毛脱落、智能下降、心率减慢，严重者还容易产生黏液性水肿或昏迷等。治疗时要以及时查找其病因、选择替代性治疗、避免发生严重并发症为主。

处方 1 **适用于年轻或临床症状较轻的治疗**
　　　　左旋甲状腺素 25～50μg，口服，每日 1 次
　或　甲状腺片，每次 40～60mg，口服，每日 1 次

处方 2 **适用于老年或临床症状较重的治疗**
　　　　左旋甲状腺素 50～100μg，口服，每日 1 次
　或　甲状腺片，每次 60～120mg，口服，每日 1～2 次

加 　泼尼松片，每次 5mg，口服，每日 1～2 次

【简释】 ① 此病在查清病因并进行根除后即治愈，尤其是有原发性甲减的患者，在病因被根除后仍能恢复至患病之前的健康水平。

② 针对那些需要长时间服药者，应当把病情、用药不良反应和注意事项都向患者本人交代清楚，并注意根据 T_3、T_4 等检验指标随时调节药物剂量。

③ 甲减危象的病死率也很高，临床中应严密观察和纠治其并发症。

④ 患者病程较长，且伴严重心、脑、肝、肾功能障碍时，对所用甲状腺素片的加量速度要放慢，以免引起机体内甲状腺素水平大起大落而造成患者病情加剧。

⑤ 此病后期若出现大脑或周围神经的损害，患者也可出现明显的智力、听力和语言能力的下降，对此需进一步加强对症处理和细心周密的护理工作。

四、尿 崩 症

【概要】 尿崩症（DD）是由于下丘脑-垂体功能低下、血管升压素（抗利尿激素）分泌和释放不足以及肾脏对抗利尿激素反应缺陷等所产生的一组临床综合征。患者通常出现多尿、烦渴、多饮、低密度尿和低渗透压尿。多尿时每日尿量可达 5000～10000ml，尿色十分清淡，其比重为 1.001～1.005。当病变原发于下丘脑-神经垂体时，可称作中枢性尿崩症或垂体性尿崩症，本病分为原发性、继发性与遗传性尿崩症三种。倘若病变仅发生于肾脏时，可称作肾性尿崩症。此类疾病均应注意与糖尿病或精神性烦渴相鉴别。对于原发性尿崩症，需要采取激素替代加药物性治疗。激素替代疗法通常仅适合于完全性垂体尿崩症的患者。

处方 1　适用于一般性尿崩症的处理

　　　　氢氯噻嗪，每次 25～50mg，口服，每日 3 次

或　 垂体后叶粉（尿崩停）20mg，经鼻吸入，每日 4 次

或　 脱氨加压素（DDAVP）10μg，皮下注射，每日 2 次

处方 2　适用于急性尿崩症的治疗

　　　　卡马西平，每次 0.1g，口服，每日 3 次

加　 垂体后叶注射液 5～10U，皮下注射，每 6h 1 次

或　 鞣酸加压素（长效尿崩停）2～3U，肌内注射，每周 1 次

处方 3　吲达帕胺（寿比山）2.5～50mg，口服，每日 2 次

处方 4　其他的适宜性药物治疗

氯磺丙脲，每次 0.125g，口服，每日 1 次

【简释】　① 一般认为，原发性尿崩症治疗和预后较好，正规治疗仍可保持患者的日常生活和工作；继发性尿崩症的疗效和预后较差，这与患者原发性疾病的性质和病情密切相关。

② 治疗完全性中枢性尿崩症时，对所使用的抗利尿激素（ADH）剂量，必须按照患者的个体化方案进行调整，有时还可选择与非激素性治疗药物联用或予交替给药。

③ 此外，对垂体手术后尿崩症及孕妇尿崩症，须依据患者的病情纠正水、电解质失衡。但是，既要预防因大量排尿而造成的脱水和高钠血症，又应当避免因抗利尿药物使用过量而产生的水中毒。

④ 患者一旦发生水中毒时，可加大利尿药的用量和/或立即给予苯妥英钠 0.125～0.25g 缓慢静脉注射。

⑤ 如因颅内占位性疾病而引起的尿崩症，必须尽早考虑实施手术治疗；对肾性尿崩症通常应在采取低盐饮食的基础上选用噻嗪类利尿药治疗，与此同时若配合使用氯磺丙脲治疗，或许更有益于提高患者肾脏对于 ADH 的生理性效应。

五、垂体前叶功能减退症

【概要】　此病症曾经称为西蒙-席汉综合征，是由于前叶腺垂体分泌激素不足，以至于下游靶器出现功能减退，如性腺、甲状腺和肾上腺皮质功能下降等，本病以 20～40 岁的女性多见，可表现为产后垂体坏死与萎缩、肿瘤压迫、严重感染或炎症、创伤和放射物照射性损害等。患者的临床表现主要取决于垂体前叶的破坏程度。例如，若发生促性腺激素分泌不足或泌乳素分泌异常，即出现产后无乳、乳房萎缩、长期闭经不育、体毛脱落、性欲减退、生殖器萎缩等；若发生促甲状腺激素不足时，患者可表现为面色苍白、毛发稀少、皮肤干燥、表情淡漠等。本病处理的基本原则主要是采取激素替代疗法，并且结合高能量、高蛋白质营养和对症处理等。

处方 1　适用于需要补充激素的治疗

泼尼松片，每次 5mg，每日分别于 8 点和 16 点各服 1 次

左甲状腺素，每次 50～100μg，每日 1 次

甲状腺片，每次 20～80mg，口服，每日 1 次

处方 2　适用于女性的替代性治疗

己烯雌酚，每次 0.5～1mg，每日 1 次，每月口服 25 天停5 天

或　尼尔雌酚，每次 3～5mg，口服，每个月 1 次

接　黄体酮，每次 10mg，肌内注射，每月第 21～25 天各用 1 次

处方 3　适用于男性的替代性治疗

丙酸睾酮，每次 25～50mg，肌内注射，每 1～2 周 1 次

处方 4　适用于要求保持生育能力的治疗

尿促性素，每次 75U，肌内注射，每日 1 次

绒促性素，每次 5000U，肌内注射，每日 1 次，连用 2～3 天

【简释】　① 此病须尽早查出和治疗其原发病，对垂体瘤患者要采取放射治疗和手术切除，对下丘脑肿瘤只宜采用外科手术和定向手术治疗。

② 为了预防单独使用甲状腺素有可能加重肾上腺素皮质功能不全的缺点，故须在使用该药前、后加服泼尼松类药品。

③ 就一般患者而言，并不需要常规口服性激素制剂，比如对中年以上妇女就不需要，但有的患者在采用人工周期治疗后出现性欲低下时，可适当给予小剂量丙酸睾酮配合治疗。

④ 患者要求进行生育时，对于尿促性素（HMG）的治疗时间要延长至检测血浆雌二醇升至 600pg/ml 以上，甚至于连续用药治疗时间不可少于9～12 天。

⑤ 本病一旦发生垂体危象时，应先给予 50％葡萄糖 40ml 静脉注射，接下来再给 5％葡萄糖生理盐水 500～1000ml，其内加氢化可的松 200～300mg进行静脉滴注。

六、肾上腺皮质功能减退症

【概要】　此病又称为艾迪生（阿狄森）病，是由原发的慢性肾上腺皮质功能减退所致，发生了双侧的部分肾上腺皮质损坏，多因结核病、真菌感染、肿瘤和自身免疫性疾病等导致的破坏作用。患者通常表现为倦怠、乏力、纳差、体重减轻、色素沉着、头晕以及易于发生直立性低血压等。一旦发生肾上腺危象，患者还会出现严重恶心、呕吐、脱水、心率加快、血压下降、低血糖或高热，如果抢救不及时，将发展成休克、昏迷甚至死亡。本病的基

本处理原则是及时纠正代谢障碍，合理制定有效的激素替代治疗，严密观察以避免出现应激反应和预防肾上腺危象等。

处方1　适用于长期的替代治疗方法

泼尼松片，每天8点服20mg，16点服10mg

或　氢化可的松，每天8点服5mg，16点服2.5mg

处方2　适用于长期失盐的治疗方法

氟氢可的松，每次日6点～8点口服0.05～2mg

或	5％葡萄糖盐水	1000ml
加	氢化可的松	100mg

静脉滴注，每日1次

处方3　适用于急性发作或危象的治疗

50％葡萄糖液60ml，静脉注射，立即

加	25％葡萄糖液	40ml
	氢化可的松	100mg

静脉注射，立即

接	氢化可的松	200mg
	5％葡萄糖盐水	1000ml

静脉滴注，立即

【简释】　① 本病采取激素替代治疗的剂量，须注意选择个体化的使用原则，要根据患者病情、体重、劳动强度和消化道吸收状况等调整激素的用量和时机。

② 与此同时，还应做好与患者及其家属的劝导及沟通工作，使其比较全面地了解此病之所以发生以及治疗方面的基础知识，须注意加强休息，避免精神刺激和劳累、着凉、受热、外伤和感染，严防导致人体应激反应的增加。

③ 为了预防肾上腺危象的发生，一定要注意避免患者因呕吐、腹泻、大汗所引起的脱水、低钠等重大并发症，因而需要让患者采取高盐饮食，每日的食盐摄入量不得少于10g，病情紧急时还可及时给予5％葡萄糖盐水500～1500ml静脉滴注治疗。

七、高脂蛋白血症

【概要】　此病是因为脂质代谢和运转异常引起的，并结合血浆脂质测定即可证明的一种或数种脂质成分增高，与此同时还可以出现脂质对抗物质的下降。血脂检测如总胆固醇＞2.2～5.7mmol/L、三酰甘油（甘油三酯）＞0.23～1.24mmol/L，伴或不伴高密度脂蛋白下降＞2.2～5.7mmol/L。目前，本症已被视为"代谢综合征"的重要组成部分之一。长时间的高脂血症、高蛋白血症等即会产生或诱发致命的动脉粥样硬化、血栓、血管狭窄和急性胰腺炎等。本症在临床上可分为原发性和继发性两类，前者是由遗传基因缺陷、基因突变所致，后者则是见于某种较为明确的原发性疾病，比如2型糖尿病、甲状腺功能减退症、肾病综合征、血液透析、肾移植、胆道梗阻、口服避孕药等。本病早期患者发病隐匿，多无任何临床症状；发展至晚期时即能导致高血压、动脉硬化、冠心病、心肌梗死、脑卒中、脂肪肝、胰腺炎、高尿酸血症等。治疗的基本原则在于尽早控制其膳食、加强身体锻炼和改善患者自身的生活习惯，还要依据定期检测血脂的高低而选择某些经济、方便于使用、治疗有效的口服调脂药物。

处方1 适用于高胆固醇血症的治疗

　　辛伐他汀（舒降之），每次20mg，口服，每晚1次

或　洛伐他汀（美降之），每次40mg，口服，每晚1次

或　普伐他汀（拉普固），每次20mg，口服，每晚1次

或　氟伐他汀（来可适），每次30mg，口服，每晚1次

处方2 适用于高三酰甘油血症的治疗

　　非诺贝特，每次0.1g，口服，每日3次

或　吉非罗齐（诺衡），每次0.6g，口服，每日3次

或　微粒型非诺贝特（力平脂），每次0.2g，口服，每日1次

或　苯扎贝特，每次0.2～0.4g，口服，每日3次

或　缓释型苯扎贝特，每次0.4g，口服，每日1次

处方3 适用于肥胖、动脉硬化合并高脂血症的治疗

　　烟酸肌醇酯，每次0.4g，口服，每日3次

或　吉非贝齐（诺衡），每次0.6g，口服，每日3次

加　绞股蓝苷，每次2～3粒，口服，每日3次

或　月见油胶囊，每次2～3粒，口服，每日3次

【简释】　① 在胆固醇升高时，须常规使用他汀类调脂药治疗，但此类制剂不能与氯贝丁酯一起使用，并且禁用于儿童、妊娠期和哺乳期的妇女，用

药期间要定时复查血脂和肝功能，以便随时调整调脂药物剂型和剂量。在三酰甘油升高时，调脂药通常以选用贝丁酸类制剂为主。混合型高脂血症，若同时存在胆固醇和三酰甘油明显升高时，即应联合使用上述多类调脂药物治疗。

② 在调脂治疗的同时还须兼顾对于动脉硬化、高血压、肥胖和 2 型糖尿病的防治。

③ 烟酸肌醇酯属于烟酸类制剂，进入体内以后即可转换成烟酰胺，从而成为辅酶 I 和辅酶 II 的组成部分，将参与机体内的氧化过程；另外，此药还具有扩张血管以及抑制极低密度脂蛋白（VLDL）和低密度脂蛋白（LDL）合成的作用。

④ 本病患者的治疗一定要根据当地药源和自身经济状况选择诸如藻酸双酯钠、月见草油、绞股蓝苷之类的经济型药品常规服用；还要求患者配合进行各种运动锻炼，例如慢跑、步行、骑自行车、打太极拳等，做到劳逸结合和戒除烟酒等不良嗜好。

八、单纯性肥胖症

【概要】 此症主要是由于机体脂肪组织过多和/或脂肪组织与其他软组织的比重过大，多数患者尚不存在显著的内分泌或代谢性疾病病因；此时若对患者进行全面检查，其体重已超过标准体重的 20% 以及体重指数（BMI）超过 24。体重指数测算方法与分级如下，基本公式为 BMI＝体重（kg）/ [身高（m）]^2；在 24～28 为轻度肥胖，介于 28～30 为中度肥胖，超过 30 时为重度肥胖。此外，对于肥胖症的评估，目前还可以凭借腰/臀围比例（WHR）进行，当男性大于 0.95、女性大于 0.85，即可称为中心型肥胖症。临床表现主要为多睡、少动、多汗、疲乏无力、换气困难、女性闭经、男性阳痿等。治疗时应首先查找其原因或致病因素，积极采取综合性处理措施，设立并执行减食和减肥方案以及预防因为肥胖症而可能发生的重大并发症。

处方 1 适用于降低一般重度患者的治疗
　　西布曲明（曲美），每次 5～10mg，口服，每日 2 次
　或　苯丙胺，每次 5mg，口服，每日 3 次
　或　芬氟拉明（氟苯丙胺），每次 20mg，口服，每日 3 次

处方 2 适用于降低脂肪吸收的治疗方法
　　奥利司他（赛尼可），每次 0.12g，口服，每日 3 次
　或　二甲双胍，每次 0.25～0.5g，口服，每日 3 次

加　苯扎贝特（必降脂），每次 200mg，口服，每日 3 次

处方 3　可选大麻素受体拮抗剂治疗

利莫那班 20mg，每日 1 次，口服，连用 1 个月生效

【简释】　① 此病一定不要单独依靠口服某一种药品治疗，更为重要的是要求患者控制饮食和增加体力活动，并且要做到持之以恒，以便能使其体重每月下降 0.5～1kg 并逐步获得较为理想的标准。

② 使用苯丙胺治疗时，容易使之快速减敏或成瘾，因此而需要采取间歇的用药方式，服药 2～3 周为一疗程，接下来停药 2 周后再重复下一个疗程的用药。

③ 当患者结合进行低热量、低脂、低盐饮食以及运动性减肥的效果不佳时，还可以选用芬氟拉明、甲状腺片、二甲双胍或 α-淀粉酶抑制药等进行辅助性减肥治疗。

九、高尿酸与痛风

【概要】　这是一组因为嘌呤代谢失调所致的异质性疾病，患者血尿酸明显增高并出现痛风临床症状，检测血液内尿酸（UA）可以超过 $450\mu mmol/L$。本病最初只可发生单个小关节疼痛，随后即可不断扩展，发展成多个或大关节的急性炎症；若反复发作不愈还会产生痛风石，以至于形成痛风性关节炎和关节畸形。当本病同时累及肾脏时，还将导致慢性间质性肾炎及尿酸性肾结石形成，患者出现血尿、尿闭、肾绞痛等。本病的起因可能与饮酒、暴食、感染、外伤、饥饿和长时间步行等因素相关。目前还缺乏彻底根治的疗法，必须以去除病因、坚持长期医疗保健和制定合理饮食方案治疗为主。

处方 1　用于单纯高尿酸血症，促进排泄的治疗

丙磺舒（羧苯磺胺），每次 0.25g，口服，每日 3 次

或　磺吡酮（苯磺唑酮），每次 0.1g，口服，每日 3 次

或　苯溴马隆（痛风利仙），每次 25mg，口服，每日 1～2 次

处方 2　用于单纯高尿酸血症，抑制尿酸合成的治疗

别嘌醇（别嘌呤醇），每次 0.1g，口服，每日 3 次

加　吲哚美辛（消炎痛），每次 25mg，口服，每日 2 次

处方 3　用于痛风性关节炎急性发作的治疗

秋水仙碱，每次 1mg，口服，每 2h1 次，维持 24～48h，

総量不可超过 48mg，若有恶心、呕吐时立即停药

或　双氯芬酸（扶他林），每次 25mg，口服，每日 2～3 次

或　布洛芬（异丁洛芬），每次 0.1g，口服，每日 3 次

或　阿西美辛（优妥），每次 90mg，口服，每日 1 次

或　吲哚美辛（消炎痛），每次 25mg，口服，每日 2～3 次

处方 4　用于痛风间歇期和慢性期的治疗

丙磺舒，每次 0.5～1.0g，口服，每日 3 次

或　别嘌醇，每次 0.1g，口服，每日 2～3 次

加　碳酸氢钠，每次 1.0g，口服，每日 3 次

【简释】　① 此病在急性期内，必须采取饮食调节、卧床休息、药物辅助的综合治疗措施。饮食调节在于患者要尽量避免摄入高嘌呤食品，如动物内脏、骨髓、海产品、芹菜等；针对合并肥胖症者还应配合控制其体重以及增加每日的饮水量，以便通过结合服药从而增进血液内尿酸排泄量。

② 必须要规劝患者注意劳逸结合，并且禁止饮酒和摄食海产品等。

③ 在使用磺吡酮、苯溴马隆、别嘌醇和秋水仙碱治疗期间，应当定期复查肝、肾功能和血细胞分析等，避免患者在服药中有可能产生的毒副作用。

④ 若为 50 岁以上的高龄患者，当发现经用上述药物治疗而效果不明显时，还要及时排除发生高代谢性恶性肿瘤可能的诊断，严防延误了那些与其相关的恶性肿瘤的诊断及治疗。

十、低钾血症

【概要】　低钾血症是因各种病因引起的机体内含钾量减少及其总钾量正常但已发生细胞内外钾分布异常。此时，若检测血钾过低并降低至 3.5mmol/L 以下。一般而言，尿钾主要源于远端肾小管和集合管的分泌，是一个被动的产生过程，并与可吸收的钠进行交换。因而，钾的摄入量减少和尿液中丢失过多时，均是导致低钾血症的重要环节。本病当发生显著的血钾降低时，主要表现为肌无力、肢体瘫痪、心律失常、胃肠蠕动减弱等。在临床中需要及时查清此病的起因，注重摄食富含钾的食品，若有必要还可采取口服或给予极低浓度的氯化钾溶液静脉滴注，但值得一提的是必须绝对禁止通过静脉注射补钾，旨在杜绝因注射浓度过高或过快而造成的心脏停搏。

处方 1 **用于轻度低钾血症（血 K⁺ 3.0～3.5mmol/L）的治疗**

　　　　10％氢化钾，每次 10ml，口服，每日 3 次，连用 6 天

　　或　10％枸橼酸钾，每次 10ml，口服，每日 3 次，连用 6 天

　　或　氢化钾缓释片，每次 0.6g，口服，每日 2～3 次

处方 2 **用于中重度低钾血症（血 K⁺＜3.0mmol/L）的治疗**

　　　　10％氯化钾　　　　　　15ml ┐
　　　　生理盐水　　　　　　　500ml ┘ 静脉滴注

　　或　31.5％谷氨酸钾　　　　20ml ┐
　　　　5％葡萄糖液　　　　　　500ml ┘ 静脉滴注

　　接　10％枸橼酸钾，每次 20ml，口服，每日 3 次，连用 6 天

　　【简释】　① 对轻度低钾血症，要先通过摄食补钾，多吃如橘子、香蕉、山桃和咖啡等，若其效果不佳时即可改为口服补钾。

　　② 对中、重度低钾血症，为了防止出现严重的并发症，则需要紧急采用缓慢静脉滴注进行补钾，可是含钾液体的浓度不要超过 40mmol/L，并应限制在每小时 20mmol/L 以下，包括口服补钾的时间也应限定在 6～18 天。

　　③ 在补钾过程中，必须严密监测患者尿量、电解质和心电图的改变，一旦患者出现了肾功能不全，选择补钾治疗尤其应慎重，补钾时的每日尿量不应少于 600ml。如果低钾血症伴有酸中毒或在尚未出现低氯血症时，补钾治疗通常不宜采用氯化钾补充；若诊断为周期性麻痹的患者，补钾时切记不要使用葡萄糖液做稀释性药液。临床中如果一旦发生补钾过量或发生高钾血症时，应立即给予呋塞米 40mg 静脉注射或者使用 10％～25％葡萄糖酸钙 5～10ml 进行缓慢静脉滴注救治。

十一、水过多与中毒

　　【概要】　临床上水在人体内潴留过多，致使细胞外液量增多和血钠降低，即能产生水中毒。本病多是在患有基础性疾病病理作用和/或人为医疗作用下而发生的。病情严重而发生水中毒时，则已表明患者产水过多并进入组织细胞之内。纠正水过多、水中毒的基本措施在于积极而有效地救治原发的疾病，严格控制每日的进水量，针对于中重度病例，还应及时纠正低渗透压状态。

处方　3％氯化钠溶液 100ml，缓慢静脉滴注，滴速 25 滴/min

接	0.9％氯化钠溶液	10ml	静脉注射，每日 1～2 次
	呋塞米（速尿）	40ml	

【简释】 ① 此病治疗中检测血钠低于 120mmol/L 时，患者方可出现危险；若经用此处方治疗后 2h，检测结果改善不明显时，则需要结合患者神志状况等重新缓慢静输 3％氯化钠溶液 100～150ml。

② 纠正一般性低钠血症的治疗也不宜操之过急，防止发生意外并发症。

③ 对重度病例实施补钠，最初时每小时可使血钠上升 1～1.5mmol/L；但紧跟其后就要放慢补钠速度，以每小时测定血钠不超过 0.5mmol/L 为妥。

④ 对相伴发生惊厥的患者，应立即给予 10％葡萄糖酸钙 10～20ml 缓慢静脉注射。

⑤ 若病人病情危重，还应考虑配合进行血液滤过、净化或离子透析术等治疗。

十二、代谢性酸中毒

【概要】 这是由各种疾病而导致的人体细胞外液中 $[HCO_3^-]$ 减少并使血液 pH 值下降的病理生理过程。本病更常见于外伤、休克、急性肾功能衰竭、糖尿病等。治疗时还需要及时有效地治疗原发性疾病，加强对于重症代谢性酸中毒的严密监护，抓住时机给予补碱治疗，如对于二氧化碳结合力（CO_2CP）为 6mmol/L 的成年患者，要使其 CO_2CP 尽快提高到 15mmol/L 以上，须采取下列方法进行补碱治疗，基本补碱参考公式：①5％碳酸氢钠溶液用量＝要求纠正时的实测 $CO_2CP \times 0.25 \times$ 体重（kg）/178×1000，同样也可按此式折算成 4％或 5％碳酸氢钠液用量；②3.63％氨丁三醇＝要求纠正时的实测 $CO_2CP \times 0.6 \times$ 体重（kg）/0.3。对此，还需随时复查血液 pH 值、CO_2CP、BE 或 $[HCO_3^-]$，并且按照复查结果调整补碱的剂量和速度。

处方 5％碳酸氢钠溶液，每次 200ml，静脉滴注，立即

或 3.63％氨丁三醇（缓血酸铵），每次 900ml，静脉滴注，立即

【简释】 ① 如果代谢性酸中毒伴其他水、电解质失衡时，应该全面考虑选择相应的具有重大意义的纠治措施，绝不能顾此失彼，仅仅偏重于某一微小方面的治疗。

② 如果患者为糖尿病酮症酸中毒，当 pH 值低于 7.0～7.1 或 $[HCO_3^-]$ 低于 4.5～7.0mmol/L 时，方可考虑进行缓慢静脉滴注补碱，但是补碱时绝

不可使用乳酸钠进行。若有必要也可选择血液透析配合治疗。

③ 在本病合并呼吸性酸中毒时，通常不宜选择碳酸氢钠进行补碱，以防治疗不当导致缺氧和呼吸衰竭加剧。

十三、代谢性碱中毒

【概要】 这是因为各种疾病引起的人体细胞外液大量 H^+ 丢失或发生大量碱性物质的吸收从而致使 $[HCO_3^-]$ 增多和血液 pH 值增高的病理过程。治疗时需针对原发性疾病采取积极的治疗措施，同时也要避免长期使用碱性药物，尽快恢复有效的循环血容量，为患者补给足够的生理盐水等。对轻、中度代谢性碱中毒通常不需要进行特殊处理，若发生重度碱中毒和出现严重的临床症状或检测动脉血 CO_2 分压 $>8.0kPa$（60mmHg）时，而必须为患者提供相应的含酸性药物治疗。

处方 1   适用于轻度病例的一般性治疗

　　氯化铵片，每次 1.2g，口服，每日 3～4 次

处方 2   适用于中重度病例的治疗

	盐酸精氨酸	20g	静脉滴注，立即
	5%葡萄糖盐水	250ml	
或	10%葡萄糖酸钙	10ml	静脉推注，立即
	0.9%氯化钠液	10ml	

处方 3   适用于合并心功能障碍或肝硬化的治疗

　　醋氮酰胺，每次 250mg，口服，每日 3 次

　　10%氯化钾合剂，每次 10ml，口服，每日 3 次

【简释】 ① 为患者提供酸性药物补给的时机，一定要根据血气分析的结果。

② 合并肝功能障碍时，应禁止使用氯化铵，宜改换成 10%稀盐酸 5ml 并渗入温开水 200ml 内，分次口服，每日 2～3 次。

③ 当患者合并心功能障碍、肝硬化时，方可改用醋氮酰胺和 10%氯化钾合剂口服治疗。

④ 当碱中毒伴发低钙抽搐时，还需注意加强补钙治疗。

⑤ 针对原发性醛固酮增多症，应在重点补充钾盐的同时，给予螺内酯每

次 80mg、每日 3～4 次口服。

第八节 结缔组织与关节疾病

一、系统性红斑狼疮

【概要】 此病（SLE）是一种原因不明并累及全身多个器官的自身免疫性疾病，检测血液时可以发现自身抗体等。此病多发生在 15～35 岁，女性患病率明显高于男性，起病和发展均较缓慢。急性发作和加剧时多与妊娠、分娩、感染和阳光直接照射有关，从而出现暴露处皮肤、黏膜损害，骨关节疼痛，心脏与心内膜病变和蛋白尿、血尿与管型尿等肾脏损害。目前，本病尚无特殊的治疗药物，须注意卧床休息，避免诸如感染或阳光照射等诱发因素，加强饮食调理与对症处理，必要时可选用适量的肾上腺皮质激素治疗。

处方 1　适用于轻型 SLE 的治疗

　　　　泼尼松片 60mg，口服，每日 1 次或分成 2 次服药

　或　磷酸氯喹，每次 0.25，口服，每日 1 次

　加　双氯酚酸（扶他林），每次 25mg，口服，每日 3 次

处方 2　适用于中、重型 SLE 的治疗

　　　　泼尼松，每次 20mg，口服，每日 3 次，6～8 周渐减量

　加　环磷酰胺　　　　　200mg ┐
　　　生理盐水　　　　　100ml ┘ 静脉滴注，每 3～4 周 1 次

　或　雷公藤多苷，每次 10～20mg，口服，每日 1 次

处方 3　适用于危重型 SLE 的治疗

　　　甲泼尼龙　　　　　1.0g ┐ 静脉滴注，每日 1 次，连用
　　　5% 葡萄糖液　　　500ml ┘ 3～6 天

　　　环磷酰胺　　　　　400mg ┐
　　　生理盐水　　　　　100ml ┘ 静脉滴注，每 3～4 周 1 次

　　　丙种球蛋白，每次 200～400mg/kg，静脉滴注，每日 1 次

【简释】 ① 此病可选肾上腺糖皮质激素治疗，若疗效不佳还可考虑同

时应用免疫抑制药治疗。对顽固的狼疮性肾炎和有中枢神经病变者，需要采用激素冲击疗法，将甲泼尼龙 1.0g 溶于合适的液体内缓慢静脉滴注，每日 1 次，连用 3~5 天，随后给予泼尼松每次 60~100mg 口服进行维持治疗。

② 针对狼疮性肾炎也可采用免疫抑制药的冲击疗法治疗，但是对 45 岁以下的男性患者，该药的应用一定要慎重，以防该药可能发生不育症等不良反应。

③ 在选用环磷酰胺、硫唑嘌呤、氯喹等免疫抑制药治疗期间，还需要注意定期复查肝肾功能及血细胞分析并进行密切观察，及时调整治疗方案，严防使用大量激素和免疫抑制药而引起毒副作用等。

二、类风湿关节炎

【概要】 此病（RA）是指以对称性多发小关节为主的慢性自体性炎症，晚期将发生关节挛缩、强直、畸形，同时也可导致其他器官发病。其病因不明，起病缓慢，表现为疲乏无力、低热、食欲下降、手足发冷、晨僵进行性加重等全身症状，例如，以近端指间关节、掌指关节及腕关节极为常见的肿胀、僵硬、活动受限等。本病治疗的基本原则是清除自身免疫物、加强对症处理、延缓多个器官并发症的进展。

处方 1　适用于 RA 关节肿痛、僵硬和低热的治疗

　　　　双氯芬酸（双氯灭痛），每次 50mg，口服，每日 3 次

　　或　双氯芬酸钠/米索前列醇（奥斯克），每次 50~100mg，口服，每日 3 次

　　或　布洛芬缓释剂（芬必得），每次 0.3g，口服，每日 2~3 次

　　或　萘普生（消炎灵），每次 250mg，口服，每日早、晚各 1 次

处方 2　适用于 RA 伴有关节肿痛和内脏器官损害的治疗

　　　　泼尼松片，每次 30mg，口服，每日 1~2 次

　　或　甲泼尼龙　　　　40~100mg｜静脉滴注，每日 1 次，连用
　　　　5％葡萄糖液　　　250ml　｜3~7 天

处方 3　治疗 RA 的二线用药方案

　　　　美洛昔康，每次 7.5~15mg，口服，每日 1 次

　　或　金诺芬（醋硫葡金），每次 3mg，口服，每日 2~3 次

　　　　环孢素 A（CYA），每次 25~50mg，口服，每日 3 次

或　环磷酰胺（癌得星），每次 50mg，口服，每日 2 次

或　雷公藤多苷，每次 20mg，口服，每日 2～3 次

【简释】　① 此病治疗的基本药物就是非甾体抗炎药，诸如阿司匹林、双氯芬酸、布洛芬、吲哚美辛、美洛昔康等，合理用药将有助于改善患者的临床症状，服药后待 2～3 周后即能奏效，但并不能得到彻底根治。

② 目前，非甾体抗炎药的品种和制剂众多，包括处方 3 内的部分药物制剂，在临床中应避免在不知情的情况下将同类药品一起应用，否则，很容易导致服药者发生严重的毒副作用。

③ 肾上腺糖皮质激素可产生很强的抗炎作用，也能迅速改善急性关节炎的临床症状，患者存在应用指征且无严重禁忌证时，宜尽早使用此类药品，待急性期症状得到控制后再逐渐减量至维持治疗。

④ 布洛芬和金诺芬类药应慎用于妊娠期、哺乳期妇女、肝肾功能障碍与活动期溃疡病患者，并且要在用药前后定期复查肝肾功能等。

⑤ 雷公藤多苷和环孢素 A、环磷酰胺等，慎用于高血压和冠心病、心肌梗死等。

三、多发性肌炎与皮肌炎

【概要】　这是一组综合性的特发性炎性疾病。其病因不明，主要病理损害是骨骼肌和/或皮肤慢性炎症，患者主要表现为进行性加重的肌无力和皮疹，常见伴有髋周、肩周、颈项以及咽部肌群病变等，一旦发生严重呼吸肌损害时，可产生急性呼吸衰竭而死亡。此病目前仍无特异性治疗方法，只可以靠免疫调节、加强日常生活陪护与对症处理。

处方 1　泼尼松片，每次 20～40mg，口服，每日 3 次

加　甲氨蝶呤，每次 10～15mg，口服或肌内注射，每日 2 次

处方 2　硫唑嘌呤，每次 50mg，口服，每日 2 次

处方 3　环磷酰胺，每次 50mg，口服，每日 2 次

或　氯喹片，每次 250mg，口服，每日 1 次

处方 4　丹参注射液，每次 4ml，肌内注射，每日 1～2 次

或　复方丹参片，每次 3 片，口服，每日 3 次

处方 5　雷公藤片，每次 2 片，口服，每日 3 次

【简释】　① 本病使用糖皮质激素治疗，宜首选泼尼松，开始用药的剂

量要足够大，急性期需按每日 1～1.5mg/kg 给药，待患者自觉症状改善后逐渐减量，每间隔 2～3 周减量 5mg，直至减成每日口服 25～30mg 并维持服药 30 天以上。如果发现患者病情反复、症状加重时，仍需采用每日 5～15mg 的维持剂量治疗 1～2 年以上。

② 免疫抑制药治疗通常选用环磷酰胺、硫唑嘌呤、氯喹等，此类药物既可结合肾上腺素糖皮质激素或雷公藤一起应用，也可以单独使用，但在用药期间需要定期复查肝肾功能和血细胞分析等，并且随时根据检测结果进行调整，严防发生上述免疫抑制药的毒副作用。

四、贝赫切特综合征

【概要】 曾经又称白塞综合征，是一种原因不明的并以细小血管炎为病理改变的临床综合征，主要产生全身自身免疫性损害，严重时还会导致多个系统的大小动脉、静脉和毛细血管炎症。本病典型临床表现包括复发性口腔溃疡、外阴溃疡和眼色素膜炎，即所谓的"眼、口、生殖器"三联征，部分患者还可累及大小关节、心血管、消化道、肾脏、神经系统、胸内脏器与附睾等。此病的基本治疗原则与上述疾病相似，尚无特异性治疗药物。

处方 1 泼尼松，每次 30～60mg，口服，每早 1 次或分 2 次服药

　　加　环磷酰胺，每次 50mg，口服，每日 2 次

　　或　甲氨蝶呤，每次 10～15mg，口服或肌内注射，每周 1 次

　　或　硫唑嘌呤，每次 50mg，口服，每日 2 次

　　或　秋水仙碱，每次 1mg，口服，每日 1 次

　　加　吲哚美辛片（消炎痛），每次 25mg，口服，每日 1 次

处方 2 可的松软膏，涂于患部，每日 1～2 次

　　或　金霉素软膏，涂于患处，每日 1～2 次

【简释】 ① 针对患者已伴有眼、大血管及中枢系统损害的重型病例，要尽早采用肾上腺糖皮质激素治疗，待病情稳定后再逐渐减量并维持治疗，口服泼尼松的一般维持剂量为每日 5～10mg，治疗时程不可短于 2 年，以防导致反复的急性发作加重病情。

② 使用免疫抑制药如甲氨蝶呤、环磷酰胺、硫唑嘌呤的疗程，通常不应少于 7～14 天，甚至还需要采取随时酌情补加此类药的疗程，应定期复查用药者的肝肾功能及血细胞分析。

③ 若伴有大血管血栓形成时，还可增加抗血小板药治疗，如阿司匹林或

氯吡格雷。

④ 另据报道，若给予环孢素 A 或秋水仙碱治疗，也有益于合并眼部症状者的改善。

五、结节性多动脉炎

【概要】 这是一种病因未明的、可能与患者自身免疫相关的疾病，主要病理损害为节段性坏死性中、小动脉炎，好发生在动脉血管的分支处，并且逐渐朝向上、下方延伸，导致小型的动脉瘤形成，也可发生破裂后出血。该类病变通常累及皮肤、关节、肾脏及外周神经等。有时患者可产生发热、头痛、乏力、抽搐、腹痛、血便、肌肉与关节疼痛等全身症状，部分病例还可出现高血压及肾脏损害的各种临床表现，因而本病须注意与慢性肾炎、冠心病、胰腺炎等疾病进行鉴别。查体时通常见有皮肤瘀点、紫癜、皮肤小血管性小结或溃疡等。本病治疗与上述其他自身免疫性疾病基本一致，尚无特殊治疗方法。

处方 1　可采用的激素与免疫抑制疗法

　　　　泼尼松，每次 20mg，口服，每日 3 次

　加　环磷酰胺，每次 25～50mg，口服，每日 2 次

　或　雷公藤多苷片，每次 10～20mg，口服，每日 3 次

　或　硫唑嘌呤，每次 50mg，口服，每日 2 次

处方 2　用于止血和对症处理

　　　　维生素 K_1，每次 10mg，肌内注射，每日 2 次

　或　酚磺乙胺（止血敏）250mg，口服或肌内注射，每日 1～2 次

　或　云南白药，每次 200mg，口服，每日 1～2 次

　加　吲哚美辛片，每次 25mg，口服，每日 1 次

　或　吡罗昔康（炎痛喜康），每次 20mg，口服，每日 1 次

　或　美洛昔康肠栓，每次 7.5mg，纳肛使用，每日 1～2 次

【简释】 ① 此病急性期应首选大剂量肾上腺糖皮质激素治疗，待 2 个月症状缓解后逐渐减量并维持治疗。

② 免疫抑制药治疗旨在针对多器官病变、病情相对恶化的重症病例，并且需同时与泼尼松结合在一起进行治疗。

③ 免疫抑制药容易发生骨髓抑制或肝肾功能障碍等毒副作用，长时期应

用环磷酰胺还可引发出血性膀胱炎等。

④ 当患者合并高血压时，要试用普萘洛尔和/或卡托普利等进行降压治疗。

⑤ 如果患者出现肌肉与关节肿痛时，还要进一步加强护理和进行对症处理等，比如即可加服吲哚美辛或阿司匹林进行消炎镇痛等。

六、强直性脊柱炎

【概要】 此病是一种以累及中轴关节为主的慢性自体性炎症，以双侧性骶髂关节发病的患者尤为常见。其病因尚不完全清楚，也许与遗传、感染等多种综合因素相关。发病形式一般较隐匿，早期可有厌食、低热、乏力、消瘦等症状，几乎所有病例都可出现对称性骶髂关节炎，疾病的整个进程是自下而上的继续发展，先后侵害腰椎、胸椎和颈椎等；出现腰以下部位不适或隐痛是该病的最常见症状，若发生感觉性疼痛时，多位于腰骶部、髋部四周，经休息也不能完全缓解，早期发病通过轻微活动或口服非甾体抗炎药可以暂时缓解。

处方 1 **可用于一般性病例的治疗**

阿司匹林肠溶片，每次 0.9g，口服，每日 3～4 次

或 双氯芬酸缓释胶囊，每次 1～2 粒，每日 1 次

或 吲哚美辛，每次 25～50mg，口服，每日 3 次

或 吡罗昔康（炎痛喜康），每次 20mg，口服，每日 1 次

或 萘普生，每次 0.25g，口服，每日 2～3 次

处方 2 **适用于中、重症病例的治疗**

柳氮磺吡啶，每次 100mg，口服，每日 2 次

加 泼尼松，每次 30g，口服，每日 1～2 次

或 甲氨蝶呤，每次 10mg，口服或肌内注射，每周 1 次

【简释】 ① 本病的药物治疗与类风湿关节炎的方案相似，仍可以采取联合用药，最初通常选用解热镇痛药和缓慢作用型抗风湿药治疗。

② 双氯芬酸更适用于脊柱与外周关节炎疼痛、肿胀、僵硬、附着处发炎、伴有发热的病例，经常应用的药物也可选用吡罗昔康、双氯芬酸钠/米索前列醇（奥邓克）、阿西美辛等，均有益于缓解患者的临床症状。然而，此类药物长期应用时尚应注意避免有可能导致胃肠道出血、血细胞减少或肾功能

障碍的毒副作用，同时还主张采取间断性服药治疗，症状得到改善后即应该停药。

③ 应用柳氮磺吡啶或雷公藤多苷，也可抑制患者的免疫反应及其炎症损害，长期应用可以阻止关节的病情发展，但是需要口服 1～3 个月以上才能奏效；同样此类药物长期应用也可发生胃肠道、骨髓抑制、肝功能损害、视网膜、心、肾和性腺的不良反应等。

④ 肾上腺糖皮质激素不可以作为常规药品使用，只可在配合其他药物应用时进行短期治疗。疾病晚期一旦发生脊柱或外周关节明显畸形和功能障碍时，可考虑采取外科矫正手术加以处理。

七、干燥综合征

【概要】 此病是一种以外分泌腺高度淋巴细胞浸润为特征的自身免疫病，尤以明显地侵犯唾液腺、泪腺所致，少数患者也可以累及全身的其他脏器。临床表现是：①口干燥症，如出现口干、舌皲裂、龋齿多、腮腺与颌下腺肿大；②眼干燥症，出现干涩、异物感、泪少或无泪，伴有角膜炎、结膜炎等；③复合型干燥症，还可包括皮肤干燥、鼻干、干咳、阴道干燥、慢性胰腺炎、萎缩性胃炎等。查体时经常发现皮肤紫癜、结节性红斑、淋巴结肿大、肝大或肝功能异常，甚至癫痫样发作等。抗核抗体谱将出现 ANA、RF 和抗 SSA 抗体阳性。本病的药物治疗主要是替代和对症处理，可选择催涎剂、免疫抑制和调节剂类的药物。

处方 1　可选用的眼干燥的药物治疗
　　　　甲基纤维素眼液，点双眼，必要时
　或　1％透明质酸滴眼液，点双眼，每日 6 次
　或　2％乙酰半胱氨酸滴眼液，点双眼，每日 3 次
　或　氧氟沙星滴眼液，点双眼，每 2h 1 次

处方 2　可选用的口腔干燥的药物治疗
　　　　溴己新（必嗽平）16mg，口服，每日 3 次
　或　胆维他（茴三硫）25mg，口服，每日 2～3 次

处方 3　口腔干燥合并真菌感染的治疗
　　　　氟康唑（大扶康）50mg，含服，每日 2～3 次
　或　5％碳酸氢钠溶液，漱口，每日 6 次

处方 4　**本症伴有多系统损害的治疗**

泼尼松，20～40mg，口服，每早 8 点一次，用药 4～6 周
后逐渐减量

加　硫唑嘌呤，25～50mg，口服，每日 2 次，连用 3～6 个月

或　雷公藤多苷 20mg，口服，每日 3 次，连用 3 个月为 1 疗程

处方 5　**本症关节和肌肉疼痛的治疗**

芬必得，300mg，口服，每日 2 次

或　双氯酚酸钠（扶他林）25mg，口服，每日 2 次

或　萘丁美酮（瑞力芬），500mg，口服，每日 2 次

处方 6　**适用于本症的免疫调节治疗**

胸腺肽 10～20mg，肌内注射，每周 2 次，连用 3～6 个月

处方 7　**适用于本症合并肾小管酸中毒治疗**

碳酸氢钠 0.5～1.0g，口服，每日 3 次

处方 8　**适用于本症低钾周期性麻痹治疗**

10％枸橼酸钾合剂，20ml，口服，每日 3 次

或　枸橼酸合剂，20ml，口服，每日 3 次

【简释】　使用糖皮质激素，主要视本病病情轻重而定。免疫抑制剂常
用于器官损害重和病情发展比较迅速的患者，而且与糖皮质激素配合用的疗
效更好。硫唑嘌呤或甲氨蝶呤使用期间须定时检测血细胞分析和肝肾功能等，
以防发生药物的毒副作用。

第九节　神经系统疾病

一、偏头痛

【概要】　此病比较常见，为一种周期性发作的头痛，以青年女性更为
多见，半数以上患者有家族史，其患病因素可能与遗传、过敏、内分泌失调、
精神障碍等有关。主要临床表现为反复发作的周期性头痛，每月 1～2 次，每
次 1～2 天。最近的研究认为，每次发病可能与血清素含量下降、神经肽类物
质聚集、前列腺素改变等因素相关。头痛严重时，患者还可伴有恶心、呕吐、

腹胀、腹泻、多汗、流泪、面色苍白或青紫等。治疗方案是查出和治疗原发疾病以及采取有效的对症处理。

处方 1　适用于轻、中度发作期的治疗

对乙酰氨基酚，每次 0.25g，口服，每日 3 次

或　阿司匹林，每次 0.3～0.6g，口服，每日 3 次

或　萘普生，每次 0.25g，口服，每日 3 次

或　布洛芬，每次 0.2g，口服，每日 3 次，症状消失后停药

处方 2　适用于中、重度发作期的治疗

麦角胺咖啡因，每次 2 片，口服，每日 1 次

或　二氢麦角胺，每次 1mg，口服，每日 1 次

或　舒马普坦（英明格），每次 50mg，口服，每日 1 次

加　尼莫地平，每次 10mg，口服，每日 2 次

处方 3　适用于重度发作期的治疗

二氢麦角胺，每次 1mg，肌内注射，每日 1 次

或　哌替啶，每次 100mg，肌内注射，每日 1 次，酌情停药

或　氯丙嗪（冬眠灵）　　　10mg

　　20％葡萄糖液　　　　　20ml ｜ 静脉注射，每日 1 次

处方 4　适用于偏头痛缓解期的防治

氟桂利嗪（西比灵），每次 1mg，口服，每晚 1 次

或　麦角胺，每次 1mg，口服，每日 2 次

加　普萘洛尔（心得安），每次 10mg，口服，每日 2 次

【简释】　此病治疗要根据其分型和发作程度拟定相应治疗方案，可分别选择药理和临床效果程度不同的制剂，如非甾体抗炎药、麦角衍生物类药、钙通道阻滞药、抗组胺类药等，但须注意每一类药品或每一种剂量均有可能产生相应的毒副作用等，因此，在冠心病、周围血管病及妊娠期应予禁用，在心动过缓、支气管哮喘和严重充血性心力衰竭时要禁用或慎用。例如长时间使用哌替啶也可发生药物的依赖性，氯丙嗪静脉注射不当可产生直立性低血压，久用时可导致运动障碍和肌肉震颤等。

二、三叉神经痛

【概要】 此病为面部三叉神经分布区域内反复发作的、短暂性剧烈疼痛，但尚无感觉缺失和运动障碍，50岁以上的病例更为常见，原发性病例多半是因三叉神经核产生阵发性异常放电所致，继发性病例经常是由于颅内肿瘤、炎症、血管畸形等病变直接对于三叉神经的刺激。疼痛发作的性质如同电击样、烧灼样、针刺样、刀割样疼痛，并且时常因为刷牙、洗脸、说话、咀嚼和咽下被诱发。本病的处理通常需要在清除病因的同时及时提供有效的镇痛措施。

处方1 卡马西平（卡巴咪嗪），每次 0.2g，口服，每日 3 次

地巴唑，每次 20mg，口服，每日 3 次

维生素 B_1，每次 20mg，口服，每日 3 次

维生素 B_{12}，每次 $500\mu g$，口服，每日 3 次

或 维生素 B_{12}，每次 $3000\mu g$，肌内注射，每周 2 次

处方2 苯妥英钠，每次 0.1g，口服，每日 3 次

地巴唑，每次 20mg，口服，每日 3 次

维生素 B_1，每次 20mg，口服，每日 3 次

维生素 B_{12}，每次 $500\mu g$，口服，每日 3 次

【简释】 ① 此病治疗以卡马西平为首选，宜从小剂量开始，可逐渐增大剂量，其次是选用苯妥英钠（大伦丁）；倘若病情加重不能得到控制时，也可试将卡马西平加苯妥英钠一起合用，但需要严密监测和处理二药合用后的毒副作用，避免发生意外，如粒细胞减少、肝肾功能改变等。

② 卡马西平最常见的不良反应有头晕、嗜睡、焦虑、恶心、呕吐、复视、共济失调、幻觉、高血压、心率减慢等。出现以上严重反应时，应当及时停药，并提供有效地对症处理。

三、面神经炎或面瘫

【概要】 这是一种比较常见的急性非化脓性面神经炎，曾称为贝尔面神经麻痹。本病起病突然，可导致面部表情肌麻痹、额纹消失、闭目不紧、同侧鼻唇沟变浅、口角偏向对侧、鼓腮漏气等症状。正常情况下，面神经从脑桥发出，后经内听道、面神经管、茎乳突孔而延伸至颅外，再分布至面部表情肌上。一旦局部面神经因炎症、缺血、水肿而导致压迫性损害，即会产

生该神经功能障碍和面部表情改变。因此，本病应当抓紧时间在急性期采用消肿和保护神经的有效措施加以治疗。

处方 1　急性期治疗

三磷腺苷，每次 20mg，口服，每日 3 次

地塞米松　　　　10～15mg	静脉滴注，每日 1 次，用
5％葡萄糖液　　　250ml	7～10 天

接　泼尼松，每次 30mg，顿服，每日早晨 1 次

加　地巴唑，每次 20mg，口服，每日 3 次

加　维生素 B_1，每次 100mg，口服，每日 3 次

加　维生素 B_{12}，每次 100μg，口服，每日 3 次

处方 2　轻型病例或作为辅助性治疗

新斯的明，每次 15mg，口服，每日 3 次

地巴唑，每次 10mg，口服，每日 3 次

三磷腺苷，每次 20mg，口服，每日 3 次

维生素 B_1，每次 100mg，口服，每日 3 次

维生素 B_{12}，每次 100μg，口服，每日 3 次

【简释】　① 此病须加强急性炎症期的治疗，以尽力逆转面神经麻痹，避免留下明显的后遗症，从而达到彻底治愈的目的。

② 在急性期倘若为病毒感染时，可以加用中医中药或阿昔洛韦（无环鸟苷）治疗。给予阿昔洛韦每次 200～600mg 口服，每日 2～3 次，需要连用 7～10 天以上。

③ 以上处方除应严格掌握肾上腺糖皮质激素的使用外，在使用其他药品治疗时均比较安全。故待急性炎症期过后尽早停用泼尼松治疗。

④ 当面瘫超过 1 年仍未治愈时，推荐采取面部整容治疗，以及施以舌下神经与副神经吻合术进行矫正。

四、坐骨神经痛

【概要】　这是指坐骨神经通路及其分布区域范围内出现的疼痛，导致疼痛的病因尚不明，但曾有大部分病例经 X 线和 CT 检查证明是由于腰椎间盘突出症引起的。疼痛发生在腰部、臀部，并向股后和小腿外侧放射，当弯腰、下蹲、咳嗽和用力屏气时可使疼痛加剧，检查时发现直腿抬高试验（拉

赛格征）阳性等。目前认为比较严重的腰椎间盘突出症患者，应当及时采取外科手术治疗；对一般性病例可以实施保护神经和消肿、镇痛的处理方法。

处方 1　布洛芬，每次 0.2～0.4g，口服，每日 3 次
　　　或　吲哚美辛（消炎痛），每次 25mg，口服，每日 3 次
　　　加　地巴唑，每次 20mg，口服，每日 3 次
　　　加　维生素 B_1，每次 10mg，口服，每日 3 次
　　　加　维生素 B_{12}，每次 500μg，肌内注射，每日 1 次

处方 2　卡马西平，每次 0.1g，口服，每日 3 次
　　　　　地巴唑，每次 20mg，口服，每日 3 次
　　　　　维生素 B_1，每次 10mg，口服，每日 3 次
　　　　　维生素 B_{12}，每次 500μg，肌内注射，每日 1 次

【简释】　① 此病的根治应以针对原发病为首选，故须结合 CT、MRI 和椎管造影等项检查，进一步明确有无罹患腰椎间盘突出症等，对此需叮嘱患者卧床休息和实施骨盆牵引术治疗。

② 在疼痛急性期可选用有效的药物镇痛，如布洛芬、吲哚美辛、卡马西平、阿司匹林或肾上腺糖皮质激素等。

③ 对坐骨神经痛症状甚为明显者，可用 1%～2%普鲁卡因做局部封闭治疗，或辅以针灸、拔罐、推拿等进行治疗。

五、脑血栓与脑栓塞

【概要】　这是一类极为常见的由于脑缺血而导致的脑卒中（或称中风）。脑血栓是指在脑动脉颅内和颅外段粥样硬化基础上形成血栓并致使血管腔狭窄和/或闭塞。脑栓塞是指因颅外栓子经由血液循环而造成脑血管堵塞，经常见于瓣膜性心脏病、冠心病、心房颤动等。脑血栓形成和脑栓塞二者都会导致脑血管血流受阻和组织梗死。此病的急性期治疗在于尽快遏止脑血栓或缺血的面积扩展、减少脑梗死范围、改善灰色带血液循环、控制脑水肿，从而促进各项神经功能的恢复。

处方 1　适用于急性期的治疗

巴曲酶（东菱克栓酶） 　　　　　　　　10kU 生理盐水　　　200ml	静脉滴注，隔日 1 次，连用 2～3 个疗程，每一疗程 5～7 天

或	阿替普酶（组织型 纤溶酶原激活剂） 600mg 生理盐水 200ml	静脉滴注，立即

处方 2　适用于发病 3～10 天后的防治

	曲克芦丁（维脑路通）0.4g 5％葡萄糖液 500ml	静脉滴注，每日 1 次
或	胞磷胆碱 0.5g 生理盐水 200ml	静脉滴注，每日 2 次

加　尼莫地平，每次 20mg，口服，每晚 1 次

或　氟桂利嗪（西比灵），每次 5mg，口服，每晚 1 次

或　都可喜，每次 5mg，口服，每晚 1 次

处方 3　适用于恢复期的治疗

尼莫地平，每次 20mg，口服，每日 3 次

加　阿司匹林，每次 50mg，口服，每日 1 次

或　吡拉西坦（脑复康），每次 0.8mg，口服，每日 3 次

阿米三嗪（奥米特灵），每次 50mg，口服，每日 2 次

或　草酸萘呋胺，每次 0.2g，口服，每日 2 次

维生素 B_1，每次 20mg，口服，每日 3 次

【简释】　① 此病能否获得脑血管再通是急性期治疗的关键，有条件时须力争在起病 6h 内考虑施以超早期血管溶栓治疗，以明显地降低本病患者的病死率、致残率。

② 溶栓治疗除应用巴曲酶、尿激酶外，还可以选择链激酶、阿替普酶（组织型纤溶酶原激活物、t-PA）等，但要在治疗时定时监测出凝血时间、凝血酶原时间、血小板计数等。治疗中还须补充脑组织的能量供给和保护措施，可选用脑代谢活化药，如三磷腺苷、脑活素、辅酶 A、尼莫地平、吡拉西坦（脑复康）等。

六、脑与蛛网膜下腔出血

【概要】　此类出血性疾病常被定义为非外伤性脑血管破裂后脑实质出血性卒中。本病最常见病因是由于高血压和脑部的小动脉硬化等。一旦发生脑出血和血肿即容易形成脑水肿、脑组织受压、移位、软化和坏死等，从而

产生脑疝而致死。蛛网膜下腔出血系因脑表面血管破裂出血，使血液流入蛛网膜和软脑膜间的蛛网膜下腔，进而产生脑血管痉挛性疼痛等。治疗的目的是尽力减少脑梗死范围，改善血液循环，及时控制脑水肿和降低颅内压，加强监护和对症处理，力求降低患者的病死率和致残率。

处方 1　适用于小量出血、神志清醒的治疗

吡拉西坦（脑复康）　　　4～8g
5％葡萄糖液　　　　　　500ml ｝静脉滴注，每日 1 次

或　氨基己酸　　　　　　　10～12g
5％葡萄糖液　　　　　　500ml ｝静脉滴注，每日 1 次

或　20％甘露醇 150ml，快速静脉滴注，每日 1～2 次

处方 2　适用于中等量出血、神志清醒的治疗

尼莫地平（尼莫同）　　　10mg
5％葡萄糖液　　　　　　500ml ｝静脉滴注，每日 1 次

20％甘露醇 150～250ml，快速静脉滴注，每日 2～4 次
维生素 B_{12}，每次 100μg，肌内注射，每日 2 次
维生素 B_1 10mg 口服，每日 3 次

处方 3　适用于大量出血或脑干小脑出血昏迷的治疗

甘油果糖 250ml，静脉滴注，每 6～12h 1 次

或　20％甘露醇 150～250ml，快速静脉滴注，每日 2～4 次

加　尼卡地平　　　　　　　10mg
5％葡萄糖液　　　　　　500ml ｝静脉滴注，每日 1～2 次

【简释】　① 此病的预后主要取决于出血部位、出血量和其合并症等。

② 轻症小出血量患者，在经妥当治疗后即会明显好转，甚至还能重返工作岗位；但是，脑干出血或重症大出血量患者的病死率高，多在数小时内因颅内压增高和脑疝而死亡。

③ 发病中昏迷者超过 6 周以上时，患者极容易出现明显的合并症，其中尚有部分病例仍将产生较显著的后遗症。

④ 目前有人认为，本病使用止血药治疗无效，这只是针对出血患者的一项安慰性措施，不会带来明显的效果。

⑤ 发生颅内压增高时，虽然使用甘油果糖的脱水作用不及 20％甘露醇

大，可是前者比后者更具有安全性。

⑥ 尼卡地平治疗时，应禁用于二至三度房室传导阻滞、低血压、颅内压增高和青光眼等。

⑦ 对大脑出血超过 40ml、小脑出血超过 20ml 或有明确手术指征的蛛网膜下腔出血，应当尽早实施神经外科手术治疗。

⑧ 本病治疗过程中应始终选择敏感的抗生素以加强对继发性感染的控制。

七、癫痫

【概要】 此病是一组发作性的临床症候群，其实质性病变是由于中枢神经某个部位在病变下的神经元过度放电，从而引发的暂时性神经功能异常。患者发作中主要表现为意识、运动、感觉、自主神经、精神活动障碍等，并且经常地反复发作，每次发作的特点几乎完全相同。此病常被分成部分性和全面性发作的表现特征。特发性癫痫是由于遗传因素所致，采用药物控制治疗的效果较好；症状性癫痫多与颅内各种病变和产生的创伤有关，使用药物治疗的效果比较差。若患者发生癫痫持续状态时，还会出现昏迷、高热、脱水、白细胞增多和代谢性酸中毒等，仍是神经内科一项十分常见的危急病症。对此，需要做好密切监护工作和提供针对于惊厥的有效控制等。

处方 1　**适用于全面强直阵挛发作的治疗**
　　　　卡马西平（卡巴咪嗪），0.1g，口服，每日 3 次
　　或　苯妥英钠，每次 0.2g，口服，每日 3 次
　　或　加巴喷丁，每次 0.3g，口服，每日 3 次

处方 2　**适用于失神发作的治疗**
　　　　乙琥胺，每次 0.25g，口服，每日 3 次
　　或　丙戊酸钠，每次 0.2g，口服，每日 3 次
　　或　氯硝西泮，每次 2mg，口服，每日 3 次

处方 3　**适用于单纯部分性发作的治疗**
　　　　卡马西平，每次 0.2g，口服，每日 3 次
　　或　苯妥英钠，每次 0.1g，口服，每日 3 次
　　或　托吡酯，每次 25mg，口服，每日 3 次

处方 4 适用于精神运动、颞叶癫痫发作的治疗

卡马西平，每次 0.2g，口服，每日 3 次

或 苯妥英钠，每次 0.1g，口服，每日 3 次

或 扑米酮，每次 0.25g，口服，每日 3 次

处方 5 适用于癫痫肌阵挛发作的治疗

拉莫三嗪，每次 0.2g，口服，每日 3 次

或 乙琥胺，每次 250mg，口服，每日 2 次

或 氯硝西泮，每次 2mg，口服，每日 3 次

处方 6 适用于林-戈综合征（Lennox-Gastaut 综合征）的治疗

丙戊酸钠，每次 0.2g，口服，每日 3 次

或 氯硝西泮，每次 2mg，口服，每日 3 次

处方 7 适用于解除癫痫持续状态的治疗

地西泮，每次 10mg，缓慢静脉注射，立即

接 苯巴比妥钠，每次 0.1～0.2g，肌内注射，每 8h 1 次

或 异戊巴比妥钠，每次 0.25～0.5g，稀释为 10ml 缓慢静脉注射

或 10％水合氯醛，每次 30ml，保留灌肠

【简释】 ① 对于任何一类癫痫发作的临床处理都应包括根除病因和持久控制发作两个重要环节。例如，对由颅内占位病变和血管畸形等引起的病例，应予首先考虑手术治疗；对因为感染、中毒、低血糖、低钙血症等引起的发作，还要提供对其原发病的有效治疗。

② 在特发性全面强直-阵挛发作、青春期肌阵挛发作、中央部-颞部或枕部棘波样癫痫等，应当首选丙戊酸钠治疗，成人的一般口服剂量为每日 0.6～1.6g，也可将其分次口服；在单纯性或复杂性部分发作、继发性全面性强直-阵挛发作、中央部-颞部或枕部棘波良性儿童期癫痫，应首选卡马西平治疗，成人口服剂量为每日 0.6～1.2g，有效血药浓度为 4～10ml。

③ 抗癫痫药的常见副作用有皮疹、共济失调、肝病、白细胞与血小板减少等，要按时复查肝肾功能和血细胞分析。

④ 为防止癫痫反复发作，服药患者绝不能随意停服，应至癫痫症状得到控制后连续服药 3～5 年以上，再考虑逐渐减量而停药，以便严防患者出现癫

痫持续状态。

八、老年人痴呆症

【概要】 这是一种以老年人更为常见的病症，它包括阿尔茨海默病、血管性痴呆、路易体痴呆和额颞痴呆等。阿尔茨海默病有人仅称为老年痴呆，多在 60 岁以后隐匿起病，逐渐产生记忆障碍并先后发生认知障碍和精神障碍等。老年性痴呆系指脑血管性痴呆症。若病情突然加重，也可出现脑卒中，而进一步恶化也可出现局灶性神经功能缺损的定位体征，如失语、偏瘫、偏盲和感觉障碍等。本病在目前尚无特效的治疗方法，需要进一步加强监护和对症处理。

处方 1　适用于阿尔茨海默病的治疗

　　　　阿米三嗪/萝巴新（都可喜），每次 2 片，口服，每日 2 次

　　或　吡拉西坦（脑复康），每次 0.8g，口服，每日 3 次

　　或　石杉碱甲（双益平），每次 5～10mg，口服，每日 3 次

　　加　维生素 E，每次 50mg，口服，每日 3 次

处方 2　适用于血管性痴呆症的治疗

　　　　肠溶阿司匹林，每次 100mg，口服，每日 2 次

　　或　吡拉西坦，每次 0.8g，口服，每日 3 次

　　或　氟桂利嗪（西比灵），每次 5～10mg，口服，每日 3 次

【简释】 ① 此病早期治疗须鼓励患者尽量参与各种日常活动，维持个人的生活能力，注意加强本病的家庭和社会照顾。

　　② 辅助性药物治疗可选用改善脑血流和糖代谢以及提高认知功能的药物等。

　　③ 一般认为，血管性痴呆症治疗效果和预后相对较好，阿尔茨海默病超过 5 年以上者会死于褥疮和严重肺部感染等。

　　④ 长期使用阿司匹林易导致胃与十二指肠出血倾向。

　　⑤ 氟桂利嗪用量过大时，可产生嗜睡、疲乏无力、口干、锥体外系反应等。

九、帕金森病

【概要】 此病又称为震颤麻痹，是一种常见于中老年人的神经系统变性疾病，绝大多数病例是在 60 岁以后发病；部分病例曾有家族史。患者起病较为隐匿，发展缓慢并逐渐加重，表现为静止性震颤、肌强直、运动迟缓、姿

势与步态异常，同时也可伴有自主神经的临床症状。震颤症状以肢体远端更为明显，偶可发生下颌和舌头震颤；行走时出现"慌张步态"、书写困难或"写体过小症"等。治疗时通常要以采用药物加康复训练为主，以手术治疗为辅。

处方 1　适用于震颤明显而较年轻患者的治疗

苯海索（安坦），每次 2mg，口服，每日 3 次

或　苯扎托品（苯甲托品），每次 1mg，口服，每日 3 次

或　左旋多巴（左多巴），每次 0.25g，口服，每日 3 次

处方 2　适用于震颤、肌强直与运动迟缓时的治疗

左旋多巴/苄丝肼（美多巴），每次 125mg，口服，每日 3 次

或　左旋多巴/卡比多巴（息宁），每次 0.25，口服，每日 3 次

或　左旋多巴，每次 0.25g，口服，每日 3 次

【简释】　① 本病的药物治疗应从小剂量开始，力争在应用小剂量时就能获得较满意的效果，同时应注意采取个体化治疗方法。

② 苯海索和苯扎托品的不良反应有口干、视物模糊、便秘、排尿困难、幻觉等，禁用于青光眼和前列腺增生症患者；左旋多巴、美多巴、息宁等药的常见不良反应包括恶心、呕吐、低血压、心律失常、运动障碍等，须禁用于闭角型青光眼、精神病和活动性消化溃疡患者。

十、重症肌无力

【概要】　此病是一种由于神经肌肉间传递障碍而影响肌肉收缩功能的慢性病。它可以导致人体骨骼肌的自身免疫性突触后膜乙酰胆碱受体疾病，血液循环中抗乙酰胆碱受体抗体对受体结合封闭，使之不再与乙酰胆碱有效结合，导致神经肌肉间的传递失败。有人认为，此病可能与胸腺异常存在一定关联，有时也可见于红斑狼疮、甲状腺功能亢进症等自身免疫性疾病的相伴病变。受累肌群易疲劳而出现相应的症状，眼肌型病例出现睑下垂、眼外肌麻痹、复视；延髓型出现咽下困难、发音障碍、面部表情肌无力等；严重的全身型病例出现肢体软弱无力、不能站立，甚至导致呼吸肌无力并危及生命。本病须注重原发病的治疗和给予抗胆碱酯酶药物以控制相应的临床症状。

处方 1　适用于眼肌型或轻度全身型肌无力的治疗

溴吡斯的明，每次 60mg，口服，每日 3 次

10%氯化钾合剂，每次 10ml，口服，每日 3 次

5％免疫球蛋白，每次 50ml，静脉注射，每日 2 次

处方 2　适用于对抗治疗不敏感或胸腺切除以后的治疗

　　　泼尼松（强的松），每次 60mg，口服，隔日晨 1 次

　　【简释】　① 治疗中使用抗胆碱酯酶药物，将有助于抑制胆碱酯酶对乙酰胆碱的降解作用，即能获得暂时性的骨骼肌肌力改善，并不能达到彻底治疗的目的，首选药物是溴吡斯的明，其次是美斯的明等；一般而言，依酚氯铵（腾喜龙）只适用于该病发生危象者的鉴别诊断。

　　② 应用肾上腺糖皮质激素可以用作抑制患者自身的免疫反应等。

　　③ 静脉注射大量免疫球蛋白能够获得明显效果的机制并不清楚，有一部分文献认为本品可在乙酰胆碱受体位点上取代其抗体并且保护该类受体不受损害。

　　④ 如果患者没有用药禁忌的情况下，还是应当选择肾上腺糖皮质激素治疗，尤其是那些重症病例或胸腺切除术后的患者。

　　⑤ 本病的治疗还需注意加强休息，避免使用普萘洛尔、苯妥英钠、普鲁卡因、四环素或氨基糖苷类抗生素等，因为这些药物尚会破坏神经肌肉接头处的化学传递。本病患者最终可因出现诸如吸入性肺炎等呼吸道并发症而死亡。

第十节　精神疾病

一、精神分裂症

　　【概要】　这是一类以青壮年时期起病为主的常见精神病，患者出现个性改变，发生思维、情感和行为分裂，以及精神活动与外界环境不协调的特征。其病因不明。患者一般不会发生意识和知能障碍。主要临床表现为幻觉、妄想、思维松弛、情感淡漠或不协调、意志活动减弱、行为混乱等。本病的治疗是以药物及配合支持性心理康复为主，减少和预防患者衰退，提高其适应社会生活的能力。

处方 1　适用于急性期、症状明显者的治疗

　　　氯丙嗪，初始剂量每次 50mg，每日 2 次；治疗剂量每次
　　　200mg，每日中、晚各服 1 次

或 氯丙嗪　　　　　50～100mg
　　氢溴酸东莨菪碱　　0.3mg ｜ 肌内注射，每日 1～2 次

或 氟哌啶醇，初始剂量每次 1～2mg，每日中、晚各服 1 次；
　　治疗剂量每次 3～10mg，每日中、晚各服 1 次

或 氯氮平，初始剂量每次 50mg，每日中、晚各服 1 次；治
　　疗剂量每次 200mg，每日中、晚各服 1 次

或 奋乃静，初始剂量每次 2～4mg，每日中、晚各服 1 次；
　　治疗剂量每次 8～30mg，每日中、晚各服 1 次

或 利司培酮（利哌利酮），初始剂量每次 0.5mg，每日中、
　　晚各服 1 次；治疗剂量每次 3mg，每日中、晚各服 1 次

处方 2　适用于急性期、症状欠明显者的治疗

　　舒托必利（舒多普利），初始剂量每次 250mg，每日中、
　　晚各服 1 次；治疗剂量每次 150～500mg，每日中、晚
　　各服 1 次

　　利司培酮，初始剂量每次 1mg，口服，每日 2～3 次；治
　　疗剂量每次 2mg，口服，每日 3 次

处方 3　适用于慢性期或口服药不合作者的治疗

　　哌泊噻嗪棕榈酸酯　　50mg
　　氢溴酸东莨菪碱　　　0.3mg ｜ 肌内注射，每月 1 次

或 氢溴酸东莨菪碱　　　0.3mg
　　氟哌啶醇癸酸酯　　　0.3mg ｜ 肌内注射，每月 1 次

【简释】① 目前，每一种抗精神病药物的作用与效果都大致相同，通常取决于用药剂量、给药途径、精神症状特征和个体的敏感性等。通常认为，儿童与老年人患者的药物耐受性较低，故其使用剂量宜取偏小。

② 治疗时针对患者的靶症状，要择优选用一种或两种有效抗精神病药物治疗，倘若使用两种以上药物一起治疗时，须将各自的用量酌减。然而，一般情况之下也不宜采取同类或同性质的多药联用，以防增加相互之间的不良反应。

③ 女性患者于哺乳期不宜服药，确实需要服药者应停止母乳并改换为其他人工喂养。

④ 患者用药治疗期间，须密切进行临床观察和定期检测肝肾功能与血细胞分析。

二、情感性精神障碍

【概要】 此病曾称为躁狂抑郁性精神病，可导致患者出现显著心境高涨或低落的改变，并同时伴发思维和行为异常的精神障碍，究其原因尚不明确。主要临床特征为躁狂状态或抑郁状态发作，甚至表现为二者交替发生。躁狂发作时，出现情绪亢奋、过度高涨、言语与活动增多、联想加快、自我评价过高、睡眠减少等；抑郁状态发作时，情绪低落、言语和活动明显减少、联想困难、自责自罪、自我评价过低、对工作和生活失去信心，并且时常出现想要自杀的念头等。本病治疗时需要分别依据躁狂和抑郁状态发作病情择优选配合适的药物。

处方 1 **适用于躁狂发作的治疗**

碳酸锂，初始剂量每次 500mg，口服，每日 2 次；治疗剂量每次 750mg，口服，每日 2 次

处方 2 **适用于癫痫样发作的治疗**

卡马西平，初始剂量每次 100mg，口服，每日 3 次；治疗剂量每次 300mg，口服，每日 3 次

或 丙戊酸钠，初始剂量每次 200～400mg，口服，每日 2 次；治疗剂量每次 600mg，口服，每日 2 次

处方 3 **适用于抗精神病药物的应用治疗**

氯丙嗪，初始剂量每次 50～100mg，口服，每日 2 次；治疗剂量每次 150mg，口服，每日 2 次

或 氟哌啶醇，初始剂量每次 4～8mg，口服，每日 2 次；治疗剂量每次 12mg，口服，每日 2 次

处方 4 **适用于抑郁发作的三环类药物治疗**

丙米嗪（米帕明），初始剂量每次 25～50mg，口服，每日 2 次；治疗剂量每次 75mg，口服，每日 2 次

或 阿米替林，初始剂量每次 25～50mg，口服，每日 2 次；治疗剂量每次 75mg，口服，每日 2 次

或　　氯米帕明，初始剂量每次 25mg～50mg，口服，每日 2
　　　次；治疗剂量每次 75mg，口服，每日 2 次

处方 5　适用于抑郁发作的单胺氧化酶抑制药治疗
　　　吗氯贝胺，初始剂量每次 50～100mg，口服，每日 2 次；
　　　治疗剂量每次 200mg，口服，每日 2 次

处方 6　适用于抑郁发作的新型抗抑郁药治疗
　　　氟西汀（氟苯氧丙胺），每次 20mg，口服，每日 2 次
或　　帕罗西汀，每次 20mg，口服，每日 1 次

【简释】　① 采用碳酸锂治疗时，常见副作用有乏力、嗜睡、记忆与理
解力下降、上腹不适、恶心呕吐和稀便、Q-T 间期延长、心律失常、体重增
加、下肢水肿、白细胞增多等。若检测锂血药浓度升至 1.5mmol/L 时仍可产
生中毒反应，表现为困倦、反复呕吐、腹痛、腹泻、大量出汗、双手颤动、
轻度意识障碍等。

② 卡马西平、丙戊酸钠、丙戊酸镁等药更适用于情感性精神障碍快速循
环型或者经锂盐治疗无效的患者，有时仍可配合锂盐一起使用。

③ 抗抑郁类药物的使用，要从小剂量开始逐步渐增，对此要严格管理存
在自杀念头者的用药方式，必须防止因为患者管理不当而发生意外事故。

④ 三环类抗抑郁药禁用于年老体弱、有冠心病或青光眼的患者，此时最
好改换新一代制剂进行治疗，如氟西汀或帕罗西汀等。

三、酒精中毒性精神障碍

【概要】　这是一类由于饮酒而导致的精神障碍，患者常合并有相应的
躯体症状和体征等。本病既可以发生在一次大量饮酒之后，也可以是因为长
期饮酒出现依赖所发生的停饮症状等。仅就酒精中毒而言，常被分为急性和
慢性中毒两大类型，前者可相继出现兴奋、共济失调、昏睡甚或昏迷等，后
者的中毒精神症状有震颤、谵妄、幻觉、幻想等，另有一部分病例还可发生
中毒性脑病的一系列临床变化。本病治疗时应分别按照躁狂和抑郁状态发
作的病情选配合适的药物，彻底戒酒也是本病治愈的关键。临床中对轻
度精神障碍者的治疗无需采取特殊的处方；对急性中毒而产生精神运动
性兴奋、烦躁不安，可给予奋乃静 5mg 肌内注射；对出现昏睡、昏迷
者，宜选用纳洛酮注射液 0.4～0.8mg，溶于 10% 葡萄糖液 20ml 内，缓
慢静脉注射。

处方 1　适用于急性酒精中毒的精神障碍

普通胰岛素，每次 20U，皮下注射，每日 1 次

维生素 B_1，每次 10mg，口服，每日 1 次

维生素 B_6，每次 50mg，肌内注射，每日 1 次

烟酸注射液，每次 100mg，肌内注射，每日 1 次

处方 2　适用于一般酒精中毒的精神障碍

奋乃静，每次 4mg，口服，每日 3 次

地西泮，每次 2.5mg，口服，每日 3 次

氟桂利嗪，每次 5mg，口服，每日 3 次

维生素 B_1，每次 10mg，口服，每日 1 次

维生素 B_6，每次 50mg，肌内注射，每日 1 次

处方 3　适用于慢性酒精中毒的精神障碍

氟哌啶醇（氟哌醇），每次 2mg，口服，每日 3 次

丁螺环酮（布斯帕），每次 10mg，口服，每日 2 次

吡硫醇（脑复新），每次 100mg，口服，每日 3 次

维生素 C，每次 200mg，口服，每日 3 次

烟酸片，每次 100mg，口服，每日 3 次

【简释】　① 治疗时选用奋乃静和氟哌啶醇之类的抗精神病药物，要采取用小剂量能达到最佳疗效的基本原则，待酒精中毒的精神障碍症状减轻后要及时减量或停药，绝对不可长时间应用。

② 患者抑郁症状明显时，还要及时、适当增加抗抑郁药物，如丙米嗪、阿米替林、氯米帕明、吗氯贝胺等。

③ 在整个治疗过程中，还须增加营养和补充多种维生素，并注意保持水与电解质平衡等。

四、癔病

【概要】　癔病是一类在精神因素作用下容易导致个体产生的精神障碍，有一定的心理异常的背景。它仅是一种神经方面的功能症状，可是患者也时常出现各式各样的躯体症状以及意识范围缩小、选择性遗忘和情感暴发症等。经全面检查，此病未能发现存在相关的器质损害。通常在临床中将此病分成分离型障碍和转换型障碍两大类，前者出现意识朦胧、大喊大叫、号啕痛哭、

第十节　精神疾病　　**173**

捶胸顿足、地下打滚等，后者出现全身感觉障碍、失眠、耳聋、失音、抽搐、瘫软等。对于癔病患者的基本处理主要包括进行心理暗示、疏泄和细心解释等诸多方面的措施。通过合理解释和配合理疗与言语暗示方法，本病均能获得比较满意的治疗效果。

处方 1　适用于结合暗示的替代品治疗

葡萄糖酸钙注射液，每次 10ml，静脉注射，立即

或　注射用蒸馏水，每次 5ml，缓慢皮下注射，立即

或　乙醚，每次 0.5ml，静脉注射，立即

处方 2　适用于患者情绪较为激动或焦虑的治疗

地西泮（安定），每次 2.5mg，口服，每日 3 次

或　地西泮，每次 10mg，肌内注射，每日 2 次

或　艾司唑仑（舒乐安定），每次 2mg，口服，每日 2 次

或　阿普唑仑（佳乐定），每次 0.4mg，口服，每日 3 次

或　多塞平（多虑平），每次 25mg，口服，每日 3 次

处方 3　适用于存在幻觉或妄想等精神症状的治疗

氯丙嗪注射液，每次 50mg，肌内注射，立即

接　氯丙嗪片，每次 50mg，口服，每日 2～3 次

或　奋乃静片，每次 2mg，口服，每日 2～3 次

或　氯普噻吨（泰尔登），每次 25mg，口服，每日 3 次

处方 4　适用于发作后合并有头晕、头痛、失眠的治疗

阿普唑仑（佳静安定），每次 0.4mg，口服，每日 3 次

处方 5　适用于有抑郁或消极症状的治疗

阿米替林（阿密替林），每次 25mg，口服，每日 2 次

或　氯米帕明（氯丙咪嗪），每次 25mg，口服，每日 3 次

或　多塞平（多虑平），每次 25mg，口服，每日 3 次

【简释】　① 此病的药物治疗均为辅助性或对症处理的一般方案，采取更为适当的暗示治疗通常是消除患者躯体障碍的最有效手段，经常能够收到意外的效果。

② 若长期应用药物治疗，一定要防止出现不良反应，如苯二氮䓬类药物

可发生依赖和致畸作用。

③ 阿米替林和氯米帕明等三环类抗抑郁药物禁用于青光眼，同时也不要与单胺氧化酶抑制药一起使用。

④ 氯丙嗪和奋乃静等还可导致直立性低血压、肝功能损害、粒性白细胞减少以及易于出现锥体外系反应症状等。

⑤ 综上处方，需要提醒人们在选用药物治疗时应高度重视服药方式和注意事项，以免产生"因小失大""得不偿失"的后果。

五、神经精神症

【概要】 这是一组重点表现为焦虑、失眠、头痛、神疲、烦躁不安、多疑、全身酸痛，或者出现神经衰弱症状的精神障碍性疾病。大多数患者都会有一定的人格缺陷，并且明显地受到自身不同心理和社会环境的影响。患者对其自身存在的临床症状感到十分痛苦，却又表现无能为力；其反复发作不愈，时常出现记忆力下降和注意力不集中等。本病的发生常与患者的精神因素有关，治疗时应当以心理调理和镇静、抗焦虑、抗抑郁措施为主。

处方 1　适用于焦虑、恐怖或神经衰弱症的治疗

谷维素片，每次 20mg，口服，每日 3 次

加　七叶神安片，每次 50mg，口服，每日 3 次

加　21 金维他，每次 1 粒，口服，每日 1～3 次

或　地西泮（安定），每次 2.5mg，口服，每日 3 次

或　阿普唑仑（佳静安定），每次 0.4mg，口服，每日 2 次

或　劳拉西泮（氯羟安定），每次 1mg，口服，每日 3 次

或　多塞平（多虑平），每次 0.4mg，口服，每日 2 次

处方 2　适用于有强迫性症状的治疗

氯米帕明（氯丙咪嗪），每次 50mg，口服，每日 3 次

或　舒必利（止呕灵），每次 50mg，口服，每日 2 次

加　谷维素片，每次 20mg，口服，每日 3 次

处方 3　适用于有抑郁症表现的治疗

舒必利（止呕灵），每次 100mg，口服，每日 3 次

加　谷维素片，每次 20mg，口服，每日 3 次

加　阿米替林（阿密替林），每次 25mg，口服，每日 3 次

或　氯米帕明（氯丙咪嗪），每次 50mg，口服，每日 3 次

或　万拉法新（博乐欣），每次 25mg，口服，每日 3 次

处方 4　适用于患者发生可疑症状的治疗

　　谷维素片，每次 20mg，口服，每日 3 次

加　万拉法新（博乐欣），每次 25mg，口服，每日 3 次

或　阿米替林，每次 25mg，口服，每日 3 次

加　舒必利，每次 100mg，口服，每日 3 次

或　氯米帕明（氯丙咪嗪），每次 50mg，口服，每日 3 次

或　奋乃静片，每次 2mg，口服，每日 3 次

或　氯普噻吨（泰尔登），每次 25mg，口服，每日 3 次

　　【简释】　① 对于此病的治疗，宜首先明确患者的不同类型，并及时采取综合性治疗措施。例如，要使患者进一步调整和加强其自身的生活规律，培养随和、豁达、大度、开朗的性格，积极地参加体育锻炼以及娱乐活动等。

　　② 本病在目前仍然缺乏特效的药物治疗，应当以综合性康复治疗为主，治疗中绝不可以长期使用苯二氮䓬类药物，以防本类药可能产生依赖性及记忆减退与周身软弱无力等。

第三章

儿 科 疾 病

第一节　呼吸系统疾病

一、急性喉、气管、支气管炎

【概要】　这是累及儿童上、下呼吸道的急性弥漫性炎症，导致感染的病原体依次为病毒、细菌和支原体等。病毒感染主要为流感病毒、鼻病毒、腺病毒等。病情严重时，患者也可出现烦躁不安、轻度呼吸困难、皮肤发绀，以至于产生昏迷和呼吸衰竭等。治疗中须保持呼吸道通畅、严密观察病情。呼吸道黏膜水肿、分泌物增多时，要及时吸痰，并避免因呛咳或呕吐引发窒息。本病应注意加强护理和抗感染治疗。一般而言，在无特别提示和说明的情况下，所有的儿科处方用药剂量均是针对于6～8岁的20～25kg体重的儿童。

处方1　适用于一般病例的治疗
　　　　复方氨基比林，每次1ml，肌内注射，立即
　　　　阿莫西林干糖浆，每次0.25g，口服，每日3次
　　　　板蓝根冲剂，每次7.5g，水冲服，每日3次
　　　　复方甘草合剂，每次1ml，口服，每日3次

处方2　适用于较严重病例的治疗

青霉素钠　40万～80万U	缓慢静脉滴注，每日2次，用前需皮试；连用3～5天
10%葡萄糖液　　　　100ml	

加	地塞米松注射液	1ml	
	生理盐水	3ml	静脉注射，立即

处方3	利巴韦林液	100mg	缓慢静脉注射，每日1次，
	10%葡萄糖液	50ml	连用3～5天

处方4	庆大霉素注射液	4万U	
	α-糜蛋白酶注射液	5mg	超声雾化吸入，每日2次；
	利巴韦林注射液	100mg	连用3天
	生理盐水	20ml	

【简释】 ①在患者发生细菌或混合性感染时，可以先选择一线、二线抗生素治疗，但需要严格询问患儿有无过敏史以及相关用药前皮肤过敏试验情况等。

② 加强对症处理，如高热不退宜口服小儿复方阿司匹林每次10mg/kg，或给予小儿退热栓纳肛治疗。同时，也要注意避免因高热、出汗而脱水等以及有可能发生的水与电解质失衡和代谢性酸中毒等。

③ 患儿有喉头水肿或呼吸困难不断加重时，若经得其家长同意后，须尽早施以气管插管或气管切开，帮助通气挽救其生命。

二、小儿支气管肺炎

【概要】 此病主要是继发于上呼吸道感染的小叶性肺炎，有时也是麻疹、百日咳等急性传染病的前驱症状。产生感染的病原体有病毒、细菌、白色念珠菌和支原体等。病毒感染为流感病毒、鼻病毒、腺病毒、呼吸道合胞病毒等。细菌感染主要为肺炎双球菌、金黄色葡萄球菌、流感嗜血杆菌等。病情严重时，患儿表现高热、呼吸道临床症状明显加重，处理不当极容易并发急性呼吸与循环衰竭、中毒性脑病、中毒性肠麻痹等，最终容易导致患儿死亡。

处方1　适用于一般性病例的处理

复方甘草合剂，每次3ml，口服，每日3次

双黄连口服液，每次10ml，口服，每日3次

处方2　适用于细菌性肺炎的治疗

青霉素钠	60万～120万U	静脉滴注，每日2次；用前
10%葡萄糖液	100ml	需皮试

| 或 | 注射用磷霉素 | 1.0g | 静脉滴注，每日 2 次；连用 7 天 |
| | 10％葡萄糖液 | 100ml | |

处方 3　适用于血压下降、急性循环衰竭的治疗

10％葡萄糖液 50ml，静脉滴注，立即

接	酚妥拉明	10mg	静脉滴注，每日 2 次；连用 3 天
	间羟胺	5mg	
	10％葡萄糖液	30ml	

| 或 | 10％葡萄糖液 | 20～30ml | 静脉注射，每日 2 次，连用 3 天 |
| | 毛花苷 C 0.02～0.03mg/kg | | |

处方 4　适用于病毒性肺炎的治疗

| 利巴韦林注射液 | 100mg | 静脉滴注，每日 1 次；连用 5～7 天 |
| 10％葡萄糖注射液 | 50ml | |

庆大霉素注射液	4 万 U	超声雾化吸入，每日 2 次；连用 3～5 天
α-糜蛋白酶	5mg	
利巴韦林注射液	100mg	
生理盐水	20ml	

处方 5　适用于支原体肺炎的治疗

| 红霉素 | 250mg | 静脉滴注，每日 2 次，连用 7 天 |
| 10％葡萄糖液 | 50ml | |

三磷酸腺苷	20mg	
辅酶 A	100U	
维生素 C	1.0g	静脉滴注，每日 1 次，连用 7 天
10％葡萄糖液	60ml	
生理盐水	20ml	

处方 6　适用于加强镇咳化痰的治疗

庆大霉素注射液	4 万 U	
注射用 α-糜蛋白酶	5mg	超声雾化吸入，每日 2 次；连用 3～5 天
地塞米松注射液	2mg	
生理盐水	20ml	

复方甘草合剂，每次 10ml，口服，每日 3 次

【简释】 ①大部分细菌性肺炎患儿，均对青霉素治疗较敏感，用前必须皮试；若为耐药性金黄色葡萄球菌（金葡菌）感染时，可以改用苯唑西林（苯唑青霉素）或头孢曲松等抗生素治疗，但其疗程不宜少于 3~4 周。

② 对病毒性肺炎，尽管可选用一些抗病毒药物治疗，但其临床效果并不很确定，必要时需选择配合一些清热解毒的中药治疗。

③ 支原体肺炎使用青霉素无效，可试用四环素和大环内酯类药物，若发生恶心呕吐、肝功能损害明显的毒副作用，可改换白霉素，每日 10~15mg/kg，稀释后分成 2 次进行静脉滴注。

④ 此外，应保持患儿呼吸道通畅，严密观察病情，及时使用纠正伴发心力衰竭的正性肌力药物。

第二节　消化、吸收与营养性疾病

一、婴幼儿腹泻

【概要】 通常是指由不同原因导致患儿以腹泻和呕吐为主的一类综合病症。本病主要见于 2 岁以内婴幼儿，一般而言本病可分成感染性和非感染性腹泻。感染性腹泻的致病微生物主要包括痢疾杆菌、霍乱弧菌、金黄色葡萄球菌、致病性大肠杆菌、轮状病毒等。非感染性腹泻可能是饮食不当、气候改变、特异性体质等因素引发的消化不良，因此可称之为小儿单纯性腹泻。病程限于 2 周以内的患儿称为急性腹泻，病程在 2 周至 2 个月的患儿称为迁延性腹泻，当其病程超过 2 个月以上的可称为慢性腹泻。轻症病例每日大便少于 10 次、水样便量小于 10ml，仅仅发生轻中度脱水，尚无全身中毒症状。重症病例每日大便超过数十次、水样便量大于 10ml，而且伴发中等程度以上脱水和全身中毒症状，随其发热及水、电解质和酸碱平衡失调，极易导致患儿的病死率增加。对本病须抓紧时间治疗，加强抗感染、帮助消化和促进胃肠道休息，及时补充血容量和纠正水、电解质平衡失调等。

处方 1　适用于轻型腹泻的治疗

氨苄西林，每次 0.5g，肌内注射，每日 2 次，用前需皮试
口服补液盐（ORS）1000~1500ml，于 4h 内饮毕；酌情

后续

复合维生素 B_1，每次 0.5～1 片，口服，每日 3 次

处方 2　适用于重型腹泻（重度等渗性脱水）**的治疗**

	1.4%碳酸氢钠液	100ml	静脉滴注（30～60min 内），立即
	生理盐水	100ml	
接	10%葡萄糖液	300ml	静脉滴注（100ml/h，8～12h 内），立即；酌情后续
	生理盐水	200ml	
	1.4%碳酸氢钠液	100ml	
	10%氯化钾液	20ml	
接	10%葡萄糖液	600ml	静脉滴注（50ml/h，12～16h 内）
	生理盐水	200ml	
	10%氯化钾	20ml	
接	氨苄西林	0.5g	静脉滴注，每日 2 次，用前需皮试
	生理盐水	50ml	
或	头孢噻肟钠	100mg/kg	静脉滴注，每日 2 次，连用 5 天，用前需皮试
	10%葡萄糖液	250ml	
加	10%氯化钙注射液	10ml	静脉滴注，每日 1 次，连用 3 天
	10%葡萄糖注射液	50ml	

处方 3　适用于病毒感染性腹泻的治疗

利巴韦林颗粒，每次 10mg/kg，口服，每日 3 次

10%葡萄糖液	100ml	静脉滴注，每日 2 次；连用 3～5 天
利巴韦林颗粒	10mg/kg	

【简释】　① 通过饮食疗法可以明显促进急性腹泻的症状好转，尽量使消化道得到适当休息，宜把患儿平时食量减半并后延 4～6h，对重症病例需后延 6～12h，此期可以口服上述补液盐。恢复进食时宜先从饮用米汤和藕粉类流质开始，并掌握"由稀到浓、由少到多"逐渐恢复的原则。

② 在正确评估感染和提供相应抗微生物治疗的同时，液体疗法在本病治疗中占有极其重要的位置，必须依据病情、脱水性质与程度、有无发生低钾血症或钙镁血症等予以选择更为合理的补充配方。

③ 此外，随患儿饮食量减少，还会导致体内维生素缺乏或减少，对此尚要补充复方维生素 B 或维生素 B_1 3～5 天以上，并且期待消化功能逐渐恢复后及时加补钙剂和维生素 AD 等。

④ 在补钾时一定注意观察患儿的尿量，而且禁止采取直接静脉注射。

二、小儿水、盐代谢平衡失调

【概要】 据一般性生理评估，婴幼儿体液总量可占其体重的 65％～70％，年龄越小体液比例越高、间质液比例也越高；每日体内外交换量约等于细胞外液的 1/2，较成年人快 3～4 倍，因此，即可以推断婴幼儿对缺水的耐受性更差，倘若发生脱水的疾病则极容易导致水、电解质和酸碱平衡失调。由此可知，本病主要的有效治疗措施在于是否能及时补充患儿的血容量、及时纠正水与电解质失衡、增加热量和加速毒素的排泄等。补液疗法使用的得当与否，将直接关系到患儿的安危和健康。

处方 1　适用于轻度等渗脱水的治疗

口服补液盐（ORS），每次 500ml，于 4h 内饮毕；酌情后续

或	10％葡萄糖注射液	300ml	
	生理盐水	200ml	静脉滴注（50ml/kg），每日 1 次
	1.4％碳酸氢钠液	100ml	
	10％氯化钾注射液	20ml	

处方 2　适用于中度等渗脱水的治疗

	10％葡萄糖液	300ml	
	生理盐水	200ml	静脉滴注（50ml/h），每日 1 次
	1.4％碳酸氢钠液	100ml	
	10％氯化钾液	20ml	

接	10％葡萄糖液	300ml	
	生理盐水	100ml	静脉滴注，立即
	10％氯化钾注射液	10ml	

加　维生素 B_1 注射液 10mg，肌内注射，每日 1 次

处方 3 适用于重度等渗脱水的治疗

	1.4%碳酸氢钠液	100ml	静脉滴注（30～60min 内），立即
	生理盐水	100ml	
接	10%葡萄糖注射液	300ml	静脉滴注（100ml/h，8～12h 内），立即
	生理盐水	200ml	
	1.4%碳酸氢钠液	100ml	
	10%氯化钾液	20ml	
接	10%葡萄糖液	600ml	静脉滴注（50ml/h，12～16h 内）
	生理盐水	200ml	
	10%氯化钾液	20ml	
加	10%氯化钙注射液	10ml	静脉滴注，每日 1 次
	10%葡萄糖液	50ml	

【简释】 ① 在患儿实施补液疗法之前，必须依据患儿病情、脱水性质与程度以及有无其他电解质丢失等情况，作出液体损失量与性质的正确评判和周密的计划等（表1和表2），与此同时还要根据病情进展适当调整。

② 在纠正酸中毒时，要根据治疗前后临床表现和其程度予以确定需要补充碱性液体的剂量，通常在进行适当输液或补给碳酸氢钠液后，酸中毒即能得以纠正。

③ 倘若针对控制感染而需使用抗生素治疗时，最好也应该在水、电解质得到补充和酸中毒被纠正的前提下进行，旨在获得更为显著的疗效和减少某些药物的不良反应。

④ 此外，提醒大家注意在补钾时绝对不能通过静脉推注方式给药。

表 1 患儿脱水程度及其补液量的临床评判

程度	患儿的失水量		患儿的每日正常补液/（ml/kg）			
	百分比/%	量/（ml/kg）	累积损失量	继续损失量	日需要量	总体量
轻度脱水	5	50	50	10～30	60～80	90～120
中度脱水	5～10	50～100	50～100	10～30	60～80	120～150
重度脱水	50～100	100～120	100～120	10～30	60～80	150～180

表 2 患儿脱水程度及其补液性质的临床评判

脱水类型	失水与失钠	血钠/（mmol/L）	补液张力	液体类型
低渗脱水	失钠＞失水	<130	2/3 张	4：3：2 溶液
等渗脱水	失钠＝失水	130～150	1/2 张	3：2：1 溶液

脱水类型	失水与失钠	血钠/(mmol/L)	补液张力	液体类型
高渗脱水	失钠＜失水	＞150	1/3 张	1：2 溶液

注：补充液体种类的配方：4：3：2 溶液包括 4 份生理盐水、3 份 10%葡萄糖液和 2 份 1.4%碳酸氢钠液；3：2：1 溶液包括 3 份 10%葡萄糖液、2 份生理盐水和 1 份 1.4%碳酸氢钠液；1：2 溶液包括 1 份上述 2：1 溶液和 2 份 10%葡萄糖液。

三、小儿营养不良

【概要】 儿童营养不良的形成主要是因摄入不足、消耗过多或食品利用率降低引起。患儿存在长时间的病变，可能导致体内的营养物质不能维持正常代谢、体重下降、生长发育停滞、脂肪逐渐消失、肌肉萎缩、全身功能下降等。此病主要包括能量和蛋白质营养不良两类，前者是指患儿以热量缺乏为主，后者是指由于体内长时间负氮平衡所致，故致患儿血浆蛋白减少、胶体渗透压下降、容易使水分滞留在组织间隙并出现全身性水肿等。在治疗过程中，一般不能将能量与蛋白质营养不良二者决然分开，只需要按照各种营养不良的自身特点和程度提供相应的补充治疗即可。

处方 1 适用于 3 岁以下中重度营养不良的治疗

10%葡萄糖注射液　　50ml 生理盐水　　　　　　50ml 10%氯化钾注射液　　3ml	静脉滴注，每日 1 次；酌情后续
20%白蛋白　　　　　20ml 生理盐水　　　　　　30ml	静脉滴注，隔日 1 次，连用 3 天
10%葡萄糖注射液　　300ml 10%葡萄糖酸钙液　　10ml	静脉滴注，每日 1 次

维生素 AD 注射液，每次 0.5ml，肌内注射，隔日 1 次

维生素 B_1 注射液，每次 100mg，肌内注射，每日 1 次

处方 2 适用于 3 岁以上中、重度儿童营养不良的治疗

苯丙酸诺龙，每次 10～25mg，肌内注射，每周 1 次

或　青霉素钠　　　　　40 万 U 10%葡萄糖液　　　　30ml	静脉滴注，每日 2 次，用前需皮试

加　　20％白蛋白　　　　　　50ml｜静脉滴注，隔日 1 次，连用
　　　10％葡萄糖液　　　　　200ml｜3 天

加　　多种维生素片，每次 2 片，口服，每日 3 次

加　　葡萄糖酸锌片，每次 35mg，口服，每日 1 次

加　　乳酶生片，每次 0.6g，口服，每日 3 次

加　　青霉素钠　　　　　　40 万 U｜静脉滴注，每日 2 次，用前
　　　10％葡萄糖液　　　　　30ml｜需皮试

处方 3　适用于伴食欲下降或拒食患儿的治疗

　　　25％葡萄糖液 40～60ml，静脉滴注，每日 1～2 次

接　　普通胰岛素，每次 2～3U，皮下注射，每日 1 次

【简释】　① 使用苯丙酸诺龙，能够促进蛋白质合成和增加患儿的食欲；如其疗效不明显，也可加用普通胰岛素和输注极化液治疗。

　　　② 针对非常严重的患儿，有必要尽早提供相应的要素饮食或实施胃肠道外营养，例如，可酌情选用葡萄糖、氨基酸、白蛋白、脂肪乳静脉滴注。

　　　③ 患儿治疗有效时，多在 1 个月后开始出现体重明显增加、皮肤红润、水肿消退、精神状态明显好转。

四、儿童维生素缺乏症

【概要】　此类疾病以婴幼儿时期的发病较高，究其病因主要是由于摄入量不足、吸收不良、生长发育的需要量增大所致。例如，干眼症是由维生素 A 缺乏引起，同时可侵害全身的皮肤等，从而引起上皮组织角质的显著变性；脚气病是因维生素 B_1 缺乏引发糖代谢异常，患儿表现为消化、神经、心血管系统的侵害和症状等；坏血病是因儿童生长发育导致的相对维生素 C 缺乏，此时可引发出血倾向和骨骼发育异常等。另外，若在婴幼儿时期发生体内维生素 D 缺乏，还极易产生佝偻病和手足搐搦症等。

处方 1　适用于干眼症患儿的治疗

　　　维生素 A 胶囊，每次 2.5 万 U，口服，每日 2 次

或　　维生素 AD 注射液，每次 0.5ml，肌内注射，隔日 1 次

加　　浓鱼肝油 AD 滴剂，每次 5 滴，口服，每日 3 次

加　　维生素 E，每次 0.1g，口服，每日 1 次

加　　润舒滴眼液，点双眼，每日 4～6 次

或　　0.5％红霉素眼膏，点双眼，每日 2 次

处方 2　适用于婴幼儿脚气病的治疗

　　　　维生素 B_1 片，每次 10mg，口服，每日 3 次；治疗不可短
　　　　　于 15～30 天

　或　维生素 B_1 液，每次 100mg，肌内注射，每日 1 次

　或　维生素 B_1 注射液　　100mg ｜静脉滴注，每日 1 次
　　　生理盐水　　　　　　　100ml ｜

处方 3　适用于婴幼儿维生素 B_2 缺乏的治疗

　　　　维生素 B_2（核黄素），每次 5mg，口服，每日 3 次

　或　复合维生素 B，每次 0.5 片，口服，每日 2 次

　或　维生素 B_2，每次 10mg，肌内注射，每日 1 次

处方 4　适用于坏血病或维生素缺乏的治疗

　　　　维生素 C 片，每次 100mg，口服，每日 3 次

　或　维生素 C　　　　　　　1.0g ｜静脉滴注，每日 1 次
　　　10％葡萄糖液　　　　　100ml ｜

　　【简释】　① 使用脂溶性维生素 A 治疗时，对同时发生腹泻的患儿须避免
口服，通常要等待腹泻症状好转后才开始口服，最好采取肌内注射的方式给药。

　　② 注意一旦维生素 AD 的补充过量，仍可以导致患儿发生药物中毒。

　　③ 在补充水溶性维生素时，一般情况下仅仅通过口服用药即可以获得相
应的治疗作用，本品使用时间的长短通常取决于患儿症状改善的状况。然而，
针对伴有胃肠道吸收不良或重度缺乏症的病例，也需要酌情考虑改换成适量
维生素 B_1、维生素 B_2 或维生素 C 肌内或静脉注射，但静脉注射时还需避免
有可能发生的不良反应。

　　④ 在胃酸增高时，维生素 C 也不可一次多量服用，大量服药也有可能引
起反酸、恶心、腹痛、腹泻，以至于发生高尿酸血症或泌尿系统结石等。

五、佝偻病与手足搐搦症

　　【概要】　此类病症均是因为维生素 D 缺乏并导致患儿体内钙磷代谢异
常所引起的。一般而言，佝偻病自身是由于钙盐不能按正常规律沉着于骨骼
内，从而严重地影响了骨骼生长发育，最终致使儿童期骨骼畸形，以至于合
并有肺炎、腹泻和贫血等，查体时可见婴幼儿囟门晚闭、出牙迟缓、开始坐

走的时间延迟、方颅、鸡胸、漏斗胸、O 型或 X 型腿等。手足搐搦症为低钙性惊厥的一种表现形式，由于血清钙浓度降低并导致神经肌肉兴奋性增强，患儿突然出现惊厥、手足搐搦，甚至发生喉肌痉挛症状等，此类临床症状以 4 个月到 3 岁的婴幼儿更为常见。

处方 1　适用于佝偻病的治疗

维生素 D，每次 4000U，口服，每日 1 次

加　葡萄糖酸钙片，每次 0.5g，口服，每日 3 次

或　乐力胶囊，每次 1 粒，口服，每日 2 次

或　维生素 D_3，每次 30 万 U，肌内注射 1 次，立即

加　乳酸钙片，每次 0.5g，口服，每日 3 次

处方 2　适用于手足搐搦症的紧急处理

苯巴比妥钠 75mg，肌内注射，立即

接　10％葡萄糖酸钙　　　10ml ⎫
　　10％葡萄糖液　　　　10ml ⎬ 缓慢静脉注射，每日 2 次

加　维生素 D_3 注射液 30 万 U，肌内注射，立即

【简释】　① 有一部分学者认为，佝偻病可能是一种自限性疾病，患儿经常接触日光照射或接受生理量的维生素 D 即可以得到治愈，故应叮嘱家长要坚持带小儿进行户外活动、多晒太阳，并且在日常膳食中加大富含钙和维生素 D 食品的摄取量。

② 一旦儿童发生手足搐搦症，常提示本病缺钙更为明显，并有可能伴发喉痉挛，倘若处理不当则容易导致患儿窒息和死亡，因而一旦发生喉痉挛就需要抓紧时机抢救，立即将患儿置于平卧位，把头偏向一侧，进行吸氧，条件许可时可考虑采取紧急气管插管和人工呼吸等。

③ 治疗中应注意补给钙剂和维生素 D 的时机，以防用药途径不当或补充过多而出现不良反应甚至中毒等。

六、辛缺乏症

【概要】　本病是由于体内锌含量不足引起多种酶的活性降低，进而影响人体各种生理功能的一种全身性疾病。它多见于 6 岁以下儿童，主要表现为胃纳差，生长发育减慢、免疫功能降低。检测血清锌＜11.47μmol/L，餐后血清锌浓度反应试验（PLCR）＞15％。纠正的治疗首先是祛除导致锌缺乏

的原因，适当增加富含锌的食物，如鱼、肝、禽蛋、牡蛎、坚果类等。

处方 1　适用于补锌治疗

  葡萄糖酸锌，3.5～7mg/(kg·d)，分成 3 次，口服

 或　枸橼酸锌，2mg/(kg·d)，分成 3 次，口服

处方 2　适用于一般情况的治疗

  甘草锌，10～20mg/(kg·d)，分 2～3 次，口服

 或　醋酸锌，1.5～3mg/(kg·d)，分 3 次，口服

  【简释】　口服补锌宜在饭前 1～2h 服药，旨在有利于锌的吸收；锌过量使用会影响铁的吸收，抑或出现锌盐中毒。常见不良反应有胃部不适、恶心、呕吐等消化道症状。补锌治疗时约经 2～3 个月生效。

七、儿童多动症

  【概要】　此病是一种病因未明的儿童行为问题，表现为好动不宁，以学龄和学龄前患儿更为常见。主要临床症状是注意力障碍、做事容易分心、易激惹、时常坐立不安等。本病须在配合心理治疗和特殊教育的同时，使用下列一类精神兴奋药物治疗，如哌醋甲酯（利他林）和苯异妥英（匹莫林）等。

处方 1　哌醋甲酯，每次 5mg，饭前口服，每日 2～3 次；3 天后无
    效可增至每次 10mg，但每日总量不可超过 60mg

处方 2　苯异妥英，每次 10mg，口服，每日 1 次；3 天后无效增至
    每次 20mg，但每日总量不可超过 60mg

  【简释】　①本症采用精神兴奋药治疗时，应从小剂量开始，每日一次服药，宜在早餐后顿服，以运用最小剂量而获得最大努力控制患儿的症状，并且随着儿童成长发育与活动自制能力的增加，使用哌醋甲酯或苯异妥英的治疗也应逐渐减量和停药。

  ② 本症的基本用药原则是 6 岁以前的儿童和青春期过后都不应采取服药治疗。

  ③ 尽管哌醋甲酯副作用较少，但仍偶见食欲下降、心悸、焦虑、口干、淡漠、退缩、抑郁、腹部不适、心动过速、血压升高等。

  ④ 服用苯异妥英治疗时，可以导致失眠、食欲下降、头痛、易激惹、焦虑、口干、转氨酶升高，长期应用仍有可能发生自杀性企图的毒副作用等。

第三节 小儿常见类型贫血

一、营养性贫血

【概要】 贫血是小儿时期的常见疾病，是指单位体积血液中红细胞、血红蛋白和血细胞比容正常，或者其中一项明显低于正常的测量数值。在临床诊断时通常是以红细胞和血红蛋白作为常用的衡量指标。导致小儿贫血的主要原因，包括红细胞生成减少、破坏过多以及慢性失血等，严重贫血不但影响小儿生长发育而且还会成为导致某些感染性疾病的诱因。小细胞性贫血是因长时的缺铁引起红细胞合成减少，主要发生在 6 个月到 3 岁的婴幼儿。大细胞性贫血是因体内缺乏维生素 B_{12} 和叶酸所致，以红细胞数量锐减更为明显，多在出生 6 个月以后发病。患儿贫血主要表现为皮肤黏膜苍白，伴有肝、脾、淋巴结肿大等。治疗时须尽早查出和纠正导致贫血的原发病，并提供具有针对性的有效处理方案。

处方 1 适用于小细胞性缺铁性贫血的治疗

硫酸亚铁，1 岁以下每次 60mg，口服，每日 3 次；1～5 岁每次 120mg，口服，每日 3 次；6～12 岁每次 300mg，口服，每日 3 次

或 葡萄酸亚铁，每次 10mg/kg，口服，每日 3 次

或 富马酸亚铁片，1 岁以下每次 35mg，口服，每日 3 次；1～5 岁每次 70mg，口服，每日 3 次；6～12 岁每次 140mg，口服，每日 3 次

加 维生素 C，每次 50～100mg，口服，每日 3 次

新鲜全血，每次 50～10ml，静脉滴注，必要时

处方 2 适用于营养型大细胞性贫血的治疗

维生素 B_{12} 注射液，每次 100μg，肌内注射，每周 3 次

叶酸（维生素 M），每次 2.5～5mg，口服，每日 3 次

维生素 C 片，每次 100mg，口服每日 3 次

【简释】 ① 部分患儿口服铁剂治疗时可出现恶心、呕吐、腹痛、腹泻或胃部不适，倘若口服药物反应严重则需要将原定剂量减半使用，待上述反

应症状减轻或消失后再恢复至正常的有效药量。

② 口服铁剂治疗的确不能耐受时，可改换适量右旋糖酐铁深部肌内注射，计算注铁总量（mg）=[125-患儿血红蛋白(g/L)]×患儿体重（kg）×4，在注射本品时亦须防止过敏反应和肝肾功能损害等。

③ 对单纯维生素 B_{12} 缺乏伴有神经症状者，治疗时不需要补给叶酸，只予肌内注射维生素 B_{12} 即可，大量叶酸补给很易于加重患儿神经精神症状等，给予维生素 C 口服可以促进叶酸的利用，二者同时使用还有益于提高营养型贫血的治疗效果。

二、蚕豆病

【概要】 此病是因为红细胞缺乏葡萄糖-6-磷酸脱氢酶，在进食蚕豆或其制品后诱发的急性溶血性贫血。这是一种性连锁不完全的显性遗传性疾病，其发病以 9 岁以下的男性儿童更为常见。患者通常表现为在进食蚕豆或其制品数小时或数日后发病，出现畏寒、发热、呕吐、腹痛、食欲下降、烦躁不安等。倘若发生严重溶血时，还会迅速发生抽搐、休克、黄疸、急性肾功能衰竭等。本病一旦确诊，除了应禁止摄食蚕豆外，在日常生活中还需要注意避免应用诸如磺胺、奎宁、呋喃、阿司匹林、维生素 K 之类的药物，宜叮嘱患者多饮水，应用可能碱化尿液的药品，以防血红蛋白在肾小管内发生沉积等，病情十分危急时，还需要给予肾上腺糖皮质激素类制剂治疗，旨在进一步抑制病人溶血并延长红细胞寿命。

处方1　适用于一般病例的治疗

1.4%碳酸氢钠液　　300ml 10%葡萄糖液　　　300ml	静脉滴注，每日 1 次

或　　10%葡萄糖液　　　300ml　｜
　　　生理盐水　　　　　300ml　｜静脉滴注，每日 1 次

接　新鲜全血 200ml，静脉滴注，必要时

加　维生素 E，每次 0.1g，口服，每日 3 次

处方2　适用于重症病例的治疗

10%葡萄糖液　　　300ml 生理盐水　　　　　300ml	静脉滴注，每日 1 次，连用 3 天

接	地塞米松	5mg	静脉注射，每日 2 次，连用
	生理盐水	5ml	2 天

加　新鲜全血 200ml，静脉滴注，隔日 1 次，连用 3～5 次

【简释】　① 本病须马上停止摄食蚕豆和停止使用可能诱发红细胞膜葡萄糖-6-磷酸脱氢酶缺陷的药物，例如乙酰水杨酸、非那西丁、安替比林、伯氨喹林、奎宁、呋喃唑酮、呋喃妥因、磺胺异噁唑、磺胺吡啶、维生素 K 等。

② 对突发急性溶血性贫血，输血是治疗蚕豆病的关键措施之一，必要时可采取紧急输注新鲜全血，以便严防危重患儿出现休克、急性肾功能衰竭等。

③ 宜在输血前后使用地塞米松或氢化可的松等，谨防意外。

④ 本病要在进一步加强监护治疗的同时，及时纠正患儿的低氧血症和代谢性酸中毒等。

第四节　泌尿系统疾病

一、小儿急性肾炎

【概要】　这是一组发病原因和机制不明的免疫性疾病，起病急骤，是以血尿、蛋白尿、水肿、高血压和肾小球滤过率下降为特征的肾小球疾病，又称为急性肾炎综合征，大多数病例在发病前具有链球菌感染病史，一般轻型病例预后良好，倘若病情严重，可伴发体循环充血、高血压脑病和急性肾功能不全等。急性期治疗须叮嘱患儿卧床休息 2～3 周，待肉眼血尿消失、血压恢复、水肿消退后逐渐增加室内活动量，注意限制患儿的水、钠和蛋白质摄入量，采用适应的利尿药进行消肿，严防重大并发症的出现。

处方 1　**适用于一般患者的治疗**
　　青霉素钠 40 万 U，肌内注射，每日 2 次，用前需皮试
　　氢氯噻嗪，每次 25mg，口服，每日 3 次

处方 2　**适用于重症体循环充血患者的治疗**

呋塞米（速尿）	10mg	静脉注射，每日 2 次
10% 葡萄糖液	10ml	

　　硝苯地平，每次 10mg，口服，每日 3 次

处方 3　适用于高血压脑病患者的治疗

呋塞米	10mg	静脉注射，每日 2 次
10％葡萄糖液	10ml	
地西泮（安定）	5mg	静脉注射，立即
注射用水	10ml	

接　硝普钠　　　　　　25mg　　静脉滴注，(0.4ml/min)，立即
　　10％葡萄糖液　　　250ml

处方 4　适用于急性肾功能不全患者的治疗

青霉素钠 80 万 U，肌内注射，每日 2 次，用前需皮试

呋塞米	20mg	静脉注射，每日 2 次；连用 3 天
10％葡萄糖液	10ml	

接　三磷酸苷　　　　　40mg　　静脉滴注，每日 2 次；连用
　　辅酶 A　　　　　　100U　　3～5 天
　　10％葡萄糖液　　　250ml

加　多巴胺　　　　　　10mg　　静脉滴注，每日 2 次；酌情
　　酚妥拉明　　　　　10mg　　后续
　　10％葡萄糖液　　　100ml

　　【简释】　① 上述治疗处方用药剂量是以 6 岁左右、体重约 20kg 的患儿为例，临床治疗中要依据患儿个体的年龄、体重与实际病情，随时调整药物用量和静脉滴注速度，尤其在使用硝普钠、多巴胺或酚妥拉明等药品时更应慎重，严防发生用药的严重不良反应。

　　② 对于伴有顽固性高血压的患儿，也可给予卡托普利，按每日 0.5～1.0mg/kg 的剂量，分成 2 次口服，待血压下降后再逐渐减量至停药。血压降得太低则不利于肾脏血流灌注。

　　③ 对伴有明显循环充血的病例，一般不主张使用洋地黄制剂，应首选限盐和应用利尿与血管扩张药治疗；此后若治疗效果不佳或发展成明显的心力衰竭，才考虑谨慎使用毒毛花苷 K 配合治疗。

二、儿童肾病综合征

　　【概要】　此病是一种以肾小球基底膜通透性增高为主的病变，患儿发生"三高一低"的特征性临床表现，即呈现大量蛋白尿、高度水肿、高胆固

醇血症及低蛋白血症等。本病以学龄前男性儿童相对多见，治疗过程中容易复发而导致迁延不愈，还会影响小儿的健康和发育。通常将本病分为原发性、继发性、先天性三种，总的表现特征为血尿、蛋白尿、水肿、高血压和肾小球滤过率下降。再则，还将原发性肾病综合征再细分为单纯性肾病和肾炎性肾病。对高度水肿或合并感染者，应叮嘱其绝对卧床休息，并且选用对肾脏损害极轻微的抗生素治疗；对有显著水肿或少尿者，必须适当限制入水量、调整高生物价的优质蛋白食谱，诸如牛奶、瘦肉、鱼蛋类食品，也应预防因尿内蛋白增多而使肾小球硬化加速。

处方 1　适用于一般治疗

青霉素钠 80 万 U，肌内注射，每日 2 次，用前需皮试

泼尼松片，每次 40mg，每日 1 次；待 8 周后逐渐减量维
持治疗

处方 2　适用于对症支持性治疗

新鲜血浆 200ml，静脉滴注，必要时

氢氯噻嗪，每次 25mg，口服，每日 2 次

螺内酯，每次 20mg，口服，每日 2 次

葡萄糖酸钙片，每次 1.0g，口服，每日 3 次

或　维生素 D 片，每次 5000U，口服，每日 1 次

加　维生素 E，每次 100mg，口服，每日 3 次

【简释】　① 本病的药物治疗要以肾上腺糖皮质激素为首选，通常应用半衰期为 12～36h 的中效制剂，如泼尼松等，有助于快速出现诱导的缓解作用；若要进行较长程治疗的简化服药方式，其用量可按每日 2mg/kg 计算，于每天早晨一次顿服即可。

② 针对曾经采用激素治疗或减量过程中复发的病例，原则上要恢复至最初或上一个疗程所采用的剂量治疗。

③ 针对难治性小儿肾病也可使用激素冲击疗法，给予甲泼尼龙，按每日 10～15mg/kg 算出用量，然后将其溶于 10% 葡萄糖液 100～200ml 中每日上午缓慢静脉滴注，连用 3～4 天为一个疗程，必要时可间隔 1～2 周再实施第 2 个疗程的冲击治疗。

④ 有时可谨慎选用环磷酰胺、苯丁酸氮芥、环孢素等，施以免疫抑制的治疗方案。

第五节　小儿结缔组织疾病

一、儿童风湿热

【概要】　此病是一种由甲型溶血性链球菌感染后发生的变态反应，从而产生自身免疫性疾病，并可以导致慢性全身性结缔组织炎症，则以儿童与青少年发病最为常见。本病在急性期主要累及关节、皮肤和心脏等，患者表现为低热或不规则发热、多汗、食欲降低；出现游走性大关节疼痛，局部检查有红、肿、热、痛等；此外，本病还可伴发心肌炎、脉管炎、胸膜炎、肾炎、慢性心瓣膜病等。结合实验室检查，抗链球菌溶血素"O"增高、C反应蛋白阳性，本病诊断并不十分困难。

处方1　青霉素钠80万U，肌内注射，每日2次，用前需皮试
　　　　　泼尼松，每次20mg，口服，每日3次，4周后减量
　　　　　卡托普利，每次12.5mg，口服，每日3次
　　　　　辅酶Q_{10}胶囊10mg，口服，每日3次
　　　　　葡萄糖酸钙片，每次1.0g，口服，每日3次

处方2　罗红霉素，每次50～125mg，口服，每日2次
　　　　　10%氯化钾合剂，每次2.5～5ml，口服，每日3次
　　　　　肠溶阿司匹林，每次0.6g，口服，每日4次，连用6周
　　　　　卡托普利，每次12.5mg，口服，每日3次
　　　　　辅酶Q_{10}胶囊10mg，口服，每日3次

【简释】　① 为控制链球菌感染，可首先选择比较敏感的青霉素钠或长效青霉素治疗；此类抗生素若有过敏史，可改换红霉素口服治疗，但服药量大时容易出现较明显的胃肠道反应。

② 进行正规抗风湿治疗是本病能否治愈的关键。若患儿不合并严重心脏损害，可首选上述水杨酸制剂；一旦出现明显心脏损害，要尽早运用肾上腺糖皮质激素治疗，应用剂量要视病情而定，但口服泼尼松治疗时间不应少于2～4周，停药之前除要逐渐减量外，还须提前2周开始加服肠溶阿司匹林治疗。

③ 在长时间使用激素时，应密切观察和发现因用药可能出现的副作用，诸

如机体抵抗力下降、感染扩散、体重增加、满月脸、痤疮、血压升高、生长停滞、神经兴奋性增加，甚至肾上腺皮质功能不全等。当发现应用激素后副作用显著增加时，一定要及时予以调整或更换，有必要时还应同时口服硫糖铝、氯化钾或钙剂，此类药品或许有益于对抗因长期使用糖皮质激素产生的不良反应等。

二、幼年性类风湿关节炎

【概要】 此病又称为变应性亚败血症，是一种病因不明的变应性疾病，患者不仅罹患关节炎，其实它属于侵害全身结缔组织的类风湿病。患儿通常表现为长期不规则性发热、皮疹、淋巴结肿大、肝脾肿大、心包与纵隔等处的内脏损害，但本病可随着儿童年龄的增长而出现一定自愈倾向。急性期治疗须加强护理和对症治疗，以帮助患儿尽早缓解和避免产生重大器官的并发症。

处方 1 青霉素钠 80 万 U，肌内注射，每日 2 次，用前需皮试；
连用7～12天

加 金施尔康，每次 1 粒，每日 2 次

加 肠溶阿司匹林，每次 0.6g，口服，每日 3 次

或 布洛芬，每次 0.3g，口服，每日 3 次

处方 2 泼尼松片，每次 10mg，口服，每 6h 1 次
青霉素钠 80 万 U，肌内注射，每日 2 次，用前需皮试
葡萄糖酸钙片，每次 1.0g，口服，每日 3 次
10％氯化钾合剂，每次 2.5ml，口服，每日 3 次

【简释】 ① 有鉴于此病的变态反应很可能与感染性疾病有关，治疗时强调进行抗炎作用。

② 口服阿司匹林能产生抗炎、解热和镇痛的作用，常要服药 1～4 周后才可奏效，因而维持用药治疗时间不可少于半年，有时甚至需达数年以上。阿司匹林治疗经常出现的不良反应有胃肠道出血、耳鸣、听力下降、酸中毒、肝功能损害等。

③ 当本病合并有严重心肺损害和虹膜睫状体炎时，最好尽早加服泼尼松以控制病情的急性加剧；但是，仅仅使用此药不足以遏止关节病变产生破坏的进程，有时因激素用药时间过长还会促使无菌性的软骨坏死及影响儿童的生长发育等。

④ 此外，对于本病的治疗，还需提供足够营养及适当休息，但不主张在

急性发热期以外过多卧床休息，以避免由此导致患儿骨关节和肌肉萎缩，相反需配合必要的局部关节热敷或不同方式的理疗。

三、皮肤黏膜淋巴结综合征

【概要】 此病最初源于日本川崎的报道，故又称为川崎病。它是一种以全身血管炎为主要病理变化的疾病，在儿童期可产生急性发热和皮疹，并且同时存在严重的心血管病变，例如经常在发病后第 3～6 天即可产生冠状动脉扩张与冠状动脉瘤等。究其病因和发病机制仍不明确，主要见于婴幼儿，男性患病率高于女性。随着儿童年龄的增长本病也有一定的自愈性。对于发病后急性期的处理，需要加强对症处理，及时降低体温，积极预防心源性休克、心力衰竭和心律失常等重大并发症。

处方 1 适用于一般患儿的治疗

       维生素 C 片，每次 0.1g，口服，每日 3 次

加   复合维生素 B，每次 1 片，口服，每日 3 次

       肠溶阿司匹林，每次 0.3g，口服，每日 3 次

或   双嘧达莫（潘生丁），每次 25mg，口服，每日 3 次

加   维生素 E，每次 0.1g，口服，每日 3 次

处方 2 适用于控制感染和补充营养的治疗

	青霉素钠	80 万 U	静脉滴注，每日 1 次，用前
	10％葡萄糖液	500ml	需皮试
加	丙种球蛋白	6.0g	静脉滴注，每日 1 次，连用
	10％葡萄糖液	100ml	4 天
	肠溶阿司匹林，每次 0.3g，口服，每日 3 次		
接	三磷腺苷	20mg	
	辅酶 A	100U	
	维生素 C	1.0g	静脉滴注，每日 1 次
	10％葡萄糖液	150ml	
	生理盐水	50ml	

【简释】 ① 通常认为，此病给予丙种球蛋白并加服阿司匹林的方法更有益于降低冠状动脉瘤的患病率，其疗程需要维持到患儿体温降至正常后再

改用小剂量治疗 3~6 个月以上。

② 有时患儿还需要使用抗凝药物治疗，如口服肠溶阿司匹林或双嘧达莫等，以利于心脏的血液供应。

③ 应用维生素 E 也可以改善血管壁通透性，提高毛细血管内皮细胞的稳定性，从而预防本病发生过度的心肌和血管重构现象。

④ 倘若合并血栓栓塞或心肌梗死时，尚可考虑实施尿激酶溶栓疗法，如立即给予尿激酶以 20000U/kg 的速度静脉滴注，随后再以 3000~4000U/kg 的滴速进行维持治疗，直至获得冠状动脉循环再建效果之后方可确定是否停药或换药。

第六节　儿童遗尿症

【概要】　本病是指睡眠中不自觉的排尿现象，多发生在夜间熟睡时，国内规定为在 3 岁以上者，国外规定为女童在 6 岁、男童在 10 岁以上者。患儿常表现为羞涩与自卑，以学龄儿童更明显。对此，要加强心理及生活调节，消除其怕羞与心理紧张，适当调节饮食习惯，睡前少喝水、晚间看电视不宜过长、不可进食。必要时要辅以针灸和药物治疗。

处方 1　适用于持续型的治疗

　　麻黄碱，0.5mg/kg，每晚睡前，口服

　或　丙米嗪，10mg，每晚睡前，口服

　或　去氨加压素，10μg，睡前经鼻吸入

处方 2　适用上方疗效不佳的治疗

　　氯化羟丁宁，0.3mg/(kg·d)，分 2 次，口服

【简释】　多数小儿遗尿随年龄长大可以自愈，但比较痛苦。配合针灸常取三阴交、足三里等穴，于睡前 1h 针刺，留针 20min 左右。注意麻黄碱禁用于高血压，丙米嗪反应性较明显，可以增加心率和舒张期血压，引发睡眠障碍、轻微胃肠不适，同时，长期用药不可以突停，以免引起戒断综合征。处方 2 氯化羟丁宁单用疗效不明显时，仍可伍用丙米嗪治疗。氯化羟丁宁口服可以出现口干、面红、心情变化及瞳孔扩大等不良反应，临床中略加注意和调整即可，不影响治疗。

第四章
外 科 疾 病

第一节　普通外科常见疾病

一、急性乳腺炎

【概要】　此病主要是由于乳汁淤积、细菌入侵导致的乳房急性化脓性感染，致病菌多见于金黄色葡萄球菌，其次是链球菌等，好发于初产妇产后3～4周的哺乳期。以乳房胀痛开始，接下来出现发热、局部红肿性硬结、压痛、局部淋巴结肿大、白细胞计数增高，甚至于产生局部搏动性疼痛，伴怕冷发热等。本病治疗的关键是促使乳汁通畅排出、切开排脓和及时应用敏感的抗生素。乳腺脓肿形成是指肿胀性疼痛加剧、硬块压痛明显，最终还会使脓块软化。对此，有必要实施深部脓肿穿刺和及时切开引流，以便排掉大量脓液。

处方1　适用于脓肿形成前的治疗

　　　青霉素钠80万U，肌内注射，每日3次，用前需皮试

或　苯唑西林钠（苯唑青霉素钠）1.0g，肌内注射，每日3次，用前需皮试

加　25％硫酸镁50ml，局部湿热敷，每日3次

处方2　适用于对青霉素钠过敏者的治疗

　　　头孢噻肟钠，每次1.0g，肌内注射，每日2次，用前需

皮试

或　头孢哌酮钠，每次 2.0g，肌内注射，每日 2 次，用前需
　　皮试

加　红霉素片，每次 0.25g，口服，每日 3 次

处方 3　**适用于需要回乳者的治疗**

己烯雌酚，每次 1～2mg，口服，每日 3 次，连用 3 天

或　苯甲酸雌二酚，每次 2mg，肌内注射，每日 1 次，待收乳为止

处方 4　**适用于脓肿形成后的抗感染治疗**

头孢唑林	2.0g	静脉注射，每日 3 次，连用
注射用水	20ml	7 天，用前需皮试

或　头孢哌酮钠	3.0g	静脉注射，每日 3 次，连用
注射用水	20ml	7 天，用前需皮试

【简释】　① 在乳腺脓肿形成前，应暂停患侧乳房哺乳，以保证婴儿健康，并结合吸乳器吸乳以避免发生大量积乳等。

② 避免使用可以通过乳汁而影响婴儿的抗生素，如四环素、氨基糖苷类、甲硝唑和磺胺类制剂等。

③ 患乳局部水肿明显，可配合使用硫酸镁湿热敷，每次 20～30min，以便于早期控制感染的扩散。

④ 对因感染严重或由于脓肿引流而合并乳瘘的患者，必须及时终止乳汁分泌和停止母乳喂养。

⑤ 如需要切开引流时，注意取压痛明显处或较低部位做切口，按轮辐方向做辐射状切开，尽力避开乳管，并防止乳瘘的形成；待切开以后，可用手指轻探脓腔，缓慢彻底地拨离开多房脓腔间隔进行通畅引流。

二、乳腺小叶增生症

【概要】　乳腺小叶增生症常称为乳腺病，为常见于女性乳腺实质的一种良性增生，人群普查时统计在 30～50 岁的发病率高达 15%，待妇女绝经后才开始逐渐减少。此病是一种生理性增生与局部复旧不全造成的乳腺结构变异，但另有报道 2%～3% 病例有可能在日后产生恶变，故需要叮嘱患者最好每间隔 3～6 个月来医院复查一次，以免延误了诸如乳腺癌等恶性病变的治

疗。患者通常在突感乳房胀痛和肿块时开始就诊，局部疼痛多与月经周期有关，月经前加重，月经来潮后减轻甚至消失。此病既可以逐步发展，又可以停止在某一阶段或者逐渐自愈。

处方　适用于中、重度病例的治疗

　　　甲睾酮（甲睾素），每次 5mg，口服，每日 3 次

或　丙酸睾酮（丙睾素），每次 25mg，肌内注射，每日 3 次

加　乳癖消，每次 5 片，口服，每日 3 次，连用 3 个月

或　逍遥丸，每次 3g，口服，每日 3 次，连用 3 个月

【简释】　① 目前本病尚无特殊治疗方法，生育期女性应多加关爱乳房保健。

　　② 对年龄较大者，应注意除外某些不良性增生病变，尽早采取组织活检和实施必要的根治切除术治疗。

　　③ 若患者乳腺局部疼痛症状明显，并影响到工作和生活时，可短期使用雄激素作为抑制性治疗，用药时机宜在月经前 1 周内开始口服或进行肌内注射，并在 3～5 天后应马上停药，以防长期用药者有可能导致人体激素平衡失调等。

　　④ 乳癖消应于饭后温开水送服，在月经行经期应暂停服药，共服药 3 个月为一疗程，若肿块变软、缩小或消退即提示治疗有效，并应继续服药和观察。

三、感染和败血症

【概要】　各种病原菌均可侵入血液循环，若在血中持续存在、迅速繁殖和产生大量的毒素，易使患者出现具有严重全身症状的血行感染。败血症是指继发于严重创伤的各种化脓性感染，如金黄色葡萄球菌和革兰阴性杆菌败血症等。患者时常在治疗过程中突然出现寒战、高热、全身中毒症状加重，伴有神志淡漠、谵妄、昏迷、皮下黏膜淤血点或斑、肝脾肿大、白细胞增高和白细胞核左移等。使用抗生素控制感染的治疗原则，是遵守"联合、足量、长程使用"的方针，同时积极预防由于败血症引发的各种重大并发症。患者发生金黄色葡萄球菌感染时，一般不会出现寒战，体温高达 40～41℃，可呈"稽留热"或"弛张热"热型，出现面色潮红、四肢温暖、脉搏增快、白细胞计数升高（20～30）×10^9 个/L 以上。革兰阴性细菌感染时，多为大肠杆菌、铜绿假单胞菌、变形杆菌，更常见于胆道、尿路、肠道和大面积烧伤等，患

者可突然出现寒战，呈现"间歇高热"热型。另有一部分重症患者，也可没有体温升高，甚或使体温低于正常，但将发生四肢厥冷、全身发绀、少尿或无尿症。

处方 1　适用于革兰阳性细菌的抗感染治疗

头孢唑林（先锋Ⅴ号）　2.0g 注射用水　　　　　　20ml	静脉注射，每日 3 次，用前需皮试；酌情后续
庆大霉素　　　　　24 万 U 维生素 C　　　　　　2.0g 5％葡萄糖盐水　　　500ml	静脉滴注，每日 1 次；连用 10 天

处方 2　适用于革兰阴性细菌的抗感染治疗

哌拉西林（氧哌嗪青霉素） 　　　　　　　　　　2.0g 0.9％氯化钠液　　　100ml	静脉滴注，每日 3 次，用前需皮试；酌情后续
庆大霉素　　　　　24 万 U 维生素 C　　　　　　2.0g 5％葡萄糖糖盐水　　500ml	静脉滴注，每日 1 次；连用 7～10 天

处方 3　适用于重症或耐药菌株的抗感染治疗

	哌拉西林　　　　　　2.0g 0.9％氯化钠液　　　100ml	静脉滴注，每日 3 次，用前需皮试；连用 7～10 天
或	头孢噻肟钠　　　　　2.0g 0.9％氯化钠液　　　100ml	静脉滴注，每日 3 次，用前需皮试
加	氢化可的松　　　　200mg 5％葡萄糖盐水　　　500ml	静脉滴注，每日 1 次
	山莨菪碱（654-2）　20mg 5％葡萄糖盐水　　　500ml	静脉滴注，必要时
	丙种球蛋白　1.25～2.5g 注射用水　　　　　　5ml	肌内注射，必要时

处方 4　适用于真菌疾病的抗感染治疗

咪康唑（达克宁），每次 0.5g，口服，每日 2 次；连用 3～5 天

或　酮康唑（里素劳），每次 0.2～0.4g，口服，每日 1 次

加　两性霉素 B　　　　　25mg
　　5％葡萄糖液　　　　500ml ｝缓慢静脉滴注，每日 1 次

【简释】　① 此病一旦确诊，需要采取紧急控制感染和抗休克措施，首选两种以上的有效抗生素联合治疗，并需要在避免不良反应的前提下将一般的治疗用量尽力加大，旨在尽快地有效控制患者可能发生的严重感染。

② 一般认为，联合使用抗生素的基本思路在于通过多药的协同、累加效应而获得更大疗效，通常是以选择杀菌性作用的抗生素联用为主、抑菌性作用的抗生素联用为次。

③ 当败血症病情危急、短期内又无法检出致病菌时，须首选能兼顾对革兰阳性球菌和革兰阴性杆菌敏感的抗生素治疗。

④ 抗生素应用的品种不宜更换太频，至少要使用 3 天后观察无效时，再根据细菌培养和药敏试验结果调整药品。例如，肺炎球菌败血症可选择氨苄西林加庆大霉素或者头孢菌素加庆大霉素联用；链球菌败血症可选择氨苄西林或万古霉素加庆大霉素或头孢噻咪（头孢硫脒）加万古霉素联用；革兰阴性杆菌败血症可选择哌拉西林或第 2、3 代头孢菌素加庆大霉素联用，或哌拉西林加第 2、3 代头孢菌素联用；出现铜绿假单胞菌耐药时，可选用哌拉西林或羧苄西林加妥布霉素联用，或头孢他啶加氧氟沙星联用。

⑤ 患者的严重霉菌感染，时常发生在有原来细菌感染又经广谱抗生素治疗基础之上，此时需要加两性霉素 B、咪康唑或酮康唑治疗。两性霉素 B 适用于各种霉菌感染，并对念珠菌、隐球菌感染的治疗活性更强；酮康唑为广谱抗真菌药，口服吸收较好、副作用少，有时可出现轻度胃肠道反应。

⑥ 发生严重感染败血症休克时，宜给予氢化可的松 100mg，并将其混入 5％葡萄糖液 500ml 内静脉滴注，每日 1～2 次，连续治疗 3～5 天。

⑦ 注意有必要时还可进一步施以抗休克和改善机体微循环的紧急抢救措施。

四、严重全身化脓性感染

【概要】　全身化脓性感染是由大量化脓菌侵入血液循环、生长、繁殖并生成毒素所引的，如脓毒血症和上述败血症等，均可产生严重的急性全身中毒症状。常见病例有严重创伤、大面积烧伤后感染、皮肤的疖痈、弥漫性腹膜炎、胆道或泌尿生殖系统感染等。有时菌血症、毒血症、败血症和脓毒

血症会混合成一体，使之不容易截然分开。患者起病急骤、病情重笃、进展迅速，出现明显的全身性症状，如头痛、头晕、高热、神志淡漠，以及严重感染性休克的综合症状等；部分病例还可发生转移性脓肿，如腹膜后脓肿、盆腔脓肿和脑脓肿等，通常是因严重脓血症或局部化脓病灶而生成的感染血栓所致。本病的治疗关键在于能够正确选择有效抗生素及时控制各种病原菌的感染、积极处理原发病灶及进一步提高患者自身的抵抗力。

处方 1　适用于革兰阳性细菌感染的治疗

头孢唑林（先锋Ⅴ号）	2.0g	静脉注射，每日 3 次，用前
注射用水	20ml	需皮试；酌情后续

庆大霉素	24 万 U	
维生素 C	2.0g	静脉滴注，每日 1 次
5％葡萄糖盐水	500ml	

处方 2　适用于革兰阴性细菌感染的治疗

	哌拉西林	2.0g	静脉滴注，每 8h 1 次；连用 7 天
	生理盐水	200ml	
	庆大霉素	24 万 U	静脉滴注，每日 1 次；连用 7 天
	5％葡萄糖液	500ml	
或	头孢哌酮	2.0g	静脉滴注，每日 3 次；连用 7 天，用前需皮试
	生理盐水	100ml	
加	庆大霉素	24 万 U	静脉滴注，每日 1 次；连用 7 天
	5％葡萄糖液	500ml	

加　氧氟沙星，每次 400mg，静脉滴注，每日 2 次

处方 3　适用于厌氧菌感染的治疗

　　甲硝唑，每次 250mg，静脉滴注，每日 2 次
或　替硝唑，每次 400mg，静脉滴注，每日 2 次
加　氧氟沙星，每次 400mg，静脉滴注，每日 2 次

【简释】　① 此病必须选择大剂量的有效抗生素治疗，有条件时最好根据药敏试验结果选用抗生素，抗感染治疗需延长至患者临床症状好转、体温降至正常、局部感染灶控制 1～2 周之后才可停药。
　　② 此外，还要叮嘱患者加强卧床休息、摄食高热量和富含多种维生素的

食品，必要时尚要多次静脉输注少量的新鲜全血、血浆、白蛋白或适量糖皮质激素等，实施以降温、镇静、补液等纠正电解质与酸碱平衡的处理。

③ 须及早处理好局部病灶，确保感染灶的引流通畅，条件许可时可实施病灶或病源区的切开或切除手术。

五、破伤风感染

【概要】 这是因为破伤风杆菌感染伤口并侵入人体内生长繁殖产生外毒素而导致的一种急性特异性感染。破伤风杆菌为革兰阳性厌氧性芽孢杆菌，所有的开放性创口均可以成为本病感染的"门户"，例如火器伤、烧伤、开放性骨折、木刺或锈钉刺伤等都能引起破伤风感染，就连人工流产、新生儿脐带残端未严格消毒时也易导致本病。绝大多数患者都在发病1周前有比较明确的开放性损伤史，主要临床表现为强烈的肌肉收缩，致使患者牙关紧闭、"苦笑"面容、颈项强直等，甚至于发生角弓反张。此病关键旨在于对创伤后预防，正确而及时地处理好伤口，新伤出现时一定要立即注射破伤风类毒素。治疗的基本原则是采取彻底清创、解痉、中和毒素及预防各种并发症等。

处方 1 **适用于预防性的自动免疫治疗**
破伤风类毒素（TAT）0.5ml，皮下注射，用前需皮试；
须在4周、10周、6个月后各强化注射1ml

处方 2 **适用于创伤后的被动免疫性治疗**
破伤风毒素（TAT）1500U，肌内注射 用前需皮试

处方 3 **适用于发病后的强化免疫治疗**

| 破伤风类毒素（TAT）30万U | 缓慢静脉滴注，每日3次 |
| 5％葡萄糖液　　　　　500ml | |

处方 4 **适用于发病时的紧急救治方案**
破伤风免疫球蛋白3000U，肌内注射，1次性注射使用

加	青霉素钠	160万U	静脉滴注，每日1次，用前
	生理盐水	500ml	需皮试；酌情后续
	5％葡萄糖液	500ml	

| 接 | 氢化可的松 | 400mg | 静脉滴注，每日1次 |
| | 5％葡萄糖液 | 500ml | |

加　地西泮（安定），每次 10mg，肌内注射，每日 3 次

或　硫喷妥钠（TAT），每次 0.5g，肌内注射

【简释】　① 破伤风类毒素使用前一定要进行皮试，若皮试为阳性时必须正规地采用脱敏注射法，即将本品 1ml 加入等渗盐水稀释成 10 倍，分别采取每间隔 30min 依次皮下注射 1ml、2ml、3ml、4ml 的给药方式。

② 破伤风是一种极为严重的感染疾病，病死率很高，对此要求所有医患人员都应予以高度重视。

③ 目前认为，首选青霉素治疗可以杀死生殖期破坏风杆菌、降低细菌毒素，并且还有助于及时控制混合性厌氧菌感染等。

④ 应用地西泮可以控制及解除痉挛，如果病情严重时仍需要改换其他镇静药，如将氯丙嗪 50mg 加入 5％葡萄糖液 250ml 内静脉滴注；患者抽搐严重以至于发生呼吸困难时，还需在加用硫喷妥钠和氢化可的松的同时及时实施气管切开或气管插管治疗，以便确保和维持患者呼吸道通畅及其生命体征。此外，还须加强对未能愈合伤口的进一步清创、冲洗和保洁治疗措施。

六、血栓闭塞性脉管炎

【概要】　这是一种慢性进行性加重的周围血管疾病，主要累及四肢中小动脉和静脉，并且以下肢血管病变更为常见。发病可能与神经内分泌失调和免疫功能异常有关，像吸烟、天气寒冷和潮湿等也会促使本病加剧。疾病容易导致四肢远端小血管血栓形成、管腔闭塞，最终可发生肢体组织坏死等。治疗的原则主要是促进侧支循环生成、重建血管血流、进一步改善肢体血液供应、促进溃疡愈合和防止感染，以减轻或消除局部疼痛、尽力保住患肢以及恢复以往的生活质量。

处方 1　本病的常用口服药物

妥拉唑林，每次 50mg，口服，每日 3 次

或　烟酸，每次 50mg，口服，每日 3 次

处方 2　本病常用的肌内注射用药

复方丹参注射液，每次 4ml，肌内注射，每日 1 次

或　妥拉唑林，每次 25mg，肌内注射，每日 1 次

处方 3　本病常用的静脉内用药

2.5％硫酸镁溶液 100ml，静脉滴注，每日 1 次

或　　低分子右旋糖酐 500ml，静脉滴注，每日 1 次

或　　前列腺素 E₁　　　　　100μg ｜静脉滴注，每日 1 次，连用
　　　5%葡萄糖液　　　　　500ml ｜ 7 天

处方 4　本病可以选用的溶栓药治疗

　　　尿激酶　　　　　　　100 万 U ｜静脉滴注，每日 1 次
　　　5%葡萄糖液　　　　　100ml ｜

【简释】　① 此病的治疗与预后能否获得成功，通常在于患肢血液供应能尽早取得明显改善。

　　② 药物治疗时即可选用前列腺素 E₁ 静脉滴注，其滴速以 20 滴/min 为宜。

　　③ 为减少炎症的扩散，病变发生局部破溃或合并感染时，必须避免使用低分子左旋糖酐治疗。

　　④ 本病除了常规应用扩血管、抗凝和溶栓疗法的药物外，还有必要及时考虑酌情配合进行高压氧疗或实施血管重建或滤器置入术。

　　⑤ 应保持患肢局部干燥，使用 75%酒精消毒干性坏疽区域，敷无菌纱布，以防产生湿性坏疽和严重的感染。

　　⑥ 须要叮嘱患者戒烟，以消除烟碱对局部血管的收缩作用。

七、血栓性静脉炎

【概要】　此病包括深部血栓形成和血栓性浅静脉炎，常见于患者静脉损伤、血流淤滞状态、高凝状态及某些结缔组织疾病。主要表现为咳嗽、咯血、呼吸困难、肢体痉挛性疼痛，以及受累静脉压痛、牵拉痛；查体中可见沿静脉走向红、肿、热痛，皮肤呈蓝色。经多普勒超声和/或静脉造影术，帮助确认血栓堵塞部位和范围。治疗需要卧床休息、抬高患肢，加穿弹力长筒袜 3～6 天；药物治疗以抗凝和扩血管为主；必要时要经手术治疗取栓或置入滤器。

处方 1　适用于抗凝的治疗

　　　肝素，100～150iu/kg，静脉注射，立即

　　续　肝素，800～1000iu/小时，静脉滴注，共用 7～10 天

处方 2　适合于溶栓治疗

　　　尿激酶，10 万 iu，于 10min 内静脉滴注

续　尿激酶，10～20iu/小时，缓慢静脉滴注，5～10h

【简释】　急性起病须防止栓子移动而进肺循环并导致肺动脉栓塞等。药物治疗不理想时应尽早选择最恰当的手术。使用肝素时要注意监测 APTT，使之保持在正常对照 2 倍左右；如口服华法林每次 2.5mg，每日 2～3 次治疗时，还应当定时检验 PT＋INR，须使 INR 维持在 2.0～3.0。

八、周围神经损伤

【概要】　此病是由切割、牵拉、挤压、不适当应用止血带等原因引起的周围神经功能障碍，且多发于上肢和下肢，表现该损伤神经支配区的运动功能障碍、感觉功能障碍和神经营养性改变。一旦诊断明确，应当尽早恢复神经的连续性及辅助神经营养药进行治疗；同时配合理疗和适当的功能锻炼，以便防止肌肉萎缩与肢体畸形。

处方 1　神经性营养治疗

维生素 B_1，20mg，口服，每日 3 次

维生素 B_6，20mg，口服，每日 3 次

甲钴胺（弥可保）片，500mg，口服，每日 3 次

处方 2　适用于改善局部微循环治疗

地巴唑，10～20mg，口服，每日 2～3 次

处方 3　双氯芬酸（扶他林），75mg，口服，饭后服，每日 1 次，无痛时停药

【简释】　本病如有开放性损伤需行外科手术治疗，服药治疗一般不应超过 3 个月。处方内维生素 B_1 注意不可同服碳酸氢钠、氨茶碱、阿司匹林等。对晚期神经损伤已出现畸形又无姑息治疗意义时，仍需要尽早进行改善功能的外科手术治疗。

九、先天性血管瘤

【概要】　这是在小儿中比较常见的良性先天性血管畸形，其发病率为 3%～8%。本病的病变范围可以累及全身各种组织或器官，如口腔黏膜、皮肤组织、肌肉、骨骼、内脏小型动静脉、毛细血管、脑内组织器官等。血管瘤的生长比较快，多在出生后第 1 年发病并出现相应的症状体征。若合并血管瘤周围组织破坏，即可发生向外的浸润性生长，从而导致出血、溃烂、感

染、儿童面部毁容及相应器官功能障碍等。本病目前可以选择的相对根治方法，包括手术切除、激光治疗、冷冻疗法、局部药物注射、放射治疗等。然而，近来也有人报道，本病的治疗和预后不佳，很容易导致复发或产生各种不同程度的后遗症。

处方　常用的局部封闭治疗

　　　　5％鱼肝油酸钠，做 1/3 瘤体的局部封闭，每周 1 次；连续治疗 3 次

接　平阳霉素　　　　　8mg
2.5％泼尼松龙　　　5ml　局部注射，每周 1 次
2％利多卡因　　　　1ml

　　【简释】　① 此病最初可以试用上述方法治疗，在严格消毒、无菌操作下，采取局部序贯注药治疗，先取 5％鱼肝油酸钠在试抽无回血时进行 1/3 瘤体的局部封闭，再相隔 5～10min 后继续注入新配的平阳霉素、2.5％泼尼松龙、2％利多卡因混合药液，需注意的是针刺不宜过深、推药保证无回液、注药中推药应当缓慢并且控制用药剂量和浓度，每一次注药总量用鱼肝油酸钠不超过 8ml、用平阳霉素不超过 8mg，每间隔 7～10 天封闭一次，原则上是经过 3～4 次封闭后开始自动放弃本法治疗。

　　② 手术切除、激光治疗、液氮冷冻疗法、放射治疗等均有不同的优点和不足，需要因病、因人而异选择适合有效的治疗方法。

十、甲状腺炎

　　【概要】　此病指的是一组炎性甲状腺疾病，依据其病程可分为急性、亚急性和慢性 3 种。急性甲状腺炎多是由于化脓菌感染引起，表现为发热、压痛、单侧甲状腺肿大或同时合并邻近器官组织感染等。亚急性甲状腺炎多与上呼吸道感染、腮腺炎等病毒感染有关，出现甲状腺疼痛和肿大，早期可有 T_3、T_4 升高，以中年妇女更为多见。慢性淋巴性甲状腺炎为自身免疫性疾病，将出现对称性、质地较硬的甲状腺增大，可以伴有轻度甲状腺功能减退的症状。本病主要是加强病因治疗和对症处理。

处方 1　适用于急性甲状腺炎的治疗

青霉素钠　　　　　160 万 U　静脉滴注，每日 2 次，用前
生理盐水　　　　　200ml　　需皮试

处方 2　适用于亚急性甲状腺炎的治疗

　　　泼尼松，每次 10mg，口服，每日 1 次

　　　甲状腺片，每次 40～90mg，口服，每日 1 次

处方 3　适用于淋巴细胞性甲状腺炎的治疗

　　　甲状腺片，每次 40mg，口服，每日 3 次

　　【简释】　① 对急性甲状腺炎脓肿形成者，应当及时实施切开引流术治疗。

　　② 对亚急性甲状腺炎，若发生明显甲状腺功能低下，可选用甲状腺片治疗。

　　③ 慢性淋巴细胞性甲状腺炎患者通常采取非手术治疗，若一旦发生癌前病变或功能异常时，必须及时更换相应的治疗方案。

　　④ 本病晚期合并颈前压迫症状或出现甲状腺癌时，治疗一定要尽早考虑进行手术切除术，以防延误病情而失去彻底治愈的机会。

十一、单纯性甲状腺肿

　　【概要】　此病是由于各种原因致甲状腺激素合成受阻的代偿性肿大性甲状腺疾病，疾病早期通常不伴有甲状腺功能障碍，大多数地方性单纯性甲状腺肿是因当地水土中缺碘所致。常于青春期发病，起病缓慢，逐渐发生弥漫性甲状腺增大，触诊质软、无压痛，但在晚期可发生由肿大腺体导致的周围器官压迫症状，例如压迫气管时会引起咳嗽、呼吸困难等。本病检测血清 T_3、T_4 正常或者偏低；也可显示有甲状腺结节或功能亢进。该病的防治在于需要进一步改善人们生活环境以及采取食盐加碘的补充措施等。

处方 1　碘油，每次（0.5～1.0g）×2.5ml，立即肌内注射 1 次，即可以提供相应的食碘量

处方 2　甲状腺片，每次 20～40mg，口服，每日 2 次

　　或　左旋甲状腺素，每次 50～75μg，口服，每日 2 次

　　【简释】　① 发生青春期的甲状腺肿大，大多数病例可以自行消退，通常在同时辅以少量碘化物治疗时更加有益。

　　② 当甲状腺腺体过大、功能亢进或其内部出现明显结节时，要着手控制甲状腺功能亢进与代谢异常，必要时也可考虑采取外科手术切除治疗。

十二、脂肪瘤

【概要】 这是一种起源于脂肪组织的常见良性肿瘤，在全身任何部位的皮下脂肪组织中均可发生，通常以肩、背、四肢的真皮下脂肪层发生者居多，但是一般不会产生恶变，触诊时可见单发、圆形或椭圆形、边缘清楚、质软而易于推动的包块，肿瘤大小不一，其最长径线多在 1～2cm，有轻微压痛，多处发生时也可呈对称性或遍布全身。此病还应注意与囊肿或结核性脓肿进行鉴别。单发和症状不明显时无需进行处理。若脂肪瘤长得过大、感觉有疼痛或影响美观时，应考虑尽早进行手术切除治疗。

处方1　适用于术后抗感染的治疗

　　　氨苄西林钠胶囊，每次 0.5g，口服，每日 3 次

处方2　适用于术前、术后的镇痛治疗

　　　双氯芬酸（扶他林）片，每次 75mg，口服，必要时

或　撒利痛片，每次 1 片，口服，必要时

【简释】 ① 此瘤外面存在比较完整的包囊，手术过程中应细心分离，不宜弄破，要将整个瘤体全部一体的摘除，并保持伤口无菌操作和敷料清洁，必要时可在术后给予抗生素口服预防感染。

② 如患者疼痛明显时，可口服一般性镇痛药治疗。

③ 对已行手术的患者，则要注意观察切口有无感染、局部红肿、压痛等，拆线时间宜于手术后 6～9 天进行。

十三、颈椎病

【概要】 此病是指随患者的年龄增长而逐渐发生的一种短骨的退行性病变，在中老年人中十分常见。由于颈椎不断承受着各种压力或负荷，甚至于产生劳损或轻微组织外伤等，从而造成最早期的颈椎间盘退行性变，以及由此诱发或加重的其他组织退行性变，同时还可能伴发邻近组织压迫或刺激性症状和体征。对此，可借助于颈部 X 线和 CT 扫描进行确诊和鉴别诊断，若患者症状明显又有手术指征时，应予实施骨科手术治疗。

处方　双氯芬酸（双氯灭痛），每次 25mg，口服，每日 3 次

或　伊索昔康（异噁噻酰胺），200mg 口服，每日 1 次

或　氯唑沙宗（迈立新），每次 200mg，口服，每日 2 次

【简释】 ① 本病目前尚无特殊的治疗药物和方法，仅限于一般性对症

处理和手术减压治疗。尽管可以选用上述消炎止痛或肌松药治疗，但其疗效并不太理想。

② 针对压迫症状较为突出的患者，可试行局部痛点封闭治疗，比如，选用醋酸氢化可的松 12.5～25mg 或地塞米松 2～5mg，加入 1% 普鲁卡因 2～4ml 施以痛点封闭，每周 1～2 次。

③ 患者宜在急性期应休息，待症状缓解后可配合适当的锻炼治疗。

④ 为减轻患者的颈部负担，有必要选择更为舒适的枕头或采用颈椎牵引治疗。颈椎牵引疗法比较适合于神经根型、椎动脉型和交感神经型颈椎病患者。若选择颈托和颈围治疗，把充气颈托戴在颈部后，能使颈椎固定在一个相对舒适的位置上，以便降低患者头部负荷、减轻对神经根和椎动脉的压迫症状。

十四、肋间神经痛

【概要】 肋间神经痛即指患者表现为沿着一根或数根肋间神经支配区的刺痛，在进行体位转动、咳嗽或深呼吸等活动时还会使疼痛加重。查体中还会发现该神经相应支配区域压痛，并以脊椎旁、胸骨旁和腋中线区比较显著。本病主要起因包括肋间神经瘤、机械损害性压迫、胸段脊神经损伤、病毒感染等。当怀疑为根性神经痛时，宜尽早结合 X 线和 CT 扫描查明导致本病的起因，去除本病的各种原发病。对一般性病例可以进行对症处理，比如采用推拿、按摩和理疗等。

处方 1　可选用的非甾体抗炎药治疗

双氯芬酸（扶他林），每次 75mg，口服，每日 1 次

酮洛芬，每次 200mg，口服，每日 1 次

处方 2　可以采用的局部封闭治疗

| 曲安奈德（醋酸去炎舒松） 50mg | 痛点封闭，每周 1 次；连用 3～5 次 |
| 2% 利多卡因　　　1～2ml | |

【简释】 ① 须首先查明引起肋间神经痛的起因，针对一时难以找到起因的患者，也可一边对症治疗一边细心观察，绝对不可延误了患者的病情，尤其是对于那些能够导致神经痛的恶性占位性疾病。

② 使用痛点封闭治疗，通常在 1～2 次过后即能起到止痛效果。

十五、肩关节周围炎

【概要】 此病又称肩周炎、五十肩、凝肩、冻结肩，指的是一种肩关节周围肌性组织、肌腱、滑囊等慢性损伤性炎症，从而导致关节内外组织粘连，多见于 50 岁左右的中老年人，主要表现为肩关节活动性疼痛和运动功能障碍等，若未能得到有效治疗，可在数月之内出现临床症状逐渐加剧。该病有时需与冠心病、颈椎病、肺炎、胆囊炎引起的反射性肩部疼痛进行鉴别。本病应当以选择保守性治疗为主。

处方 1　可以选用的口服镇痛药物

　　　　双氯芬酸（扶他林），每次 75mg，口服，每日 1 次

　或　复方氯唑沙宗，每次 2 片，口服，每日 3 次

　或　对乙酰氨基酚，每次 0.5g，口服，每日 3 次

处方 2　可用于局部封闭治疗的药物

曲安奈德	25mg	
2％利多卡因	4ml	封闭，每周 1 次，共 3～5 次

【简释】 ① 此病要叮嘱患者每日进行肩关节活动锻炼，例如采取患肩"上肢上举附墙"功能锻炼，患者立于墙根、抬起上肢，将手掌贴于墙壁，尽力向上举伸，每日锻炼 3～4 次，每次 6～10min。

② 基本的药物治疗是消炎镇痛，局部贴敷伤湿止痛膏或天和骨痛贴等，有必要时可加服肾上腺糖皮质激素治疗。

③ 长时间使用非甾体抗炎药治疗的患者，应避免发生消化道症状或出血，并需要定期复查血细胞分析和肝功能等。

十六、老年骨关节病

【概要】 此病又称增生性关节炎、老年性关节炎及肥大性关节炎，是一种中老年人常见的慢性运动系统损伤，其主要病变是骨关节退行性变和继发性骨质增生等，其本质也可能是一种慢性损伤的无菌性炎症，患者通常存在较明确的压痛点，但无典型红、肿、热、痛的表现；有一部分病例可能与曾经从事的慢性损伤性职业有关。需要及时查明病因，采取综合性治疗措施。

处方 1　适用于尚无炎症、轻度疼痛的治疗

　　　　双氯芬酸钠缓释胶囊，每次 50mg，口服，每日 2 次

处方 2　适用于局部疼痛显著的治疗

双氯芬酸钠缓释胶囊，每次 50mg，每日 2 次

欣维可，每次 2ml，关节腔封注，每周 1 次

处方 3　可以选用的局部封闭治疗

曲安奈德	25mg	封闭，每周 1 次，共 3 次
2%利多卡因	2～4ml	

【简释】　① 此病经上述治疗效果不明显时，也可选择使用泼尼松加普鲁卡因局部封闭。

② 对于临床症状比较严重的患肢，需要限制病人的致伤性动作、纠正不良姿势、减轻关节压力和负荷，嘱患者不要再参加重体力劳动或行走时间过长，可口服消炎止痛药或给予伤湿止痛膏贴敷治疗。

③ 如果需要进行糖皮质激素局部封闭治疗，一定要注意加强无菌性操作、选择妥当的注射部位，避免扎针过深而伤及血管和神经，必要时要结合抗生素治疗以防止感染。

④ 长时间使用非甾体抗炎药时，还要避免该药有可能诱发的消化道症状或出血，需定期复查血细胞分析和肝、肾功能等。

十七、腰椎管狭窄症

【概要】　此病是由骨性或纤维性增生、移位导致一个或多个平面管腔狭窄，压迫马尾或神经根而出现的一组临床症状，以 40 岁以上中老年患者多见。起因是：发育性椎管狭窄、退变性椎骨狭窄（为最常见原因）、骨性病与创伤后、医源性椎管狭窄。中央型椎管狭窄的典型症状、间隙性跛行，脊柱后伸试验阳性，自觉症状明显，查体发现体征少；有的患者可能出现更为明显的根性坐骨神经痛。对此，宜及时选择 CT 和 MRI 检查予以诊断和评估。通常要靠手术治愈；非手术的药物治疗比较适用轻型患者，以减少痛苦。

处方 1　适用于减轻本病疼痛的治疗

酮洛芬，0.2g，口服，每日 1 次

或　扶他林，75mg，口服，每日 1 次

或　赛来昔布，0.2g，口服，每日 1 次

加　地塞米松，0.75mg，口服，每日 2～3 次

处方 2   适用于消除神经根水肿疼痛的治疗

	七叶皂苷钠	20mg	缓慢静脉滴注，每日 1 次，连用 4～5 天
	生理盐水	50ml	
接	20％甘露醇	250ml	静脉滴注，每日 2 次，连用 4～5 天
	地塞米松	5mg	

【简释】 本病诊断明确时，应以手术治疗为主。如果不适应手术时，尚可配合卧床休息、骨盆牵引、理疗、腰背肌功能锻炼、腰围保护等。但是，本病不适合腰背重力推拿，腰围亦不可长时间使用，见好即应弃用。肾上腺糖皮质激素主要用于急性期治疗，以 6～7 天为宜，避免产生副作用。处方中止痛药口服大多数会出现胃肠道刺激症状，最好选择餐后使用，旨在减少药物不良反应。

第二节　腹部外科疾病

一、急性阑尾炎

【概要】 急性阑尾炎多因肠道内革兰阴性杆菌和各种厌氧菌引起，表现为突发性急性腹痛、转移性右下腹痛和固定点压痛，伴恶心呕吐与食欲不佳、低中度发热、白细胞计数增高或核转移即可确诊。例如，患者开始为脐周或上腹疼痛，逐渐加重，数小时或十几小时后再转移至右下腹疼痛，在未经治愈前的部分病例也可发生多次类似的发病。本病如果采取保守治疗无效时，要提早实施紧急外科手术治疗。应当注意，一旦导致急性化脓性穿孔性阑尾炎，会使炎症加重，极易发生局限性或弥漫性腹膜炎等。

处方 1   适用于急性单纯性阑尾炎的治疗

青霉素钠，每次 80 万 U，肌内注射，每日 2 次，用前需皮试

加 0.4％氧氟沙星，每次 100ml，静脉滴注，每日 2 次

处方 2   适用于急性化脓性、穿孔性阑尾的治疗

	头孢唑林	2.0g	静脉注射，每 8h 1 次，用前需皮试
	注射用水	20ml	

加 0.2％甲硝唑 250ml，静脉滴注，每 12h 1 次

或 0.4％氧氟沙星，每次 100ml，静脉滴注，每日 2 次

【简释】 ① 依据报道，导致急性阑尾炎的主要致病菌是革兰阴性杆菌和厌氧菌等，故抗感染治疗要选用针对大肠杆菌有效的氨基糖类抗生素和/或加用新型的喹诺酮类抗菌药，以及针对于厌氧菌疗效较强的甲硝唑或替硝唑等。

② 急性单纯性阑尾炎仅指早期炎症局限、有下腹疼痛和压痛、轻度肌紧张、反跳痛者；急性化脓性、穿孔性阑尾炎指已经形成局限性或弥漫性腹膜炎者，对此，则需要按照急性弥漫性腹膜炎进行处理或立即实施外科手术。

二、急性弥漫性腹膜炎

【概要】 此病主要继发于腹内脏器炎症、穿孔、损伤性破裂、手术后污染等，时常累及整个腹腔，故称做弥漫性炎症病变。原发性腹膜炎较为少见，病灶不只局限在腹腔内。本病的病原菌主要经由血液和淋巴系统的传播。患者表现持续性腹痛，并在咳嗽和活动时加重，多伴有发热、恶心、呕吐、出现肌紧张、压痛、反跳痛的腹膜刺激症状等。本病须及时进行检查和确诊，提供极其有效的抢救措施，例如禁食、胃肠减压、大量足够多种抗生素联合用药、维持水及电解质平衡和补充热量与营养、尽早恢复胃肠蠕动等，更为重要的是不要让患者失去手术治疗机会。

处方 适用于急性病例的抗感染治疗

	氨苄西林	2.0g	静脉注射，每 8h 1 次，用前需皮试
	注射用水	20ml	
或	头孢唑林（先锋 V 号）	2.0g	静脉注射，每日 2 次，用前需皮试
	注射用水	20ml	
加	庆大霉素	24 万 U	静脉滴注，每日 1 次
	5％葡萄糖液	250ml	
加	0.2％甲硝唑 250ml，静脉滴注，每日 2 次		
或	0.4％替硝唑 200ml，静脉滴注，每日 1 次		
接	5％葡萄糖盐水	500ml	静脉滴注，每日 1 次
	维生素 C	2.0g	
	维生素 B_6	0.2g	
	10％氯化钾	20ml	

接　10％葡萄糖液 1000ml，静脉滴注，每日 1 次

加　5％复合氨基酸 500ml，静脉滴注，每日 1 次

【简释】　① 一般认为，继发性感染后腹膜炎大多来自需氧菌和厌氧菌的混合感染，WHO 曾经主要推荐采用氨苄西林、庆大霉素和甲硝唑一起使用的"金标三联"疗法。如果因患者条件所限，也可立即选择头孢唑林和/或替硝唑进行替换性用药，此方也能获得比较理想的抗感染效果。

② 非手术性治疗一定要在严密观察情况下进行，若一旦发生腹腔脏器的严重病变，必须及时推荐外科手术治疗，以防内科保守治疗失败并伴严重并发症，如绞窄性肠梗阻或腹内脏器破裂、穿孔、坏死、大面积炎症等，更适合于尽早外科手术处理。

三、急性腹腔脓肿

【概要】　这是因为发生急性腹膜炎时，其脓液未被彻底吸收，为腹壁、脏器、肠系膜或大网膜粘连包绕所致。常有腹腔空腔脏器穿孔、实质性脏器感染后脓肿破裂以及腹部手术不洁史等，患者产生更为明显的全身中毒症状，膈下脓肿发生刺激时还会引起病人呃逆不止，当脓液量增大刺激直肠和膀胱时，患者还会有"里急后重"感、下腹坠胀、尿频与排尿困难、大便次数增多、粪便夹带黏液等，若结合直肠肛门指检，还可触及肛管括约肌松弛或者包块波动和压痛。此病需要在及时提供营养和敏感的抗菌药物治疗的同时采取手术或穿刺抽放积脓，这是本病能否得到彻底治愈的关键。

处方　适用于急性病例的抗感染治疗

哌拉西林（氧哌嗪霉素）	2.0g	静脉滴注，每日 2 次，用前需皮试；酌情后续
生理盐水	100ml	
接　庆大霉素	16 万 U	静脉滴注，每日 1 次
5％葡萄糖盐水	500ml	
或　克林霉素	1.2g	静脉滴注，每日 2～3 次
5％葡萄糖盐水	250ml	

加　0.2％甲硝唑 250ml，静脉滴注，每日 2 次

或　0.4％替硝唑 200ml，静脉滴注，每日 2 次

【简释】　① 腹腔内感染或化脓的大部分病例，都是因为混合型感染所

致，因而，本病除了需要选用敏感的广谱抗生素治疗外，应当重视使用甲硝唑、替硝唑之类对抗厌氧菌感染的药物。

② 更值得注意的是，使用任何抗菌药物也是在脓肿获得充分引流的基础上能够发挥最大治疗效果。

③ 对本病治疗要引起足够的重视，为能及时维持营养和水、电解质平衡，提高患者的抗病能力，还要酌情进行补液、输血或血浆、加输人血蛋白或复方氨基酸等。

④ 一般而言，应用氨基糖苷类抗生素，以不超过 7～10 天为宜，以避免用药者可能出现的严重不良反应等。

四、急性盆腔脓肿

【概要】 此病主要继急性腹膜炎之后发生，因脓液未被彻底吸收，从而积聚在盆腔内所产生的化脓性感染。有大量细菌和脓性污染物，被腹壁、盆腔脏器、肠系膜、大网膜及其粘连带包围，此后即形成相应的局部脓肿。在盆腔感染尚未形成脓肿前，患者可表现为持续高热、局部明显胀肿，此时宜给予有效抗感染和消炎治疗，并且结合采取热水坐浴等理疗措施；在因感染形成脓肿之后，若能借助于直肠肛门指检，一旦发现明显的波动性肿块，需要及时采取穿刺吸脓或手术引流治疗。

处方 1 适用于体外注射的抗感染治疗

| 头孢唑林 | 2.0g | 静脉注射，每 8h 1 次，用 |
| 注射用水 | 20ml | 前需皮试 |

0.4％氧氟沙星，每次 100ml，静脉滴注，每日 2 次

0.2％甲硝唑，每次 250ml，静脉滴注，每日 2 次

或 0.4％替硝唑，每次 100～200ml，静脉滴注，每日 2 次

处方 2 适用于体外穿刺脓腔冲洗后的注药治疗

0.1％氧氟沙星，每次 100～200ml，于抽脓后注药冲洗

接 生理盐水，每次 500～1000ml，接上法进行彻底冲洗

【简释】 ① 实施脓肿穿刺时，宜取截面体位配合使用肛镜以显露直肠前壁，在脓肿波动最明显处进行穿刺；待已获得少量的脓液后，为使得脓液排放更为通畅，再沿针道方向切开一个横行小口，随即放置软管引流，对此也可以实施抗生素脓腔冲洗疗法治疗。

② 对不适合上述穿刺引流的患者，应当及时请求妇产科医生会诊、协助处理，决不可延误治疗。

五、急性肠梗阻

【概要】 此病是外科重大急腹症之一，指患者肠内容物不能正常运行或通过时而发生的阻碍。患者大多骤然起病，发生显著腹痛，可呈现阵发性加剧，伴呕吐、腹胀、排气和排便停滞，随后可导致局部或全身复杂的病理生理改变。本病分成完全或不完全型，高位或低位型，机械或麻痹型肠梗阻等。检查时可见腹部肠型，听诊肠鸣音高亢和气过水声，腹部 X 线平片检查显示气液平面等。肠梗阻的基本治疗原则在于能否及时解除肠段梗阻、矫正本病伴发的其他病理生理改变，因而，本病需要严格禁食、实施胃肠减压、纠正水和电解质以及酸碱平衡失调等。

处方 1 适用于解痉镇痛

山莨菪碱（654-2），每次 10mg，肌内注射，每日 3 次

或 雷尼替丁，每次 0.15g，静脉注射，每日 3 次

处方 2 适用于抗感染治疗

| 氨苄西林 | 2.0g | 静脉注射，每日 3 次，连用 |
| 注射用水 | 20ml | 7～10 天，用前需皮试 |

或	庆大霉素	24 万 U	静脉滴注，每日 2 次，连用
	维生素 C	2.0g	7 天
	5% 葡萄糖盐水	500ml	

加 0.2% 甲硝唑，每次 250ml，静脉滴注，每日 1 次，连用 5 天

处方 3 适用于对症处理

| 10% 葡萄糖液 | 1000ml | 静脉滴注，每日 3 次，连用 |
| 维生素 B_6 | 0.2g | 7 天 |

或 5% 碳酸氢钠，每次 250ml，静脉滴注，必要时

【简释】 ① 此病通过禁食和实施胃肠减压，即能减轻腹胀、改善肠管血运，而且有助于恢复患者肠道蠕动和吸收功能。

② 对发生在 24h 以内的肠套叠型梗阻，可采取空气灌肠复位法治疗，首先注气并加压至 60mmHg，通过电透观察进一步明确诊断，再将注气压力提升至 80mmHg，以使套叠肠段脱套复位，但注气治疗的最大压力不可超过 100mmHg。

③ 对疾病后期或重症肠扭转或肠套叠型梗阻，必须及时采用外科手术治疗。

④ 肠梗阻缓解的观察标志为腹痛腹胀消失、出现排气排便、有高亢肠鸣音和 X 线气液平面消失等。

⑤ 在矫正水、电解质和酸碱平衡失调时，应当遵守"先盐后糖、先快后慢、有尿补钾"的基本原则，为尽快纠正代谢性酸中毒宜静输 5%碳酸氢钠治疗。

六、急性坏死性肠炎

【概要】 此病又称为急性出血性坏死性或节段性肠炎，主要病理改变是发生在小肠的急性坏死性炎症，并伴有广泛出血等，大多数病例见于 4~14 岁的患者，其病死率较高。患者常表现为腹痛、腹胀、呕吐、便血，出血量大时还会导致严重中毒性休克。粪便外观为果酱样或洗肉水样，伴有特殊的腐臭味，检测血象增高、白细胞核左移、大便潜血阳性。配合 X 线检查，显示小肠间隙增宽、肠管僵直，部分病例同时还可伴有机械性肠梗阻等。

处方 1　一般性的常规治疗

　　　氯丙嗪，每次 25mg，肌内注射，每日 1 次

　或　山莨菪碱，每次 20mg，静脉注射，每日 1 次

　加　庆大霉素　　　　　24 万 U　｜静脉滴注，每日 1 次
　　　5%葡萄糖盐水　　　　500ml　｜

　接　氨苄西林　　　　　　4.0g　｜静脉滴注，每日 1 次，用前
　　　5%葡萄糖盐水　　　　500ml　｜需皮试

处方 2　适用于厌氧菌感染的防治

　　　甲硝唑，每次 0.4g，每日 3 次，连用 7 天

　或　0.4%替硝唑，每次 100~200ml，静脉滴注，每日 2 次

处方 3　用于重症患者的止血和抗休克治疗

　　　酚磺乙胺（止血敏）　2.0g　｜静脉滴注，每日 1 次
　　　5%葡萄糖盐水　　　　500ml　｜

氢化可的松　　　　200mg

5％葡萄糖盐水　　　500ml ｜ 静脉滴注，每日 1 次

新鲜全血或血浆 250ml，静脉滴注，每日或隔日 1 次

【简释】　① 患者症状轻微和无药物过敏时，仅口服复方磺胺甲噁唑（复方新诺明）或肌内注射青霉素钠即可。

② 若患者病情十分严重时，一定要加强监护措施，以改善中毒症状、有效控制感染、纠正水及电解质平衡失调、抢救休克为主。

③ 倘若患者肠穿孔、完全性肠梗阻、大量肠出血或坏死时，须尽早实施手术治疗，采取更加积极而有效的挽救生命的方案。

七、胃泌素瘤

【概要】　此病曾称为 Zollinger-Ellison 综合征，是发生在胰腺的一种非 β 胰岛细胞瘤，因有大量的胃泌素生成，故可导致胃液分泌亢进，从而发生严重的难治性消化性溃疡。患者表现为胃液、胃酸分泌过多，高胃泌素血症，多发非典型部位消化性溃疡和难治性腹泻等。患者以 20 岁以下的十二指肠溃疡更为多见，伴有水泻或脂肪样泻、胃酸和胃泌素分泌显著增高，患者还易于产生胃大部切除术后吻合口溃疡、十二指肠溃疡伴高钙血症，经由内科药物治疗的效果不甚明显。及时实施肿瘤手术切除是治疗本病的关键。对于的确不能完全切除的患者，为缓解其临床症状，也可采用抗酸药和抗胆碱能药物治疗等。

处方　本病可以试用的药物治疗

　　　　西咪替丁（泰胃美），每次 0.6g，口服，每日 6 次

　或　雷尼替丁，每次 0.3g，口服，每日 2 次

　加　奥美拉唑（洛赛克），每次 20mg，口服，每日 1 次

　或　兰索拉唑（达克普隆），每次 30mg，口服，每日 3 次

　或　奥曲肽，每次 100mg，皮下注射，每日 3 次

【简释】　① 给予抗酸药和抗胆碱能药物，仅适合于暂时缓解患者的临床症状，但不能完全控制和阻止本病的进展。

② 对于的确不能进行手术治疗的老年患者，可以考虑给予链佐霉素加氟尿嘧啶联合治疗，或许能够增加以上药品的治疗效果。

③ 进行外科手术的方式，应依据患者具体病情进行全面综合分析，酌情

选用全胃切除术或迷走神经离断术治疗。

八、慢性胰腺炎

【概要】　此病指胰腺腺泡和胰管的慢性进展性炎症，疾病晚期可导致其结构破坏或纤维性病变，而伴发钙化、萎缩、假性胰腺囊肿或胰岛细胞减少等。患者时常出现发作性腹痛、恶心、腹泻、脂肪泻、消瘦、黄疸、糖尿病等，晚期查体中甚至可以触及腹部囊性包块等。结合 X 线检查，方见合并有结石或钙化性斑点。本病需要加强病因和对症处理，选用有效镇痛和抗酸药物治疗。

处方 1　适用于腹痛、腹泻患者的治疗

　　　　多酶片，每次 2～3 片，口服，每日 3 次

　加　山莨菪碱（654-2），每次 10mg，口服，每日 3 次

　或　雷尼替丁，每次 150mg，口服，每日 2 次

处方 2　适用于腹痛患者较严重时的治疗

青霉素钠	400 万 U	静脉滴注，每日 1 次，用前需皮试，酌情后续
5％葡萄糖盐水	500ml	

或　阿米卡星（丁胺卡那霉素）	0.4g	静脉滴注，每日 1 次
5％葡萄糖液	500ml	

　接　0.2％氧氟沙星，每次 100ml，静脉滴注，每日 2 次

加　山莨菪碱	10mg	
维生素 C	2.0g	
维生素 K	30mg	静脉滴注，每日 1 次
西咪替丁	1.0g	
10％葡萄糖液	500ml	

　接　10％氯化钾液 10ml，静脉滴注，每日 1～2 次

【简释】　① 患者若对青霉素过敏时，可改用克林霉素或新型的喹诺酮类药物治疗。

　　② 一般而言，山莨菪碱（654-2）禁用于青光眼、明显的前列腺增生症或者存在出血倾向的患者，如果长期使用要定期复查肝、肾功能和白细胞等。

③ 本病保守治疗无效时可选择相应的手术治疗，施以胰管引流术或者胰腺切除术等。

④ 疾病晚期可能伴有功能衰竭、糖尿病、化脓性胆管炎，以及有极少数病例还可演变成胰腺癌，对此则要求人们一定提高警惕和对其及时采取更妥当的防治措施。

九、胆囊炎胆石症

【概要】 这是一类比较常见的外科急腹症。胆囊炎主要包括细菌性和化学性炎症，胆石症可包括发生在胆管和胆囊的结石，胆囊炎和胆石症二者时常互为因果。例如，胆石症将导致胆道梗阻、胆汁淤滞、细菌感染繁殖等，胆道感染反复发作更容易促进胆结石形成。急性胆囊炎主要是因胆囊结石堵塞胆管或由某些病原菌引起的囊壁黏膜性炎症，以大肠杆菌、产气杆菌、铜绿假单胞菌等革兰阴性杆菌感染居多。本症的基本治疗原则是加强休息、消炎利胆、解痉止痛、维持水与电解质平衡以及采取必要的手术治疗。

处方 1　适用于不发热或轻度右上腹痛时的治疗

消炎利胆片，每次 6 片，口服，每日 3 次
山莨菪碱片，每次 5~10mg，口服，每日 3 次
阿莫西林，每次 250mg，口服，每日 3 次

或　氨苄西林　　　　　　2.0g ｜ 静脉注射，每日 3 次，用前
　　注射用水　　　　　　20ml ｜ 需皮试

加　0.2% 甲硝唑 250ml，静脉滴注，每日 3 次

处方 2　用于急性化脓性胆囊炎的治疗

33% 硫酸镁合剂，每次 10ml，口服，每日 3 次
或　山莨菪碱，每次 10mg，肌内注射，每日 3 次
或　雷尼替丁，每次 150mg，静脉注射，每日 2 次

加　头孢唑林　　　　　　2.0g ｜ 静脉注射，每日 2~3 次，
　　注射用水　　　　　　20ml ｜ 用前需皮试；连用 5~7 天

接　0.2% 甲硝唑 250ml，静脉滴注，每日 2~3 次
接　0.4% 替硝唑 200ml，静脉滴注，每日 1 次

处方 3　适用于青霉素过敏、耐药的换药治疗

克林霉素	0.6g	静脉滴注，每日 1 次
5％葡萄糖盐水	500ml	

接　盐酸左氧氟沙星	0.4g	静脉滴注，每日 1 次
5％葡萄糖盐水	500ml	

加　山莨菪碱	10mg	
维生素 C	2.0g	
维生素 K_1	30mg	静脉滴注，每日 1 次
西咪替丁	1.0g	
10％葡萄糖液	500ml	

【简释】　① 当本病一旦发生左上腹疼痛时，必须及时检查和除外有可能并发的胆源性胰腺炎。治疗时为了尽量降低此病的发作次数，应叮嘱患者注意加强休息和清淡饮食、减少高蛋白摄入、杜绝暴食暴饮。

② 对于尚无明显临床症状的病例，不一定马上就实施手术切除，尤其是针对那些老年人患者，应先选择有效的保守治疗。

③ 如果胆结石病例对保守治疗无效并时常出现严重腹痛、胆囊穿孔或结石嵌顿时，则须考虑按时采取手术治疗。

④ 选用青霉素治疗前，一定要进行皮肤过敏试验，倘若青霉素存在禁忌或耐药，也可改用克林霉素、阿米卡星，或者是新型喹诺酮类抗菌药物治疗。可是阿米卡星并不适合于未成年人、老年人和孕妇。

⑤ 注意山莨菪碱（654-2）须禁用于青光眼、前列腺增生症或有出血倾向者。

十、胆道蛔虫病

【概要】　本病是因蛔虫通过肠道上行并钻入胆道系统所致，因而本病可引起胆总管口括约肌阵发性痉挛，同时合并病原菌感染等。疾病一开始为突发右上腹"钻顶样"疼痛、恶心、呕吐、全身反应不明显，或仅仅出现相对轻微的体征，有时本症也可突然缓解。配合超声、X 线等影像检查，可发现进入或未完全进入胆道内的蛔虫征或虫体。治疗时要以解痉、镇痛、利胆、驱虫、控制感染、纠正水与电解质平衡失调为主。

处方 1　适用于紧急情况下的对症处理

33％硫酸镁合剂，每次 10ml，口服，每日 3 次

接　阿托品，每次 0.5mg，肌内注射，立即

加　曲马朵（曲马多），每次 0.1g，肌内注射，立即

或　哌替啶，每次 50mg，肌内注射，立即

加　维生素 C　　　　　　　2.0g
　　5％葡萄糖盐水　　　　500ml　｜静脉滴注，每日 1 次

加　维生素 B_6　　　　　　0.2g
　　维生素 K_1　　　　　　30mg
　　10％氯化钾合剂　　　　20ml　｜静脉滴注，每日 1 次
　　10％葡萄糖液　　　　 1000ml

处方 2　适用于抗感染或者驱除蛔虫的治疗

氨苄西林　　　　　　　2.0g　｜静脉注射，每日 2～3 次，
注射用水　　　　　　　20ml　｜用前需皮试

0.2％甲硝唑 250ml，静脉滴注，每日 1 次

哌嗪（驱蛔灵），每次 3.0g，睡前口服，连服 2 天

或　阿苯达唑（肠虫清），每次 2 片，一次顿服

【简释】　① 当重症不易缓解或易出现重大并发症时，应及时采取手术治疗。

② 如果需要进行驱除蛔虫治疗时，最好选择在急性临床症状缓解后进行。本病也可将患者置于 X 线监视下采用内镜胆道取虫。

③ 本病适合于采用针刺上脘、鸠尾、太冲、足三里、肝俞、内关穴治疗，若能结合采用穴位针刺治疗，也将更有助于患者腹痛症状的缓解。

十一、蛔虫性肠梗阻

【概要】　该病是由于肠腔蛔虫聚结成团引起局部肠管痉挛或堵塞等，以 2～10 岁的蛔虫病患儿更为常见，驱虫不当常是导致梗阻形成的诱因。患者表现在脐周阵发性腹痛和呕吐，曾经存在便蛔虫或吐蛔虫的病史。初次发生单纯性蛔虫堵塞但不伴严重并发症时，可采取非手术治疗，比如禁食、解痉、止痛、驱虫、维持水与电解质平衡等。患者一旦合并发热、肠扭转或其他较为明显的腹膜刺激征时，须及时考虑手术治疗。

处方 1　适用于解痉和消炎的治疗

山莨菪碱，每次 10mg，肌内注射，每日 3 次

庆大霉素	16 万 U	
维生素 C	2.0g	静脉滴注，每日 2 次；连用
10％氯化钾合剂	10ml	5～7 天
5％葡萄糖盐水	500ml	

或　0.2％甲硝唑 250ml，静脉滴注，每日 1 次

加	维生素 B$_6$	0.2g	
	10％氯化钾	20ml	静脉滴注，每日 2 次
	10％葡萄糖	1000ml	

处方 2　适用于及时的驱虫治疗

　　哌嗪（驱蛔灵），每次 3.0g，睡前口服，连服 2 天

或　阿苯达唑（肠虫清），每次 2 片（0.4g），一次顿服

【简释】　① 此病可选择结合胃肠减压后胃管注氧驱虫治疗，即通过胃管缓慢地注入氧气，成年人每次注入 500～800ml，儿童每一周岁每次注入 100ml，最大注气量为 2000ml；待注入氧气 1h 过后，再经由胃管注入液体石蜡或豆油 100～200ml，旨在产生驱虫、排虫作用，同时可解除由"蛔虫团"产生的梗阻。

　　② 注意口服哌嗪的剂量每日不可超过 4.0g，当总量超过 6.0g 时容易发生共济失调和震颤等。

　　③ 另外对 12 岁以下儿童，应将阿苯达唑（肠虫清）剂量减半口服，须谨防患儿用药过量而中毒。

十二、腹股沟疝

【概要】　外科临床中疝疾较为常见，一旦发生疝块嵌顿要采取紧急手术治疗，如食管裂孔疝、股疝、腹股沟疝等。有关于疝的临床处理原则，基本上大同小异。此病是指发生在腹股沟区的腹外疝，通常分成直疝和斜疝两种，患者于站立、行走、咳嗽、啼哭时见到局部包块，质地较软。仔细询问病史时患者可述有轻度坠胀感，大多数病例在平卧或睡眠中能自动还纳，当疝块较大或不能还纳时易发生嵌顿现象，极容易产生急性肠梗阻等，此时疝块张力增高、质地变硬、触痛明显，嵌顿时间较长可以产生肠绞窄，表现为发热、心率增快、白细胞计数升高，甚至出现中毒性休克症状等，因而需要

及时进行严密监护和手术治疗。

处方 1　适用于发生嵌顿或绞窄的支持治疗

山莨菪碱（654-2），每次 10mg，肌内注射，每日 2 次

庆大霉素	16 万 U	
维生素 C	2.0g	
10%氯化钾液	10ml	静脉滴注，每日 1～2 次
5%葡萄糖盐水	500ml	

接	维生素 B$_6$	200mg	
	10%氯化钾	10ml	静脉滴注，每日 1～2 次
	10%葡萄糖	500ml	

处方 2　适用于儿童疝块能还纳者的治疗

配用疝带治疗，以软垫压迫疝环，阻止疝内容物外突

【简释】① 此病要以手术根治为主，尤其针对那些已发生嵌顿和绞窄的病例，最常用的手术处理方式包括疝囊切除、高低位结扎、或者疝形术治疗等。

② 此外，也可以选择相对合适的病例，实施疝出口处的现代材料封堵术治疗，似乎能够根治。

十三、内外痔

【概要】 此病是人体直肠末端粘连腹下和肛管皮肤下静脉丛发生扩张、屈曲，从而导致淤血和"静脉囊袋"形成。本病发病率很高，俗语云"十人九痔"，可产生于任何年龄阶段。外痔患者表现以排便时疼痛为主，内痔时常表现滴血或喷血现象。此病通常被分成以下 4 期：一期为痔核尚未脱出肛门外，无明显症状，仅有滴血现象；二期为排便时痔核脱出肛门外，便后能自行还纳，可发生滴血或喷血现象；三期为劳累、步行过久或排便时会使痔块脱出肛门而不能自行还纳，必须借用手法帮助还纳，但其出血量较少；四期为痔块脱出肛门后不再能够还纳或强行还纳后又会立即脱出。本病治愈的关键在于能否及时选择必要的手术治疗。

处方 1　1∶5000 温高锰酸钾溶液，坐浴，每日 3 次

地奥司明/橙皮苷（爱麦朗），每次 1.0g，口服，每日 3 次

或　槐角丸，每次 1 丸，口服，每日 3 次

或　强力脉痔灵，每次 0.5g，口服，每日 3 次

加　太宁栓，每次 1 粒，外用纳肛，每日 2 次

处方 2　消痔灵注射液 10ml，局部注射，每周 1 次，共用 2 次

【简释】　① 此病一定要保持肛门部清洁，便后温水坐浴，做到劳逸结合，多食蔬菜水果，勿食辛辣类等刺激性食物，保证大便顺畅，可于大便后结合进行手法托按治疗等。

② 针对于痔块较明显和出血量多的患者，需要口服槐角丸、地奥司明/橙皮苷（爱麦朗），或使用强力脉痔灵治疗，以便缩小痔块和减少局部出血的症状，有必要时也可给予局部消痔灵注射缩痔疗法等。

③ 针对已有手术适应证患者，应尽早考虑进行外科手术治疗。

十四、肛裂

【概要】　此病即指肛门皮肤全层在排大便时被反复裂伤和感染而形成的溃疡，经久不愈，可出现疼痛、出血、便秘等，大部分患者发生在肛门中线前后，出现在两侧的比较少，以 20～40 岁的青壮年患病率最高，主要起因于大便干结而排便时用力过猛、强行通过肛管，导致肛管受力后产生显著的裂伤。本病治疗的关键是制止疼痛、解除肛门括约肌痉挛、进一步终止能使病情加剧的恶性循环，以便确保局部逐渐发生愈合。

处方 1　**患者大便秘结时的通便治疗**

　　　　复方芦荟胶囊，每次 2 粒，口服，每晚 1 次

或　麻仁丸，每次 1 丸，口服，每日 3 次

处方 2　**局部可以选用的药物治疗**

　　　　1∶5000 温高锰酸钾溶液，坐浴治疗，每日 2～3 次

加　马应龙痔疮膏，外涂治疗，每日 3 次

或　四环素软膏，外涂治疗，每日 3 次

或　达克宁软膏，外涂治疗，每日 3 次

【简释】　① 此病应当注意多吃新鲜蔬菜、水果，纠正习惯性便秘，叮嘱患者养成每日定时排便的习惯，每早空腹饮用一杯凉白开水、睡前服用蜂蜜水，均有助于软化大便及促进排泄，可减少肛裂的发生。

② 必要时也可加服某些通便药物或选用中草药祛毒汤治疗。

③ 对那些经保守方法处理而经久不愈的患者，尚须配合外科手术治疗，诸如施以肛裂侧切术、肛管扩张术、纵切横缝合术等。

十五、肛瘘

【概要】 此病又称肛管直肠瘘，指肛管直肠与肛周皮肤相通的感染性管道，内口多置于肛管齿状线附近，外口位于肛门周围的皮肤上，整个瘘管壁由增厚的纤维组织组成，其内壁多为肉芽组织。通常认为，本病与原来的肛门直肠周围脓肿有关，肛周破溃，脓液不断从外口流出，反复发作和感染，并且经久不愈。肛肠指诊检查可见内口处轻度压痛或触及硬结，若从外口注入30％～40％碘油并经X线检查，即能证实瘘管的走行与形态等，可为选择合理手术提供更为客观的信息资料。

处方1 适用于局部的冲洗治疗
　　　　1：5000温高锰酸钾溶液，坐浴治疗，每日3次；酌情
　　　　后续

处方2 适用于急性期的抗感染治疗
　　　　氨苄西林钠胶囊，每次0.5g，口服，每日3次
　或　头孢拉唑胶囊，每次2粒，口服，每日3次
　加　甲硝唑片，每次0.4g，口服，每日3次

【简释】 ① 肛瘘与肛裂迥然不同，只靠非手术治疗并不能自行愈合，几乎所有病例都必须采用外科手术治疗。

② 基本手术治疗是准确地找到内口，把瘘管全程切开，必要时还应同时切除瘘管周围的其他瘢痕组织，以便能使伤口自基底向上逐渐愈合；其次是依据瘘管深浅和曲直的状况，选用挂线疗法或者切除术治疗。有少数病例在肛瘘切除之后，还需要配合实施一期缝合或选择游离性植皮。

③ 与此同时，还应兼治有可能导致本病不能愈合的全身疾病，例如糖尿病、肺结核、免疫功能低下等。

第三节　泌尿系统疾病

一、细菌性膀胱炎

【概要】 此病简称为膀胱炎，常为膀胱的原发性或继发性细菌感染。

根据患者的病程，也可将本病分为急性及慢性两种。导致感染的致病菌主要为大肠杆菌或葡萄球菌等，以尿路上行性感染为主。在单纯性膀胱炎急性期，若能抓紧时间治疗，3～5天即能治愈，仍能使患者的尿路刺激征完全消失。

处方　复方磺胺甲噁唑（SMZ），每次0.96g，口服，每日2次

　　　　碳酸氢钠，每次1.0g，口服，每日3次；连用5天

　或　氧氟沙星，每次200mg，口服，每日3次

　或　呋喃妥因（呋喃坦定），每次100mg，口服，每日3次

　或　诺氟沙星，每次300mg，口服，每日3次

　加　头孢拉定，每次2片，口服，每日3次

　加　黄酮哌酯（泌尿灵），每次200mg，口服，每日3次

　加　碳酸氢钠，每次1.0g，口服，每日3次

【简释】　① 首先要叮嘱患者多饮水，避免食用刺激性食品。

② 对于大肠杆菌的抗感染治疗，宜首选新型的喹诺酮类药物治疗，如氧氟沙星、诺氟沙星。使用第3代喹诺酮类抗菌药治疗，可抑制细菌DNA和RNA合成，具有抗菌谱较广的特点，对革兰阴性、阳性杆菌均有强大的抑杀能力，不良反应也较少，只偶见皮疹、胃肠道反应和肝功能异常。

③ 黄酮哌酯是一种具有麻醉和止痛作用的药品，用后可以帮助缓解平滑肌痉挛、抑制膀胱频发性收缩、增加其内部容积等。

④ 慢性期治疗除给予上述药物之外，还需要及时查找其病因和加强全身支持治疗。

二、尿道炎

【概要】　此病是一种非特异性感染性尿道炎，多因发生上行性感染、直接侵及尿道而发病，例如，患者常有尿道口或尿道内梗阻以及邻近组织器官的炎症蔓延等；有一部分病例也可能与先天性尿道畸形和机械与化学刺激有关。尿道炎的致病菌主要为大肠杆菌、链球菌和葡萄球菌等。因而，本病抗感染治疗的原则与膀胱炎相似，但须尽力避免治疗不彻底而导致时常复发。

处方　复方磺胺甲噁唑（SMZ），每次0.96g，口服，每日2次

　　　　碳酸氢钠，每次1.0g，口服，每日3次

或　呋喃妥因（呋喃坦定），每次 100mg，口服，每日 3 次

或　氧氟沙星，每次 200mg，口服，每日 3 次

或　诺氟沙星，每次 300mg，口服，每日 3 次；酌情后续

加　头孢拉定，每次 2 片，口服，每日 3 次

加　碳酸氢钠，每次 1.0g，口服，每日 3 次

加　盐酸四环素，每次 500mg，口服，每日 4 次

【简释】　① 治疗条件许可时，本病在使用抗菌药物前宜进行尿道分泌物检测和细菌学培养，以便能够及时排除淋病性尿道炎和其他特异性感染。

② 治疗此病须叮嘱患者注意休息、多饮水、避免食用刺激性食品。

③ 抗菌药物的使用要以细菌药物敏感试验作指导，用药治疗时间不可短于 7～10 天，应待患者临床症状完全消失和尿道分泌物清洁后才可开始停药。

④ 针对于慢性尿道炎并存狭窄的病例，应酌情考虑采取尿道扩张术进行根治。

三、急性睾丸炎

【概要】　此病常为经由血源性或淋巴系统的途径感染，也可作为多种急性传染病的并发症发生，如流行性腮腺炎病毒感染后伴发的病例，此时多半是因为病毒随尿排出而致病。急性发作时，患者体温可升高至 38～40℃，出现一侧或双侧睾丸肿大和疼痛，阴囊红肿，触诊检查睾丸跟附睾的关系不清，但并无尿路刺激症状，偶见镜下血尿和微量蛋白尿。

处方 1　适用于感染性炎症的治疗

诺氟沙星（氟哌酸），每次 0.2g，每日 3 次；不少于 7～10 天

或　氧氟沙星，每次 0.2g，每日 2 次，连用 10 天

加　青霉素钠　　　　240 万 U ｜ 缓慢静脉滴注，每日 2 次，
　　生理盐水　　　　200ml ｜ 用前需皮试

或　乳酸环丙沙星 0.2g，静脉滴注，每日 2 次，连用 7 天

处方 2　适用于病毒感染的治疗

利巴韦林（病毒唑），每次 0.2g，口服，每日 3 次

或　吗啉胍（病毒灵），每次 0.2g，口服，每日 3 次

| 或 | 利巴韦林 | 200～500mg | 静脉滴注，每日 1～2 次 |
| | 10%葡萄糖液 | 500ml | |

【简释】 ① 治疗时必须叮嘱患者多卧床休息、多饮水、禁止食用刺激性食物。

② 结合局部热敷，并设法抬高阴囊。

③ 宜同时应用抗生素和抗病毒药物治疗，也可采取中医辨证施治，清热解毒。

四、附睾炎

【概要】 这是一种非特异性的附睾感染，常在罹患后尿道炎、前列腺炎、精囊炎及尿道炎时，致病菌通常沿着输精管上行感染，从而发生侵害。既往患者可能有尿道狭窄、留置导尿管或操作治疗性器械不当的病史。致病菌多为大肠杆菌或各类葡萄球菌等。抗酸杆菌感染时，也可导致附睾结核，它是男性附睾发炎的一种常见重大疾病，可产生不育症。患者一旦发生附睾的抗酸杆菌感染，也会同时累及邻近的精囊和前列腺等，很容易导致少精或无精。当伴有冷性脓肿形成并破溃时，流出脓汁或干酪样坏死组织，以至于产生经久不愈的瘘管。

处方 1 适用于细菌感染的治疗

　　头孢拉定，每次 0.5g，口服，每日 4 次

　或　盐酸四环素，每次 0.5g，口服，每日 4 次

　加　氧氟沙星，每次 200mg，口服，每日 3 次

　或　庆大霉素，每次 8 万 U，肌内注射，每日 2 次

处方 2 适用于附睾结核患者的治疗

　　异烟肼，每次 0.3g，口服，每日 1 次，连用 6 个月

　　利福平，每次 0.45g，口服，每日 1 次，连用 6 个月

　　乙胺丁醇，每次 0.75g，口服，每日 1 次，连用 6 个月

【简释】 ① 此病在急性期要卧床休息，避免性生活，托高阴囊，多饮水，禁止摄入刺激性食物。

② 倘若发生淋球菌或衣原体感染时，首选氧氟沙星、四环素或红霉素类治疗更佳。

③ 有附睾疼痛明显的患者，也可适当加服吲哚美辛或泼尼松治疗。

④ 对于附睾结核的治疗，应采取正规抗结核药物治疗，严格执行用药的基本原则和要求，并注意定期复查肝功能等。

⑤ 针对严重的慢性破坏性附睾病变，还要尽早考虑实施附睾或连带睾丸、精索和前列腺的切除术治疗，以免导致疾病全身性扩散。

五、包皮龟头炎

【概要】 这是一种包皮、龟头的非特异性炎症，可因包皮过长、包茎、擦伤、药物过敏反应所致，也可能是来自患者尿道或邻近组织器官炎症的波及，反复发病可导致患者尿道口狭窄。主要病原菌为大肠杆菌、链球菌和葡萄球菌等。主要临床表现为尿道口红、肿、热、痛，局部出现大量的脓性分泌物，排尿时出现烧灼感等。急性期治疗必须注意加强局部清洗、去除其病因及其有效控制感染等。

处方 1　适用于局部的清洗治疗
　　　　头孢氨苄，每次 0.25～0.5g，口服，每日 3 次
　　　　0.02％高锰酸钾溶液，100ml，浸敷龟头
　或　0.1％依沙吖啶（利凡诺）溶液，100ml，浸敷龟头

处方 2　适用于细菌感染的治疗
　　　　红霉素（肠溶片），每次 0.3～0.5g，口服，每日 3 次
　加　氧氟沙星，每次 200mg，口服，每日 3 次
　或　庆大霉素，每次 8 万 U，肌内注射，每日 2 次

处方 3　适用于药物过敏反应的治疗
　　　　泼尼松片，每次 0.3～0.5g，口服，每日 3 次
　加　氯苯那敏（扑尔敏），每次 8mg，口服，每日 3 次
　或　苯海拉明（苯那君），每次 25mg，口服，每日 3 次

【简释】 ① 急性期要将包皮上翻，使用高锰酸钾或依沙吖啶溶液彻底冲洗，并注意保持冠状沟和尿道口清洁。

② 加强卧床休息，防止走路过多而产生局部摩擦。

③ 针对由过敏反应所致的血管神经性水肿，须尽早应用肾上腺糖皮质激素和抗组胺类药品治疗。但口服氯苯那敏或苯海拉明制剂时应当避免因为头晕、嗜睡等不良反应带来的影响。

④ 如发现是淋球菌或衣原体感染时，还需要及时选用四环素等药治疗，

定期收集局部泌物进行细菌学检查和分析，以便根据药物敏感试验结果调整治疗方案。

六、前列腺炎

【概要】　急性前列腺炎治疗不彻底，极容易发展成慢性病变。本病以青壮年男性多见，临床表现复杂多样，反复发作，治愈率很低。慢性细菌性前列腺炎感染的途径主要为经尿道上行感染，表现为会阴部和睾丸不适、疼痛以及排尿刺激征等。慢性非细菌性前列腺炎可能与夫妇长期分居、盆腔充血、长途骑坐等发病因素有关。此病的治疗更适宜于采取中西医结合、理疗等综合性措施处理。针对于慢性细菌性前列腺炎，还应注意选择有效的抗感染药治疗。

处方1　适用于细菌性前列腺炎的治疗

　　　　米诺环素（美满霉素），每次 100mg，口服，每日 2 次

或　　罗红霉素，每次 150mg，口服，每日 2 次

加　　氧氟沙星（氟嗪酸），每次 200mg，口服，每日 3 次

或　　阿奇霉素（泰力特），每次 0.25g，口服，每日 1 次

或　　头孢呋辛酯（新菌灵），每次 0.25g，口服，每日 2 次

加　　氧氟沙星，每次 0.5g，口服，每日 2 次

或　　多西环素，每次 100mg，口服，每日 2 次

加　　庆大霉素　　　　　　　8 万 U　｜ 经会阴或耻骨上封闭，每周
　　　2%普鲁卡因　　　　　　2ml 　｜ 2 次

处方2　适用于前列腺炎的急性期治疗

　　　　溴丙胺太林（普鲁本辛），每次 15mg，口服，每日 3 次

　　　　吲哚美辛（消炎痛），每次 25mg，口服，每日 3 次

加　　红霉素肠溶片，每次 500mg，口服，每日 4 次

或　　盐酸四环素，每次 500mg，口服，每日 4 次

加　　黄酮哌酯盐，每次 200mg，口服，每日 3 次

【简释】　① 在给予抗生素治疗时，一定要始终注意避免有可能出现的不良反应，并随时调整，但是也不能随意缩短用药时间或更换药品过频，以防达不到有效控制感染的目的。

② 米诺环素是一种新型的半合成四环素，它具有速效、长效和高效的特

点，针对前列腺发生的革兰阴性、阳性细菌感染均具有较明显的抑菌作用，其不良反应也较使用四环素时为轻。

③ 溴丙胺太林作为一种抗胆碱药，对于刺激性排尿不适的作用比较明显，但患者若罹患青光眼时应予慎用。

④ 此外，采取前列腺穿刺术也可直接注入抗生素治疗，此法或许更能克服血液-前列腺液屏障，更易于使抗生素输注到局部而提高治疗作用，但可惜的是临床经验已表明此法的有创性损害较大，甚至可以引发创伤性血精或血尿等。

七、前列腺增生症

【概要】 这是老年男性的一种常见病，绝大多数病例都在 50 岁以后发病，并且伴随年龄增长发病率不断升高，主要的病理改变是前列腺组织和上皮增生或肥大，而且时常合并尿道感染，或发生尿频、尿急、尿失禁以及发生进行性排尿困难和尿潴留；部分患者还可产生血尿或肾功能不全等。配合肛门指诊检查，可扪及前列腺增大、变硬。超声检测显示腺体增大以及回声加强等。本病治疗的关键在于设法放缓增生病程的进展和尽快解除尿路梗阻，以降低因前列腺增生而产生的重大并发症。

处方　适用于雌激素疗法

己烯雌酚，每次 4mg，肌内注射，每日 1 次

或　己烯雌酚，每次 2mg，口服，每日 3 次

加　哌唑嗪，每次 2mg，口服，每日 2 次

黄体酮，每次 20mg，肌内注射，每日 1 次

【简释】 ① 注意哌唑嗪只限于本病早期治疗时使用，而慎用于已经合并肾功能不全的患者。在首次应用时必须避免本品有可能产生直立性低血压和晕厥之类的不良反应。

② 此病的根治方法是尽早采取外科前列腺摘除术，并且更适用于尿道梗阻明显、体质状况尚好、不存在严重心肺肝肾功能障碍的病例。

③ 除此之外，还可酌情考虑选择激光、射频和微波等现代技术治疗。

八、肾、输尿管结石症

【概要】 这是泌尿系统最为常见的一种病症，其病因复杂且不完全清楚，可能跟遗传、代谢、环境、全身或泌尿自身病变有关。临床中针对反复发作的结石，应该积极寻求病因治疗，并结合排石化石、抗感染、保护肾功能、预防复发等治疗。治疗方法多样，可根据结石大小、位置、肾功能状况

等，选择有效的综合性治疗方案。抗感染治疗时，宜首选头孢菌素第 2 代之后的抗生素治疗。

处方 1　适用于解痉止痛治疗
　　　　阿托品，每次 0.5mg，肌内注射，立即，并可重复 2～3 次
　或　哌替啶，每次 10～50mg，肌内注射　立即
　加　山莨菪碱，每次 10mg，口服，每日 1～3 次
　加　硝苯吡啶（心痛定），每次 10mg，每日 1～3 次
　或　吲哚美辛（消炎痛），每次 25mg，每日 2～3 次

处方 2　适用于碱化尿液和利尿治疗
　　　　碳酸氢钠，每次 1.0g，口服，每日 2 次
　或　10％枸橼酸钾，每次 10～15ml，口服，每日 3 次
　加　呋塞米（速尿），每次 20mg，静脉注射，每日 2 次

处方 3　适用于合并感染的治疗
　　　　头孢唑林，每次 2g，肌内注射，每日 2 次，用前需皮试
　或　头孢唑林，每次 0.25～0.5g，口服，每日 2～3 次
　或　庆大霉素，每次 16 万 U，肌内注射，每日 2 次
　或　氧氟沙星，每次 0.1g，口服，每日 3 次

【简释】① 有人认为，解痉止痛时也可选用黄体酮每次 20～40mg 肌内注射，并且配合应用硝苯吡啶（心痛定）或吲哚美辛的疗效较好。

② 针对结石直径小于 3cm、肾功能尚可突发肾绞痛的病例，可酌情考虑选择体外震波碎石疗法，可是此项治疗应禁止在严重心律失常、出血性倾向、妊娠期妇女、结石下游存在梗阻时使用。

③ 若有必要对本病也可采取外科手术及经由肾镜或输尿管镜碎石钳石治疗。

九、膀胱、尿道结石

【概要】　出现在膀胱内部的结石，经常是由于合并下尿路梗阻、感染或膀胱异物所致，因而，本病包括下列之化学成分甚不一致的结石，例如含钙结石、感染结石、尿酸结石、胱氨酸结石、膀胱内部的结石等。下尿道结石通常来自于上尿道和膀胱的结石，跟由于尿道狭窄、憩室、感染而导致的尿液滞留有关。此类病症的治疗原则在于及时取出结石，查找和消除结石

形成的原因，进一步控制感染和预防相应的并发症等。

处方 1　适用于一般病情的治疗

　　枸橼酸钾，每次 20mg，口服，每日 3 次

　　别嘌醇，每次 100mg，口服，每日 3 次

　　维生素 B_6，每次 20mg，口服，每日 3 次

　　氨苄西林，每次 0.5g，口服，每日 4 次

处方 2　适用于合并感染的治疗

| 头孢唑林 | 1～2g | 静脉注射，每日 2 次，用前 |
| 5％葡萄糖液 | 40ml | 需皮试；酌情后续 |

　　庆大霉素，每次 16 万 U，肌内注射，每日 2 次

　或　氧氟沙星，每次 0.1g，口服，每日 3 次

处方 3　适用于下尿道结石的排石治疗

| 0.5％丁卡因 | 10ml | 经尿道口缓慢注入，立即 |
| 灭菌石蜡油 | 15ml | |

【简释】　① 对于尿酸结石或胱氨酸结石，采用口服溶石剂治疗效果较好，尚须注意患者增加液体摄入量、限制嘌呤饮食、碱化尿液、抑制尿酸或胱氨酸的合成。

　　② 一般而言，口服抗生素治疗对感染结石尚不能达到杀灭结石内部细菌的治疗作用，只可作为一种为阻止感染结石继续增大以及在手术之前进行准备的预防用药。

　　③ 本病以含钙结石最为常见，它对于采取药物溶石的治疗效果较差，更多情况下是需要实施取石与积极配合针对相关内分泌和代谢性病变进行治疗。

　　④ 膀胱结石时，在选择溶石治疗时一定要慎重，此法治疗不仅效果较差，而且还极易于罹患继发性尿道结石等。

　　⑤ 对于尿道结石的治疗，宜首先选用经尿道口注入灭菌石蜡油帮助排出结石，需要注意掌握以下要领：叮嘱患者多饮水，宜取站立位下进行，注入前用手将球部尿道压向耻骨联合，注入石蜡油后要握紧尿道口，在令患者增加腹压用力排尿后再突然放开，借用尿液的冲撞力排石，并可以多次反复进行。

　　⑥ 对于经过短期溶石、碎结、排石治疗无效或发生了排尿梗阻的患者，尚需要及早考虑实施外科手术治疗。

第五章
皮肤和性传播疾病

第一节　皮肤疾病

一、皮肤化脓感染

【概要】　通常指感染性毛囊炎、疖痈或皮肤组织脓肿之类的疾病，是由于病原菌经由毛囊或汗腺等侵入方式导致的急性化脓性感染，炎症扩散至皮下组织引起大量组织破坏，其感染性致病菌以金葡菌和表皮葡萄球菌最为常见。患者主要出现局部隆起并逐渐增大，有红、肿、痛、热。若未能得到及时治疗，最终将发生液化，从而形成积聚组织坏死的单个或多个脓包。本病治疗的关键是尽早应用大剂量有效抗生素控制感染，预防败血症和脓毒血症，以及加强正确的感染灶处理。

处方 1　**适用于皮肤疖肿的治疗**

　　10％鱼石脂软膏，局部外搽

　加　复方磺胺甲噁唑（复方新诺明，SMZ），每次 2 片，口服，
　　　　每日 2 次

　或　青霉素钠，每次 80 万 U，肌内注射，每日 2 次，用前需皮试

处方 2　**适用于感染性毛囊炎的治疗**

　　肤炎宁搽剂，局部外搽，每日 3 次

或　莫匹罗星软膏（百多邦），局部外搽，每日2次

　　青霉素钠，每次80万U，肌内注射，每日2次，用前需皮试

或　红霉素，每次0.25g，口服，每日4次

或　四环素片，每次0.25g，口服，每日4次

处方3　适用于皮肤组织脓肿的治疗

　　青霉素钠，每次80万U，肌内注射，每日3次，用前需皮试

加　庆大霉素　　　　　　16万U　｜静脉滴注，每日1次，连用
　　5％葡萄糖液　　　　250ml　｜7天

处方4　适用于急性蜂窝织炎的治疗

　　青霉素钠　　　　　240万U　｜静脉滴注，每日2次，用前
　　生理盐水　　　　　100ml　｜需皮试

或　头孢唑林　　　　　1～2g　｜静脉注射，每日2次，用前
　　5％葡萄糖盐水　　　40ml　｜需皮试

加　氧氟沙星，每次0.1g，口服，每日3次

【简释】　① 在炎症初期，若用金黄软膏外敷，可发挥清热解毒、消肿止痛的作用。

② 口服六神丸时，7～12岁儿童每次5粒，6岁以下儿童每次3粒，每日3次，也能产生解毒、消肿的作用。

③ 患者如果合并厌氧菌、拟杆菌及肠杆菌感染而易于产生蜂窝织炎时，也可每次给予0.2％甲硝唑250ml缓慢静脉滴注，每日1次，连续3～5天。

④ 由上述抗感染处理尚未被控制时，应选择波动处穿刺抽脓抑或进行切开引流并清除坏死组织，接下来再常规应用3％过氧化氢溶液（双氧水）进行冲洗。

⑤ 对于口底部及颌下方的急性蜂窝织炎，须注意避免因为合并喉头水肿或压迫气管而致窒息性死亡。

⑥ 对于全身感染症状明显的病例，还须注意及时发现并有效治疗与感染相关的糖尿病、结核病及其机体免疫功能低下等。

⑦ 一般而言，此类疾病的敏感性抗菌药物使用时间要达7～10天以上才可能奏效。

二、淋巴结淋巴管炎

【概要】 急性淋巴结和/或淋巴管炎，是由于病原菌通过皮肤或黏膜表浅损伤而导致的感染，表现为致病菌入侵后发生的淋巴结系统的防御反应。感染的主要致病菌包括金葡菌及溶血性链球菌等，常见源自疖痈、水疱感染、足癣感染处的继发性入侵，多经由组织的淋巴间隙进入淋巴管内，引起淋巴管及其周围的急性炎症。查体时可以发现沿肢体淋巴管走向分布的数个条状红肿隆起，多伴有发热和疼痛，在淋巴结汇集的远端一侧存在大小不等的感染性病灶。本病早期治疗的关键在于及时处理损伤和有效控制感染性病灶，像急性扁桃体炎、手指感染或足癣合并感染的治疗等。

处方 1 适用于一般性的抗感染治疗

　　　　复方磺胺甲噁唑（复方新诺明，SMZ），每次 2～3 片，口
　　　　　服，每日 2 次；连服 7～10 天
　或　青霉素钠，每次 80 万 U，肌内注射，每日 2 次，用前需皮试
　或　红霉素，每次 0.25g，口服，每日 4 次
　或　四环素片，每次 0.25g，口服，每日 4 次

处方 2 适用于重症病例急性期的治疗

| 青霉素钠 | 240 万 U | 静脉滴注，每日 2 次，用前 |
| 生理盐水 | 100ml | 需皮试；不可少于 5～7 天 |

　或　头孢唑林，每次 2g，静脉注射，每日 2 次，用前需皮试
　加　0.2％甲硝唑，每次 220ml，静脉滴注，每日 1～2 次
　加　氧氟沙星，每次 0.1g，口服，每日 3 次

【简释】 ① 在此病急性期，须将患肢抬高，结合进行局部热敷、理疗或外涂金黄软膏治疗等。

② 控制原发性和淋巴系统感染性病灶的抗生素，宜选择针对金葡菌及溶血性链球菌的广谱抗生素，如给予青霉素、红霉素、四环素等。

③ 倘若患者病情严重、感染面积较广或有可能合并败血症时，还须注意选用多个种类的抗菌药物配合使用，甚至需要及时采取静脉内给药方式，比如处方 2 合用甲硝唑和氧氟沙星治疗等，有助于提高控制诸如对厌氧性链球菌、拟杆菌及肠杆菌等感染的疗效。给予 0.2％甲硝唑每次 200ml 缓慢静脉滴注，每日 1～2 次，连续治疗 3～5 天，且能产生更显著的治疗效果。

三、丹毒

【概要】 这病是由皮肤与网状淋巴细管产生的一种急性炎症,病原体多为β型溶血性链球菌经皮肤或黏膜的微小损伤侵入,再经由皮肤网状淋巴细管很快蔓延,一般不会产生相关的组织坏死和化脓。患者表现为在肢体或面部出现大片略可隆起的红疹,边界清楚、中间稍淡,感觉有灼痛,可伴局部淋巴结发炎;倘若患者全身症状明显,还会出现头痛、畏寒和发热等。治疗的关键是尽早应用敏感性抗生素,并配合使用局部消肿止痛的药物。

处方1 **适用于控制溶血链球菌感染的治疗**

青霉素钠	240万U	静脉滴注,每日2~3次,
生理盐水	100ml	用前需皮试;连用7天
或 头孢唑林	1~2g	静脉注射,每日2次,用前
5％葡萄糖液	40ml	需皮试;酌情后续
或 头孢噻肟钠	2g	静脉滴注,每日1~2次,
5％葡萄糖液	200ml	用前需皮试

加 50％硫酸镁10ml,局部湿热敷,每日换药布1次

处方2 **适用于手癣、足癣感染原发病灶的治疗**

克霉唑霜,局部外涂,每日2次

加 伊曲康唑(斯皮仁诺),每次200mg,餐后即服,每日1次

【简释】 ① 对此病须注意卧床休息,并将患肢适当抬高,早期进行冷敷。

② 在给予敏感性抗生素治疗的同时,还要加强手癣、足癣原发病灶的有效处理;同时,再则抗生素的应用时间不可太短,最好是将其延续至局部和全身症状完全消失之后3~5天,以免此病以后复发。

四、皮肤-黏膜单纯疱疹

【概要】 这是一种传染性单纯疱疹病毒引起的皮肤-黏膜疾病,该病侵入细胞内并且可能终身携带,每当患者机体缺水或抵抗力降低时即可发病,经常发生在患者高热、脱水和胃肠道功能失调时。疱疹常围绕着口唇和鼻腔皮肤-黏膜交界区簇集发生,有的病例也可发生在眼睑、外阴、包皮等皮肤-黏膜交界处。疾病一开始表现为针头大小水疱,数天后即破裂、糜烂,逐渐出

现干燥结痂等；严重的病例也可引发附近的淋巴结肿大等。

处方 1　适用于一般病例的处理

溶菌酶片，每次 30mg，口服，每日 3 次

加　维生素 B_2 每次 10mg，口服，每日 3 次

加　阿昔洛韦（无环鸟苷），每次 0.2g，口服，每日 4 次

或　聚肌胞注射液，每次 2ml，肌内注射，每周 2 次

处方 2　适用于加强免疫力与抗病毒的治疗措施

γ-干扰素，每次 100 万 U，肌内注射，隔日 1 次

加　阿昔洛韦，每次 0.2g，口服，每日 4 次

加　3%阿昔洛韦软膏，局部外用，每日 2 次

或　0.1%阿昔洛韦滴眼液，局部外搽，每日 3 次

处方 3　适用于合并细菌感染的治疗

青霉素钠 80 万 U，肌内注射，每日 2 次，用前需皮试

或　头孢噻肟钠　　　　　　　　2g｜静脉滴注，每日 1～2 次，
　　5%葡萄糖液　　　　　　200ml｜用前需皮试

【简释】　此病在不曾合并细菌性感染的情况下，大多数病例在历时 7～10 天左右亦可自行愈合，但更多情况下容易在机体抵抗力降低时经常性复发，因此，要求患者注意加强自身的生活规律，避免劳累和饮酒，预防感冒和胃肠道功能失调等。

五、带状疱疹

【概要】　这是一种由传染性水痘-带状疱疹病毒引起的急性皮肤病，疱疹的出现部位主要沿着周围神经进行分布，为单侧的非对称性发病，发生在面部和躯干一侧的皮疹不会越过人体中心线。患者常表现为皮肤感觉过敏或神经痛，比如面部三叉神经痛或肋间神经痛等。皮疹呈相对集中的簇拥状绿豆大小水疱，外周红晕，可为带状排列。部分患者也可出现体温升高。当未曾合并发生细菌感染时，在接下来的数日之内逐渐破裂、流液，干燥以后结痂、愈合。病情严重时，易出现附近淋巴结肿大等。

处方 1　适用于一般病例的处理

转移因子，每次 2ml，肌内注射，每 2 周 1 次

0.1%碘苷（疱疹净），每次 50ml，局部湿敷，每日 4 次

维生素 C，每次 0.1g，口服，每日 3 次

维生素 B_1，每次 10mg，口服，每日 3 次

处方 2 适用于免疫治疗和抗病毒治疗

阿昔洛韦（无环鸟苷），每次 0.2g，口服，每日 4 次

或 聚肌胞注射液，每次 2ml，肌内注射，每日 1 次

加 金霉素眼膏，涂擦患处，每日 3～6 次

处方 3 适用于神经痛较明显的治疗

卡马西平（酰胺咪嗪），每次 100mg，口服，每日 3 次

吲哚美辛（消炎痛），每次 25mg，口服，每日 2～3 次

处方 4 适用于合并细菌感染的治疗

青霉素钠 80 万 U，肌内注射，每日 2 次，用前需皮试；连用 5～7 天

或	头孢噻肟钠	2g	静脉滴注，每日 1～2 次，
	5%葡萄糖液	200ml	用前需皮试

【简释】 ① 此病的治疗须以抗病毒、消炎、止痛、预防局部细菌感染、缩短其病情为主。

② 有人认为，对于发病 1 周以内素体健康者，可以应用肾上腺糖皮质激素治疗，给予泼尼松每次 10mg 口服，每日 3 次，连续 1 周，有助于消炎和镇痛，从而缩短患者的病程，但应根据具体情况严格掌握，以免此药促发病毒感染的严重扩散。

③ 如神经痛症状不明显时，可以不用或临时使用一般的镇痛药物处理。

④ 患者疼痛剧烈并影响睡眠时，可加服吲哚美辛和/或卡马西平治疗。

⑤ 发生眼部带状疱疹时，可应用 0.1%阿昔洛韦眼药水或磺苷眼药水点眼。

⑥ 出现耳部带状疱疹时，可选用抗病毒类滴耳液治疗，或邀请耳鼻喉或神经科医师会诊。

六、传染性软疣

【概要】 此病是由传染性软疣病毒引起的一种表皮良性赘生物，多因直接接触性传染，也可以自身接种感染，以儿童患病率最高。在患者免疫功

能低下或应用糖皮质激素和免疫抑制药时，往往会产生更加广泛的皮肤损害，出现粟粒大小的半球样丘疹，灰色或珍珠色，中央区出现脐窝状凹陷，可挤出白色乳酪样物质，主要好发于躯干，偶见于颈、面部和外阴处。

处方1　本病适宜的药物治疗

阿昔洛韦（无环鸟苷），每次 0.2g，口服，每日 4 次

或　聚肌胞注射液，每次 2ml，肌内注射，每周 2 次

加　维生素 B_1，每次 100mg，口服，每日 3 次

加　维生素 B_{12}（弥可保），每次 500μg，肌内注射，每日 1 次

处方2　局部针挑或电烧灼疗法，彻底挤出软疣小体

【简释】　① 此病可选用抗病毒药物治疗，但其临床疗效并不十分肯定。

② 可结合软疣针挑治法治疗，常规使用碘酒或酒精消毒，于无菌条件下操作，直接地把皮肤软疣挑破后，再将其中的软疣小体彻底挑掉或挤出，可用小镊子夹住软疣小体予以拔除，之后用 2%碘伏棉球压迫局部进行止血。

③ 软疣损害位于眼睑时，也可在局部麻醉的条件下借助冷冻或电烧灼进行治疗，但一定要做好患者双眼健康的保护性措施。

七、脓疱疮

【概要】　这是由于金黄色葡萄球菌和/或溶血性链球菌引起的皮肤化脓性感染，本病接触传染性较强，并有自身接种感染的特征，起病后可导致多处脓疱和脓痂，以面部和四肢等暴露部位为最明显的皮肤损害，一开始皮损为红斑、水疱，很快发展成脓疱，呈米粒或黄豆大小，有时可伴发热和淋巴结或淋巴管炎等。本病治疗的关键是及时有效控制感染以及预防败血症或急性肾小球肾炎等。

处方1　可以选用的有效抗生素治疗

青霉素钠 80 万 U，肌内注射，每日 2 次，用前需皮试；酌情后续

或　头孢噻肟钠　　　　　　2g　｜静脉滴注，每日 1～2 次，

　　5%葡萄糖液　　　　200ml　｜用前需皮试

加　复方磺胺甲噁唑（复方新诺明），每次 2 片，口服，每日 2 次

处方 2　通常可选用的局部抗生素药膏

　　　　红霉素软膏，局部涂用，每日 3 次

　　或　四环素软膏，局部涂用，每日 3 次

　　或　莫匹罗星软膏（百多邦），局部涂用，每日 2 次

　　或　绿药膏，局部外涂，每日 2 次

　　【简释】　① 此病除了控制全身症状和严重感染之外，尚不能忽视采取更加合理的局部治疗，包括保持损伤面注重清洁，外涂有杀菌与收敛作用的药膏，并谨防感染后患者自身接种或扩散等。对损伤面注重清洗治疗，可选择适当浓度的高锰酸钾溶液冲洗后，接着再在外部涂搽上述处方 2 中介绍的任一种软膏。

　　② 若患者的疱疹皮损面积大，畏寒、发热、淋巴系统反应等症状明显时，必须及早提供敏感抗生素和磺胺类药物等抗感染治疗，切不可以只顾等待脓液细菌培养和药敏试验的结果。

八、皮肤真菌感染

　　【概要】　皮肤真菌感染主要包括头癣、体癣、股癣、手癣、足癣、花斑癣、灰指甲等，均为浅表性真菌的感染性病变，能通过肉眼就察觉到相关的皮肤损害表现。在临床上可将头癣分成黄癣、白癣和黑癣，本病的传染性较强，可通过理发工具、帽子、枕巾等接触性传染，常表现为局部化脓或结痂。体癣或股癣通常分别发生在人体躯干和外生殖或肛门附近，可先后出现丘疹、水疱、丘疱疹和鳞屑等。手癣和足癣分别发生在手掌指间或足跖与趾间，其病原菌是红色毛癣菌、石膏样毛癣菌或絮状表皮癣菌，在局部可以出现水疱、丘疹、浸渍、糜烂、脱屑等。目前，用于治疗此类癣疾的抗真菌药物进展较快，倘能合理选用均会奏效。

处方 1　主要用于头癣的治疗

　　　　克霉唑软膏，局部外涂，每日 2 次

　　加　灰黄霉素片，每次 0.25g，口服，每日 3 次

　　或　酮康唑片，每次 30mg，口服，每日 1 次

　　或　伊曲康唑片，每次 0.2g，口服，每日 2 次

处方 2　主要用于体癣和股癣的治疗

　　　　克霉唑霜，局部外涂，每日 2 次

或	咪康唑霜（达克宁霜），涂于患处，每日 2 次
或	联苯苄唑软膏（孚琪软膏），局部外涂，每日 1 次
或	复方软肥皂液，涂于患处，每日 1 次
加	伊曲康唑（斯皮仁诺）200mg，餐后即服，每日 1 次
或	特比萘芬片（疗霉舒），每次 0.25g，口服，每日 1 次

处方 3　主要用于手癣、足癣的治疗

　　　　1：2000 醋酸铅溶液，浸泡患足 10～15min，每日 2 次
　　　　克霉唑霜，搽于患处，每日 2 次

处方 4　血竭搽剂，搽于患处，每日 2 次
　　　　　10%水杨酸醋，搽于患处，每日 2 次

或	1：2000 醋酸铅溶液，浸泡患足 10～15min，每日 2 次
加	克霉唑霜，涂于患处，每日 2 次

处方 5　主要适用于甲癣的治疗

　　　　50%冰醋酸溶液，患甲处外涂，每日 2 次

或	甲癣酊，患甲处外涂，每日 2 次
加	伊曲康唑（斯皮仁诺），每次 200mg，餐后即服，每日 2 次
或	特比萘芬，每日 0.125～0.25g，分为 2 次口服

处方 6　主要适用于花斑癣的治疗

　　　　40%硫代酸钠溶液，搽于患处，每日 3 次

接	1%稀盐酸溶液，涂搽患处，每日 3 次
加	氟康唑胶囊，每次 150mg，口服，每周 1 次
或	酮康唑片，每次 200mg，口服，每日 1 次

【简释】 ① 针对头癣的治疗，须同时采取服药、剪发、局部搽洗各种有效药膏等措施。例如，既选择口服灰黄霉素、伊曲康唑、特比萘芬等，又外搽克霉唑软膏或硫黄软膏或联苯苄唑软膏或达克宁霜等，但在治疗期须注意不断定期复查用药者肝脏功能等，若发现肝脏功能异常时要立即停用上述药品。

　　② 体癣、股癣一般单独采取外用抗真菌药物治疗亦可。有必要加用抗真

菌药物时，可以首选新型制剂口服，如伊曲康唑、特比萘芬等。

③ 对于真菌感染的所有病例，都应尽力避免治疗中滥用肾上腺糖皮质激素、免疫抑制药等，以防皮损加重。

④ 成群或分散的小水疱型真菌感染，有时也可融合成大疱，界限清楚，疱破后有脱屑，对此一定要做好局部感染护理和预防措施。

⑤ 对比较严重的指（趾）甲癣，可以加服特比萘芬片治疗，其剂量为每日 0.125～0.25g，并且要依据病情和治疗效果随时调整剂量，连续口服 2～11 周以上时，则需要按时复查和评估服药后肝、肾功能等。

九、麻风病

【概要】　此病是由麻风杆菌引起的慢性传染病，本病主要侵犯皮肤、黏膜、周围神经和内脏器官，可出现皮肤浅感觉障碍，如麻木、汗闭、神经变粗变大，在皮损的组织切片内可以查找到抗酸性麻风棒状杆菌。本病一旦确诊，均应当及时转送至有规划的麻风居住区内采取督导性治疗。

处方 1　适用于 15 岁以上多菌型病例的治疗

利福平片，每次 600mg，督导口服，每月 1 次

加　氯法齐胆（氯苯吩嗪），每次 300mg，督导口服，每月 1 次

或　氯法齐胆，每次 50mg，每日 1 次，连服 30 天

或　氨苯砜片，每次 100mg，遵医自服，每日 1 次

处方 2　适用于 10～14 岁多菌型病例的治疗

利福平片，每次 450mg，督导口服，每月 1 次

加　氯法齐胆，每次 200mg，督导口服，每月 1 次

或　氨苯砜片，每次 500mg，口服，隔日 1 次

处方 3　适用于 15 岁以上少菌型病例的治疗

利福平片，每次 600mg，督导口服，每月 1 次

加　氨苯砜片，每次 100mg，口服，每日 1 次

处方 4　适用于 10～14 岁少菌型病例的治疗

利福平片，每次 450mg，督导口服，每月 1 次

加　氨苯砜片，每次 50mg，口服，每日 1 次

【简释】 ① 此病须由专业人员及时鉴别和转送。

② 所谓的多菌型麻风，即指患者皮损密度＞＋＋和镜检 10 个视野能查见 1～10 个杆菌，此型的重点疗程应持续至 24 个月以上，并应每月 1 次随访，每间隔 6 个月开展一次临床小结，每间隔 1 年进行一次全面的治疗评估，同时还要连续随访至 5 年以上。

③ 对于少菌型麻风病人，重点疗程至少需要 6 个月以上，每月随访一次至病情稳定，随后每间隔 1 年进行一次随访，需要延续至 2 年以上；若少菌型麻风皮损多于 5 块或已发生 3 条以上神经受累时，尽管是在各个部位的细菌密度＜＋＋，依然必须要严格采取上述多菌型麻风患者的联合化疗方案进行治疗，绝不可疏忽大意。

十、头皮脂溢性皮炎

【概要】 此病又称为脂溢性脱发，这是一种皮脂溢出部位的慢性炎症，很可能与患者存在一定的先天性脂溢体质及某些病原体有关，诸如卵圆形糠秕孢子菌等。好发部位以头面部为主，也可见于前胸、后背处，皮损区域可出现黄红色或红色的斑片等，其表面有油脂状鳞屑，边界清楚，严重时尚不断蔓延和糜烂、渗出、脱发和结痂等。

处方 1　用于局部的外用药治疗

　　　　2％酮康唑洗剂（采乐），定时洗头，每周 2 次

　或　2.5％二硫化硒洗剂，定时洗头，每周 2 次

　或　5％硫黄霜，外搽患处，每日 2～3 次

处方 2　用于一般病例的服药治疗

　　　　维生素 B_6，每次 10mg，口服，每日 3 次

　　　　红霉素片，每次 0.25g，口服，每日 3 次

　　　　维 A 酸（维胺酯）胶囊，每次 25mg，口服，每日 3 次

　　　　赛庚啶，每次 2mg，口服，每日 2 次

处方 3　适用于头皮脂溢性皮炎和脱发的治疗

　　　　泛酸钙片，每次 20mg，口服，每日 3 次

　　　　胱氨酸片，每次 50mg，口服，每日 3 次

　　　　维生素 B_6，每次 10mg，口服，每日 3 次

　或　复合维生素 B，每次 2 片，口服，每日 3 次

加　螺内酯（安体舒通），每次 20mg，口服，每日 2 次

处方 4　适用于相伴感染时的治疗
　　　米诺环素（美满霉素），每次 50mg，口服，每日 2 次
　　　酮康唑片，每次 0.2g，口服，每日 1 次

【简释】　① 此病出现湿疹样病变时，须首先按照湿疹予以处理，使急性期得到控制，再采用治疗本病的外用药进行冲洗。

② 外用药物刺激皮肤，一旦出现不良反应时需要及时停药或更改另外的剂型治疗。

③ 倘若已经拟诊卵圆形糠秕孢子菌感染甚至合并化脓菌感染时，也应选用米诺环素、四环素和酮康唑等进行治疗。

十一、接触性皮炎

【概要】　此病是因皮肤或黏膜接触致敏物或刺激物后引起的，在接触的皮肤区域发生急慢性皮肤炎症，产生皮肤红斑、丘疹或丘疱疹，其边缘清楚，自觉烧灼感或发痒，病情严重时会出现红肿、水疱，甚至合并继发性感染等。本病伴随着致敏物或刺激物的去除，大多数患者可很快自愈，一般不会留下任何皮肤后遗症。

处方 1　适用于一般病例的治疗
　　　皮炎平软膏，局部外搽，立即
　或　炉甘石洗剂，局部外搽，立即
　加　氯苯那敏（扑尔敏），每次 4mg，口服，每日 3 次
　加　维生素 C，每次 0.2g，口服，每日 3 次

处方 2　适用于重症病例的治疗
　　　皮炎平软膏，局部外搽，每日 2 次；连用 3～5 天
　或　地塞米松霜，局部外搽，每日 2 次
　或　0.4％庆大霉素液，局部温敷，每日 3～6 次
　加　10％葡萄糖酸钙，每次 10ml，缓慢静脉注射，每日 1 次
　加　赛庚啶片，每次 2mg，口服，每日 3 次
　或　氯雷他定（开瑞坦），每次 10mg，口服，每日 1 次
　加　泼尼松片，每次 10mg，口服，每日 2 次

【简释】 ① 该病一旦被确诊，须立即去除致敏物或刺激物，及时使用脱敏药物。

② 轻者于局部外涂药膏即可。

③ 重症患者出现红肿、水疱、糜烂或有大量渗出时，应用醋酸铅溶液或0.4％庆大霉素溶液局部湿敷，甚至要口服小到中等剂量的肾上腺糖皮质激素短程治疗。

④ 倘若患者合并有感染，还需要及时提供有效的抗生素治疗等。

十二、毛虫刺伤性皮炎

【概要】 这是因皮肤或黏膜被毛虫毒毛或毒刺刺伤皮肤而引起的急性炎症反应，此类毛虫主要见于桑毛虫、刺毛虫、松毛虫等，严重的病例也可导致关节发炎。刺伤区以皮肤暴露处更为常见，很快发生水肿性红斑、丘疹、水疱或"风团"，呈米粒状或黄豆样大小，边缘清楚，中央区刺痕等，自觉烧灼感或发痒。

处方 1　适用于本病的局部处理

　　　氧化锌硬膏，多次反复贴被扎刺伤面，以去除毒毛或毛刺

接　炉甘石洗剂，局部外搽，立即

加　地塞米松霜，局部外涂，每日 3 次

处方 2　适合于本病的常规内服药物的治疗

　　　维生素 C，每次 0.2g，口服，每日 3 次

　　　氯苯那敏（扑尔敏），每次 4mg，口服，每日 3 次

或　阿代斯汀（新敏乐），每次 8mg，口服，每日 2 次

加　泼尼松，每次 10mg，口服，每日 2 次

【简释】 ① 为杜绝本病的发生，需要定期组织和发动群众采用化学药品进行驱虫的活动。

② 出现皮肤已被扎刺伤的炎症患者，紧急处理应以及时止痒、消炎和预防继发感染为主。

③ 对于合并关节炎的患者，除了及时消炎、镇痛外，还须注意防止关节致残，宜尽早加服吲哚美辛（消炎痛）或泼尼松等药治疗，也可用泼尼松龙12.5mg 和 1％普鲁卡因 5ml 混合液做关节炎四周局部封闭，进行局部封闭有

益于消除此病在急性期的炎症反应。

十三、湿疹

【概要】 此病是由多种内外因素引起的一种皮肤炎症反应，并且合并较显著的渗出倾向的特征，其发生率不存在年龄和性别的差异，也无明显的季节性，有人推测可能与过敏性体质相关。患者皮疹损害存在多形性，急性病期主要是丘疱疹，慢性期可产生肥厚、苔藓样变化，可出现剧烈瘙痒、抓痕、脱屑或血痂等；皮损部位以肘窝、腘窝、阴囊、女阴及四肢屈侧面更为常见。为彻底治愈，要积极寻找并纠治病因，并加强对症处理。

处方1　适用于各型湿疹的常用口服药治疗

氯苯那敏（扑尔敏），每次 4mg，口服，每日 3 次

或　氯雷他定，每次 10mg，口服，每日 1 次

或　赛庚啶片，每次 4mg，睡前口服，每日 1 次

或　阿伐斯汀（新敏乐），每次 8mg，口服，每日 2 次

加　维生素 C，每次 0.2g，口服，每日 3 次

加　西咪替丁（甲氰咪胍），每次 0.2g，口服，每日 3 次

加　葡萄糖酸钙片，每次 1.0g，口服，每日 3 次

或　泛酸钙片，每次 10mg，口服，每日 3 次

处方2　适用于各型湿疹的常用注射药治疗

| 硫代硫酸钠液 | 0.64g | 缓慢静脉注射，每日 1 次 |
| 注射用水 | 20ml | |

10％葡萄糖酸钙 10ml，缓慢静脉注射，每日 1 次

| 5％葡萄糖液 | 250ml | 静脉滴注，每日 1 次 |
| 七叶皂苷钠 | 15mg | |

| 或 | 5％葡萄糖液 | 250ml | 静脉滴注，每日 1 次 |
| | 甘草酸二铵 | 150mg | |

处方3　适用于急性湿疹无渗出的外用药治疗

炉甘石洗剂，局部外搽

或　1：2000 醋酸铅溶液，局部湿敷，每日 2 次

处方 4　主要适用于亚急性湿疹的治疗

锌硼糊，局部外涂，每日 2 次

或　氧化锌糊剂　　　　　　　｜
　　10％硼酸软膏　　　　　　｜将两药混匀，敷于患处

或　地塞米松霜，局部外涂，每日 2 次

处方 5　主要适用于慢性湿疹的治疗

氟轻松（肤轻松）软膏，局部外涂，每日 2 次

或　地塞米松霜，局部外涂，每日 2 次

或　皮炎平软膏，局部外用，

或　哈西奈德（氯氟舒松）霜，局部外涂，每日 2 次

或　丁苯羟酸（皮炎灵）硬膏，贴于患处，每日换药 1 次

【简释】　① 此病的防治在于尽量避开各种可疑的致病因素，忌食辛辣、酒或鱼虾类刺激性食物等，清洁肌肤时也要避免肥皂水的刺激等。

② 倘若患者合并继发性感染，应及时使用有效抗生素控制感染，在感染得到控制后仍应继续延用治疗湿疹的方案，直至痊愈。

十四、神经性皮炎

【概要】　这是因皮肤神经官能症引发的一种慢性皮肤炎，以青壮年男性发病率较高，其病因并不十分清楚，或许跟患者神经功能障碍、大脑皮质兴奋与抑制的平衡关系失调有关，因而神经精神症、刺激性食物、局部刺激等均是导致本病的诱发因素。神经性皮炎多发生在肢体的易受摩擦区，其次是肘窝、腘窝、前臂、腰尾处、小腿的前外侧处等，通常为双侧对称性皮损。因瘙痒被抓后，发生"针头"大小、不规则、三角形的扁平丘疹，逐渐变成淡褐色苔藓样干燥性斑块。治疗时要以缓解工作压力、及时去除诱因和对症下药为主。

处方 1　可选择的外用药物（选其中一种使用）

20％尿素霜，局部外搽，每日 2 次

曲安西龙溶液（安隆溶液），局部外涂

曲安西龙尿素软膏，局部外搽，每日 2 次

氟轻松（肤轻松）软膏，局部外搽，每日 2 次

皮炎平软膏，局部外搽，每日 2 次

丁苯羟（皮炎灵）硬膏，贴于患处，每日 2 次

哈西奈德（氯氟舒松）霜，局部外搽，每日 2 次

处方 2　常用的内服药物治疗

赛庚啶片，每次 4mg，睡前口服，每日 1 次

或　阿伐斯汀（新敏乐），每次 8mg，口服，每日 2 次

加　5%葡萄糖液　　　　　250ml

甘草酸二铵　　　　150mg ｜ 静脉滴注，每日 1 次

加　维生素 C，每次 0.2g，口服，每日 3 次

加　泛酸钙片，每次 10mg，口服，每日 3 次

或　西咪替丁（甲氰咪胍），每次 0.2g，口服，每日 3 次

【简释】　① 对于慢性神经性皮炎的治疗，有部分病例会显得相当困难而不容易获得临床根治。

② 给予上述药品治疗，也仅是止痒和暂时缓解可能合并的急性炎症，其复发率仍然很高。

③ 当患者寻求某些验方或所谓"以毒攻毒"的方法治疗时，要定时复查用药者的肝、肾功能等，以防止发生意外较严重的脏器损害。

十五、荨麻疹

【概要】　此病在日常工作和生活中十分常见，是以皮肤过敏为主的一种急性炎症反应，主要病理改变为皮肤黏膜小血管扩张和血渗透性增加。其病因十分复杂，可能跟食物、服药、内分泌、感染和理化因素等有关。患者主要表现突发的急性荨麻疹，在多处皮损上同时产生大小不一的、鲜红色或苍白色的"风团"，这些"风团"可呈圆形、椭圆形或不规则形，以孤立、散在或融合成一片状态出现，极其瘙痒。病情严重者还可伴有心悸、恶心、呕吐，以至于呼吸困难、血压降低或过敏性休克。慢性荨麻疹的全身症状较轻，但其"风团"可以反复发作，迁延不愈达数月或数年之久。本病反复出现，须及时查找病因，并采取妥当的对因对症治疗。

处方 1　适用于急性荨麻疹的抗过敏治疗

氯雷他定（克敏能），每次 10mg，口服，立即

西咪替丁（甲氰咪胍），每次 0.2g，口服，每日 3 次

10%葡萄糖液	500ml	
地塞米松	5mg	维持静脉滴注，每日 1 次，连用 5 天
维生素 C	2.0g	

或　10%葡萄糖酸钙液 10ml，静脉注射，立即

加　苯海拉明，每次 20mg，肌内注射，立即

加　炉甘石洗剂，局部外搽

处方 2　适用于慢性荨麻疹的口服药物治疗

美喹他嗪（甲喹吩嗪），每次 5mg，口服，每日 2 次

或　桂利嗪（脑益嗪），每次 25mg，口服，每日 3 次

加　西咪替丁（甲氰咪胍），每次 0.2g，口服，每日 3 次

加　维生素 C，每次 0.1g，口服，每日 3 次

加　阿伐斯汀（新敏灵），每次 8mg，口服，每日 2 次

或　赛庚啶片，每次 2mg，口服，每日 3 次

加　多塞平（多虑平），每次 25mg，口服，每日 3 次

加　泛酸钙片，每次 10mg，口服，每日 3 次

【简释】　① 此病须尽快查出和治疗相应的病因，实施脱敏治疗；针对合并感染的病例，应当提供有效抗感染治疗。

② 出现过敏性休克或喉头水肿和呼吸困难时，除需要及时采取紧急抗过敏治疗外，还应请求相关科室会诊提供帮助和处理，比如麻醉科、五官科、内科医师，尽早予以气管插管和气管切开等。

③ 患者宜口服缓泻药，以便增进胃肠腔内某些致敏物质的排泄，甚至还需要采用脱敏疗法。

④ 对于一般性的患者，也应加强卧床休息，多饮水，摄食清淡、富含维生素的食物，忌食辛辣刺激性食物及鱼虾之类的水产品等；天气寒冷时要注意保暖和保持室内安静；为避免患者搔抓伤局部皮肤，要定时修剪指甲。

十六、药物性皮炎

【概要】　这是由于应用某些药物可能导致的一类过敏性皮炎，包括药品内服、注射、吸入或介入等各种使用形式而发生的过敏。患者的皮

肤黏膜损害广泛，多呈对称性分布，可出现荨麻疹、麻疹样皮疹、多形红斑样、猩红热样、血管性水肿、大疱性表皮松解型或剥脱型皮炎等形态。重症病例还可合并内脏黏膜损害，甚至出现畏寒、发热、头痛、心悸、恶心、呕吐、全身无力等症状。本病治疗时须及时停用可疑的药物，并且加强对症治疗和临床监护。

处方 1   一般病例的治疗用药

氯苯那敏（扑尔敏），每次 4mg，口服，每日 3 次

西咪替丁，每次 0.2g，口服，每日 3 次

泛酸钙片，每次 10mg，口服，每日 3 次

硫代硫酸钠　　　　　0.64g ｜ 静脉注射，每日 1 次，连用
注射用水　　　　　　20ml ｜ 5 天

地塞米松霜，局部外搽，每日 2 次

或　炉甘石洗剂，局部外搽，每日 3 次

处方 2   重症病例的治疗用药

氯雷他定（克敏能），每次 10mg，口服，每日 1 次

或　氯苯那敏（氯苯吡胺），每次 4mg，口服，每日 3 次

加　西咪替丁（甲氰咪胍），每次 0.2g，口服，每日 3 次

加　复合维生素 B，每次 2 片，口服，每日 3 次

处方 3   重症病例的静脉给药治疗

10％葡萄糖液　　　500ml ｜
氢化可的松　　　　200mg ｜ 缓慢、维持静脉滴注，每日
维生素 C　　　　　2.0g ｜ 1 次

接　5％葡萄糖液　　　500ml ｜
三磷腺苷　　　　　20mg ｜
辅酶 A　　　　　　100U ｜ 静脉滴注，每日 1 次
肌苷　　　　　　　0.2g ｜
10％氯化钾液　　　10ml ｜

接　10％葡萄糖钙液 10ml，缓慢静脉注射，每日 1 次

加	5％葡萄糖盐水	500ml	
	维生素 B_6	50ml	
	三磷腺苷	20mg	静脉滴注，每日1次
	肌苷	0.2g	
	10％氯化钾液	10ml	

【简释】 ① 此病一旦被确诊，须立即停用一切可疑的致敏药品，并且要在病历上详细注明"禁止使用"或"慎重应用"的药品及其类似物制剂。

② 患者病情严重时，如发生多形红斑样、大疱性表皮松解型、坏死型或剥脱型病变时，应加强全身支持疗法，补给高热量、高蛋白质、富含多种维生素的食物，酌情尽早足量应用肾上腺糖皮质激素，以及时缓解急性药物过敏的病情，为了减少使用此类激素的副作用，在其病情恶化走势已得到控制后而需停药之前即逐渐减量。

③ 此外，尚应注意保持患者水与电解质平衡，以及保护患者的心、肝、肾等重大脏器的生理功能。

十七、多形性日光疹

【概要】 这是因患者长时间大量照射日光而导致的一种迟发型皮肤敏感反应，多是由于290～320nm波长的中波紫外线（UVB）照射引起。皮肤被灼伤的部位，以头颈、面部、胸前、手背、前臂区域更为常见，如在颈前部甚至可发生"V"字形特征性损害，并出现丘疹型、湿疹型、多形红斑型或神经性皮炎样损伤性皮疹，患者有难以忍受的瘙痒。结合紫外线红斑试验进行诊断，即显示中波紫外线过敏。

处方1 适用于一般病例的治疗

赛庚啶片，每次2mg，口服，每日2次

维生素C，每次0.2g，口服，每日3次

维生素E，每次1～2粒，口服，每日2次

复合维生素B，每次2片，口服，每日3次

烟酰胺片，每次100mg，口服，每日3次

炉甘石洗剂，取适量外涂，每日3次

或 地塞米松霜，取适量外搽，每日3次

处方 2　适用于重症病例的治疗

　　　泼尼松，每次 10mg，口服，每日 2～3 次

　　　氯雷他定（克敏能），每次 10mg，口服，每日 1 次

或　氯苯那敏（扑尔敏），每次 4mg，口服，每日 3 次

加　羟氯喹片，每次 0.1～0.2g，口服，每日 1 次

加　复合维生素 B，每次 2 片，口服，每日 3 次

加　1%莫米松霜，适量外涂，每日 2 次

【简释】　① 此病须立即避开中波紫外线（UVB）照射，并提供适量肾上腺糖皮质激素治疗，尤其是针对那些皮疹泛发而且症状比较严重的患者，使用此类药物则有益于紧急控制本病的急性"光感"反应症状；但须在停药之前先逐渐减少其用量。

　　② 口服羟氯喹片副作用比较大，若病情出现改善后应逐渐减量至每日 0.1g 顿服，直待病人治愈后及时停药。

　　③ 羟氯喹禁用于老年人和妊娠妇女，用药期间需要定时复查和评估用药者肝、肾等重大脏器功能。

十八、手足皲裂

【概要】　这是因为手、足干燥或缺乏脂质类似物导致的不同程度裂伤，尤其是在北方寒冷地区居住者，更易于发生手、足长时间暴露或接触冷水等刺激而产生的皲裂。皲裂部位主要见于患者手掌和手指的屈面以及足外侧与足底、足跟处，创面严重时易致局部刺痛、出血和合并感染等，甚至于合并手癣、湿疹和角化性皮肤病。因此，为了降低本病的发生率，应叮嘱寒冷条件下的作业者一定要加强必要的劳动保护措施。

处方 1　口服类药物防治

　　　维生素 A 胶丸，每次 1～2 粒，口服，每日 2 次

　　　维生素 E 胶丸，每次 0.1g，口服，每日 2 次

或　维 A 酸胶囊，每次 10mg，口服，每日 3 次

加　地巴唑，每次 10mg，口服，每日 3 次

处方 2　外搽类药物治疗

　　　0.1%维 A 酸霜，局部涂搽，每日 4～6 次

或　20%尿素霜，适量外搽，每日 4 次

或　愈裂膏，适量外搽，每日 3～4 次

或　裂可宁，适量外搽，每日 3 次

加　丁苯羟酸（皮炎灵）硬膏，直接贴于患处

【简释】　① 患者手、足在长时间暴露或接触冷水等刺激性物质后，应当立即擦洗干净，有必要时可再用温热水浸泡手、足，擦干后外涂油脂物或愈裂膏等进行皮肤养护。

② 此外，还须积极地根治某些原发的皮肤病变，以及预防在寒冷季节容易发生的冻伤等。

十九、银屑病

【概要】　本病又称牛皮癣，是一种以表皮角化不全为特征的皮肤病，通常按照皮疹损害的形态，将其分为寻常型、脓疱型、红皮病型和关节型银屑病。本病好发于头皮发际处上下；其次是胸背部、腰骶部与四肢关节伸面，但大多数病例都是发生在皮肤容易受到摩擦的部位。本病初发时为红色丘疹或红色斑块，随后即逐渐形成银白色云母状干燥性鳞屑，被剥剥后露出半透性薄膜或点状出血。在脓疱型病例，还时常见有针头大小或绿豆状的无菌性脓疱。病情严重时还可侵害至不同的骨关节，大多发生在手、腕、足等小关节上，且以指（趾）末节的关节更为常见，此时酷似于类风湿关节炎，但检测血液 C 反应蛋白或类风湿因子均为正常。本病尽管不断反复发作，但仅就其完整病程而言仍可能存在着一定的自限性。

处方 1　可使用内服药物治疗

维 A 酸胶囊，每次 10mg，口服，每日 3 次

维生素 B_6，每次 10mg，口服，每日 3 次

赛庚啶片，每次 24mg，口服，每日 2 次

阿维 A 酯（银屑灵）冲剂，每次 1 袋，冲服，每日 3 次

或　迪银片，每次 2 片，口服，每日 3 次

或　维 A 酸（维胺酯）胶囊，每次 25mg，口服，每日 2 次

或　雷公藤多苷，每次 10mg，口服，每日 3 次

或　艾力可片，每次 20mg，口服，每日 2 次

处方 2　适用于寻常型病例的外用药治疗

1∶20000 芥子气软膏，适量外搽，每日 1 次

或　0.1%～0.5%地蒽芬软膏，适量外搽，每日 1 次

或　0.1%维 A 酸霜，适量外搽，每日 2 次

或　哈西奈德（氯氟舒松）霜，涂搽头面部、外阴病灶

或　复方醋酸曲安奈德溶液（新亚富龙），涂于患处，每日 2～3 次

或　他扎罗汀（他扎洛替）软膏，涂于患处，每日 2～3 次

处方 3　适用于红皮病型的外用药治疗

10%硼酸软膏，涂于患处，每日 2 次；直至痊愈

处方 4　适用于脓疱型的外搽药物治疗

0.1%依沙吖啶液（雷佛奴尔），局部外搽，每日 2 次

或　炉甘石洗剂，局部外搽，每日 2 次

处方 5　本病可以试用的化学治疗方案

5%葡萄糖液	250mg
甲氨蝶呤	15mg

缓慢静脉滴注，每周 1 次

【简释】　① 银屑病需要按照上述不同分型，择优选用具体而有效的药物治疗方案。例如，寻常型银屑病宜外用角质促成剂治疗，如芥子气软膏、地蒽芬软膏，一开始可用低浓度软膏，并逐渐利用高浓度软膏予以外搽。针对头面部、外阴等处皮肤娇嫩部位病变，可运用外用的药物剂型和浓度，并且应当进行合理的筛选，通常以外搽哈西奈德（氯氟舒松）霜为佳。

② 倘若患者采取局部用药后而出现皮肤发红、肿胀的强烈刺激反应时，方可以改换成外搽肾上腺糖皮质激素制剂治疗。

③ 除非是病情较重的脓疱型、红皮病型或关节病型银屑病，在一般情况下并不主张治疗时选择使用免疫抑制药和抗肿瘤的化疗药物。

④ 脓疱型或红皮病型银屑病患者，时常伴有畏寒、发热等全身的临床症状，对此，还应加强患者对症和支持性治疗，以确保其肝、肾功能和水与电解质平衡。

⑤ 此外，本病还应高度重视与该病相关的精神心理因素治疗。

二十、玫瑰糠疹

【概要】　这是一种自限性的、原因不明的特异性皮肤炎症。依据推测，

其病因可能与各种感染和过敏反应等因素有关，诸如真菌或者病毒感染等。多数患者皮疹出现于躯干和四肢近端，呈现玫瑰色圆形或椭圆形斑，外形较大，边界清楚，略带糠皮样鳞屑；此外，在出现多处玫瑰糠疹1～2周之前，大多患者已经产生过单个的糠疹"母斑"，因为患者的自觉症状并不明显而未被注意。本病一般不需要治疗，倘若"子斑"出现较多和自觉瘙痒时，可应用止痒和抗过敏药物治疗，整个病程大致经历4～6周后便能自愈。

处方1　可以使用的内服药物治疗

　　　　氯苯那敏（扑尔敏），每次4mg，口服，每日2次

　　　　维生素C，每次0.2g，口服，每日3次

　　　　葡萄糖酸钙片，每次1.0g，口服，每日3次

　　　　硫代硫酸钠　　　　0.64g

　　　　注射用水　　　　　20ml　｜缓慢静脉注射，每日1次

处方2　可以局部使用的外用药治疗

　　　　地塞米松霜，涂于患处，每日3次

　或　氟轻松（肤轻松）软膏，涂于患处，每日3次

　或　炉甘石洗剂，局部外搽，每日2～4次

　　【简释】　① 此病在着手治疗之前必须注意与二期梅毒加以鉴别（参见本章第二节）。

　　② 该病尽管由病原体感染，但自限性很强，一般不需要特殊治疗。

　　③ 若患者皮肤瘙痒明显或存在心理问题时，可选择对症处理和提供适当的抗组胺药及外搽糖皮质激素类药膏，并且要针对患者的心理问题进行说服工作。

二十一、剥脱性皮炎

　　【概要】　此病俗称红皮病，患者出现全身或大面积皮肤弥漫性潮红、肿胀、脱屑，以及不断向四周浸润和扩散。病情严重时，还会发生高热、畏寒、周身无力或不适，查体中可以发现肝、脾和周围淋巴结肿大，随着病程的不断延长还可出现脱发和指（趾）甲变形等，如果患者反复发病可多年不愈。部分病人也可能与合并恶性肿瘤、肺部感染、败血症、心功能减退和用药不当有关。本病要详细询问病史并配合实验室检查，及时发现相关的重大疾病，采取有的放矢的处理措施进行治疗。

处方1　适用于一般性病例的治疗

氯雷他定（克敏能），每次 10mg，口服，每日 1 次

或　赛庚啶，每次 2mg，口服，每日 3 次

加　复合维生素 B，每次 2 片，口服，每日 3 次

加

10%葡萄糖液	50ml	缓慢静脉滴注，每日 1 次；酌情后续用药
地塞米松	10mg	
维生素 C	2.0g	

接

5%葡萄糖盐水	500ml	缓慢静脉滴注，每日 1 次；酌情后续用药
三磷腺苷	40mg	
辅酶 A	100U	
肌苷	0.2g	
10%氯化钾	10ml	

处方2　适用于病情较严重者的治疗

氟苯那敏，每次 4mg，口服，每日 3 次

西咪替丁（甲氰咪胍），每次 0.2g，口服，每日 3 次

维生素 A 胶丸，每次 2.5 万 U，口服，每日 2 次

维生素 E 胶丸，每次 0.1g，口服，每日 2 次

硫代硫酸钠	0.64g	缓慢静脉注射，每日 1 次；酌情后续用药
注射用水	20ml	

接

10%葡萄糖液	500ml	缓慢静脉滴注，每日 2 次
地塞米松	10mg	
维生素 C	2.0g	

接

5%葡萄糖液	500ml	静脉滴注，每日 2 次
三磷腺苷	40mg	
肌苷	0.2g	
10%氯化钾	10ml	

5%葡萄糖盐水	500ml	静脉滴注，每日 1 次
维生素 C	2.0g	
10%氯化钾	15ml	

加　泼尼松片，每次 10～15mg，口服，每日 2～3 次

处方 3　本病经常使用的外搽药物治疗

　　　　10％硼酸软膏，涂搽患处，每日 1 次

或　　0.4％庆大霉素液，局部湿敷，每日 3 次

【简释】　① 此病应当注意补给高蛋白、高热量、富含维生素的食品。

　　② 患者若无肾上腺糖皮质激素的禁忌证，宜尽早应用此药，首选剂量要够大，待其症状减轻后再改换为泼尼松每次 10～15mg 口服，每日 2～3 次，通常在经治 2～4 周后要逐渐减量、减速，然后再根据病情考虑停药。

　　③ 当患者合并有感染征象或者糖皮质激素用量较大时，一定要结合应用足量有效抗生素治疗；同时应预防其菌的感染。

　　④ 还需积极治疗原发病和加强心、肝、肾等重要脏器的保护，以及维持水与电解质和酸碱平衡等支持性治疗。

二十二、天疱疮

【概要】　这是一种更加严重的大疱性皮肤黏膜受损的疾病，大多数病例发生在中年以上的患者，主要表现为皮肤的松弛性薄壁大疱和糜烂，极不容易愈合，治疗起来有一定的困难。通常根据患者皮肤损害的不同特征，将其分为寻常型、落叶型、红斑型和增生型。寻常型多合并口腔黏膜损害；红斑型好发于头面部和胸背部上方；增生型多半出现乳头状或蕈样增生，以皮肤的皱襞区域更为常见。本病治疗时需要增加高蛋白、高热量、多种维生素饮食，及加强眼、口腔、外阴等皮损处护理，并在此基础上尽早提供大量肾上腺糖皮质激素和敏感性抗生素治疗。

处方 1　本病可以选用的内服药物治疗

　　　　泼尼松，每次 10mg，口服，每日 3 次

　　　　泛酸钙片，每次 10mg，口服，每日 3 次

　　　　雷尼替丁，每次 0.15g，口服，每日 2 次

　　　　维生素 B_2，每次 10mg，口服，每日 3 次

　　　　维生素 E，每次 0.1g，口服，每日 2 次

处方 2　本病可以选用的注射药物治疗

　　　　10％葡萄糖液　　　　500ml ⎫
　　　　氢化可的松　　　　　200mg ⎭ 静脉滴注，每日 1 次

接	林格液 500～1000ml，静脉滴注，每日 1～2 次	
加	青霉素钠	240 万 U	静脉滴注，每日 2 次，用前
	生理盐水	100ml	需皮试

接	5％葡萄糖溶液	500ml	
	三磷腺苷	20mg	
	辅酶 A	100U	缓慢静脉滴注，每日 1 次
	肌苷	0.2g	
	10％氯化钾	10ml	

处方 3　本病可以选用的局部外用药物治疗

　　　　口泰漱口液，适量口含漱或冲洗，每日 3～4 次
　或　复方硼砂漱口液，口含漱或冲洗，每日 3 次
　加　0.1％依沙吖啶（雷佛奴尔），局部湿敷，每日 6 次
　或　0.4％庆大霉素液，局部湿敷，每日 4～6 次

　　【简释】　① 本病若没有明显的禁忌证，应首选大剂量肾上腺糖皮质激素治疗，如给予泼尼松每日 60～80mg，待治疗 4～5 天后依然出现新的水疱时，还需要进一步增大用量，可增加 30％～40％的剂量，直至不出现新的水疱和/或原有糜烂面基本愈合后才予开始逐渐减量，再考虑相继停药，绝对不应过早减量或停药，以免因为激素减量过早、过快或立即停药而导致本病复发。

　　② 当患者存在激素应用禁忌证或大剂量使用激素无效和出现显著不良反应时，应尽早考虑采取免疫抑制疗法，适当选用环磷酰胺化疗治疗，但需要定时复查用药者血象和肝、肾功能等。

　　③ 此外，尚要鼓励和协助患者经常翻身，预防褥疮和肺内的继发感染等。

二十三、疱疹样皮炎

　　【概要】　这是一种原因不明的厚壁水疱或大疱的皮肤损害性疾病，在我国十分少见，但由于本病容易出现多形性皮疹，而须注意与上述天疱疮、单纯性疱疹、荨麻疹、脓疱病的鉴别诊断。本病表现为红斑、丘疹、水疱、"风团"，并且以出现皮肤簇集性张力性水疱更为多见，同时还相伴有剧烈瘙痒，结合组织病理学检查，可在水疱内和真皮乳头部组织中发现大量中性粒

细胞浸润，以及真皮乳头部颗粒状 IgA 荧光沉积。现有文献报道，此病可以应用氨苯砜、肾上腺糖皮质激素进行治疗。

处方 1　本病可以选用的内服药物治疗

　　　　氨苯砜片，每次 50mg，口服，每日 2 次；连用 7 天

　　　　氯苯那敏，每次 4mg，口服，每日 2 次

　或　赛庚啶片，每次 2mg，口服，每日 3 次

　加　维生素 C，每次 0.1g，口服，每日 3 次

　加　维生素 E，每次 0.1g，口服，每日 2 次

　或　硫代硫酸钠注射　　　0.64g ┐
　　　注射用水　　　　　　20ml ┘ 缓慢静脉滴注，每日 1 次

处方 2　本病经常使用的外涂药物治疗

　　　　炉甘石洗剂，局部外搽，每日 2～4 次

　　　　0.1% 依沙吖啶（利凡诺，雷佛奴尔），湿敷或外搽

　【简释】　① 此病应首选氨苯砜治疗，如果患者不能耐受此药时，也可以改换柳氮磺吡啶。

　　② 在重症病例或经氨苯砜治疗不被控制者，还可改换成肾上腺素糖皮质激素治疗，即选择泼尼松每日 30～40mg，分成 2 次或每日早晨一次顿服，待病情被控制之后开始逐渐减量。

　　③ 使用氨苯砜和柳氮磺吡啶时，应注意定期复查服药者血细胞分析和肝、肾功能，以防用药中出现严重不良反应。

　　④ 此外，本病要禁止使用含碘、溴化物类药物和食品等。

二十四、多形红斑

　【概要】　这是一种比较复杂的自限性皮肤疾病。皮肤损害是以多形性皮疹改变为特征，同时还可出现靶形或虹膜样的典型损害，病情加重时也可见有水疱或大疱，以及黏膜损害和全身症状，例如发热、畏寒和食欲下降等。本病应当尽早检查和治疗原发性疾病，一并注重加强患者的对症处理。若为过敏性疾病时，可及时选用肾上腺糖皮质激素治疗。

处方 1　适用于轻症患者的治疗

　　　　氯苯那敏，每次 4mg，口服，每日 3 次

　或　西咪替丁（甲氰咪胍），每次 0.2g，口服，每日 3 次

加　维生素 C，每次 0.2g，口服，每日 3 次

加　泼尼松，每次 10mg，口服，每日 2～3 次

处方 2　适用于重症患者的治疗

赛庚啶，每次 2mg，口服，每日 3 次

西咪替丁，每次 0.2g，口服，每日 3 次

泛酸钙，每次 10mg，口服，每日 3 次

泼尼松，每次 10mg，每日 2 次

10％葡萄糖液	500ml	维持静脉滴注，每日 1 次；酌情后续用药
地塞米松	10mg	
维生素 C	2.0g	

接　林格液 500ml，静脉滴注，每日 1 次

接　5％葡萄糖液	500ml	缓慢静脉滴注，每日 1 次
三磷腺苷	20mg	
辅酶 A	100U	
肌苷	0.2g	
10％氯化钾	10ml	

处方 3　外用药物治疗

地塞米松霜，适量外搽，每日 4 次

复方硼砂漱口液，每次 10ml，口腔含漱，每日 3 次

醋酸可的松眼药水，点双眼，每日 3 次

润舒滴眼液，点双眼，每日 3 次

0.1％依沙吖啶（雷佛奴尔）液，局部湿敷，每日 4 次

【简释】　① 此病应注重及时查找病因，并且积极治疗各种原发性疾病，提供高热量、高蛋白、高维生素的饮食，加强眼部、口腔、外阴部皮损的护理。

② 针对过敏性疾病或重症多形红斑患者，应及时使用足量肾上腺糖皮质激素治疗，如将氢化可的松 200～400mg 和维生素 C 1.0～2.0g 溶于 10％葡萄糖液 500～1000ml 内，缓慢静脉滴注，直至体温恢复正常、全身症状及皮损好转后再逐渐减量，可改换口服小剂量泼尼松维持治疗。

③ 患者发生大面积渗出时，须注意保持水与电解质平衡，加强抗感染和

全身支持治疗等。

二十五、疥疮

【概要】　这是由疥螨引起的皮肤接触性传染病。感染部位好发于指缝、腕部曲侧、下腹部、股内侧与外阴处，出现米粒状丘疱疹、大丘疹、结节等，患者感觉奇痒，以夜间更甚，而且严重影响睡眠。此病另外一个更为突出的特点是经常在集体生活和家庭成员中发生流行。本病一旦被确诊，应对所有的接触人群实施全面检查和同期防治。治疗时一定要加强彻底清洗消毒，并注重采用杀灭疥螨的有效处理等。

处方　适用于此病的一般性治疗

　　　　20％硫黄霜（膏），局部外搽，每日 2 次

　　或　复方硫黄洗剂，局部清洗和外涂，每日 2 次

　　或　10％～25％苯甲酸苄酯霜，局部外搽，每日 2 次

【简释】　① 此病在搽药前宜先用温热水和肥皂洗澡，然后自颈部开始向下全身涂药，每天早晨和晚上各实施一次。经过连续搽药 3～5 天后，再脱下衣服并使用热水肥皂冲洗，须把换下来的衣、裤、被褥等煮沸消毒，置日光下暴晒。

② 此法治疗要反复多次进行，直到欲停药前 1～2 周不再有新的皮疹出现为止。

③ 对于暂时未经治愈的患者，应避免与其他人发生任何形式的身体接触，以防互相传染。

④ 为防止交叉感染，本病须强调在同一家庭或集体成员中采取同药同治的措施。

第二节　性传播疾病

一、艾滋病

【概要】　艾滋病（AIDS）的全称叫获得性免疫缺陷综合征，是由人类免疫缺陷病毒（HIV）引起的一种严重传染病，现对本病还未发现能够完全治愈的特异性疗法。HIV 主要侵犯和破坏辅助性 T 淋巴细胞，导致人体细胞免疫等诸多方面的功能障碍，患者一旦造成各种机会感染及合并严重肿瘤时，即危害到患者的性命。此病主要经性生活、血液和母婴关系之间进行

传播，潜伏期长短有别，临床症状错综复杂，因此在疾病早期容易导致漏诊或误诊。本病确诊后，宜全面分析和掌握病情，须及时采用中西医结合和"鸡尾酒疗法"的基本处理原则。抗逆转录病毒治疗首选方案为一种蛋白酶抑制药加两种核苷类逆转录酶抑制药，或者是在治疗前给予1个核苷类逆转录酶抑制药加1个非核苷类逆转录酶抑制药和1个蛋白酶抑制药联合使用，治疗中每间隔3～4个月复查一次血浆 HIV 的 RNA 含量，以评定该项方案的治疗效果。与此同时，于 HIV 感染早期仍需要提供下列免疫功能增强药治疗，如 α-干扰素（α-IFN）、阿地白介素（IL-2）、丙种球蛋白、集落刺激因子等，及给予免疫功能增强药治疗，这些通常有助于降低艾滋病发生条件性感染的机会。

处方 1　可以试用的核苷类逆转录酶抑制药（NRTI）

　　阿巴卡韦，每次 300mg，口服，每日 2 次

或　齐多夫定胶囊（奇洛克），每次 300mg，口服，每日 2 次

或　去羟肌苷，每次 200mg，口服，每日 2 次

或　扎西他宾（双脱氧胞苷），每次 0.75mg，口服，每日 3 次

或　地丹诺辛（双脱氧肌苷），每次 300mg，口服，每日 2 次

或　司他夫定（达思汀），每次 20～40mg，口服，每日 2 次

或　拉米夫定片（贺普丁），每次 100mg，口服，每日 2 次

处方 2　可以试用的非核苷类逆转录酶抑制药（NNRTI）

　　奈韦拉平（Nevirapine），每次 200mg，口服，每日 2 次

或　台拉韦定，每次 400mg，口服，每日 3 次

或　依法韦伦（依非韦伦），每次 600mg，口服，每日 1 次

处方 3　可以选用的蛋白酶抑制药（PI）的治疗药

　　沙奎那韦（Saquinavir），每次 600mg，口服，每日 3 次

或　茚地那韦（Indinavir），每次 800mg，口服，每 8h1 次

或　奈非那韦（Nelfinavir），每次 750mg，口服，每日 3 次

或　安普那韦，每次 1200mg，口服，每日 2 次

或　利托那韦（Ritonavir），每次 600mg，口服，每日 2 次

或　洛匹那韦，每次 400mg，口服，每日 2 次

处方 4　适用于艾滋病伴卡氏肺囊虫肺炎的治疗

　　复方磺胺甲噁唑（复方新诺明），每次 3 片，每日 4 次，
　　　　连服 14～21 天

或	喷他脒	200mg	缓慢静脉滴注，每日 1 次，
	5%葡萄糖液	200ml	连用 14 天

处方 5　适用于艾滋病伴弓形体病的治疗

　　乙胺嘧啶，每次 25～50mg，每日 1 次

或　磺胺嘧啶，每次 1.5g，口服，每日 3～4 次

加　碳酸氢钠，每次 1.5g，口服，每日 3～4 次

处方 6　适用于艾滋病伴卡波西肉瘤的治疗

　　齐多夫定（叠氮脱氧胸苷），每次 100mg，口服，每日 4～
　　　　6 次

　　干扰素注射液，每次 300 万 U，肌内注射，隔日 1 次

【简释】　① 每一片复方磺胺甲噁唑（复方新诺明）内含磺胺甲噁唑 0.4g 和磺胺增效剂 0.08g，可作为卡氏肺囊虫肺炎治疗的首选药物，应连续使用本药治疗 5～8 天。若卡氏肺囊虫肺炎临床症状改善不明显时，也可改换为其他药物治疗。

　　② 喷他脒（戊烷脒）是一种芳香双脒类药物，通常作为磺胺过敏或其疗效不明显的替代药品，每日缓慢静脉滴注 1 次，其用量也可按照每日 4mg/kg 进行折算，静脉滴注时间要维持至 1～2h 以上，滴注过快时容易发生低血压。使用喷他脒的主要副作用是肝肾功能异常、白细胞减少、低血糖、低血钙和直立性低血压等。

　　③ 乙胺嘧啶和磺胺嘧啶可作为弓形体病治疗的首选药物，该药的主要作用机制是拮抗叶酸，会导致白细胞减少、血小板减少和巨幼红细胞贫血等骨髓抑制的不良反应，因而需要于服药期间每周进行 1～2 次的血细胞分析，而且又不能同时给予叶酸治疗，以防止有可能对乙胺嘧啶产生的拮抗作用。乙胺嘧啶可出现轻度恶心、头痛和味觉异常等不良反应，对妊娠妇女还会有致畸作用。磺胺嘧啶和乙胺嘧啶两药联用对于弓形体滋养体也有协同治疗作用。磺胺嘧啶除可抑制骨髓外，也可出现恶心、

腹泻、皮疹、尿内结晶和急性可逆性肾衰竭，最好同时加服等量碳酸氢钠以帮助碱化尿液。

④ 对于卡波西肉瘤的治疗，可以首选放射治疗，经过一次照射 8Gy 剂量之后，将约有 70％ 的病例可以取得明显缓解；针对不宜采取放射治疗的患者，也可使用齐多夫定（叠氮脱氧胸苷）和干扰素治疗，干扰素尚有抗病毒、抑制细胞增殖以及提高免疫功能等作用，目前已有人统计分析本病单用 α-IFN 治疗的缓解率约为 35％。

二、淋病

【概要】 这是由淋病双球菌感染引起的泌尿系统传染病，主要由不洁性交传染，少数是由污染的用具间接传染，分急性感染和慢性感染两种。急性感染的潜伏期为 3～5 天，表现为急性尿道炎、尿道口红肿、有浆液或脓性分泌物、有尿道内烧灼感或刺痒，通常不表现尿急和尿频的刺激征，可以伴发前列腺肿大和压痛，女性患者还会出现白带增多，呈脓性改变，出现尿频和下腹胀痛等。慢性感染即指上述症状超过 1 个月以上的患者，部分病例可反复出现急性发作的症状等，男性大多数伴有慢性前列腺炎、附睾炎，女性病例多数伴有宫颈炎、前庭大腺炎或附件炎等。若能获取相应的分泌物涂片和培养，即可查找到淋病双球菌。以抗感染治疗为主，可选择长效青霉素、大观霉素或头孢曲松等。

处方 1 适用于单纯淋病无合并症的治疗

　　　　普鲁卡因青霉素 480 万 U，分别于双侧臀肌内注射，用前
　　　　　需皮试；不少于 7～10 天

　　　　丙磺舒，每次 1g，口服，每日 1 次顿服

　或　头孢曲松钠（菌必治），每次 1g，静脉注射，每日 2 次，
　　　　　用前需皮试

　或　大观霉素（淋必治），每次 2g，肌内注射，每日 1～2 次

　或　庆大霉素，每次 16 万～24 万 U，肌内注射，每日 2 次

　加　氧氟沙星（氟嗪酸），每次 0.4～0.6g，口服，每日 3 次

　或　诺氟沙星（氟哌酸），每次 0.8g，口服，每日 3 次

　加　四环素，每次 0.5g，口服，每日 4 次

　或　红霉素，每次 0.5g，口服，每日 4 次

或　阿奇霉素，每次 0.5g，口服，每日 1 次

或　米诺环素（美满霉素），每次 0.1g，口服，每日 2 次

或　盐酸头孢他美酯，每次 0.5g，口服，每日 2 次

处方 2　适用于伴其他衣原体或支原体感染的治疗

普鲁卡因青霉素 480 万 U，分别于双侧臀肌内注射，用前需皮试；连用 7～10 天

丙磺舒，每次 0.1g，口服，每日 2 次

氨苄西林，每次 0.5g，口服，每日 4 次

或　大观霉素，每次 2g，肌内注射，每日 1 次

加　加替沙星，每次 0.2g（100ml），静脉滴注，每日 1 次

或　头孢曲松钠，每次 0.5g，肌内注射，每日 1 次，用前需皮试

【简释】　① 长效青霉素曾经是治疗淋病的首选药物，但目前因为产青霉素酶的淋球菌菌株出现，而易致患者出现青霉素耐药，故应当首选大观霉素或头孢曲松钠（菌必治）作为替代性抗感染治疗，旨在避免使用青霉素对于急性淋病治疗不利而导致病程迁延的结果。

② 倘若本病合并衣原体感染时，最好在采用头孢菌素类或青霉素类药物的同时口服四环素类抗生素一起治疗。

③ 此外，通过延长给予阿奇霉素和多西环素的治疗时间，也有助于增加抗感染疗效和减少本病复发。

三、非淋菌性尿道炎

【概要】　此病曾经俗称为尿道炎，在女性患者还可能伴发子宫炎等生殖道炎症。然而，在进行一般的局部分泌物检查时不曾发现有淋球菌感染，故可以将本病称之为非特异性生殖道感染。目前认为，本病主要是由于衣原体和/或支原体感染所致，大多数是通过性行为或已被污染了的用具或医疗器械进行传染，此病在我国的发生率已显示出明显增高的趋势。男性患者时常出现尿道刺痒和排尿疼痛等，女性患者多数合并黏膜脓性宫颈炎、宫颈水肿或糜烂、白带明显增多等。对此病，要及时查找感染的病原体，积极提供敏感的抗感染药物治疗，其中也包括及时使用抗滴虫和抗真菌的药物治疗。

处方 1　适用于衣原体或支原体感染的治疗

　　　　阿奇霉素，每次 0.5～1g，口服，每日 1 次顿服

　或　米诺环素（美满霉素），每次 0.1g，口服，每日 2 次

　或　多西环素（强力霉素），每次 0.1g，口服，每日 2 次

　加　环丙沙星，每次 0.5g，口服，每日 2 次

　或　氧氟沙星，每次 0.1g，口服，每日 2 次

　或　加替沙星，每次 0.2g，静脉滴注，每日 1 次

处方 2　适用于真菌或滴虫感染的治疗

　　　　氟康唑注射液，每次 100ml，静脉滴注，每日 1 次

　加　环丙沙星，每次 0.5g，口服，每日 2 次

　或　氧氟沙星，每次 0.1g，口服，每日 2 次

　加　甲硝唑，每次 0.2g，口服，每日 2 次

　　【简释】　① 对于本病的初发病例，通常选用大环内酯类、四环素类或喹诺酮类抗生素。此类制剂更适用于针对患者衣原体、支原体感染的治疗。

　　② 此外，可以选择阿奇霉素与多西环素两药交替应用，也可以采取阿奇霉素与新型喹诺酮类制剂交替应用。

　　③ 倘若患者同时合并淋病双球菌感染时，还应当首先加强针对感染性淋病的治疗。

　　④ 对妊娠或哺乳期妇女要严格禁用红霉素。

　　⑤ 治疗期间须禁止饮酒或饮含醇的饮料。

　　⑥ 如此病感染后蔓延至前列腺时，还应将上药的治疗时间延长至 3 周以上，旨在预防该病的迁延或复发。

四、梅毒

　　【概要】　此病是由梅毒螺旋体（苍白螺旋体）通过性接触引起的一种慢性系统性传染病，它能侵害人体任何组织器官，最初主要是侵犯患者的皮肤和黏膜，晚期还可侵犯心血管和神经系统。通过性行为传染的后天性梅毒又称为获得性梅毒；此病也可通过母体胎盘传染至下一代称为先天性梅毒或胎传梅毒等。获得性梅毒分为以下三期：一期主要表现"软下疳"；二期将发生皮疹，出现斑疹、丘疹、脓疱、黏膜斑、扁平疣，以至于骨、关节、眼和中枢神经等器官的累及；三期主要侵犯心血管和中枢神经系统，并引发硬腭

穿孔、鞍鼻、树胶肿或梅毒性结节等。本病的治疗主要是采用能够控制梅毒螺旋体感染的抗生素、加强对症处理以及保护和纠正人体各种重大脏器功能损害。

处方 1 适用于一期、二期梅毒的治疗

苄星青霉素 240 万 U，肌内注射，每周 1 次，用前需皮试

或 普鲁卡因青霉素 80 万 U，肌内注射，每日 1 次，用前需皮试

或 红霉素，每次 0.25g，口服，每日 4 次

处方 2 适用于晚期梅毒超过 2 年以上的治疗

普鲁卡因青霉素 80 万 U，深部肌内注射，每周 1 次，用前需皮试

或 苄星青霉素 240 万 U，深部肌内注射，每周 1 次，用前需皮试

处方 3 适用于心血管梅毒的治疗

普鲁卡因青霉素 80 万 U，肌内注射，每日 1 次，用前需皮试

处方 4 适用于神经梅毒的治疗

青霉素钠　　　　　320 万 U　｜静脉滴注，每日 2 次，用前
5% 葡萄糖盐水　　　500ml　｜需皮试

或 普鲁卡因青霉素 240 万 U，深部肌内注射，每周 1 次，用前需皮试

加 丙磺舒，每次 0.5g，口服，每日 1～2 次

处方 5 适用于妊娠期梅毒的治疗

普鲁卡因青霉素 80 万 U，深部肌内注射，每日 1 次，用前需皮试

处方 6 适用于先天性梅毒的治疗

普鲁卡因青霉素 5 万 U/kg，肌内注射，用前需皮试，共 10 天

或 苄星青霉素 5 万 U/kg，肌内注射，用前需皮试，共 10 天

【简释】 ① 此病宜首选作用较长的青霉素制剂治疗，不管选择哪种剂型，用药前都须进行严格的药物皮肤试验。青霉素皮肤试验结果阴性才准许使用；一旦皮肤试验为阳性，就应及时改换其他替代抗生素治疗，绝对不能轻率从事。

② 此外，在最初使用青霉素治疗时，应当注意提醒大家避免和防治治疗中发生的赫斯麦反应，此反应主要发生在首次用药后数小时或一天内，患者表现为体温上升、全身不适或出现流感样症状等。在治疗时为避免赫斯麦反应加剧，常于青霉素治疗前 3 天内同时给予适量泼尼松加以预防。

③ 再则，针对已经出现症状的梅毒患者，尤其是一期、二期梅毒，一定要采取临床隔离治疗。对于患者的性伴侣，即便没有发生临床症状也应至少给予青霉素抗梅毒治疗一个疗程，整个疗程或者整体用药剂量不得少于 600 万～800 万 U。

五、尖锐湿疣

【概要】 尖锐湿疣又称生殖器疣或性病疣，它是由人乳头瘤病毒（HPV）感染引起的性传播疾病，大多发生在外阴、生殖器、肛门等部位，呈现表皮瘤样增生，甚至发展成生殖器癌肿，例如致使宫颈癌发生率有不同程度增加。本病潜伏期为 1～12 个月，最初起病为淡红色丘疹，逐渐增大、增多，融合成乳头状、菜花状或鸡冠状增生物，其分泌物浸润，其表面可呈白色、污灰色或红色，发生糜烂或渗出时可带恶臭味，感觉奇痒或烧灼样疼痛。治疗时须根据患者病情选择适当疗法，防止复发；局部治疗通常可选择冷冻、激光或电凝灼治疗术等。

处方 1　局部药物治疗

10％足叶草酯酊，涂于患处，每周 1 次

或　5％氟尿嘧啶软膏，涂于患处，每日 1 次，孕妇禁用

或　50％三氯醋酸溶液，搽于患处，每日 1 次，连用 6 天

或　氟尿嘧啶液 125mg，于皮损中心注入，每 7～14 天 1 次

处方 2　干扰素注射免疫治疗

α-干扰素，每次 200 万 U，皮下注射，每日 1 次

【简释】 ① 目前针对本病疣体的治愈率比较高，但患者存在复发的可能性甚高，因而，该病治疗期间或治愈后一定要加强病人自我保健，要保持外阴部清洁、干燥，这是尖锐湿疣防治的关键内容之一。若男性包皮过长时，

应选择于疣体消失过后实施包皮环切术治疗。

② 不管采取哪种现代技术治疗，如冷冻、激光、手术切除等，都需要保护好本病疣体病灶周围的正常皮肤，以免引起各种灼伤、溃疡或严重残失等。

③ 此外，本病的许多局部用药也很容易产生较明显的毒副作用，选用时要慎之又慎，同时注重定时复查用药者的血细胞分析和肝肾功能等。

六、软下疳

【概要】 此病是由杜克雷嗜血杆菌感染而引起的一种性传播疾病，其主要特征为易于发生一个或多个生殖器官疼痛性溃疡及伴腹股沟淋巴结化脓。本病在以整个非洲为代表的热带或亚热带区域内更为常见，在我国比较少见。初次发病灶通常出现在男女性交的易损伤部位，例如男性见于包皮、冠状沟、阴茎体，女性见于大小阴唇、前庭、阴蒂、子宫颈或肛门周围等。最初皮肤损害为炎性丘疹，继而可发展成脓疱，破溃后形成溃疡等。本病治疗时须遵循及时、足量和规则的用药原则，应提供敏感的抗生素治疗，以防杜克雷嗜血杆菌发生耐药。与此同时，还须同时治疗在 10 天以内曾经与患者发生性接触者，无论这部分人群有无临床症状，均需要采取相应的治疗和随访。

处方 1　抗菌药物

　　　　复方磺胺甲噁唑（复方新诺明，SMZ），每次 2 片，口服，
　　　　　　每日 2 次；连用 7～10 天

　　或　红霉素，每次 0.5g，口服，每日 3 次

　　或　阿奇霉素，每次 0.5～1.0g，口服，每日 1 次

　　或　大观霉素，每次 2g，一次肌内注射

　　或　头孢曲松，每次 250mg，一次肌内注射，用前需皮试

　　加　环丙沙星，每次 0.5g，口服，每日 1 次

处方 2　适用于破溃创面的外用药物治疗

　　　　1∶8000 高锰酸钾液，每次 1000ml，局部清洗

　　接　红霉素软膏，涂于患处，每日 2 次

【简释】 ① 一向认为，本病对磺胺类药物治疗敏感，故可以将复方磺胺甲噁唑列为首选。另外，此药尚能起到迅速缓解疼痛和促进创面

愈合的效果。

② 磺胺类药物有禁忌时，可改换为红霉素、阿奇霉素、头孢曲松或各种新型的喹诺酮类治疗。

③ 如果患者同时合并梅毒时还应结合进行驱梅抗生素治疗；如果合并人类免疫缺陷病毒（HIV）感染时，尚应适当延长其治疗时间。

④ 针对发生局部化脓的患者，通常采用大号针头穿刺抽脓，接下来再用1％红汞或磺胺溶液多次冲洗、引流或包扎，同时注意保持病灶局部的干燥和清洁。

七、腹股沟肉芽肿

【概要】 此病又称为性病肉芽肿或杜诺凡病，即是一种肉芽肿荚膜杆菌经性生活传播的疾病。患者主要表现为外阴部、腹股沟和肛门等处出现无痛性的溃疡，且易出血，在不断增殖的过程中产生肥厚性瘢痕和瘘管，触诊检查双侧腹股沟淋巴结不肿大。本病抗感染治疗若仅用青霉素而无效，则必须改换成四环素、红霉素、氯霉素和磺胺类药物治疗。

处方 1　口服敏感性抗感染药治疗

　　　　复方磺胺甲噁唑（复方新诺明，SMZ）2 片，口服，每日
　　　　　2 次，连用 3 周

　或　红霉素，每次 0.5g，口服，每日 3 次，连用 3 周

　或　氯霉素，每次 0.25g，口服，每日 4 次，连用 3 周

处方 2　局部搽洗药治疗

　　　　1：5000 高锰酸钾液，每次 1000ml，局部清洗

　接　四环素软膏，涂于患处，每日 2 次

　或　红霉素软膏，涂于患处，每日 2 次

【简释】 ① 本病抗感染治疗时，应注意及时、足量、规律地运用磺胺类、四环素、红霉素、氯霉素等药治疗，才能够获得比较理想的效果。

② 给予抗感染治疗的时间，需要延续至溃疡完全消退后为止，否则很容易引起本病复发。针对已经形成肥厚性瘢痕或瘘管的患者，应考虑尽早采取手术切除术根治。

八、淋病性淋巴肉芽肿

【概要】 此病又称为"第四性病"，是一种由衣原体感染引起的性传播

疾病。患者主要表现在外生殖器出现的小水疱或者脓疱，严重时可发生溃破和不易愈合的溃疡，部分病例可伴发双侧腹股沟淋巴结肿大、化脓和瘘管等。疾病晚期还可产生生殖器象皮肿、直肠粘连或狭窄等。本病使用四环素和磺胺类药物的治疗效果比较满意，预后尚可。

处方 1　可以选择而口服的敏感性抗感染药物

四环素，每次 0.5g，口服，每日 3 次；不少于 7～10 天

或　复方磺胺甲噁唑（复方新诺明，SMZ），每次 2 片，口服，每日 2 次

或　红霉素，每次 0.5g，口服，每日 4 次

或　多西环素，每次 0.1g，口服，每日 3 次

处方 2　可使用的局部搽洗药物治疗

1：5000 高锰酸钾液，每次 1000ml，局部清洗

接　四环素软膏，涂于患处，每日 2 次

【简释】　① 此病应首选四环素和/或复方磺胺甲噁唑（复方新诺明）常规口服治疗。

② 患者一旦出现腹股沟淋巴结肿大或化脓，要使用粗针头注射器穿刺抽吸，但不能采用切开引流，以防止伤口不容易愈合。

③ 溃疡面大、分泌物多时，可用 1：5000 高锰酸钾液冲洗后，再加敷四环素软膏治疗。

第六章

妇产科疾病

第一节　妇　　科

一、外阴瘙痒症

【概要】　这是妇科的一种常见临床病症，多见于外阴皮肤病和感染时，严重外阴瘙痒时会影响患者的工作和生活。本病病因通常与滴虫性阴道炎、假丝酵母菌阴道炎、蛲虫感染、药物过敏和化学品刺激、糖尿病、贫血、黄疸、肝内胆汁淤积症、脂溶性维生素缺乏等有关。临床治疗必须注意保持局部清洁、及时查找和治疗相关病因。

处方1　适用于一般性病例的止痒处理

　　　　　苯海拉明，每次 25mg，每日 3 次，共用 5 天

　加　 1∶5000 高锰酸钾液，定时清洗外阴，每日 1～2 次

　接　 40％氧化锌油膏，涂于患处，可治疗急性炎症

　　　　　肾上腺糖皮质激素软膏，涂外阴，可治疗慢性炎症

处方2　适用于假丝酵母菌感染的治疗

　　　　　咪康唑栓（达克宁栓），每次 1 粒，纳入阴道，睡前使用

　　　　　制霉菌素栓（膏），100 万 U，纳入阴道，睡前使用

处方3 适用于皮肤正常、瘙痒症状严重的治疗

95%无菌乙醇，每次 0.1～0.2ml/cm²，皮下注射封闭

【简释】 ① 此病应当保持妇女的经期卫生，穿戴宽松透气的内衣，禁烟酒和刺激性食品，及时发现和治疗假丝酵母菌阴道炎、滴虫性阴道炎、蛲虫感染、糖尿病、贫血、黄疸、过敏性疾病等。

② 局部外搽 40%氧化锌油膏，更有益于治疗急性炎症。

③ 制霉菌素或达克宁栓更适用于治疗假丝酵母菌感染。

④ 外阴皮肤正常而瘙痒症状严重者，仍可考虑采取乙醇皮下注射法治疗，方可产生一定的止痒作用，但不可长期反复使用。

二、外阴炎

【概要】 各种各样的皮肤炎症均能产生本病，既可能是单纯性外阴炎，也可能是全身皮肤炎症的一种特定的局部症状，如非特异性外阴炎、假丝酵母菌外阴炎或者前庭大腺炎等。非特异性外阴炎通常见于因为经血和分泌物的刺激、使用月经垫不当、尿液侵及等。假丝酵母菌外阴炎患者，主要是由于糖尿病或长期应用抗生素而导致假丝酵母菌感染。此病治疗时必须注意保持局部清洁、及时查出相关的病因并且积极采取有的放矢的治疗方法。

处方1 适用于非特异性外阴炎的治疗

1：5000 高锰酸钾液，坐浴，每次 20min，每日 2 次

接 四环素软膏，坐浴后外涂患处，每日 2 次

处方2 适用于前庭大腺炎的治疗

青霉素钠 80 万 U，肌内注射，每日 2 次，用前需皮试

或 多西环素，每次 0.1g，口服，每日 3 次

处方3 适用于假丝酵母菌外阴炎的治疗

1：2000 醋酸铅液，清洗外阴，每日 2 次

接 4%克霉唑乳膏，搽于患处，每日 2 次

或 制霉菌素软膏，涂搽外阴，每日 2 次

加 甲硝唑，每次 0.2g，口服，每日 2 次

或 甲硝唑，每次 200mg，静脉滴注，每日 2 次

或 替硝唑，每次 100～200mg，静脉滴注，每日 1 次

【简释】 ① 须叮嘱患者注意经期卫生、穿戴宽松透气内衣、禁止烟酒和刺激性食品。

② 患有假丝酵母菌外阴炎时，可给予氟康唑、酮康唑治疗，但禁用于急慢性肝炎与妊娠或哺乳期妇女。

③ 使用替硝唑与甲硝唑治疗厌氧菌感染的效果较好，二者的疗效对比，以口服替硝唑的用药剂量、次数和效果更好。

④ 前庭大腺炎的感染明显或出现脓肿时，必须尽早实施手术切开引流或造口术治疗。

三、阴道炎

【概要】 这是一种任一年龄组妇女均较常见的感染性疾病，包括细菌、真菌、滴虫、支原体、衣原体等病原体的感染。例如，育龄妇女常见真菌性阴道炎，表现为白带增多，呈脓性、水样或豆渣样改变，带有臭味，并出现外阴瘙痒和明显的抓痕、皮蚀、水肿、潮红、糜烂以及性交时疼痛等。老年性阴道炎以绝经期和卵巢功能下降时妇女更为常见，此时多因雌激素水平降低和阴道内 pH 上升，从而导致阴道抵抗力下降和致病微生物入侵而发炎。本病的治疗须在采取自身清洁和护理的基础上按照下述具体类型提出不同的治疗方案。

处方 1 **适用于细菌性阴道炎的治疗**
　　　　氨苄西林片，每次 500mg，口服，每日 4 次
或　　四环素片，每次 0.5g，口服，每日 4 次
或　　克林霉素，每次 300mg，口服，每日 4 次
加　　0.2％皮肤康洗液 10ml，冲洗阴道，每日 1 次
或　　磺胺噻唑片，每次 0.5g，经阴道给药，每晚 1 次

处方 2 **适用于厌氧菌感染性阴道炎的治疗**
　　　　甲硝唑片，每次 0.4g，口服，每日 2 次
或　　替哨唑片，每日 2.0g，一次顿服
或　　甲硝唑泡腾片，每次 200mg，纳入阴道，每晚 1 次
加　　保菌清阴道栓，纳入阴道，每晚 1 次，连用 12 天

处方 3 **适用于假丝酵母菌阴道炎的治疗**
　　　　制霉菌素片，每次 1 片，经阴道给药，每晚 1 次

或　皮肤康洗液，用冷开水 5 倍稀释后外洗，每日 1 次

或　氟康唑片，每次 150mg，一次顿服

或　伊曲康唑片，每次 0.2g，每日 1 次，连用 7 天

处方 4　适用于假丝酵母菌性阴道炎的治疗

4％碳酸氢钠溶液，冲洗阴道，每晚 1 次

咪康唑栓（达克宁栓）200mg，纳入阴道，每晚 1 次

或　制霉菌素，每次 100 万 U，纳入阴道，每晚 1 次

或　伊曲康唑（斯皮仁诺），每次 200mg，口服，每日 2 次

或　氟康唑，每次 150mg，每日 1 次，口服，连用 3 天

或　酮康唑（Ketoconazole），每次 0.2g，口服，每日 2 次

处方 5　适用于滴虫性阴道炎的治疗

甲硝唑，每次 200mg，每日 3 次，口服，连用 7 天

加　0.5％醋酸铅溶液 40ml，冲洗阴道，每晚冲洗 1 次

或　甲硝唑泡腾片，每次 200mg，纳入阴道，每晚 1 次

处方 6　适用于老年性阴道炎的治疗

0.5％醋酸铅溶液 40ml，冲洗阴道，每晚 1 次

或　甲硝唑栓，每次 10mg，纳入阴道，每晚 1 次

加　尼尔雌醇，每次 1mg，口服，每月 1 次

或　结合雌激素（倍美力）软膏，涂搽阴道，每日 2 次

【简释】　① 细菌性阴道炎治疗起来较为满意，有时对于滴虫性或真菌性阴道炎的治疗或许有一定困难，因为如果治疗不彻底而容易复发。

② 念珠菌是一种条件性致病菌，为防止复发需要保持干燥、透气、夫妻同治。在应用碳酸氢钠溶液冲洗阴道的同时，还须避免又有可能诱发细菌性阴道炎的生长环境和条件。

③ 罹患急慢性肝炎和妊娠或哺乳期妇女，要严格禁用氟康唑、酮康唑实施抗真菌治疗，防止发生毒性作用。

④ 对于老年性阴道炎患者，通常首选 0.5％乳酸或醋酸溶液进行阴道冲洗，以便及时恢复阴道内 pH 值而造成抑制细菌生长的环境；在冲洗之后尚可加施某些消炎药和雌性激素治疗，比如可以选用尼尔雌醇，本药对阴道可发挥一定的选择性治疗作用，而且针对子宫内膜的影响较小、相对安全，小

剂量使用时一般不会导致乳腺癌和子宫内膜癌等。

四、生殖器疱疹

【概要】 此病主要是因单纯疱疹病毒Ⅱ型（HSVⅡ）感染的一种性传播疾病。通过性接触从而感染泌尿生殖器和肛门区域的皮肤黏膜，女性患者多发生在大小阴唇、会阴、阴道口、肛门或臀部。表现为局部疼痛、瘙痒、烧灼感、腹股沟淋巴结肿大；部分病例可伴有发热、头痛、全身肌肉酸痛或不适等；在部分病例中偶见合并尿道炎、膀胱炎甚至脑膜炎等。此外，本病也可通过胎盘或产道直接传染给新生儿或胎儿，甚至也有可能伴发子宫颈癌等。治疗时要以减轻症状、缩短排毒时间、防治各类重要并发症为主，并将试用全身性的抗病毒药物治疗。

处方 1　适用于原发性生殖器疱疹的治疗

　　　　　阿昔洛韦，每次 0.2g，口服，每日 3～5 次

　或　伐昔洛韦（明竹欣），每次 0.3g，口服，每日 2 次

　或　泛昔洛韦，每次 0.25g，口服，每日 3 次

处方 2　适用于复发性生殖器疱疹的治疗

　　　　　阿昔洛韦，每次 0.2g，口服，每日 5 次

　或　泛昔洛韦，每次 0.25g，每日 3 次

　加　卡介菌多糖核酸（斯奇康）注射液，每次 1 支，肌内注射，隔日 1 次

【简释】 ① 患者应禁止过度劳累和暴饮暴食，积极预防本病复发。

② 对于原发性患者的抗病毒药治疗，要连续用药 7～10 天以上；对于复发性病人的治疗时间，也不应少于 5 天；针对每年复发超过 6 次以上的患者，甚至需要将其疗程延长至半年或 1 年以上。

③ 为了进一步预防本病的复发，还必须注意不断提高患者的机体免疫力，同时给予卡介菌多糖核酸（斯奇康）肌内注射 1～2 个月为宜。

④ 患者皮损发生糜烂、有大量渗液时，可局部外涂 0.1% 依沙吖啶液、锌硼糊剂或者四环素软膏等。

⑤ 如果需要使用抗病毒制剂治疗时，还须严格控制其用药指征和注意事项，如在患者妊娠和哺乳期要尽量不用或慎用此类药物治疗，若有必要尚可配合选用中草药抗病毒制剂治疗。

五、盆腔炎

【概要】 此病是指女性内生殖器及其周围的结缔组织炎症，主要包括子宫内膜炎、输卵管炎、盆腔腹膜炎、输卵管-卵巢炎等。本病既可以局限于某个内生殖器官，也可同时累及多个部位，临床上最为常见的炎症部位是输卵管。急性盆腔炎扩散时，甚至可导致弥漫性腹膜炎、败血症、感染性休克，严重时能危及患者生命。慢性盆腔炎多是因为在急性期未能得到彻底治愈，故将导致本病反复发作、堵塞输卵管、不孕不育，可严重影响女性健康。治疗宜在急性期卧床休息，出现发热时要及时降温，维持水与电解质平衡，以及选择敏感的抗生素控制患者的致病菌急性感染。

处方 1　适用于症状较轻的治疗

　　　　甲硝唑，每次 0.2g，口服，每日 3 次

加　罗红霉素，每次 0.15g，口服，每日 2 次

或　头孢氨苄，每次 0.375g，口服，每日 3 次

或　克林霉素，每次 0.3g，口服，每日 3 次

处方 2　适用于症状较重患者的治疗

青霉素钠	240 万 U	静脉滴注，每日 2 次，用前需皮试
10％葡萄糖液	100ml	

甲硝唑 100ml（0.2g），静脉滴注，每日 1～2 次

或	5％葡萄糖液	500ml	静脉滴注，每日 2 次
	庆大霉素	16 万 U	

或	盐酸林可霉素	600mg	静脉滴注，每日 3 次
	5％葡萄糖液	500ml	

或	头孢唑林	2.0g	静脉注射，每日 2 次，用前需皮试
	5％葡萄糖盐水	40ml	

处方 3　适用于慢性盆腔炎的治疗

　　　　盐酸林可霉素 0.6g，肌内注射，每日 2 次，月经期选用

或　氨苄西林每次 0.5～1.0g，口服，每日 2～3 次

加　甲硝唑，每次 0.2g，口服，每日 3 次

加　氧氟沙星（氟嗪酸），每次 0.2g，口服，每日 3 次

或　庆大霉素 8 万 U，肌内注射，每日 2 次，月经期选用

处方 4　适用于慢性盆腔炎的辅助性治疗

　　　α-糜蛋白酶，每次 5mg，肌内注射，隔日 1 次

或　透明质酸酶，每次 1500U，肌内注射，隔日 1 次

【简释】　① 急性盆腔炎多为混合菌感染，最好是依照细菌培养和药敏试验结果选择有效抗生素。但是在临床中为进一步抓紧时间治疗，必须在药敏试验结果出来前采取兼顾对抗不同细菌感染的联合抗生素治疗。

　　② 此外，还应注意避免应用某些抗生素可能产生的严重胃肠道反应、皮疹和肝肾功能异常等，与此同时还要注意不使用应当禁用于妊娠和哺乳期妇女的制剂。

　　③ 慢性盆腔炎的病程较长，彻底治愈也有一定困难，因而需要于月经期抵抗力较低时提供有效的抗生素防治，并且结合平时服药和肌内注射透明质酸酶或 α-糜蛋白酶治疗。

六、子宫颈炎

【概要】　此病是指由于各种原因引起的子宫颈部发炎，以生育年龄妇女常见，包括急性、慢性、病毒性和放线菌性子宫颈炎等。多见于产褥感染时和流产时感染的病原体。治疗原则是加强外阴清洁卫生和选择合理的敏感性抗生素，必要时可考虑用冷冻、激光和外科手术治疗。

处方 1　适用于急性子宫颈炎的治疗

　　　青霉素钠 80 万 U，肌内注射，每 8h 1 次，用前皮内试验

或　大观霉素 2.0g，肌内注射，立即，间隔 1 周后重复注射 1 次，用前皮内试验

处方 2　适用于慢性子宫颈炎的治疗

　　　盐酸环丙沙星栓 200mg，纳入阴道，每晚 1 次，连用 7 天

或　庆大霉素 8 万 U，行多点宫颈管或宫旁组织内注入，连用 5 次为宜

加　重组干扰素 α-2a 栓，纳入阴道深部近子宫处，隔日 1 次，连用 7 次

处方 3　适用于病毒性子宫颈炎的治疗

　　　阿昔洛韦 0.2~0.6g，每日 3~4 次，口服

处方 4　适用于放线菌性子宫颈炎的治疗

　　　甲硝唑 0.4g，每日 3 次，口服；连用 10 天

　加　氨苄西林 0.5g，每日 3 次，口服；连用 10 天

　　【简释】　注意青霉素钠和大观霉素仅限在皮试验阴性时使用。大观霉素是一种氨基糖苷类抗生素，对于大多淋病奈瑟菌也有疗效，但在孕妇要禁用或慎用。此外，如发现放线菌时，应及时地彻底治疗，以防发生播散而引起脑脓肿死亡。

七、功能性子宫出血

　　【概要】　此病指患者无全身或生殖器官器质病变而特发的子宫异常流血，究其病因可能与正常情况下调节生殖系统的神经内分泌失调有关。患者表现为月经周期长短不一、赶前拖后、经血量过多或是出现不规则的阴道流血等。无排卵型病例多发生在青春期或更年期，流血量时多时少，有时也会发生大出血；有排卵型病例主要发生在育龄期妇女，此时病人虽能排卵但表现黄体功能不足和子宫内膜不规则脱落等。对本病的治疗需要加强休息，放慢生活节奏，调整月经周期，给予雌激素、孕激素或雄激素，适当妥善止血等。

处方 1　适用于无排卵型的止血治疗

　　　己烯雌酚，每次 2mg，口服，每 8h 1 次

　或　苯甲酸雌二醇，每次 2mg，肌内注射，每 8h 1 次

　或　黄体酮，每次 20mg，肌内注射，每日 1 次

　或　丙酸睾酮，每次 50mg，肌内注射，每日 1 次

　或　结合雌激素（倍美力），每次 2.5mg，口服，每日 1 次，共用 20 天

　或　戊酸雌二醇（补佳乐），每次 1~4mg，口服，每日 1 次，共用 20 天

处方 2　适用于加强调整月经周期的治疗

　　　己烯雌酚 1mg，每晚 1 次，口服，于出血第 5 日起开始使用

　接　黄体酮 10mg，每日 1 次，肌内注射，从服上药第 16 天起

开始使用

处方 3　适用于促进患者排卵的治疗

氯米芬（舒经芬）50mg，每日 1 次，口服，于出血第 5 天起开始使用

处方 4　适用于有排卵型的止血治疗

氯米芬 50mg，口服，每日 1 次，于月经第 5 天起使用，连用 7 天

或　黄体酮 10mg，每日 1 次，肌内注射，于排卵后开始使用，连用 10 天

或　甲羟孕酮 20mg，口服，于下次月经前第 8 天开始使用

【简释】　① 为调整月经周期，将己烯雌粉和黄体酮同时用毕后，停药后 3～7 天患者开始恢复流血，于出血第 5 天时再重复使用此类药品，连续治疗 3 个周期。本法治疗更适用于青春期的功能性子宫出血。

② 使用孕激素能使增生过长的内膜转化至分泌期，待停止治疗时即可产生内膜脱落，出现撤药后出血，此法更适用于育龄龄期和更年期功能性子宫出血的病例。

③ 氯米芬具有微弱的雌激素作用，能在下丘脑产生竞争性结合雌激素受体的作用，故于患者体内产生出抗雌激素的作用，诱导促性腺激素释放激素的释放，从而帮助患者及时排卵，但是本药不能长时间使用，须慎防产生卵巢过度刺激综合征。

④ 另外，氯米芬还适用于治疗黄体功能不足、发生卵泡过长的病例，通过增进患者的卵泡发育有助于促进正常的黄体形成。针对此药治疗效果不佳而出血量较大者，应当尽早结合临床刮宫手术治疗。

八、痛经

【概要】　患者凡在月经行经前后出现下腹部坠胀或胀痛、伴腰酸和不适时即可称为痛经，严重者还会影响到患者的正常工作和生活。原发性痛经的病因不明，是指在月经初潮后不久开始出现的痛经。继发性痛经主要源自于内生殖器官的某种器质性疾病。限于本文的篇幅，此处仅就原发性（功能性）痛经推荐几则对症治疗有效的处方。对于各种不同原因的继发性痛经，则需要在查清其原发病的前提下，尽早考虑采取相应的手术治疗。

处方 1　适用于经前期紧张综合征的治疗

地西泮（安定），每次 2.5～5mg，口服，每日 3 次

氢氯噻嗪，每次 25mg，口服，每日 3 次

维生素 B_6，每次 10mg，口服，每日 3 次

甲地孕酮，每次 2mg，口服，自下次月经第 16 天起

处方 2　可以选择应用的解痉药物治疗

阿托品，每次 0.3mg，口服，每日 3 次

处方 3　可以选择应用的镇痛药物治疗

布洛芬，每次 300mg，口服，每日 2 次

或　甲芬那酸（甲灭酸），每次 500mg，口服，每日 3 次

或　哌替啶（杜冷丁），每次 50mg，肌内注射，立即

或　双氯芬酸钾，每次 25mg，口服，每日 3 次

处方 4　可用于需要避孕或月经过多的治疗

避孕Ⅰ号，每次 1 片，每日 1 次，自月经第 5 天起

硝苯地平（硝苯吡啶），每次 10mg，含服，每日 3 次，连用 2～3 天

【简释】　① 此病需要重视结合精神心理治疗。在疼痛非常严重并不能忍受时，宜采取非麻醉性镇痛治疗。

② 针对要求避孕或月经较多的妇女，也可选择子宫平滑肌钙离子拮抗药如硝苯地平治疗。此药有助于舒缓子宫肌细胞收缩而发挥一定止痛作用，但有头痛、面红或血压降低的不良反应等。

九、更年期综合征

【概要】　此病又称为围绝经期综合征，一般发生在 45～55 岁，因为在此期间的妇女进入更年期后而体内雌激素分泌减少或逐渐停止，并且整个机体明显老化，从而产生一系列绝经期症状等，如时常表现潮热、心悸、出汗、多疑、失眠等自主神经系统功能失调，部分患者还可出现尿频、尿急、尿禁、月经不调、阴道萎缩、性交困难等。对此可要求患者进行适当的户外活动、多晒太阳，以及给予相应的雌激素补充和加强对症处理。

处方1　雌激素补充治疗

　　　　尼尔雌醇（维尼安），每次 2mg，口服，每 2 周 1 次

　或　结合雌激素（倍美力），每次 0.625mg，口服，每日 1 次

　加　甲羟孕酮（安宫黄体酮），每次 4mg，口服，隔日 1 次

处方2　适用于对症处理的治疗

　　　　谷维素，每次 20mg，口服，每日 3 次

　　　　乳酸钙，每次 2.0g，口服，每日 3 次

　　【简释】　① 此类病例需要加强更年期保健工作，并做好心理疏导，在采取雌激素替代治疗的同时，给予补钙和使用谷维素等对症治疗。

　　② 雌激素替代疗法使用最为普遍的药物是尼尔雌醇（维尼安），此药具有控制潮热、出汗、阴道干燥和尿路感染等症状。

　　③ 对原因不明的子宫出血和存在雌激素依赖性肿痛的患者，必须禁止使用雌激素治疗。

　　④ 雌激素用药期间还应密切监测和防止子宫内膜和乳腺小叶增殖的不良作用。

　　⑤ 服用结合雌激素（倍美力）或戊酸雌二醇（补佳乐）时，另可增服甲羟孕酮（安宫黄体酮），因此药有益于抵消倍美力或补佳乐对子宫内膜的刺激，并且延缓所产生的增殖作用。

十、子宫内膜异位症

　　【概要】　此病主要是发生在盆腔内的一种良性疾病，但它有向远处转移和在局部四周种植的能力。本病通常见于有生育能力的妇女，以 30～40 岁时居多，常与卵巢的生殖周期性变化相关。主要的特征性表现为继发性或进行性痛经，并且伴有月经失调、不孕不育及性交疼痛等；检查时可见子宫粘连、呈后倾位而相对固定等。对于仍有生育要求或已发生广泛病变的患者，不宜采取外科手术治疗，只适用于提供相应的有效药物治疗。

处方1　合理的激素治疗

　　　　甲羟孕酮（安宫黄体酮），每次 10mg，口服，每日 3 次，
　　　　　连用 6 个月

　或　己酸孕酮 250mg，肌内注射，每 2 周 1 次，连用 3 个月

　接　己酸孕酮 250mg，肌内注射，每月 1 次，连用 3 个月

处方 2　适用于需要抑制卵巢激素合成和短期闭经的治疗

达那唑（安宫唑），每次 100～200mg，口服，每周 2 次

处方 3　适用于需要及时缓解疼痛的治疗

孕三烯酮，每次 2.5mg，口服，每周 2 次，连用 6 个月

处方 4　用于需要采取退化病灶的治疗

戈舍瑞林（诺雷德）3.6mg，每间隔 28 天经腹部皮下注射 1 次

【简释】　① 提供高效孕激素治疗，能使异位内膜组织产生蜕膜样变、间质水肿，其结果可导致内膜坏死、萎缩，当出现较大量出血时即可每日加服己烯雌酚 0.25～0.5mg。

② 达那唑能够直接抑制卵巢激素合成，故能导致子宫内膜萎缩的短期闭经，但因此药需在肝脏内产生大量代谢，加重肝脏负担，则应禁用于肝功能异常患者，并需要定期复查血转氨酶等。

③ 孕三烯酮具有强大的抗雌激素或抗孕激素作用，合理用药即能及时缓解本病的疼痛，停药后受孕较好，可达 60% 以上。

④ 戈舍瑞林作为一种合成促性激素释放激素激动药，能够促使子宫内膜异位病灶退化，但应注意该药不可多疗程反复使用或应将治疗时间缩短至半年以内。

十一、不孕症

【概要】　此症是指夫妇婚后正常同居 2 年以上未孕者，如果婚后未避孕但从未发生妊娠的称为原发性不孕症，如果曾有过妊娠而后未采取避孕但逾 2 年未孕的称为继发性不孕症。

处方 1　适用于帮助诱发患者产生排卵的治疗

氯米芬 50mg，口服，每日 1 次，月经第 5 天起用药，连用 5 天

处方 2　适用于黄体功能不全的治疗

绒促性素 5000U，肌内注射，于停用氯米芬 7 天后用药，用前需皮试

处方 3　适用于需要补充黄体分泌的治疗

黄体酮 20mg，肌内注射，每日 1 次，自月经第 20 天起用药，共用 5 天

处方 4　**可以选择应用的绝经促性素（HMC）的治疗**

尿促性素（HMG），每次 1 支，肌内注射，每日 1 次，连用 7 天，自月经第 6 天起用药

或　绒促性素 5000U，肌内注射，于停用 HMG 后 24～36h 用药，用前需皮试

处方 5　**适用于改善宫颈黏液的治疗，以有利于精子的通过**

己烯雌酚 0.2mg，每日 1 次，连用 10 天，于月经第 5 日起用药

处方 6　**输卵管内注药治疗**

地塞米松	5mg	
庆大霉素	4 万 U	宫腔注入，每周 2 次，用至
糜蛋白酶	5mg	排卵前月经后第 3 天
生理盐水	20ml	

【简释】　① 给予氯米芬时，应自小剂量开始，每日最大剂量不可超过 200mg，自月经第 5 天起开始用药，通常在服药第 7 天前后开始排卵，经过 3 个周期后可自然行经，连用 3 个周期为一个疗程。

② 已知绒促性素具备类似黄体生成素的生理作用，使用该药有助于补充和促进黄体分泌的功能，通常将此药与氯米芬一起配合使用进行治疗。

③ 处方 6 中地塞米松、庆大霉素、糜蛋白酶加入生理盐水混合，通过子宫腔内注射，持续使用 2～3 个周期，既能减轻局部充血、水肿，又可抑制纤维组织形成，更适合于治疗慢性输卵管炎引起的不孕症。

十二、生殖器官结核

【概要】　女性生殖器结核通常是因结核杆菌感染引起的外阴、阴道、子宫、输卵管和卵巢的炎症，可简称为结核性盆腔炎。本病主要是继发于患者身体任何部位的结核病，如肺结核、腹膜结核、肠结核、骨结核、泌尿道结核、淋巴结核等，多经由血行传播，其次是经淋巴组织或性交传播。本病主要见于 20～40 岁的青壮年妇女。患者主要表现为不孕、月经失调、下腹坠痛，以及伴低热、盗汗、食欲下降等全身中毒症状。治疗时应当遵守结核病的化学治疗原则，头 2 个月要实施加强性化疗，后 2 个月采取巩固性化疗，

缺一不可，以彻底治愈并防止其复燃。

处方 1　可选用的 2SHRZ/4HR 方案治疗

链霉素（S）0.75g，肌内注射，每日 1 次，连用 2 个月

异烟肼（H）300mg，口服，每日 1 次，连用 6 个月

利福平（R）450～600mg，口服，每日 1 次，连用 6 个月

吡嗪酰胺（Z）0.5g，口服，每日 3 次，连用 2 个月

处方 2　可选用的 2SHRZ/4H₃R₃ 方案治疗

链霉素（S）0.75g，肌内注射，每日 1 次，连用 2 个月

异烟肼（H）300mg，口服，每日 1 次，连用 2 个月

利福平（R）450mg，口服，每日 1 次，连用 2 个月

吡嗪酰胺（Z）0.5g，口服，每日 3 次，连用 2 个月

异烟肼（H）600mg，口服，每日 3 次，后 4 个月连用

利福平（R）600mg，口服，每周 3 次，后 4 个月连用

处方 3　可选用的 2SHRZ/6HR 方案治疗

链霉素（S）0.75g，肌内注射，每日 1 次，连用 2 个月

异烟肼（H）300mg，口服，每日 1 次，连用 8 个月

利福平（R）450mg，口服，每日 1 次，连用 8 个月

吡嗪酰胺（Z）0.5g，口服，每日 3 次，连用 2 个月

乙胺丁醇（E）0.75～0.1g，口服，每日 1 次，后 6 个月
连用

【简释】　① 在给予上述化学治疗的同时，还要加强休息、增加营养和适当锻炼，以便提高患者体质和抵抗疾病的能力。

② 另据相关报道，大致 90% 以上的女性生殖道结核使用上述方案治疗能够奏效。倘若患者产生链霉素耐药时，也可改用乙胺丁醇等药治疗。

③ 针对治疗后效果不明显或反复发病而形成较大包裹性积液、盆腔肿块的病例，须酌情考虑实施穿刺抽放或手术切除。为避免手术后粘连或者感染扩散，必须于手术前、后而分别提供延续性抗结核治疗不少于 2 个月。

十三、子宫内膜癌

【概要】　这是发生在女性子宫内膜上皮的恶性肿瘤，以老年妇女更为

多见，绝大多数病例是一种腺癌，虽说恶性度不高，患者主要表现在绝经后依然发生阴道流血，若进行分段诊断性刮宫术获得病理检查即可确诊。患者的发病年龄较轻、疾病早期并且需要保留生育能力时，通常采取下列处方药治疗。除此之外，若经患者准许非药物治疗时，可以尽早采取手术和放射治疗等，以便能使患者获得本病的彻底治愈。

处方 1　本病一般病例的药物治疗

　　　　己酸孕酮 500mg，肌内注射，每日 1 次，连用 1 个月

　接　己酸孕酮 250mg，肌内注射，每日 1 次，连用 5 个月

　或　甲羟孕酮（安宫黄体酮）10mg，口服，每日 1 次，连用 6 个月

处方 2　可以选用的抗雌激素方案治疗

　　　　他莫昔芬（三苯氧胺）20mg，口服，每日 2 次

处方 3　适用于本病晚期或复发时的化学治疗

　　　10％葡萄糖液　　　40ml
　　　多柔比星（阿霉素）40mg ｝静脉注射，每 3 周 1 次

　接　10％葡萄糖液　　　40ml
　　　环磷酰胺（CTX）　500mg ｝静脉注射，每 3 周 1 次

　接　10％葡萄糖液　　　500ml
　　　氟尿嘧啶（5-FU）　500mg ｝静脉滴注，每 3 周 1 次

　或　10％葡萄糖液　　　40ml
　　　多柔比星（阿霉素）60mg ｝静脉注射，每 3 周 1 次

　【简释】　① 常规使用己酸孕酮和甲羟孕酮等孕激素治疗，针对雌孕激素受体含量高的内膜癌疗效较好，但可以引发水钠潴留、显性水肿和药源性肝炎等。

　　② 他莫昔芬具有抗雌激素作用，用药后可提高孕激素受体水平，随后再加用孕激素治疗，其疗效更好。

　　③ 本病晚期或产生复发性癌肿时，还须及时给予多柔比星或表柔比星（表阿霉素）和环磷酰胺或氟尿嘧啶治疗。使用表柔比星时心脏毒性虽然较多柔比星较小，但是在用药期间仍应经常复查血细胞分析，以免出现严重骨髓抑制的毒副作用。

十四、子宫颈癌

【概要】 这是妇科患者就诊中最为常见的恶性肿瘤，近来在我国的发生率依然存在着增高的趋势，其发病率以每年 $2\% \sim 3\%$ 的速度增长。据有关资料报道，本病的发生可能和人们的经济条件、人乳头瘤病毒、卫生状况不佳、早产及多产等因素有关。此种肿瘤的发病年龄主要分布在 $40 \sim 50$ 岁，也是目前可以预防或在早期确诊即能治愈的一种恶性肿瘤。患者最初主要表现接触性阴道流血，出现分泌物异味，条件许可时一定要配合活检提供病理学方面的定性诊断。本病的治疗需要根据患者年龄、全身状况和医院技术水平选择最为妥当的方案，主要包括化疗、放疗和手术治疗等。

处方1　较适合于鳞癌治疗的 PVB 方案

顺铂（DDP）$20mg/(m^2 \cdot d)$，静脉滴注，连用 5 天

长春新碱（VCR）$1.5mg/m^2$，静脉滴注，第 1 天时

博来霉素（BLM）$15mg/m^2$，静脉滴注，第 1 天时

处方2　较适合于腺癌治疗的 PM 方案

顺铂（DDP）60mg，静脉滴注，第 1 天时

丝裂霉素（MMC）$4 \sim 6mg/m^2$，静脉滴注，第 1 天和第
5 天时

【简释】 ① 对此病的治疗，应综合考虑肿瘤临床分期、年龄与身体状况，以便择优提供更为理想的处理方案。比如，在本病早期须采取及时彻底的手术切除；晚期患者已经不能耐受手术时，可采取放射治疗；化学治疗主要适用于晚期或者复发和已有转移的病例。

② 应用顺铂时产生的不良反应以肾毒性更加明显，故在用药过程中要采用一边增加患者的进水量一边给予利尿药帮助排毒，确保肾功能不全不会由此而发生或加重。

十五、卵巢肿瘤

【概要】 女性卵巢癌的发病较多，由于目前依然缺乏本病早期确诊的有效方法，大多数患者每当被发现时已进展到晚期，给彻底治愈带来了很大的困难。此病早期通常采取外科手术治疗，其次是采用化疗和放疗为辅的综合性措施。化学治疗更适用于那些已发生广泛转移、复发、手术不能进行完全切除的病例，治疗的要求也只能是为了缓解病情、相对地拖延存活时间。此外，通过

化疗也可缩小晚期患者的瘤体，因而为接下来采取手术切除创造有利条件。

处方 1　适用于卵巢上皮性癌的治疗

15％葡萄糖液	500ml	静脉滴注，分别于第 1 天和
长春新碱（VCR）	2mg	第 7 天时

接	15％葡萄糖液	500ml	静脉滴注，每日 1 次，第 2
	维生素 B$_6$	200mg	天～第 6 天
	10％氯化钾溶液	10ml	

加	生理盐水	500ml	静脉滴注，每日 1 次，第 2
	顺铂（DDP）	20mg	天～第 6 天

接　20％甘露醇 200～400ml，快速静脉滴注，每日 1 次，第 2
　　天～第 6 天

加	5％葡萄糖液	500ml	静脉滴注，每日 1 次，第 2
	环磷酰胺（DDP）	400mg	天～第 6 天

接	5％葡萄糖液	500ml	静脉滴注，每日 1 次，第 2
	10％氯化钾溶液	10ml	天～第 6 天

加　安钠咖，每次 0.5g，肌内注射，每日 1 次，第 2～6 天，
　　连用 5 天

加　氯丙嗪，每次 25mg，肌内注射，每日 1 次，第 2～6 天连
　　用 5 天

加　甲氧氯普胺（胃复安），每次 20mg，肌内注射，每 8h 1
　　次，连用 7 天

处方 2　适用于卵巢生殖细胞肿瘤的治疗

5％葡萄糖液	500ml	静脉滴注，每日 1 次，第
长春新碱（VCR）	2mg	2～6 天

加	5％葡萄糖液	500ml	静脉滴注，每日 1 次，第
	放线菌素 D（ACTD）	400μg	2～6 天

5％葡萄糖液	500ml	静脉滴注，每日 1 次，第 2
环磷酰胺（DDP）	400mg	天～第 6 天

处方 3   适用于本病卵巢上皮肿瘤的巩固治疗

苯丙氨酸氮芥（美法仑），每次 2mg，口服，每日 2 次，
连用 10 天

【简释】 ① 采用顺铂时除了容易产生胃肠道反应外，更为明显的则是本药可能产生的肾毒性。因此，在选择处方 1 的化疗方案治疗时，需要接续应用大量 20％甘露醇快速静脉滴注，旨在通过该药利尿和脱水的作用，确保患者正常的肾流量和肾功能；另外，还须注意的是，约有 25％患者在使用顺铂时容易伴发出血性膀胱炎，当病情较为严重时应考虑及时停药。顺铂的给药方式，也可通过腹腔内注射，借此方法能提高病灶局部的药物浓度，有助于直接地作用于瘤体，以及减轻某些化疗药品的不良反应。

② 采取处方 2 化疗方案时，通常以 7 天为一个疗程，每间隔 4 周重复 1 次。用药治疗时一定要防止或减轻用药者胃肠道和骨髓细胞抑制等不良反应。

③ 若有必要对本病也可以选择实施二次手术探查治疗。

第二节　病理产科

一、先兆流产

【概要】 当妊娠不足 28 周、胎儿体重不足 1000g 之前终止妊娠，即称做流产。先兆流产指妊娠 28 周前出现的少量阴道流血或伴轻微下腹部疼痛，但是，此时的妊娠物并未全部流出而仍有希望继续妊娠的患者，应该采取积极持续的保胎治疗。在早期妊娠期间，卵巢的妊娠黄体是分泌孕激素的主要场所，随后伴胎盘的逐渐形成，胎盘滋养细胞即可生成孕激素，至怀孕 8 周以后孕激素产生更为明显，此期如果仍有黄体酮功能不全，一旦影响到孕卵的种植，很容易导致流产。保胎处理是十分有意义的。

处方 1   保胎黄体酮治疗

黄体酮，每次 20mg，肌内注射，每日 1 次，必要时可适
当延长用药时间

维生素 E（生育酚），每次 100mg，口服，每日 1 次

处方 2   保胎盘绒促性素治疗

绒促性素，每次 1000U，肌内注射，每日 1 次，适当延长

用药时间，用前需皮试

【简释】 ① 患者应卧床休息，严禁性生活，消除紧张情绪，给予充足的营养支持。有必要时也可适当给予少量镇静药物处理。

② 黄体酮系一类天然的孕激素，它既能补充黄体功能，又能抑制子宫收缩，从而降低子宫对于缩宫素（催产素）的敏感性，发挥其保胎作用；黄体酮的用药时间一定要延长至阴道流血停止后 1 周，绝不可以随意停药或增加两次用药的间隔期。

③ 绒促性素也有类似的黄体生成素作用，使用此药也有助于维持患者的黄体功能，起到保胎作用。

④ 此外，维生素 E 本身也有类似黄体酮的治疗作用，二药配合使用的治疗效果更好。

⑤ 在保胎治疗期间，要注意实施血人绒毛膜促性腺激素（HCG）、黄体酮水平的动态观察，并且根据检测结果来调整用药剂量、间隔时间，以及决定要不要停止用药等。

⑥ 在治疗过程中加强观察，一旦出现腹痛加剧或阴道流血增加，须及时请求有关专业人员帮助终止妊娠或采取清宫术。

二、习惯性流产

【概要】 此病是指上述流产已经自然连续发生 3 次以上的病例，较为常见的病因包括孕妇黄体酮功能不全、甲状腺功能低下症、染色体异常、子宫畸形或发育不良、宫颈内口松弛等。对此，应采取全方位系统检查，于治疗前必须查清病因，提供妥善的处理方法。例如，针对于子宫颈内口比较松弛的患者，需要于妊娠之前实施宫颈内口修补术，或在怀孕 12～18 周进行宫颈口环扎术处理。

处方 1 绒促性素，每次 1000U，肌内注射，每周期 2～3 次，宜从小剂量开始，用前需皮试

处方 2 黄体酮，每次 20mg，肌内注射，每日 1 次，延长用药时间
维生素 E，每次 100mg，口服，每日 1 次

【简释】 ① 此病患者若被确定为再次妊娠，就应马上提供妥善的保胎治疗，直至超过妊娠 10 周或者既往曾经发生过流产月份以上时。

② 首要的防治是应要求病人卧床休息、禁忌性生活、给予维生素 E 和适量镇静药治疗。

③ 使用绒促性素治疗，本药仍有类似黄体生成素的作用，能够维持患者的黄体功能。但是，该药必须禁用于卵巢癌和生殖器炎症者，如若大剂量使用，还会导致卵巢肥大、呕吐、发热；部分用药者也可发生过敏反应等，因而要求此药须现用现配，使用前也须进行皮肤过敏试验，确保该试验阴性时才可进行注药治疗。

三、稽留流产

【概要】 此病指胚胎已在宫内发生死亡而尚未排出的流产，是一种特殊类型的流产，一向又称为过期流产。此时宫内胚胎死亡可能长达 2 个月以上尚不排出，配合双合诊检查，显示子宫颈口未开大、宫体大小可较妊娠月份小 2 个月余。胚胎在宫内稽留时间过长，将导致孕妇发生凝血机制障碍甚或发生弥散性血管内凝血（DIC）等。本病须与异位妊娠、葡萄胎等疾病相鉴别。稽留流产时，应尽快采取彻底清宫术治疗，并且在手术之前、手术中配合应用以下药品治疗。

处方 1　于清宫术前使用的药物

己烯雌酚（乙底酚）5mg，口服，每日 3 次，连用 5 天

处方 2　于清宫术中可以使用的药物

缩宫素（催产素）　　　　10U	
5％葡萄糖液　　　　　500ml	静脉滴注，清宫术中使用

【简释】 ① 此病在清宫术前口服己烯雌酚 5 天，将有助于提高患者子宫平滑肌对缩宫素的敏感性。

② 在清宫术手术过程中给予缩宫素静脉滴注，通过增进患者的子宫收缩，从而减少术中出血及其预防子宫壁穿孔等。

③ 随着病程的延长，稽留流产的胚胎也可能发生机化，常与子宫壁产生紧密粘连，术中剥离时易于造成子宫穿孔；如果一次手术不能全部刮净时，可待 5～7 天后再进行第 2 次清宫术以求彻底根除。

四、感染性流产

【概要】 此种感染可能与胚胎死后稽留流产、过去患有泌尿系统或盆腔感染有关，主要病原菌见于大肠杆菌或厌氧菌等。治疗的原则是首先控制感染，然后再实施及时的清宫术治疗。倘若患者流血量大、全身中毒症状明显时，必须置于控制抗感染的条件下将大块的稽留死胎组织取出，然后待感

染得到全面控制之后实施彻底清宫术治疗。

处方　可以选用的抗感染药治疗

	青霉素钠	120 万 U	静脉滴注，每日 2 次，用前需皮试；酌情后续
	10％葡萄糖液	500ml	
或	头孢噻肟钠	2g	静脉注射，每日 2 次，用前需皮试
	生理盐水	20ml	
接	0.2％甲硝唑，每次 250ml，		静脉滴注，每日 2 次
加	庆大霉素	16 万 U	静脉滴注，每日 2 次
	5％葡萄糖液	500ml	

【简释】　① 此病的抗感染感染最好是依据细菌培养及药敏试验结果，选用敏感抗生素治疗；但是，在细菌培养和药敏试验结果未出现之前，必须首先给予能够兼顾治疗各类致病菌的有效药物。

② 针对某种厌氧菌感染者，可配合应用甲硝唑、替硝唑或新型喹诺酮类药物治疗，例如左氧氟沙星、环丙沙星等。因甲硝唑、替硝唑可以通过胎盘和乳汁，故须禁用于孕妇和哺乳期妇女；另外，本品大量口服时，还会出现比较明显的胃肠道反应，与此同时，针对曾经有中枢神经和血液疾病的患者，也应予慎用。

五、异位妊娠

【概要】　这是指受精卵在子宫之外其他部位产生的着床，主要包括输卵管妊娠、卵巢妊娠、宫颈妊娠、腹腔妊娠等，其中以输卵管异位妊娠更为多见，约占 95％以上病例都发生在高龄孕妇。对未破裂之前隐匿性发病者进行确诊存在一定的困难。异位妊娠破裂后，可引起腹腔内大出血，危及患者生命。本病的首选处理方案是立即采取紧急手术治疗，以防发生出血性休克和感染。对于未发生破裂的异位妊娠，最初可通过超声多普勒检测和人绒毛膜促性腺激素（HCG）测定协助确诊，并尽早选用化学药物进行处理。

处方 1　适用于异位妊娠未破裂的治疗

　　　　　甲氨蝶呤，每次 20mg，肌内注射，每日 1 次，连用 5 次
　或　米非司酮，每次 50mg，口服，每日 2 次，连用 3 天

处方 2　适用于未破异位妊娠囊的封注疗法

　　甲氨蝶呤，抽吸 50mg，做输卵管妊娠一次性封注

　　【简释】　① 此病在选择药物治疗的同时，一定要注意观察病情，做好输血、输液和手术前的准备工作，一旦发生妊娠囊破裂出血，则需要立即实施紧急手术治疗，以防突然产生大出血和休克并危及患者生命。

　　② 针对未破裂输卵管妊娠囊，在选择局部封注疗法时，操作前的定位必须做到准确无误，最好是在 B 超监测引导下进行穿刺。此外，还要注意细心观察注药后发生的不良反应，例如支气管哮喘、青光眼和肝肾功能异常等。

六、早孕反应性呕吐

　　【概要】　这是一种早孕后发生的、较为突出的正常个体反应。每个妇女的反应状态在每次早期妊娠中存在着明显的个体差异。早孕者将同时产生择食、食欲下降、轻度恶心和呕吐等，严重时也可导致妊娠者营养缺乏和体质下降等。此症大多病例可在妊娠 12 周前后自然消失；只有少数病例的恶心、呕吐更为频繁发生，以至于患者不能够正常进食而影响到身体健康。临床上针对于妊娠反应性较剧烈的呕吐者，还需要提供特别的关注和治疗措施。

处方 1　必要的水与电解质的静脉滴注补给治疗

　　林格液 1000ml，静脉滴注，每日 1 次

接　维生素 C　　　　　　　2.0g　｜
　　5％葡萄糖液　　　　　500ml　｜　静脉滴注，每日 1 次

接　4％碳酸氢钠 250ml，静脉滴注，需要时

加　维生素 B_6　　　　　　200mg　｜
　　10％葡萄糖液　　　　　500ml　｜　静脉滴注，每日 1 次

加　10％葡萄糖液　　　　　500ml　｜
　　10％氢化钾溶液　　　　　10ml　｜　静脉滴注，每日 1 次

处方 2　必需营养物质的补给治疗

　　复合性氨基酸 500ml，静脉滴注，每日 1 次

加　脂肪乳制剂 500ml，静脉滴注，每日 1 次

加　维生素 B_1，每次 100mg，肌内注射，每日 1 次

　　【简释】　① 严重呕吐或禁食者，应及时补充液体，每日总计入量不得

少于 3000ml，与此同时还宜根据病情和临床检验结果补钠补钾并调整碳酸氢钠的需要量。

② 针对于那些营养状况较差的患者，需要选择复合性氨基酸和脂肪乳制剂静脉滴注进行补给治疗。

③ 对极少数病例发生剧烈反应性呕吐时，倘若已经产生持续黄疸、持续性蛋白尿、多发性神经炎、体温持续升高至 38℃ 以上、静息时心率增快到 110 次/min 以上者，需要进行全面的"医患沟通"，选择考虑如何终止患者本次的妊娠。

七、葡萄胎和侵蚀性葡萄胎

【概要】 这是一类在妇女妊娠后时常发生的滋养细胞增生性疾病，主要包括妊娠葡萄胎与侵蚀性葡萄胎等。葡萄胎是指胎盘绒毛滋养细胞增生，致终末绒毛变成水泡，水泡与水泡之间相连成串，形状酷似葡萄串。侵蚀性葡萄胎是指葡萄胎已经侵及子宫肌层和转移至子宫以外的某些组织或器官，例如转移到阴道、宫旁甚或双肺等，这是葡萄胎的恶性病变。有时葡萄胎也可发展成绒毛膜癌。葡萄胎与侵蚀性葡萄胎一旦确诊，需要立即终止本次妊娠而采取清宫手术，同时还需要对侵蚀性葡萄胎提供妥善的化学治疗，最常选用的药物为氟尿嘧啶和放线菌素 D 等。

处方 1   适用于葡萄胎的治疗

氟尿嘧啶（5-FU）	1400mg	静脉滴注，每日 1 次；酌情
5％葡萄糖液	500ml	调整和后续

处方 2   适用于侵蚀性葡萄胎的治疗

氟尿嘧啶	1300mg	静脉滴注，每日 1 次
5％葡萄糖液	500ml	
或　放线菌素 D（ACTD）	300μg	静脉滴注，每日 1 次，连用
5％葡萄糖液	500ml	10 天

处方 3   适用于绒毛膜癌的治疗

甲氨蝶呤	15mg	鞘内注射，每 1～2 天 1 次，
双蒸水	4ml	连用 3 次

【简释】 ① 在给予氟尿嘧啶（5-FU）治疗期间，要每隔 1～2 天检测

体重一次，借此调整其用药剂量，防止向其他脏器转移。

② 针对侵蚀性葡萄胎，也可采取氟尿嘧啶与放线菌素 D 交替应用，旨在提高化学治疗的效果。

③ 采取上述的药物化疗方案，还需要定时复查肝功能和血细胞分析，一并按照孕妇用药后体重及时调整用药剂量，直至患者的临床症状完全消失为止。

④ 每周检测人绒毛膜促性腺激素（HCG）一次，连续 3 次，随后还应采取巩固性治疗 2 个疗程以上。此外，患绒毛膜癌者易发生肺、脑、肝、肾等器官的转移，化疗的药物和剂量也应随时酌情调整。

八、胎膜早剥

【概要】 这是指妊娠 20 周或分娩期正常位置的胎盘提前发生部分或全部剥离现象。导致胎膜早剥的原因可能与妊娠高血压、生殖道感染、羊膜腔内压增高、宫颈内口松弛以及腹部外伤等因素有关，其发病率约占总分娩人数的 2.7%～17%，本病可导致早产、脐带脱垂、宫内感染、产褥感染、围生儿病死率增高。足月妊娠的胎膜早剥多于 24h 以内发生自然临产，须注意观察患者体温、心率、宫缩、羊水流出量与性状、白细胞计数、C 反应蛋白的变化等，对此还可借助 B 型超声波检查进行评估。

处方 1 **适用于足月胎儿胎膜早剥的治疗**

| 青霉素钠 | 160 万 U | 静脉滴注，每日 2 次，用前 |
| 5% 葡萄糖液 | 100ml | 需皮试 |

或 青霉素钠 80 万 U，肌内注射，每日 2 次，用前需皮试

| 加 | 缩宫素 | 2.5U | 缓慢静脉滴注，宫缩后加以 |
| | 5% 葡萄糖液 | 500ml | 调整 |

处方 2 **适用于足月前胎膜早剥的治疗**

| 地塞米松 | 10mg | 静脉注射，每日 1 次，共用 |
| 5% 葡萄糖液 | 100ml | 2～3 天 |

沙丁胺醇（舒喘灵）4.8mg，口服，每日 3 次，共用 3 天

【简释】 ① 此病需要及时选择敏感的抗生素治疗，及时控制感染。

② 感染状况明显和若不易被控制时，也需要及时终止其妊娠。

③ 针对于破膜后 24h 仍未临产者，需要及时实施引产术。

④ 对于足月前胎膜早剥者的治疗，须尽力延长孕周、减少早产、促进胎

肺成熟，使用肾上腺糖皮质激素和宫缩抑制药，并促进胎膜成熟以及遏制胎儿发生早产。在尚未发生明显的宫缩者，可口服沙丁胺醇；对已出现宫缩者，可以选用硫酸镁静脉滴注。

⑤ 倘若患者孕期周数少、羊水明显过少，为了扩充羊水要叮嘱孕妇大量饮水，每日饮水量不应少于 2000ml，必要时还可采取羊膜腔内输液方式以帮助补充羊水。

九、过期妊娠

【概要】 既往的月经周期规则，妊娠达到或超过 42 周而未分娩时为过期妊娠。过期妊娠对于母亲和胎儿的危害甚大，其围生儿的患病率和病死率比较高。比如，随着孕周的不断延长，可能发生胎儿成熟障碍、胎儿宫内窘迫、巨大儿、新生儿窒息、胎粪吸入综合征等，以及母亲因为胎儿窘迫、巨大儿、头盆不称、产程延长等，从而导致产道损伤和使需要手术的概率加大。对此，应该多加宣传教育，使孕妇及其家属充分了解过期妊娠产生的危害，定期做好产前检查，并注意选择适当时机及方式终止过期妊娠的发生。

处方 1　促进宫颈成熟的治疗

5％葡萄糖液	20ml	缓慢静脉注射，每日 1 次，
普拉睾酮	200mg	连用 3 天

或	5％葡萄糖液	500ml	静脉滴注（10 滴/min）
	缩宫素	1U	

处方 2　适用于配合引产的治疗

5％葡萄糖液	500ml	缓慢静脉滴注，宫缩后调整
缩宫素	2.5U	药量

【简释】 ① 对此病需要定时进行孕周核对，并且配合一些必需的实验室检查，如 B 型超声、多普勒超声检测以及血或尿人绒毛膜促性腺激素（HCG）定量测定等，以防临床中对于过期妊娠评估不当。

② 倘若过期妊娠尚无胎儿窘迫、头盆不称的禁忌证时，可考虑在促使宫颈成熟的前提下实施人工引产；宫颈成熟、抬头已发生衔接时，也可实施人工破膜加缩宫素静脉滴注，并且于整个产程当中严密地观察胎心、宫缩状况、羊水形成以及产程进展。

③ 对于胎盘功能不良、宫缩不能耐受、引产失败、产程发展缓慢、巨大

儿、头盆不称、胎儿窒息、胎位异常、高龄初产妇等，依然需要及时采取必要的剖宫产处理。

十、胎儿宫内生长迟缓

【概要】 这指胎儿低于孕龄平均体重的第 10 个百分点或平均体重的 2 个标准差。妊娠期查体时一旦确诊则需要加强治疗，最佳治疗时间是在 28～32 周，孕龄越小治疗效果越好，反之亦然。比如，孕龄超过 32 周以后开始有绒毛间隙逐渐闭合，而使胎盘营养物质经由母体的转送功能显著下降。本病治疗的基本原则是为孕妇提供或补充胎儿每日生长发育所需的营养物质，如碳水化合物、蛋白质、必需氨基酸与脂肪酸等。

处方 1　可以经由孕妇静输补充营养与能量合剂

10％葡萄糖液	500ml	
三磷腺苷	20mg	静脉滴注，每日 1 次，连用
辅酶 A	100U	不少于 7 天
维生素 C	500mg	
维生素 B_6	100mg	

接　复方氨基酸 500ml，静脉滴注，每日 1 次，连用 7 天

加　脂肪乳剂 250ml，静脉滴注，每日 1 次，连用 7 天

或　低分子右旋糖酐　　500ml　｜静脉滴注，每日 1 次，连用
　　复方丹参注射液　　4～6ml　｜10 天

处方 2　可通过孕妇口服补充营养和能量合剂

金施尔康，每次 1～2 粒，口服，每日 1 次

维生素 E，每次 100mg，口服，每日 1～2 次

【简释】 ① 此病须静脉输注低分子右旋糖酐和复方丹参注射液，有助于孕妇微循环的改善、降低血液黏稠度，从而提高子宫绒毛间隙血液供应、增进胎儿对于营养物质的吸收。

② 低分子右旋糖酐不适用于血小板减少和有出血倾向的患者，对此可改用 10％葡萄糖液加复方丹参静脉滴注，或者是复方丹参单药肌内注射。

十一、胎儿宫内窘迫

【概要】 此病是指妊娠期子宫内胎儿因急性或慢性缺氧而危及其健康

和生命的一个状态。急性胎儿窘迫主要发生于分娩期，其病因可包括脐带绕颈、脱垂、打结，胎盘早剥或前置，宫缩过强或不协调，产程过长，产妇发生低血压或休克等，表现为胎动频繁而后减少或消失、胎心率过快或过慢、羊水被胎便污染等。慢性胎儿窘迫时常发生在妊娠晚期，甚或可能延续至分娩晚期并加重，主要起因是孕妇罹患全身疾病或胎盘功能不全等因素，例如妊娠高血压、糖尿病、严重贫血、慢性肾炎、过期妊娠以及肝内胆汁淤积症等，主要表现胎动减少或消失、胎盘功能减退、孕妇宫高及其腹围低于同期妊娠、呈现羊水胎便污染等状态。

处方　适用于紧急处理

　　沙丁胺醇，每次 4.8mg，口服，每日 3 次，3~5 天为一疗程

　　哌替啶（杜冷丁）100mg，肌内注射，立即

　　生理盐水，每次 250ml，羊膜腔内注射，必要时

【简释】　① 突然发生急性胎儿窘迫时，应当立即采取左侧卧位，经由面罩或鼻导管给氧，流量为 10L/min 左右，以便提高胎儿的氧分压，同时加强去除病因治疗及积极纠正孕妇酸中毒及电解质失衡。

　　② 因子宫收缩过强或宫缩不协调导致的胎儿窘迫，必须及时停用缩宫素和加用宫缩抑制药治疗，如给予沙丁胺醇口服或哌替啶肌内注射；另外，若给予硫酸镁肌内注射或静脉滴注，也可产生较好的治疗作用。

　　③ 对于慢性胎儿窘迫，宜采用左侧卧位，吸入混合氧，每次 30~40min，每日 2~3 次，积极有效地处理各种不同类型的妊娠合并症和并发症等。当孕周龄较小时要尽力延长孕周，并促进胎儿肺成熟，随后再择期终止其妊娠。若妊娠已接近于足月或胎儿评分已低于 3 时，通常需要考虑实施剖宫产终止妊娠。

十二、早产

【概要】　在妊娠 28~37 周被终止者，由此所分娩的新生儿即称为早产儿。孕妇早产的主要临床表现是子宫收缩不断加剧，时常伴发少许阴道流血或血性分泌物，部分病例也有可能发生胎膜早剥现象。本病的治疗原则是抑制子宫收缩，尽最大努力延续患者的妊娠期。若为胎膜早剥而早产不可避免，要尽量提高早产儿的存活能力。静脉输注适量的 Mg^{2+} 可直接作用于宫肌细胞，进而抑制子宫收缩，但需严密观察用药过程中呼吸频率不低于 16 次/min、膝反射不出现异常。

处方 通常可以选择的紧急性处理方法

硫酸沙丁胺醇，每次 2.4mg，口服，每 4h 1 次，连用 3～5 天

25％硫酸镁	60ml	静脉滴注（速度 1～2g/h），立即
5％葡萄糖液	1000ml	

接	地塞米松	10mg	静脉注射，每日 1 次，共用 2～3 次
	5％葡萄糖	20ml	

或 地塞米松，每次 10mg，羊膜腔内注射，立即

【简释】 ① 硫酸沙丁胺醇作为一种 β 受体兴奋药，具有抑制子宫收缩的作用，但是，在用药治疗时也要尽力避免母亲与胎儿双方的心率加快以及血压下降。另外，在服用硫酸沙丁胺醇后，有时可能产生头晕、恶心、呕吐、出汗等不良反应。

② 倘若患者此次早产已不可避免，为了防止早产儿出现呼吸窘迫综合征，需要于分娩前静脉滴注地塞米松，促进胎儿肺成熟；同样也可借用 B 型超声检查的引导，把适量地塞米松注射至孕妇羊膜腔内。

③ 再则，当给予 25％硫酸镁 60ml 加 5％葡萄糖液 1000ml 静输治疗时，也应注意观察，如用药者尿量下降，则需要维持尿量下降不可低于 30ml/h。

十三、产褥感染

【概要】 此病是指分娩和产褥期生殖道发生病原体侵袭而引起的局部或全身性炎症变化，其发病率为 1.0％～7.2％。造成产褥感染的病原体菌包括以下 4 大类：①需氧菌，如 β 溶血性链球菌、大肠杆菌、变形杆菌、克雷伯菌属、金黄色葡萄球菌、表皮葡萄球菌等；②厌氧菌，如消化链球菌、脆弱类杆菌、产气荚膜杆菌等；③支原体，如人型支原体、解脲支原体等；④衣原体，如沙眼衣原体等。产褥感染有多种多样，如急性外阴、阴道、宫颈炎，急性子宫内膜炎，弥漫性腹膜炎，血栓性静脉炎；发生脓毒血症和败血症的患者，表现为感染发热，体温多上升至 38℃以上，出现了明显的局部和全身中毒症状。

处方 1 适用于致病菌抗感染的治疗

青霉素钠	240 万 U	静脉滴注，每日 2 次，用前需皮试；使用不少于 5～7 天
5％葡萄糖液	250ml	

或	头孢唑林钠 5％葡萄糖液	2g 100ml	静脉滴注，每日 2 次，用前 需皮试

接　0.5％甲硝唑 100ml，静脉滴注，每日 2 次

或　替硝唑 100mg，静脉滴注，每日 2 次

处方2　适用于血栓栓塞性疾病的防治

	肝素钠注射液 5％葡萄糖液	5000U 500ml	静脉滴注，每 6h 1 次，连 用 6 天
或	尿激素酶 5％葡萄糖液	40 万 U 500ml	静脉滴注，每日 1 次，连用 10 天

【简释】　① 此病一般性治疗须注意加强营养、补充足量维生素、增加机体抵抗力，取半卧位，以防止局部炎症扩散和有利于恶露引流。

② 宫腔内组织残留较多时宜行清宫术；若伴有会阴裂伤感染要及时拆除缝线，帮助引流；有时需要配合进行脓肿切开引流术。

③ 合理选择抗生素治疗，最好是依据细菌培养及药敏试验结果；但在药敏试验结果尚未报告以前，宜首先按照既往的经验予以选择青霉素、头孢唑林钠和新型喹诺酮类药物治疗。

④ 针对易于发生血栓性病变的防治，尤其是那些在静脉滴注大量抗生素后易于诱发血栓性静脉炎的病例，需要同时加滴肝素钠或口服双香豆素、阿司匹林等。给予肝素钠静脉滴注，最初开始为每 6h 1 次，待体温下降之后再改为每日 2 次；在应用此类药期间，需要注意定时检测与此相关的出凝血功能和血细胞分析等。

十四、产褥中暑

【概要】　此病指的是产褥期间产妇在高温、高湿和通风不良环境中，使体内余热不能散发，从而导致中枢性体温调节功能障碍。产褥期中暑时，起病急、发展快，由轻度中暑迅速发展至中重度中暑，体温可很快上升，高达 40℃ 以上，相继出现嗜睡、谵妄、抽搐、昏迷的中枢神经症状，倘若抢救不及时，患者可于数小时内发生呼吸循环衰竭、脑水肿而死亡。本病的基本处理原则是立即脱离高温、高湿和通风不良的环境，迅速降低体温，及时补充水和电解质，严防发生不可逆性休克。

处方 1　可选择的药物降温治疗

氯丙嗪(冬眠灵)25～50mg
生理盐水　　　　　　500ml　｜静脉滴注，1～2h 内滴毕

或　氯丙嗪　　　　　　25mg
哌替啶　　　　　　50mg
异丙嗪　　　　　　25mg　｜缓慢持续静脉滴注，必要时
5％葡萄糖盐水　　500ml

处方 2　可选择输入的重要液体治疗

5％葡萄糖盐水 1000ml，静脉滴注，每日 1～2 次
或　平衡液 1000～1500ml，静脉滴注，每日 1～2 次
加　5％碳酸氢钠液 250ml，静脉滴注，每日 1～2 次
加　20％甘露醇 250ml，静脉滴注，每日 1～2 次

处方 3　适用于合并致病菌感染的治疗

头孢唑林钠　　　　　　2g　｜静脉滴注，每日 2 次，用前
5％葡萄糖盐水　　　500ml　｜需皮试；连用 3～5 天

0.5％甲硝唑 100ml，静脉滴注，每日 2 次

【简释】　① 此病成功救治的关键是迅速降低过高的体温。首先要把产妇及时转移至阴凉的通风处，除去身体上的过多衣物，保持室温在 25℃以下。紧接着就是提供适当的物理或药物降温治疗，例如，要叮嘱患者多喝冷开水，并用冰水或酒精擦浴，在头、颈、腋下、腹股沟等浅表大血管处放置冰袋，但同时又要预防皮肤冻伤；药物降温时先将氯丙嗪 25～50mg 加到生理盐水 500ml 中进行静脉滴注。此药能抑制体温调节中枢，降低人体基础代谢及氧耗量，扩张血管，加速散热。针对病情极其危重或经物理降温后体温又复升者，也可改换冬眠灵Ⅰ号进行降温，如氯丙嗪 25mg 加哌替啶 50mg 加异丙嗪 25mg 加生理盐水 1000ml 静脉滴注。然而需要注意的是，当患者血压过低时决不可轻易地使用氯丙嗪降温，而且即便是需要采取药物降温，也应严密观察用药者的生命体征，比如体温、血压、心率、呼吸等。

② 本病的对症处理主要包括对脱水、周围循环衰竭者补液，如及时静脉输注晶体液、低分子右旋糖酐、血浆及代血浆等，滴速宜缓慢适中、不宜过快，如果滴速太快则极容易导致急性肺水肿。

第三节　妊娠与产后并发症

一、妊娠肝内胆汁淤积

【概要】　这是指在妊娠中晚期出现以皮肤瘙痒和黄疸为特征的一种合并症，对部分病例的血液进行检测，尚可发现血清转氨酶和胆汁酸增高等。此类患者通常在产后瘙痒和黄疸很快消退，但于下次妊娠期间又可复现。有时当病情比较严重时，也将导致孕妇早产、产后出血、胎儿宫内发育迟缓甚至死亡。因此，一旦早期确诊就应采取积极治疗，并且必须密切监测宫内胎儿状况。

处方 1　适用于保肝和退黄疸的治疗

考来烯胺（消胆胺），每次 3.0g，口服，每日 3 次

苯巴比妥，每次 30mg，口服，每日 3 次

葡醛内酯（肝泰乐），每次 0.2g，口服，每日 3 次

维生素 C 片，每次 0.2g，口服，每日 3 次

或　茵栀黄注射液　　　　10ml

10% 葡萄糖　　　　　500ml　　静脉滴注，每日 1 次

处方 2　适用于产后出血的防治，于分娩前 1 周使用

维生素 K_1，每次 10mg，肌内注射，每日 1 次

【简释】　① 治疗时给予考来烯胺口服，在到达肠内即可与胆汁酸产生结合，并且通过粪便排出体外，从而降低患者的血清胆汁浓度。当结合苯巴比妥类药一起使用时，可使黄疸消退和止痒效果更好。

② 此病若使用葡醛内酯和维生素 C、茵栀黄注射液，还可产生保肝利胆的作用。

③ 此外，本病还须注意不断监测孕妇宫内胎儿的情况，每天需要监测胎动，有必要时定期进行多普勒超声检查等，以根据患者的实际状况实施合理处理，必要时终止妊娠。

二、妊娠合并病毒性肝炎

【概要】　此病是指发生在妊娠中任何时期的急性病毒性肝炎，常被分

成甲型、乙型、丙型、丁型肝炎等。本病不但会严重危害孕妇，而且也传染和累及胎儿。患者主要表现为妊娠后肝炎显著加重，检测发现肝功能障碍和凝血因子缺乏，以至于发生弥散性血管内凝血（DIC），导致母亲和/或胎儿死亡。临床治疗原则与非妊娠期病毒性肝炎病例基本相同，主要目的是控制细菌和病毒性感染、保护肝脏和预防重大脏器发生出血等。

处方1　适用于预防性出血的治疗

维生素 K_1 10mg，肌内注射，每日 2 次，分娩前 1 周使用

或　维生素 K_1　　　　　　20mg
　　10％葡萄糖液　　　　 500ml ｜ 静脉滴注，临产后使用

　　缩宫素　　　　　　　　20U
　　10％葡萄糖液　　　　 500ml ｜ 静脉滴注，胎儿娩出后

处方2　适用于控制细菌感染的治疗

头孢唑林钠　　　　　　　1.0g
10％葡萄糖液　　　　　　20ml ｜ 静脉注射，每 8h 1 次，用前需皮试

处方3　适用于新生儿的免疫疗法

乙肝免疫球蛋白（HBIG）0.5ml，肌内注射，出生后 48h
乙型肝炎血源疫苗 30μg，肌内注射，出生后立即

【简释】①此病在肝炎的急性期，要与患者或其家属进行沟通，商讨本次妊娠母亲和胎儿是否安全的问题以及要不要立即采取终止妊娠的处理等。

②为了防止妊娠者产后大出血，于产前和产后均应当注射维生素 K_1，此药可参与并促进肝内凝血酶原合成，对抗华法林的作用；除此之外，还要准备好在分娩中有可能需要输注的新鲜血液。

③再则，为了避免发生胎盘剥离伤面出血，于分娩第 2 产程胎肩娩出以后开始注射缩宫素，且需要维持 12～24h。

④本病患者的感染控制治疗，要择优选用对肝脏损害较小的广谱抗生素治疗，比如头孢菌素类或氨苄西林等。

⑤现已经认为，乙型和丙型肝炎主要经由母婴传播而发病，故对于由此类患者产下的新生儿应及时采取相互配合的被动和主动免疫治疗。

三、妊娠合并心脏病

【概要】 这一向被认为是妊娠期发生的一种高危性疾病，其病死亡很高。主要见于生育年龄当中的一些心血管疾病，多合并有某种先天性和慢性瓣膜性心脏病，如妊娠前尚未被治愈或发现的二尖瓣狭窄或关闭不全等。导致本病于妊娠期发生死亡的原因主要是心力衰竭和严重感染性疾病。因此，一位生育期妇女在要求孕育宝宝之前，一定要进行一次极其全面的查体和心肺功能评估，并杜绝"带病"妊娠和分娩。本病治疗的基本原则是预防感染和及时纠正患者心功能不全。

处方 1　适用于第一产程消除紧张的治疗

哌替啶（杜冷丁），每次 50mg，肌内注射，立即

处方 2　适用于常规的有效控制感染治疗

青霉素钠 80 万 U，肌内注射，每 8h 1 次，用前需皮试

或　头孢西丁，每次 1.0g，肌内注射，每日 2 次，用前需皮试

或　头孢噻肟钠，每次 1.0g，肌内注射，每日 2 次，用前需皮试

处方 3　适用于强心和利尿的药物治疗

毛花苷 C（西地兰）　0.2mg ┐
50% 葡萄糖液　　　　20ml ┘ 缓慢静脉注射，立即；连用 3 天

接　呋塞米（速尿），每次 20～40mg，缓慢静脉注射，立即

处方 4　适用于胎儿娩出过后的重要防治

缩宫素，每次 10U，肌内注射，立即

加　庆大霉素，每次 8 万 U，肌内注射，每日 2 次

【简释】 ① 此药于分娩的第 1 产程中，应当消除患者的紧张情绪，必要时可给予哌替啶 50mg 或小量地西泮予以镇静。

② 为了有效防止细菌性心内膜炎和临产后感染，通常要求常规应用上述广谱抗生素治疗，其疗程不可少于 1～2 周，等待确证无感染征象时才可以停药。

③ 针对于出现心力衰竭者，须采取半坐卧位和及时吸氧，并取毛花苷 C 0.2～0.4mg 加至 50% 葡萄糖液 20ml 内缓慢静脉注射，必要时配合给予呋塞米 20～40mg 静脉注射，借此即能增加患者的心肌收缩力和降低心脏容量负荷。

④ 另外，产后患者使用缩宫素也有助于提高子宫平滑肌收缩以及减少产后恶露等。

四、妊娠高血压综合征

【概要】 此病简称为妊高征，是妊娠期的一种特定的危重疾病，主要表现为高血压、蛋白尿、水肿，严重时将发生抽搐和昏迷，通常在妊娠第 20 周以后开始发病。本病可分成轻、中、重度，重度妊高征又可称做先兆子痫或子痫。患者病情严重时，多伴发胎盘早剥、胎儿生长迟缓、孕妇急性心肾功能衰竭，甚至母亲和/或胎儿死亡。此病的治疗关键是做好孕妇产前检查和保健，定期测量血压及及时发现异常。一旦发生先兆子痫或子痫时，必须立即组织有关专家实施有效救治。

处方 1 **适用于轻中度病例的治疗**

苯巴比妥，每次 30mg，口服，每日 3 次

或 地西泮（安定），每次 2.5mg，口服，每日 3 次

处方 2 **适用于中重度病例的治疗**

25％葡萄糖液	20ml	缓慢静脉注射，不得少于 10min
25％硫酸镁液	20ml	

接 10％葡萄糖液	1000ml	静脉滴注，立即
25％硫酸镁	60ml	

或 25％硫酸镁	20ml	深部肌内注射，每 6h 1 次
2％利多卡因	1ml	

处方 3 **适用于控制子痫或惊厥的治疗**

地西泮，每次 10mg，肌内注射或静脉注射，立即

或 氯丙嗪	25mg	
哌替啶	50mg	缓慢静脉滴注，立即
异丙嗪	25mg	
10％葡萄糖液	500ml	

| | 加 | 低分子右旋糖酐 | 500ml | 静滴，每日1次，共5天 |
| | | 5%葡萄糖 | 1000ml | |

处方4　适用于血压升高明显时的降压治疗

卡托普利，每次12.5mg，口服，每日3次

或　硝苯地平，每次10mg，口服，每日3次

或　拉贝洛尔，每次100mg，口服，每日3次

或　5%葡萄糖液　500ml　静脉滴注，立即
　　肼屈嗪（肼苯哒嗪）40mg

【简释】　①此病使用补镁治疗，能使骨骼肌松弛、血管扩张，可以发挥较好的降低血压和解痉作用，有助于有效预防和控制子痫发作，但要慎用于已有严重心、肺疾病的患者。使用补镁期间也要密切观察呼吸次数、腱反射和排尿量等，以防止发生严重的不良反应等。

②给予镇静、冬眠疗法或降低血压治疗，也不宜太快或操之过急，并且注意结合合理的扩容治疗，借此来补偿因患者血压下降而导致的重要器官血液灌注不良。

③再则，对于妊高征患者还要根据充分估测的胎儿成活状况，待药物治疗血压得到稳定之后，考虑有必要尽早采取终止本次妊娠的措施；对已经确诊了的子痫患者，应当于血压被控制后6～12h以内采取终止妊娠的处理。

④此外，如果患者需要进行扩容治疗时，也要注意进行严密观察，以防输液量过大或过快而发生急性肺水肿和心力衰竭，必要时还应同时应用呋塞米进行利尿，呋塞米每次用量为20～40mg，缓慢静脉注射以帮助脱水和利尿。

五、妊娠合并肺结核

【概要】　肺结核是由结核杆菌感染引起的呼吸道传染病。妇女妊娠后通常会发生营养不良、肺活动度降低、机体免疫力下降，故易于导致结核感染和非活动期的肺结核复发等，而且等待妊娠将要分娩时还会使肺结核病情加重，由此，容易发生胎儿缺氧和营养不良或导致胎儿生长迟缓、死胎或早产等。此外，妊娠若合并严重的肺结核，在产前、分娩和产后均有可能把结核杆菌传染给婴儿。因此，在本病的治疗过程当中，既要及时给予抗结核病化疗，又应避免对于孕妇和胎儿可能造成的不良影响。

处方 1　用于妊娠早期 3 个月以内肺结核的治疗

　　异烟肼，每次 300mg，口服，每日 1 次或分 3 次服下

　　乙胺丁醇，每次 750mg，口服，每日 1 次

处方 2　用于妊娠早期 3 个月以后肺结核的治疗

　　异烟肼，每次 300mg，口服，每日 1 次

　　利福平，每次 0.45～0.6g，口服，每日 1 次

　　【简释】　① 通常认为，异烟肼和利福平联合应用的杀菌效果最好，但是在早孕头 3 个月以内的肺结核，只可选择口服毒副作用较小的异烟肼和乙胺丁醇治疗，必须禁止使用利福平。

　　② 长期应用异烟肼时，可加服维生素 B_6 每次 10mg、每日 3 次，以预防有可能发生的药物性周围神经炎。

　　③ 妊娠合并肺结核的治疗，通常不宜选用链霉素，若长时间应用该药很有可能导致新生儿听力障碍。

　　④ 使用乙胺丁醇的毒副作用主要是容易发生球后神经炎。

　　⑤ 再则，针对于接受抗结核病化疗的所有患者，均应当定期随访和复查肝、肾功能和白细胞分析。

六、产后宫缩无力症

　　【概要】　常以产后出血更为多见，它是指胎儿娩出后产道流血量超过 500ml，主要起因包括软产道损伤、宫缩无力、凝血功能障碍和胎盘出血等因素。通常认为，产妇宫缩无力是导致产后出血的重大原因。对此，应及时提供能增加子宫收缩的治疗措施。产后易于发生便秘，可能与分娩后腹压突然下降、胃肠肌张力降低、摄食减少与纤维素缺乏、产妇卧床和活动量减少有关。产后最初 24h 发生尿潴留，可能与妊娠期膀胱紧张度下降、分娩中膀胱受压、膀胱黏膜充血水肿、外阴部疼痛、排尿无力等因素有关。因此，针对产后各种各样并发症的处理，应具体情况具体分析，制定确实可行的治疗方法，同时注意不影响婴儿哺乳或发生较明显的不良反应等。

处方 1　适用于产后出血的缩宫疗法

　　缩宫素，每次 10U，肌内注射或宫体注射，立即

或　麦角新碱，每次 0.2mg，肌内注射，立即

接　10% 葡萄糖液　　　　500ml　｜

　　缩宫素　　　　　　　　20U　｜静脉滴注，立即

加　益母膏，每次 10ml，口服，每日 3 次

或　米索前列醇 200μg，舌下含服，立即

或　卡前列甲酯，每次 100mg，纳入阴道后穹

处方 2　**适用于对产后便秘的治疗**

酚酞（果导）片，每次 0.2g，口服，每日 2～3 次

或　芦荟胶囊，每次 1～2 粒，口服，必要时用

或　开塞露，纳入肛管，于排便前 10～15min 用药

处方 3　**适用于对产后尿潴留的治疗**

新斯的明，每次 1mg，肌内注射，立即

左氧氟沙星（利复星），每次 100mg，口服，每日 2 次

或　氧氟沙星（氟嗪酸），每次 100mg，口服，每日 2～3 次

【简释】　① 对于患者产后出血，需要在补充血容量、纠正休克的同时，及时给予缩宫素和麦角新碱治疗，二者均有增进子宫收缩的作用，但在胎盘尚未娩出前要禁用麦角新碱。此外，麦角新碱还有升高血压的作用，故在高血压或伴有严重心脏病时亦不宜使用。

② 产妇产后进食时，给予容易消化的流质食物，多饮水，并且要适当地下床活动。

③ 为预防产后便秘，如有必要可临时性使用某些润滑剂或缓泻药品治疗，如酚酞（果导）片或芦荟胶囊等。

④ 在产后 4～6h 就应鼓励产妇自行小便，确不能自行小便时也要采取辅助性方法帮助排尿，并且还要严格预防并发上行性尿路感染；若有必要时，再考虑采取 1～2 天的留置尿管持续性排尿治疗。

第七章

五官科疾病

第一节　眼　　科

一、急性结膜炎

【概要】　此病俗称红眼病，是由细菌、病毒侵害和物理化学等因素刺激引起的结膜炎症。患者出现结膜血管扩张、渗出和细胞浸润，患者可产生异物感、烧灼感或眼睑胀痛等。检查时发现结膜充血、水肿、分泌物增多、结膜下出血等，病情严重者还可触及耳前淋巴结肿大等。治疗时须及时消除病因、局部点滴眼药，仅在个别病例才需要配合实施全身性用药治疗。本病在急性期要禁止用敷料包扎患眼，以免使病情扩散。

处方 1　适用于急性细菌性结膜炎卡他期的治疗

　　　　0.3%诺氟沙星滴眼液，点双眼，每日 4～6 次

　或　0.5%四环素眼膏，点双眼，每日 3～4 次

　或　0.3%氧氟沙星滴眼液，点双眼，每日 3～6 次

　或　0.5%妥布霉素滴眼液，点双眼，每日 3～4 次

　加　红霉素，每次 0.5g，口服，每日 4 次，共用 4 天

　加　四环素，每次 0.5g，口服，每日 4 次，共用 14 天

处方 2　适用于流行性病毒性角结膜炎的治疗

　　　0.1%碘苷滴眼液，点双眼，每日 4～6 次

　或　0.1%阿昔洛韦滴眼液，点眼，每小时 1 次

　加　吗啉胍（病毒灵），每次 0.2g，口服，每日 3 次

　加　维生素 C，每次 0.2g，口服，每日 3 次

处方 3　适用于流行性出血性结膜炎的治疗

　　　0.1%利巴韦林眼液，滴眼，每日 4～6 次

　或　0.1%羟苄唑眼液，滴眼，每日 4～6 次

　或　4%吗啉胍眼液，滴眼，每日 4～6 次

　加　吗啉胍（病毒灵），每次 0.2g，口服，每日 3 次

　或　利巴韦林（病毒唑），每次 0.1g，口服，每日 3 次

　加　维生素 C，每次 0.2g，口服，每日 3 次

处方 4　用于迁延性或复发性病毒性结膜炎的治疗

　　　0.1%阿昔洛韦眼液，点眼，每小时 1 次

　接　干扰素眼液，点眼，每 4h 1 次

　加　吗啉胍（病毒灵），每次 0.2g，口服，每日 3 次

　加　维生素 C，每次 0.2g，口服，每日 3 次

处方 5　适用于包涵体性结膜炎的治疗

　　　0.1%利福平眼液，点双眼，每日 4～6 次

　或　0.4%洛美沙星滴眼液，点双眼，每日 3～4 次

　或　0.3%氧氟沙星滴眼液，点双眼，每日 3～6 次

　加　罗红霉素，每次 0.15g，口服，每日 3 次

　或　多西环素（强力霉素），每次 0.1g，口服，每日 2 次

处方 6　适用于淋菌性结膜炎的治疗

　　　0.4%庆大霉素滴眼液，点双眼，每日 3～6 次

　或　0.3%氧氟沙星滴眼液，点双眼，每日 3～6 次

　或　0.5%妥布霉素滴眼液，点双眼，每日 3～4 次

　加　多柔比星（阿霉素），每次 1.0g，口服，每日 2 次，共用
　　　7～10 天

【简释】 ① 结膜位于眼的前方表面，局部点入眼药的治疗浓度较高，可以获得比较满意的疗效。有条件时可采集结膜囊分泌物进行细菌培养及药敏试验，并根据药敏结果选择更为敏感的抗生素治疗。

② 目前，有些新型的喹诺酮类药物，比如诺氟沙星等，抗菌谱较广，对于大多数革兰阳性菌和革兰阴性菌均能产生较强的治疗作用，对于铜绿假单胞菌的抑杀作用更强。给予 0.3% 洛美沙星点眼，每次 1～2 滴，每日 3～4 次，即能抑杀感染的大肠杆菌、志贺菌属、变形杆菌、肠杆菌等；给予 0.3% 左氧氟沙星点眼，即可抑杀革兰阳性菌、金黄色葡萄球菌、表皮葡萄球菌、链球菌等；使用 0.3% 妥布霉素眼药水及眼膏涂眼，每日 4～5 次，治疗铜绿假单胞菌感染的效果也比较好。

③ 病毒性结膜炎，局部用药的浓度比较高，也应该以局部点眼治疗为主，可选用 0.1% 碘苷、0.1% 阿昔洛韦或 0.1% 利巴韦林等滴眼液点双眼，如阿昔洛韦在体内选择性经过被感染细胞的摄取，然后再转换成三磷酸化合物，从而抑制 DNA 病毒聚合酶并阻止其合成，对单疱病毒产生强大的治疗作用。又如，使用利巴韦林，能抑制单磷酸黄嘌呤核苷脱氢酶，能阻止病毒核酸的合成，故对 DNA 病毒及 RNA 病毒产生抑制作用，更适合对于那些流行性出血性结膜炎的治疗。

二、慢性结膜炎

【概要】 此病主要是因急性结膜炎迁延不愈或毒力不强病原体感染所致；其次是由于长时间使用眼睛、过度疲劳、屈光不正或睡眠不足引起的。因此，本病包括慢性感染性和慢性非感染性两大类。在治疗时首先要查明引发此病的原因，根据其病因和感染程度采用积极的综合性治疗措施。进行局部点眼治疗时，也应选择那些对局部刺激作用小或不产生痛感的眼药；对个别病例，有时还需要根据病情配合全身性给药治疗，如对过敏性结膜炎或春季卡他性结膜炎等。

处方 1　适用于慢性细菌性结膜炎的治疗

　　　　0.3% 诺氟沙星滴眼液，点双眼，每日 4 次

　或　0.5% 四环素滴眼膏，点双眼，每日 2 次

处方 2　适用于一般慢性非感染性结膜炎的治疗

　　　　0.5% 硫酸锌滴眼液，点双眼，每日 2 次

　或　2% 黄降汞眼药膏，点双眼，每日 2 次

处方3　适用于过敏性结膜炎的治疗

　　　　　0.5%可的松滴眼液，点双眼，每日4～6次

或　　0.1%地塞米松滴眼液，点双眼，每日4～6次

或　　0.3%氧氟沙星滴眼液，点双眼，每日3～6次

加　　氯苯那敏，每次4mg，口服，每日2次

或　　阿司咪唑（息斯敏），每次3mg，口服，每日2次

或　　异丙嗪（非那根），每次25mg，口服，每日2次

处方4　适用于春季卡他性结膜炎的治疗

　　　　　2%色甘酸钠滴眼液，点双眼，每日4次

或　　0.1%肾上腺素滴眼液，点双眼，每日4次

或　　妥布霉素/地塞米松（碘必殊）眼水，点眼，每日4～6次

加　　吲哚美辛（消炎痛），每次25mg，口服，每日3次

或　　阿司咪唑（息斯敏），每次3mg，口服，每日3次

　　【简释】　① 若为慢性细菌性结膜炎，可选用抗感染药物点眼，如0.3%诺氟沙星眼药水点双眼。

　　② 对屈光不正、用眼过度等原因所致的慢性结膜炎，若能及时消除原因，绝大多病例即可好转或很快治愈。

　　③ 针对过敏性或春季慢性结膜炎的患者，除需要及时去除病因，还应给予适当的抗组胺药和抗过敏药物治疗。

　　④ 绝大多数多极耐药菌株感染患者，都对诺氟沙星治疗敏感，可采取白日常规应用0.3%诺氟沙星滴眼液，每日4～6次点眼，晚间可以加用四环素眼膏涂眼。

　　⑤ 此外，0.1%硫酸锌滴眼液或黄降汞眼药膏，同时具有消炎、防腐和收敛的作用，使用此药有助于止痒和治疗眼睛干涩不适的症状。

　　⑥ 给予抗组胺药时，患者容易出现嗜睡和疲劳感，故应在驾驶车、船和高空作业人员中慎用。

　　⑦ 长期使用肾上腺糖皮质激素时，可诱发糖尿病、消化道溃疡、青光眼、白内障等疾病，对此，须注意全程跟踪复查和根据检查结果及时进行调整。

三、沙眼

　　【概要】　此病是由沙眼衣原体感染而引发的一种慢性传染性结膜炎，

病灶居于睑结膜上，产生表面粗糙不平的外观，酷似细"沙粒"状改变。大多为双眼患病，与污染物的直接接触和间接传染有关。在急性期，患者出现畏光、流泪、有异物感或发生黏液性分泌物增多；慢性期患者仅为眼睛发痒、异物感、干燥或烧灼感等；病情严重时也可发生眼睑红肿、结膜充血、弥漫性角膜上皮炎，甚至于致盲。检查时可见睑内翻、倒睫、慢性泪囊炎、睑膜乳头、角膜缘滤泡等。本病治疗应以局部用药为主，同时还要叮嘱患者养成良好的卫生习惯，在急性期禁食刺激性食物等。

处方 1　适用于急性期或严重沙眼的治疗

　　　　0.1%利福平滴眼液，点眼，每日 4～6 次

或　　15%磺胺醋酰钠滴眼液，点双眼，每日 6～8 次

或　　0.3%氧氟沙星滴眼液，点双眼，每日 6 次

或　　0.3%洛美沙星滴眼液，点双眼，每日 6 次

加　　0.5%四环素眼膏，点双眼，每晚 1 次

或　　0.5%红霉素眼膏，点双眼，每晚 1 次

处方 2　适用于慢性期沙眼的治疗

　　　　0.1%利福平滴眼液，点双眼，每日 4 次

或　　15%磺胺醋酰钠滴眼液，点双眼，每日 4～6 次

或　　5%新霉素滴眼液，点双眼，每日 4 次

或　　0.1%肽丁胺滴眼液，点双眼，每日 6 次

加　　0.5%四环素眼膏，点双眼，睡前 1 次

或　　0.5%红霉素眼膏，点双眼，睡前 1 次

或　　0.5%金霉素眼膏，点双眼，睡前 1 次

处方 3　可以配合使用的内服药品治疗

　　　　四环素，每次 0.25～0.5g，口服，每日 3 次

或　　多西环素（强力霉素），每次 0.1g，口服，每日 2 次

或　　复方磺胺甲噁唑（复方新诺明，SMZ），每次 2 片，口服，
　　　　每日 2 次

加　　维生素 A 25000U，口服，每日 2 次

加　　维生素 C，每次 0.2g，口服，每日 2 次

【简释】　① 对轻度和中度的沙眼患者，通常采取局部用药治疗即可，

治疗沙眼衣原体比较敏感的药物，主要包括磺胺醋酰钠、诺氟沙星、利福平、氯霉素、四环素之类的滴眼液。

②针对重症沙眼患者，比如睑结膜损害面积广、角膜血管翳较多，除了采取局部点药治疗外，还须配合给予金霉素、多西环素（强力霉素）和四环素等广谱抗生素口服治疗，但因用药时间不得少于3个月，亦须注意减少服药的毒副作用。

③对孕妇和8岁以下儿童，必须禁止长期使用四环素，而应改用红霉素或强力霉素进行治疗，以免导致胎儿畸形及儿童牙齿发育不良等。

④此外，在个别患者若使用复方磺胺甲噁唑（复方新诺明）治疗，还有可能发生过敏或胃肠道反应等，因而磺胺类药物禁用于妊娠、肾功能障碍或正在从事驾驶或高空作业的人员。

四、干眼症

【概要】 此病又叫角结膜干燥症，是因为泪液质量异常或动力学异常而导致泪膜稳定性下降，使患者出现眼部不适，如眼睛易于疲劳、出现干涩、有异物感，部分病例还有畏光、胀痛和眼睛发红表现。进行检查时，可见球结膜血管扩张、表面光泽欠佳、皱褶和增厚、在结膜穹隆部出现微黄色黏丝状分泌物等。本病的治疗重点在于控制内源性疾病，消除外源性刺激，重新建立眼睛表面的环境，抵制有可能出现的各种并发症。

处方1　适用于轻度或视屏终端性干眼症的治疗

　　　　人工泪液，滴双眼，每日4～6次

　或　奥视明滴眼液，点双眼，每日4～6次

　或　贝复舒滴眼液，点双眼，每日4～6次

　加　0.5%红霉素眼膏，涂双眼，入睡时1次

　加　维生素AD胶丸，每次2丸，口服，每日1次

处方2　适用于蒸发过强干眼症的治疗

　　　　人工泪液，点双眼，每日2次

　或　润舒滴眼液，点双眼，每日4～6次

　或　0.1%地塞米松滴眼液，点双眼，每日6次

　或　奥视明滴眼液，点双眼，每日4～6次

【简释】 ①通常认为，上皮性结膜干燥症可能是因维生素A缺乏所

致，因而治疗中需要适当地补充维生素 AD 胶丸治疗，可口服或采取深部肌内注射。然而，须注意的是，补充维生素 AD 不可操之过急或用量过大，以防产生急性或慢性脂溶性维生素中毒。维生素 AD 中毒患者可出现眼球突出、皮疹、脱发、视盘水肿、广泛游走性关节痛、肝脾肿大等。

② 实质性结膜干燥症，若为泪液分泌不足所致，可选择各种泪液替代液、人工泪液等点眼，与此同时，应局部应用各种有效的抗生素眼药水、软膏治疗，如润舒滴眼液、贝复舒滴眼液等，但是也要严防在临床中不切实际地滥用点眼药品。

③ 对重症水样眼液缺乏性干眼症患者，还要向眼科专家推荐尽早实施自体游离颌下腺移植术治疗。

五、疱疹性角膜炎

【概要】 就角膜炎来讲，指角膜由外源性或内源性致病因素引起的角膜上皮病变，主要包括损伤、基质水肿、细胞浸润甚或坏死的损害，从而成为一种非常严重的致盲性眼病。单纯疱疹性角膜炎可分成 3 种类型：树枝状或地图状角膜炎、盘状角膜炎、坏死性角膜基质炎。本病的治疗以应用抗病毒药为主，并结合一定的角膜保护性处理措施。对盘状角膜炎患者，适宜利用肾上腺糖皮质激素治疗。

处方 1　适用于树枝状或地图状角膜炎的治疗

　　0.1％碘苷（疱疹净）滴眼液，点双眼，每日 4～6 次

或　0.4％碘苷眼膏，涂双眼，每日 2 次

加　0.1％阿昔洛韦滴眼液，点双眼，每日 6 次

处方 2　适用于盘状角膜炎的治疗

　　0.1％阿昔洛韦滴眼液，点双眼，每日 4～6 次

　　1％泼尼松龙滴眼液，点双眼，每日 4 次

处方 3　适用于复发疱疹性角膜炎的治疗

　　0.1％阿昔洛韦滴眼液，点双眼，每日 4～6 次

接　干扰素滴眼液，点双眼，每日 4～6 次

加　阿昔洛韦，每次 0.2g，口服，每日 4 次

加　聚肌胞注射液 0.5ml，球结膜下封注，隔日 1 次

【简释】 ① 此病应采取局部用药治疗为主，口服药和物理治疗为辅。

② 给予碘苷点眼治疗，对树枝状角膜炎的效果较好，而治疗慢性溃疡实质层疱疹性角膜炎的效果较差。

③ 与此相反，应用阿昔洛韦治疗上皮性和实质性疱疹病毒性角膜炎都比较好，并且能够降低本病的复发率，如果选择二药配合交替使用，可每间隔60min将二药分别交替性点眼1次。

④ 树枝状或地图状角膜炎，一定要禁止使用肾上腺糖皮质激素。

⑤ 对于盘状角膜炎，须在给予抗病毒药治疗的同时使用1%泼尼松龙滴眼液点眼，每日3~4次。

⑥ 应避免因使用肾上腺糖皮质激素可能发生的不良反应，诸如诱发青光眼及白内障等。再则，在肾上腺糖皮质激素用药期间不应突然停药，以防停药过快而导致本病复发或加重。

⑦ 若本病急性期和病情加重时，还需要加用阿托品来预防有可能产生的虹膜睫状体炎等。

六、角膜溃疡

【概要】 角膜炎处理不当，极容易导致角膜溃疡、角膜穿孔、虹膜睫状体炎、全眼球炎等。因此，角膜溃疡本身也主要是因为感染引起，例如细菌、真菌和病毒的直接感染。一般而言，细菌或真菌感染多与眼外伤有关，病毒性角膜溃疡时常存在上呼吸道感染病史。患者治疗时，重点在于防止其致盲，并且要根据不同病原体选用更敏感的抗菌药物治疗，如果发生失明时，可以考虑推荐角膜移植术治疗。

处方1 **适用于葡行性角膜溃疡的治疗**

庆大霉素，每次2万U，球结膜下注射，隔日1次；酌情后续

0.3%氧氟沙星眼药水，点眼，每日4~6次

0.5%妥布霉素滴眼液，点眼，每日4~6次

1%阿托品滴眼液，点眼，每日3次

处方2 **适用于铜绿假单胞菌性膜溃疡的治疗**

妥布霉素，每次20mg，球结膜下注射，隔日1次

0.2%多黏菌素B滴眼液，点双眼，每日4~6次

或 0.5%妥布霉素滴眼液，点眼，每日4~6次

加　1%阿托品滴眼液，点眼，每日 3 次

处方 3　适用于真菌性角膜溃疡的治疗

咪康唑（大扶康）　400mg
生理盐水　　　　　250ml ｝静脉滴注，每日 3 次

或　酮康唑，每次 0.2g，口服，每日 2 次

或　1%克霉唑眼膏，点眼，每小时 1 次

加　1%阿托品滴眼液，点双眼，每日 6～10 次

处方 4　适用于深层角膜基质炎的治疗

2.5%泼尼松龙 0.5ml，球结膜下注射，每周 2 次

加　妥布霉素/地塞米松（点必舒）滴眼液，点眼，每2h 1 次

加　1%阿托品滴眼液，点眼，每日 3 次

【简释】　① 角膜位于眼球前表面，局部用药浓度高，一般不需要全身用药，甚至于给患者全身用药的疗效也不一定好，因为角膜自身血管少，药液不易于到达，也不利于炎症的愈合。

② 在条件许可的情况下，可以实施球结膜下注射，并借此采集眼部分泌物进行细菌培养和药敏试验，依据细菌的药敏试验结果选用相对的敏感抗生素治疗。

③ 对葡行性角膜溃疡，宜选用广谱抗生素如 0.3%氧氟沙星、0.3%妥布霉素等进行点眼治疗，于急性期最好是每 15～30min 点一次药，临睡前再加涂点妥布霉素眼膏治疗。

④ 对铜绿假单胞菌性角膜溃疡，宜选用多黏菌素 B、妥布霉素频繁点眼，或行结合球结膜下注射，一般认为多黏菌素治疗铜绿假单胞菌的效果更好，也不容易产生耐药性。

⑤ 为了及时防止葡萄膜炎的发生，还需要选用阿托品予以扩瞳。

⑥ 应该注意的是，有些药物也可能导致较为明显的毒副性作用，尤其是那些用于抗真菌感染治疗的药品，如咪康唑、酮康唑、克霉唑等，用药后可出现瘙痒、腹痛、恶心呕吐、头疼、皮疹、肝功能改变、肝炎等。

⑦ 此外，当患有真菌性角膜炎时，须禁忌使用肾上腺糖皮质激素类药品。

七、老年性白内障

【概要】　白内障是对于晶状体浑浊的统称，先天性、后天性的因素均

能发生，主要病因是代谢性疾病和眼部外伤等。目前，老年性白内障的病例逐渐增多，多在中老年以后发病，80 岁以上老年人的发病率几乎达到 100%，这与老年期过后的晶状体退行性改变加速有关。最初患者多表现为眼前固定不动的黑影及不断进行性加重，出现无痛性视力下降和屈光改变等。此病分为皮质性、核性和后囊下性 3 类，老年性白内障以皮质性最为常见，在治疗过晚时，本病过熟也可导致溶解性青光眼和晶状体蛋白过敏性葡萄膜炎。早期若患者视力影响不重，可暂时试用药物防治；一旦造成视力明显下降而影响工作和生活时，则需要采取人工晶体置换手术治疗。

处方 1　可以试用的滴眼药物治疗

　　　　吡诺可辛（白内停），点双眼，每日 4～6 次
　或　法可林滴眼液（法可灵），点双眼，每日 4～6 次
　或　4% 谷胱甘肽眼液，点双眼，每日 4～6 次
　或　奥视明滴眼液，点双眼，每日 4～6 次

处方 2　可以试用治疗的内服药物

　　　　维生素 C，每次 0.2g，口服，每日 3 次
　　　　维生素 E，每次 100mg，口服，每日 3 次
　或　复合维生素 B，每次 2 片，口服，每日 2 次
　加　葡萄糖酸锌，每次 10mg，口服，每日 2 次
　加　苄吲酸-赖氨酸，每次 0.5g，口服，每日 3 次

【简释】　① 此病的形成与氧化作用密切相关，体内自由基改变为导致晶状体氧化变性的重要起因，治疗中可以选用某些滴眼药点眼和口服各种自由基清除剂，如维生素 C、维生素 E 等。但是，尽管采取此类措施处理仍不能阻止该病发展至成熟后而需要进行手术的结局。因此，认为现有一些药物保守治疗，也只能是有益于延缓该病一时的发展。

　　② 使用吡诺可辛（白内停）点眼，可以与其有可能导致老年性白内障醌类物质产生竞争，它能竞争与晶状体水溶性蛋白的结合部位。

　　③ 谷胱甘肽将有助于使氧化物还原，并调节或维持晶状体的正常新陈代谢。

　　④ 此外，本病需要及时发现和治疗某些老年全身性代谢性疾病，例如动脉硬化、糖尿病、营养缺乏症等，采取积极恰当的病因治疗。

八、青光眼

【概要】　此病通常是因病理性眼压升高而引起的视盘血流灌注不良，产生视神经萎缩并视野缺损，最终将导致患者的严重视力障碍。本病分成原发性、继发性和先天性 3 类；原发性青光眼可再细分为闭角型和开角型两种。导致青光眼的起因极其复杂，可能跟遗传、炎症、药物或情绪等诸多因素有关。急性闭角型青光眼以 50 岁以上老年女性更为多见，眼压突然升高、疼痛、视力下降，伴头痛和"虹视"现象等，为眼科的重要急症之一；急性开角型青光眼虽有眼压升高，但其房角一向是开放着的，患者可出现渐进性视力下降、眼压升高、视野缺损以及眼底视神经乳头下陷等。药物治疗时，可根据不同类型选用抑制房水生成、促进房水排出、保护视神经功能的具体措施进行处理；同时还应叮嘱患者保持良好心态，不要发生过度兴奋、紧张、焦虑和悲伤等，严格控制饮水量和禁止暴食暴饮，慎用咖啡等。对于原发性闭角型青光眼，宜尽早进行眼科手术治疗。

处方 1　适用于急性闭角型青光眼的治疗

　　　　1% 毛果芸香碱（匹罗卡品），点眼，每 10min 1 次

　或　0.5% 噻吗洛尔滴眼液，点眼，每日 2～3 次

　或　0.5% 贝特舒滴眼液，点眼，每日 2～3 次

　或　卡替洛尔（美开朗）眼水，点眼，每日 2～3 次

　加　20% 甘露醇，每次 200～400ml，快速静脉滴注，立即

　或　50% 甘油盐水，每次 100ml，口服，每日 2 次

　或　乙酰唑胺（醋氮酰胺），每次 0.25g，口服，每日 3 次

处方 2　适用于慢性闭角型青光眼的治疗

　　　　1% 毛果芸香碱（匹罗卡品）眼药，点眼，每日 2 次

　或　0.5% 贝特舒滴眼液，点眼，每日 2 次

　或　0.5% 噻吗洛尔滴眼液，点眼，每日 2 次

　或　卡替洛尔（美开朗）眼液，点眼，每日 2～3 次

　加　知柏地黄丸，每次 9g，口服，每日 3 次

　或　乙酰唑胺（醋氮酰胺），每次 0.25g，口服，每日 2 次

处方 3　适用于原发性开角型青光眼的治疗

　　　　拉坦前列素（适利达）滴眼药，点眼，每日 1 次

或　1%毛果芸香碱（匹罗卡品）眼药，点眼，每日 1 次

或　1%布林佐胺滴眼液，点眼，每日 2 次

或　0.5%噻吗洛尔滴眼液，点眼，每日 2～3 次

或　卡替洛尔眼水，点眼，每日 2～3 次

加　乙酰唑胺（醋氮酰胺），每次 0.25g，口服，每日 2 次

或　碳酸氢钠片（小苏打），每次 0.5g，口服，每日 3 次

加　维生素 B_1，每次 20mg，口服，每日 3 次

处方 4　适用于青光眼睫状体炎的治疗

0.5%噻吗洛尔滴眼液，点眼，每日 2～3 次

或　1%地匹福林滴眼液，点眼，每日 3 次

或　0.1%双氯芬酸滴眼液，点眼，每日 3～4 次

加　吲哚美辛（消炎痛），每次 25mg，餐后服，每日 3 次

或　氯芬那酸（氟灭酸），每次 0.2g，餐后服，每日 3 次

加　知柏地黄丸，每次 9g，口服，每日 3 次

【简释】　① 此病可使用功能比较强大的甘露醇或甘油盐水进行脱水治疗，能于短期内提高患者的血浆渗透压，促使眼组织中，尤其是能将玻璃体内水分拉入到血液内，从而减少患者的眼内容量，尽快降低本病的眼压，但是甘油制剂须禁用于糖尿病患者，因本品大部分可经肝脏转化成葡萄糖、糖原等，极有可能导致患者血糖上升。

② 乙酰唑胺能发挥针对碳酸酐酶的特异性抑制作用，以及能抑制和减少房水的形成，从而降低本病的眼压；若长期服用可引起手足、口唇发麻，食欲不振，尿路结石，肾绞痛，血尿，低血钾及代谢性酸中毒等，有时需要结合补钾治疗。闭角型青光眼患者，绝不可单独依靠本品降低眼压的一般性处理，还需要加用缩瞳药或者及时选择进行眼科手术治疗，以防耽误病情，致使房角发生粘连和失明。

③ 由于慢性闭角型青光眼自觉症状和眼压升高不像急性闭角型青光眼那么严重，因而点用降低眼压的眼药无需太过于频繁使用。

④ 毛果芸香碱（匹罗卡品）滴眼液，对于开角型青光眼患者，具有刺激睫状肌收缩、牵引巩膜突或小梁网、减少房水外流阻力的作用，但该药也可引起诸如眼部不适、视物模糊、近视加深之类的副作用。

⑤ 使用噻吗咯尔治疗，能抑制本病的房水生成、降低眼压，对开角型病

变的效果较好，具有见效快、副作用小、不影响瞳孔大小的特点。

⑥ 此外，也须注意，当使用碳酸酐酶抑制药乙酰唑胺时，仍有部分病例可发生视物模糊、眼部不适、异物感及眼部充血等不良反应。

九、脉络膜视网膜炎

【概要】　此病是指眼底脉络膜炎并发视网膜累及的病变，常被分为感染和非感染的不同类型，前者可见于结核、梅毒和疱疹病毒感染等，后者或许是因自身免疫反应或遗传性退行性疾病所致。治疗时必须注意改善患者视网膜的营养、加强免疫功能的调节，并且依据不同分型的病原体感染及早选用有效的抗感染药治疗，例如，对结核病患者可给予链霉素和异烟肼等进行化疗，对感染期梅毒应采用青霉素类抗生素来驱除梅毒，对疱疹病毒感染宜使用抗病毒药治疗。此外，针对病因不明而出现免疫反应的病例，还需要提供肾上腺糖皮质激素治疗，如给予泼尼松龙口服等。

处方 1　适用于一般病人的对症治疗

　　　　1%三磷腺苷滴眼液，点眼，每日 4～6 次

　　或　珍珠明目滴眼液，点眼，每日 4～6 次

　　　　维生素 B_1，每次 30mg，口服，每日 3 次

　　　　维生素 C，每次 0.2g，口服，每日 3 次

　　　　维生素 A，每次 5000U，口服，每日 3 次

　　　　肌苷片，每次 0.2g，口服，每日 3 次

　　　　曲克芦丁（维脑路通），每次 0.3g，口服，每日 3 次

处方 2　适用于发生免疫反应时的治疗

　　　　1%阿托品滴眼液，点眼，每日 1～2 次

　　或　泼尼松龙（百力特）眼药水，点眼，每日 3 次

　　　　泼尼松龙，每次 60mg，口服，每日 1 次

【简释】　① 此病首先应是控制各种不同原因的感染，尤其是各种病毒性感染。

② 口服泼尼松龙治疗时，注意不可以突然停药，以防导致患者的病情加重或复发。

③ 另外，在患有眼前部葡萄膜炎时，只限于改换为局部应用肾上腺糖皮质激素和阿托品滴眼液进行点眼治疗。

④ 据相关文献报道，当患者存在明显的激素禁忌证或治疗不敏感时，也可酌情应用其他免疫抑制药，如给予环磷酰胺，每次 50mg 口服，每日 3 次，或将环磷酰胺 0.2g 加入生理盐水 40ml 内进行缓慢静脉注射，每日 1 次，连用 7 天后再改成口服给药。本品通过抑制和杀灭免疫细胞而发挥免疫功能抑制作用，常见不良反应为白细胞减少、中毒性膀胱炎、脱发、肝功能损害、恶心、呕吐、厌食等，故在用药期间要定时复查肝肾功能和血常规、尿常规等。

十、视神经乳头炎

【概要】 此病指是由炎症所累及的眼底视盘或球后视神经，常被分为视盘炎和视神经炎，时常见于脑膜炎、肺炎，长时间大量烟、酒中毒，以及某些脱髓鞘疾病等。严重时表现为视物模糊、头痛，甚至出现视力下降。本病的治疗主要是采取控制感染和给予肾上腺皮质激素以及进行对症处理。

处方 1　适用于控制感染和使用激素的治疗

　　　青霉素钠，每次 80 万 U，肌内注射，每日 2 次，用前需皮试

或　罗红霉素，每次 0.15g，口服，每日 3 次

或　多西环素（强力霉素），每次 0.1g，口服，每日 2 次

或　曲克芦丁（维脑路通），每次 0.3g，口服，每日 3 次

加　泼尼松龙，冲击治疗每次 60mg，口服，每日 1 次；连用 7～10 天，酌情减停

处方 2　适用于改善微循环和补充局部营养的治疗

　　　地巴唑，每次 20mg，口服，每日 3 次

　　　维生素 B$_1$，每次 10mg，口服，每日 3 次

　　　三磷腺苷（ATP），每次 20mg，口服，每日 3 次

　　　肌苷片，每次 0.2g，口服，每日 3 次

【简释】 ① 此病必须戒除烟酒。

② 抗感染治疗首选青霉素或头孢菌素类抗生素，并结合大剂量肾上腺糖皮质激素治疗，如给予泼尼松龙，每次 40～50mg 口服，每日 1 次，须注意在停药之前逐渐减少剂量。此外，必要时也可给予 2.5％泼尼松龙 1ml 实施眼后筋膜囊下或球后封注治疗。

③ 为了增进患者眼底局部血液循环和营养，宜酌情应用扩血管药物。诸

如给予曲克芦丁每次 0.2g 口服，每日 3 次；或给予地巴唑每次 20mg 口服，每日 3 次；以及为患者补充大剂量维生素 B_1、肌苷、三磷腺苷（ATP）等神经营养药。

十一、眼外伤

【概要】 临床中眼外伤极为常见，其病因也极其繁多。本节仅就热烧伤和酸碱性烧伤而提供某些常规的治疗方案和药物处方。热烧伤主要见于因为铁水、沸水等高温液和火焰引起的眼部灼伤，治疗时首要的是终止与现场致伤物质的接触，防止发生继发性感染与促进伤面愈合。酸碱性烧伤通常是指诸如硫酸或氢氧化钠等化学物质直接与眼部接触而引起的烧伤，多发生在化工厂、实验室、施工现场等地。化学性物质产生烧伤的程度主要取决于该物质的种类、浓度、剂量、作用方式、接触时间和面积等，患者可表现为眼部疼痛、流泪、红肿、异物感，部分患者还会出现视力下降等。如不及时处理或处理不当，随着病情的进展极有可能丧失抢救机会，最终导致完全失明。因此，抢救时须争分夺秒、科学有序进行，宜就地取材，条件一时不许可时也不能只在"等、靠、要"而延误伤情。

处方 1　适用于眼热烧伤的治疗

　　维生素 A，每次 2.5 万 U，口服，每日 2 次

　　0.3％诺氟沙星滴眼液，点双眼，每日 4 次

　　1％阿托品滴眼液，点眼，每日 3 次

　或　重组牛碱性成纤维细胞生长因子（贝复舒）滴眼液，点眼，每日 3 次

　加　0.5％四环素眼膏，睡前涂眼，每日 1～2 次

处方 2　适用于眼酸碱烧伤的治疗

| 自体血液 | 0.3ml | 混匀后球结膜下封注，每周 |
| 维生素 C | 0.5ml | 1 次 |

　　维生素 A，每次 2.5 万 U，口服，每日 1 次

　　0.3％诺氟沙星滴眼液，点双眼，每日 3 次

　或　1％阿托品眼滴眼液，点双眼，每日 3 次

　或　10％枸橼酸钠滴眼液，点双眼，每日 3 次

　加　0.5％四环素眼膏，点双眼，每日 2 次

处方3　适用于眼紫外线损伤的治疗

　　0.5％丁卡因滴眼液，点眼，每日2次

　　0.3％诺氟沙星滴眼液，点双眼，每日4～8次

　　0.5％四环素眼膏，点双眼，每日2次

处方4　适用于眼损伤的抗感染治疗

　　头孢拉定，每次0.5g，口服，每日2次

或　多西环素（强力霉素），每次0.1g，口服，每日2次

　　【简释】　① 此病给予维生素A、维生素E治疗，可以加强和改善角膜上皮营养，促进角膜创面愈合。

　　② 烧伤病情严重、结膜缺血时，可经球结膜下注入患者自体血液治疗，以增进被烧伤后组织的再生；有时还也可原剂酌情给予肝素375U（0.3ml）进行球结膜下封注，每周1～2次，此法有助于溶解伤后角膜缘血栓以及疏通或改善四周组织微循环。

　　③ 为了防治虹膜睫状体炎，有必要时可使用阿托品滴眼液进行扩瞳治疗。

　　④ 对酸性烧伤要选碱性药液冲洗、点眼或进行球结膜下注射；对碱性烧伤应选用酸性药物冲洗、点眼或给予维生素C球结膜下注射。

　　⑤ 为加强烧伤后继发性感染的防治，宜及时选择诺氟沙星、四环素等抗生素治疗，如四环素每次0.5g口服，每日3～4次。

　　⑥ 对早期石灰烧伤的患者，使用2％依地酸二钠进行治疗，以便促使钙从角膜中的游出；再则，本药还会产生胶原酶抑制作用，故能起到防治自体组织破坏和扩散的效果。

　　⑦ 在烧伤早期或后期可选用少量肾上腺糖皮质激素治疗，此药能够减少局部渗出、水肿以及斑痕形成；但是，在烧伤中期必须禁用糖皮质激素，并且防止该药激活胶原酶而有可能加重角膜溃疡或穿孔，进而导致患者失明。

　　⑧ 患者严重的眼部紫外线"打伤"，常表现为剧烈头痛、畏光、流泪等，对此，需要临时使用地卡因麻醉伤后裸露的神经末梢予以镇痛，或是采取另外措施并加强对症处理。

第二节　耳部常见疾病

一、外耳道炎

　　【概要】　此病是指外耳道皮肤和皮下组织的炎症，有时也可形成外耳道疖

等。外耳道疖是因毛囊或皮质脂化脓感染引起。常将外耳道炎分为细菌感染、真菌感染以及湿疹性病变等。在本病急性期患者可出现耳道疼痛，并在张口或按压耳屏时导致疼痛加剧，同时伴发热和全身不适等症状。急性期患者表现为外耳道发痒或不适，常有少量液体流出。治疗时可根据此病的不同类型选用抗生素、抗真菌或者抗过敏的药物，必要时还可采取辅助的超短波或紫外线理疗。

处方 1　适用于细菌感染病例的治疗

　　　　琥乙红霉素（利君沙），每次 0.25g，口服，每日 3 次

　或　阿莫西林胶囊，每次 0.25g，口服，每日 3 次

　或　头孢拉定，每次 1.0g，口服，每日 3 次，连用 7 天

　或　罗红霉素，每次 150mg，口服，每日 2 次，连用 5 天

　加　10%鱼石脂甘油，涂于局部，每日 3 次

　或　2%酚甘油，涂于局部，每日 3 次

处方 2　适用于真菌感染病例的治疗

　　　　酮康唑，每次 0.2g，口服，每日 2 次

　　　　3%水杨酸酒精，滴耳，每日 3 次，连用 7～10 天

　或　咪康唑（达克宁）乳膏，涂耳，每日 2 次，连用 7～14 天

　或　特比萘芬乳膏（兰美抒），涂于耳内，每日 2 次，连用 7～
　　　　14 天

处方 3　适用于湿疹性病变的治疗

　　　　西替利嗪，每次 10mg，口服，每日 1 次，连用 5～7 天

　或　氯苯那敏（扑尔敏），每次 4mg，口服，每日 3 次

　加　皮炎平软膏，涂外耳道，每日 3 次，连用 7～10 天

　或　氧化锌软膏，涂外耳道，每日 3 次，连用 7～10 天

【简释】　① 外耳道疖肿已经成熟但未穿破时，可采取切开排脓或引流。
② 若患者疼痛较为剧烈时，还可加服一般性镇静和镇痛药物治疗。
③ 如果外耳道炎症经久不愈时，还须注意排出坏死性病变和混合的感染；对罹患糖尿病者，应及时采用更为积极的治疗措施。

二、非化脓性中耳炎

【概要】　此病指以鼓室积液和听力下降为重要特征的一种非化脓性炎

症，患者主要表现耳部胀痛、耳鸣、听力下降的一般症状。本病治疗在于积极寻找和治疗与其相关的病因，以及加强对症处理。

处方1　可以试用口服药品的治疗

　　　　氯苯那敏（扑尔敏），每次4mg，口服，每日3次

　　　　阿莫西林（阿莫仙），每次0.5g，口服，每日3次

　　或　酮康唑，每次0.2g，口服，每日2次

处方2　经常选用的局部外用药治疗

　　　　3%过氧化氢（双氧水），清洗耳道，每日3次

　　　　1%麻黄碱滴鼻液，滴鼻，每日3次，连用7～10天

　　　　泼尼松片，每次30mg，口服，每日1次

【简释】　① 此病应当积极寻找和治疗与本病相关的病因。

② 若患者发生鼓室积液时，必须及时实施鼓膜穿刺抽液和注药治疗。

三、化脓性中耳炎

【概要】　此病指发生在中耳黏膜的化脓性炎症，可分为急性和慢性两种。本病在儿童期发病居多，主要是致病菌经由耳咽管向中耳传入而产生的感染。常见致病菌为肺炎球菌、溶血性链球菌、流感杆菌、葡萄球菌、铜绿假单胞菌、厌氧菌等感染。患者表现为耳痛、听力减退、流脓，脓液排出后可使疼痛减轻，同时伴发热、乏力等全身症状；局部检查可见鼓膜充血、膨隆、穿孔、耳内脓血分泌物；血细胞分析可显示白细胞总数与多形核细胞增多。治疗时主要采取足量有效抗生素控制感染，必要时宜进行鼓膜切开术和引流，并注意积极防治各种鼻咽部疾病等；同时也须防止今后复发。

处方1　适用于急性球菌类感染的治疗

	青霉素钠	360万U	静脉滴注，每日2次，用前
	生理盐水	250ml	需皮试
或	头孢拉定	2.0g	静脉滴注，每日2次，连用
	生理盐水	250ml	7天，用前需皮试

　　加　3%过氧化氢，清洗耳道，每日3次，连用7天

　　加　氧氟沙星滴耳剂，滴耳，每日3次，连用7天

处方 2　适用于急性杆菌类感染的治疗

氨苄西林	0.5～1.0g	静脉滴注，每日 2 次，用前
生理盐水	250ml	需皮试

或	头孢呋辛	1.5g	静脉滴注，每日 2 次，连用
	生理盐水	250ml	7 天，用前需皮试

加　3％过氧化氢，清洗耳道，每日 3 次，连用 7 天

加　氧氟沙星滴耳剂，滴耳，每日 3 次，连用 7 天

处方 3　适用于急性鼓膜穿孔前的治疗

头孢拉定，每次 0.5g，口服，每日 3 次

3％酚甘油，每次 4 滴，点耳，每日 3 次

或　0.25％氯霉素滴耳液，滴耳，每日 3 次

处方 4　适用于慢性化脓性中耳炎的治疗

0.3％氧氟沙星滴耳液，滴耳，每日 2 次

或　3％过氧化氢，冲洗耳道，每日 3 次

或　2.5％氯霉素甘油，滴耳，每日 3 次

【简释】　① 急性期病人，如果发生穿孔，须立即停用 2％酚甘油，以防本药与脓液混合后释放苯酚而腐蚀到鼓室黏膜。

② 针对全身和局部症状较重、鼓膜明显凸起、穿孔小脓液引流不畅时，若经抗感染治疗仍然耳痛和高热不退时，须尽早考虑采取鼓膜切开引流术治疗。

③ 本病局部用药之前，一定要彻底清洗外耳道和鼓室脓液，尽量不要把粉剂和有色药品误注入鼓室，并禁忌使用耳毒性药液滴耳，防止出现各类严重的并发症。

④ 此外，当青霉素类抗生素过敏时，可改用大环内酯类药物治疗，但必须慎重使用可引发内耳毒性的氨基糖苷类抗生素。

四、乳突炎

【概要】　乳突是位于耳后方颞骨突起的气房黏膜和骨性组织，患者一旦发生化脓性中耳炎时很容易产生继发性感染，从而导致各种类型的乳突炎。急性乳突炎主要表现为耳深部剧痛、乳突红肿和压痛、听力下降，伴高热和

头痛等。局部检查时，可见耳后方乳突稍加外突和明显压痛，对此也可借助于 X 线和 CT 扫描检查帮助确诊。本病的治疗是以及时控制感染、通畅引流和消除病灶为主，可选择适当时机实施耳科手术治疗。

处方 1　适用于急性乳突炎的治疗

青霉素钠	360 万 U	静脉滴注，每日 2 次，用前需皮试；注意适当延长用药时间
生理盐水	250ml	
或　头孢呋辛	1.5g	静脉滴注，每日 2 次，连用 7 天，用前需皮试
生理盐水	250ml	
或　头孢噻肟	2.0g	静脉滴注，每日 2 次，连用 7 天，用前需皮试
生理盐水	250ml	

处方 2　适用于急性乳突炎的综合治疗

复方磺胺甲噁唑（复方新诺明），每次 2 片，口服，每日 2 次，连用 10 天

头孢克洛，每次 0.25g，口服，每日 2 次，连用 10 天

3％过氧化氢（双氧水），冲洗耳道，每日 3 次

氧氟沙星滴剂，滴耳，每日 3 次，连用 7 天

【简释】　① 急性乳突炎的抗感染治疗，敏感抗生素的用量需要够大、疗程够长，旨在防止治疗效果不明显或耐药后复发的产生。

② 另外，此病患者很容易使感染扩散而累及颅骨和脑，从而产生化脓性脑膜炎或脑脓肿等。

③ 在治疗时，须禁忌滴入有耳毒性的药物。

④ 过敏者或孕妇禁服复方磺胺甲噁唑（复方新诺明）。使用磺胺药时最好是给予适量碳酸氢钠片同服。倘若长时间服用，要定时复查肝、肾功能和尿液分析。

⑤ 医疗条件许可时，对本病还须建议患者或亲属尽早采取耳科手术治疗。

五、梅尼埃病

【概要】　此病是发生在内耳的一种非炎性病变，其病因并不明确，可能与内耳膜迷路积水有关。多数患者主要表现为突发性眩晕伴恶心、呕吐、

波动性耳聋、耳鸣和耳胀等，检查时显示鼓膜正常，进行电侧检查多有感音神经性耳聋，重振试验阳性，甘油试验阳性。若反复发生旋转性眩晕时，每次发作大致为十余分钟至数个小时；患者在发作间歇期内，上述症状不明显或可能消失。本病的基本治疗原则包括卧床休息，采取低盐与低脂饮食，加强心理康复，减少患者心理负担；使用药物治疗主要以调节自主神经功能、改善迷路微循环、清除或减轻迷路积水为主，其次是加强止吐、补充液体、纠正水及电解质失衡等对症处理。

处方 1　**适用于解除迷路水肿的治疗**

　　　　氟桂利嗪（西比灵），每次 10mg，口服，每日 1 次，连用
　　　　5～10 天

　　　　维生素 B_1，每次 10mg，口服，每日 3 次

　　　　三磷腺苷（ATP），每次 20mg，口服，每日 3 次

　或　桂利嗪（脑益嗪），每次 0.2，口服，每日 3 次

　或　山莨菪碱（654-2），每次 10mg，肌内注射，每日 2 次，
　　　　连用 6 天

　或　山梨醇 250ml，快速静脉滴注，每日 1～2 次，连用 3～
　　　　4 天

处方 2　**适用于本病对症治疗的处理**

　　　　硝西泮，每次 5mg，口服，每日 2 次

　或　地芬尼多（眩晕停），每次 2 片，口服，每日 3 次

　或　茶苯海明（乘晕宁），每次 50mg，口服，每日 3 次

　或　地西泮（安定），每次 2.5mg，口服，每日 2 次

　或　氯噻酮片，每次 50mg，口服，每日 1 次

　或　50%葡萄糖液　　　60ml ｜ 静脉注射，每日 2 次，连用
　　　　维生素 B_6　　　　100mg ｜ 3 天

　接　地塞米松，取 10mg 加入滴壶中静脉滴注，每日 1～2 次，
　　　　连用 3 天

　加　谷维素，每次 20mg，口服，每日 3 次

【简释】　① 此病对于采取药物保守治疗的效果比较明显，尚能奏效的基本方案是联合使用镇静药、血管扩张药、抗胆碱药和及其对症处理的综合

治疗措施。

②发作时患者口服药物治疗比较困难，通常需要及时改换肌内注射或静脉注射给药。

③呕吐显著时除使用维生素 B_6 外，还可给予甲氧氯普胺（胃复安）每次 10mg 肌内注射，以减轻呕吐症状和腹部不适等。

④本病发作期一定要叮嘱患者卧床休息，选择高蛋白、低脂、低盐饮食。

⑤倘若患者频繁发作而药物治疗无效时，应在查清病因后尽早采取与此相适应的手术治疗。

第三节　鼻部的常见疾病

一、鼻前庭炎与鼻出血

【概要】　鼻前庭炎为鼻腔前部空间皮肤的炎症，若伴前庭毛囊发炎时，可导致疖肿或化脓等。主要起因是由于鼻腔内分泌物刺激、有害气体或粉尘刺激以及患者有"挖鼻"习惯而引发的损伤。鼻出血是一种更加常见的鼻部临床症状，大多数是因为鼻腔内发炎、干燥或小血管扩张而破裂后引起出血，其次也可见于患者全身性血凝机制障碍所致。鼻出血部位多位于鼻中隔前下方，出血量较大时也可以导致贫血或者出血性休克等。

处方1　**适用于鼻前庭炎的治疗**

　　青霉素钠 80 万 U，肌内注射，每日 2 次，用前需皮试；
　　　　连用5～7 天

或　罗红霉素，每次 0.15g，口服，每日 2 次

或　头孢拉定，每次 0.5g，口服，每日 3 次

加　2.5％碘酊，局部涂擦，每日 2～3 次

加　10％鱼石脂软膏，局部外涂，每日 1～2 次

处方2　**适用于鼻前庭湿疹的治疗**

　　氧化锌软膏，局部涂擦，每日 3 次，连用 10～14 天

或　氟轻松（肤轻松）软膏，局部涂擦，每日 3 次，连用7～
　　　　10 天

处方 3　适用于鼻腔内疖肿的治疗

　　青霉素钠 80 万 U，肌内注射，每日 2 次，用前需皮试；
　　　酌情后续

或　氨苄西林胶囊，每次 0.5g，口服，每日 3 次

或　头孢拉定，每次 0.5g，口服，每日 3 次

加　10％鱼石脂软膏，局部外涂，每日 2～3 次

处方 4　适用于鼻出血止血的治疗

　　卡巴克洛（安咯血），每次 5mg，口服，每日 3 次；连用
　　　3～5 天

或　酚磺乙胺（止血敏），每次 0.5g，肌内注射，每日 3 次

加　维生素 C，每次 0.2g，口服，每日 3 次

加　维生素 K_4，每次 8mg，口服，每日 3 次

　　【简释】　① 在急性期，须及时消除鼻腔中刺激性分泌物、控制局部的炎症、酌情选用敏感的抗生素治疗。

　　② 慢性期治疗应以局部给药为主，以全身用药为辅。

　　③ 如果产生鼻疖时，一定不应采取强行挤压，于化脓期处理不当容易导致严重甚至危及生命的颅内感染，如继发性脑脓肿或海绵窦血栓性静脉炎等；在鼻疖成熟后，宜于无菌条件下切开一个小口，仔细地钳出在鼻疖顶部的脓栓。

　　④ 发生鼻出血时，要立即采用外压法、烧灼法、激光凝固法或填塞法等进行止血，若有必要也可给予某些止血药进行处理；如果出血量大，估计当次出血量超过 500ml，患者可出现头晕、口渴、乏力、面色苍白、血压下降、脉速无力时，应抓紧时间抢救，以防产生出血性休克等。对于初次发生鼻出血的患者，在抢救后应仔细查找导致鼻出血的主要起因，以防拖延对全身性疾病的正确诊断和有效治疗。

二、急、慢性鼻炎

　　【概要】　此病主要是由于病毒或继发于细菌以及过敏反应引起的鼻腔黏膜发炎。一般而言，临床中原发病毒或继发于细菌的鼻炎较少见，更多病例还是以过敏性鼻炎为主，这是由于患者在变应原（抗原）作用下将通过免疫机制产生的鼻黏膜变态性炎症。此病可分为常年性或季节性两种类型，患者可出现打喷嚏、流涕、鼻痒、鼻塞，甚至出现全身不适，严重者反复感染

时还会导致化脓性鼻窦炎。治疗时须根据不同类型和个体而采取相应的处理方案。比如，针对急性感染性鼻炎，可给予抗病毒和抗生素治疗；针对过敏性鼻炎，应尽量避免与过敏原的接触，抑制过敏反应和消除急性期鼻腔内壁黏膜水肿等。

处方 1　适用于急性鼻炎初期发热的治疗
　　　　阿司匹林，每次 0.5g，口服，每日 3 次
　　　　维生素 C，每次 0.2g，口服，每日 3 次
　　　　利巴韦林（病毒唑），每次 0.1g，口服，每日 3 次
　或　阿莫西林，每次 0.5g，口服，每日 3 次
　加　1％呋喃麻黄滴鼻液，滴鼻，每日 3～5 次

处方 2　适用于慢性单纯性鼻炎的治疗
　　　　维生素 C，每次 0.2g，口服，每日 3 次
　　　　氯苯那敏（扑尔敏），每次 4mg，口服，每日 3 次
　　　　鼻炎康，每次 10g，口服，每日 3 次
　　　　1％麻黄碱滴鼻液，滴鼻，每日 3 次

处方 3　适用于慢性肥厚性鼻炎的治疗
　　　　鼻炎康，每次 10g，口服，每日 3 次
　　　　藿胆丸，每次 10g，口服，每日 3 次
　　　　1％呋喃麻黄滴鼻液，滴鼻，每日 3～5 次

处方 4　适用于过敏性鼻炎的治疗
　　　　西替利嗪，每次 10mg，口服，每日 1 次
　或　氯雷他定，每次 10mg，口服，每日 1 次
　或　氯苯那敏，每次 2mg，口服，每日 2 次
　或　布地奈德（雷诺考特）喷雾剂，喷鼻，每日 2 次，连用
　　　　7～14 天
　或　倍氯米松（伯克纳）喷雾剂，喷鼻，每日 1～2 次，连用
　　　　7～14 天
　或　左卡巴斯汀（立复汀）喷雾剂，喷鼻，每日 3 次，连用
　　　　7～14 天

【简释】 ① 积极治愈急性鼻炎，杜绝有可能发生的并发症。

② 使用阿司匹林退热时一定要预防溃疡病出血，并注意检查出凝血时间。

③ 滴鼻药使用方法正确，是嘱咐患者采取平仰卧位，将头后仰或悬垂床缘上，经由朝向上方的前鼻孔滴药，每侧鼻孔滴入 2～3 滴。

④ 如发生慢性肥厚性鼻炎，在使用上述药物治疗不够理想时，也可采取鼻甲激光、冷冻、射频、鼻科切除手术治疗。

⑤ 过敏性鼻炎的治疗，可在 1% 麻黄碱生理盐水滴鼻液内加入适量的皮质激素，使用此类药液滴鼻抑制过敏反应和降低鼻腔黏膜水肿的效果更好。

⑥ 此外，还需要注意的是，雷诺考特、伯克纳喷雾剂都是肾上腺皮质激素，绝不可以长时间应用，在病情得到控制之后，即应逐渐减量，再予停药，以防发生因此类药不良反应引起的并发症。

三、鼻窦炎

【概要】 此病又称副鼻窦炎，既可以是单个也可能是多个鼻窦一起发炎，例如双上颌窦炎、双额窦炎等。急性化脓性鼻窦炎大多继发于急性鼻炎，主要致病菌是肺炎双球菌、葡萄球菌或流感杆菌等，或者是厌氧菌或多类细菌的混合感染。主要临床表现为规律性头痛、鼻塞、流脓涕、嗅觉减退，同时还可伴有畏寒、发热、食欲减退、乏力等全身症状。慢性化脓性鼻窦炎多是因急性期治疗不彻底或其分泌物引流不畅等而使炎症长期迁延不愈。鼻窦炎的治疗应注意休息、镇痛、退热，给予高营养饮食，选择足量的有效抗生素控制感染；需要配合点鼻、喷鼻、红外线照射、电透热法等各种局部治疗；若有必要也可以实施上颌窦穿刺冲洗或注药治疗。

处方 1 适用于急性化脓性鼻窦炎的治疗

青霉素钠	360 万 U	静脉滴注，每日 2 次，用前需皮试
生理盐水	250ml	

或	头孢噻肟钠	2.0g	静脉滴注，每日 2 次，用前需皮试
	生理盐水	250ml	

或 琥乙红霉素，每次 0.25g，口服，每日 3 次

加 环丙沙星，每次 100mg，静脉滴注，每日 2 次，连用 6 天

加 1% 麻黄碱滴鼻液，滴鼻，每日 3 次

或 5% 链霉素滴鼻液，滴鼻，每日 3 次

处方 2　适用于慢性化脓性鼻窦炎的治疗

琥乙红霉素，每次 0.25g，口服，每日 3 次，连用 10 天

稀化黏素胶囊，每次 0.3g，口服，每日 2 次，连用 7 天

鼻窦炎口服液，每次 10ml，口服，每日 2 次，连用 10 天

或　鼻渊舒口服液，每次 10ml，口服，每日 2 次，连用 10 天

加　1％麻黄碱滴鼻液，滴鼻，每日 3 次

或　5％链霉素滴鼻液，滴鼻，每日 3 次

【简释】　① 对急性化脓性鼻窦炎，最主要的是积极而有效控制感染，以及注意防止细菌产生耐药，有条件时最好是在细菌培养加药敏试验指导下用药，倘若合并有厌氧菌感染时还应配合选用甲硝唑或替硝唑治疗。

② 稀化黏素胶囊又称吉诺通，是由桃金娘科树叶中提取的生物碱，能直接碱化呼吸道黏膜黏液，促进黏液溶解，刺激并增其黏膜纤毛的清除作用。

③ 一旦确诊上颌窦炎时，应及时实施上颌窦穿刺冲洗治疗，此法能够有效清除感染病灶和及时解除患者的头痛症状。

第四节　咽喉部常见病

一、急、慢性咽炎

【概要】　急性咽炎指咽黏膜或黏膜下组织和淋巴结炎性病变，多由急性鼻炎向下蔓延所致，其次是原发于咽部直接感染。主要病原体多是由于病毒或细菌感染引起，患者可出现咽痛、做咽下动作时加重，可伴食欲减退、发热或全身不适等。慢性咽炎多由急性期治疗不愈迁延所致，可分为慢性单纯性咽炎和慢性肥厚性咽炎等。治疗原则为控制感染、对症处理和减少各种并发症等。

处方 1　适用于成人急性咽炎的治疗

青霉素钠 80 万 U，肌内注射，每日 2 次，用前需皮试

或　阿莫西林，每次 0.5g，口服，每日 3 次，连用 5～7 天

或　头孢拉定，每次 0.5g，口服，每日 3 次，连用 5～7 天

加　利巴韦林，每次 0.2g，口服，每日 3 次，连用 5～7 天

加　度米芬（杜灭芬）含片，每次 1～2 片，含服，每日 4～

　　　　6 次

或　　复方草珊瑚含片，每次 1～2 片，含服，4～6 次

处方 2　适用于急性咽炎的治疗

　　　　罗红霉素，每次 0.15g，每日 3 次

或　　六神丸，每次 6 粒，含服，每日 3～4 次

或　　金嗓利咽丸，每次 10g，含服，每日 2 次

或　　金嗓清音丸，每次 10g，含服，每日 2 次

加　　银黄含片，每次 1～2 片，含服，每日 4～6 次

或　　薄荷含片，每次 1～2 片，含服，每日 4～6 次

【简释】　① 此病于急性期宜加强休息、抗感染和对症处理。

② 针对单纯性慢性咽炎，除了采用含服药物治疗外，还应注意实施心理治疗，应主动消除患者的咽异物感症状。

③ 若经由上述治疗效果不明显的慢性肥厚性咽炎，也可用硝酸银、激光、电凝固烧灼处理，及时切掉已经增生的淋巴滤泡组织等。

二、急性扁桃体炎

【概要】　此病指腭扁桃体的急性非特异性炎症，多数病例伴有咽炎等，以 20 岁前后的青少年更为常见，主要致病菌是由乙型溶血性链球菌、肺炎球菌、流感杆菌，有时也可见到细菌和病毒的混合感染。本病反复发作，治疗不彻底，极容易导致慢性扁桃体炎，它很可能与患者自身变态反应有关。一般情况下，上述病原体存在于正常咽部或隐窝中，一旦患者的机体抵抗力下降就可引发感染、局部充血。主要临床表现为咽痛剧烈，不敢吞咽，疼痛有时可放射至耳部，并伴有寒战、发热等。咽部检查可见腭扁桃体充血、明显肿胀、脓栓或脓性分泌物等。长时间反复发病还会导致风湿性关节炎、急性肾小球肾炎及心肌炎等并发症。本病治疗的重点是全身应用敏感的抗生素治疗，并注意卧床休息，给予流质饮食或多饮水，及时退热等。

处方 1　适用于急性扁桃体炎的治疗

　　　　青霉素钠 80 万 U，肌内注射，每日 2 次，用前需皮试

或　　头孢氨苄（先锋Ⅳ号），每次 0.5g，口服，每日 3 次

或　　青霉素钠　　　　　　320 万 U　｜静脉滴注，每日 2 次，用前
　　　　5％葡萄糖液　　　　1000ml　｜需皮试，连用 7 天

加	泼尼松片，每次 30mg，口服，每日 1 次
加	康泰克胶囊，每次 10mg，口服，每日 2 次
加	复方硼酸液，每次 10ml，含漱，每日 4 次
或	1 : 5000 呋喃西林，每次 10ml，含漱，每日 3 次

处方 2　适用于慢性扁桃体炎的治疗

	琥乙红霉素，每次 0.25g，口服，每日 3 次
或	氨苄西林胶囊（安必仙），每次 0.5g，口服，每日 3 次
加	抗病毒口服液，每次 20ml，口服，每日 3 次
加	度米芬（杜灭芬）含片，每次 2 片，含服，每日 4～6 次
或	复方草珊瑚含片，每次 2 片，含服，每日 4～6 次
加	复方硼酸液，每次 10ml，含漱，每日 4 次

【简释】　① 扁桃体炎在急性期有一定传染性，因此有条件时最好采取患者的隔离性治疗。

② 急性扁桃体炎经抗生素治疗 3～5 天后，若全身和局部体征改善不明显时，应改换其他抗菌药或者增加某些抗病毒药治疗。

③ 对扁桃体炎反复急性发作的患者，应该尽早考虑进行手术切除治疗。

④ 鉴于慢性扁桃体炎可以存在全身感染-变态反应的状态，治疗时也不应只局限于给予抗菌药物和局部手术治疗，同时还要考虑采取应用免疫疗法和抗变态反应性的一些处理措施，比如为增强患者的免疫力，可注射胎盘球蛋白、转移因子、左旋咪唑、胸腺素注射液等，旨在防止发生风湿热或肾炎。

三、扁桃体周围脓肿

【概要】　此病是在腭扁桃体周围间隙内的急性化脓性炎症，最初发病可能仅是扁桃体周围蜂窝组织炎，倘若不获得早期的有效抗感染治疗可形成脓肿，根据感染后的解剖部位不同，本病常被分为前上型和后上型两种。前上型脓肿位于扁桃体上极和舌腭弓之间，较为多见；后上型脓肿位于扁桃体上极和咽弓之间，比较少见。扁桃体周围脓肿的主要致病菌包括金黄色葡萄球菌、乙型溶血性链球菌、肺炎球菌、流感杆菌等。正常情况下，以上病原体通常居生在咽部及腭扁桃体内，当机体抵抗力下降时可导致感染，患者出现剧烈的咽痛，吞咽动作时加重，伴寒战、高热、全身不适等，检查中可发现扁桃体充血、显著肿胀、触痛，以及张口或吞咽唾液困难等。本病在脓肿未形成时须加大有效地抗生素治疗；脓肿形成后应当及时考虑采取切开引流或者穿刺抽脓治疗。

处方   青霉素钠   320万U   静脉滴注，每日2次，用前
         5%葡萄糖盐水   1000ml   需皮试

         头孢氨苄（先锋Ⅳ号），每次0.5g，口服，每日3次
         复方磺胺甲噁唑（复方新诺明），每次2片，口服，每日
             3次
         替硝唑片，每次0.2g，口服，每日3次
      或   0.04%替硝唑100～200ml，缓慢静脉滴注，每日3次

【简释】 ① 此病须抓紧对于急性期化脓之前的治疗，首选青霉素钠静
脉滴注，甚至结合使用其他的敏感性抗生素治疗，如加用复方磺胺甲噁唑
（复方新诺明）、替硝唑、头孢拉定或环丙沙星等，本病若能使急性感染5天
前得到及时控制，则可完全地遏制其脓肿形成，避免手术切开引流。

② 此外，还可结合实施局部用药治疗，如含服华素片、西瓜霜与草珊瑚
含片等，此类药品在局部也有杀菌、抑菌、清热解毒、消肿、止痛作用。

③ 一旦感染控制失败而致脓肿成熟时，则有必要经由切开或穿刺术排脓
治疗，与此同时，还要注意防范感染灶的血行扩散。

四、急性喉炎

【概要】 此病是指喉黏膜的急性炎性病变，也是一种常见的呼吸道传
染性疾病，它时常继发于急性鼻炎和急性咽炎。小儿急性喉炎多发在6个月
至3岁的婴幼儿，因为此期的喉腔狭小、喉软骨松软、黏膜下组织松弛、黏
膜淋巴管丰富。喉炎急性期发作极易肿胀或阻塞，患儿出现发热、咳嗽、喉
部疼痛、声音嘶哑，以至于分泌物咳出障碍及严重呼吸困难等，若抢救不当，
将危及患者的生命。此外，本病还须注意与白喉进行鉴别。

处方1   适用于成人急性喉炎的治疗
         青霉素钠每次80万U，肌内注射，每日2次，用前需
             皮试
      或   生理盐水   40ml   静脉滴注，每日2次，用前
         氨苄西林   2.0g   需皮试

接	5％葡萄糖盐水	20ml	静脉注射，每日 2 次
	地塞米松	10mg	

或　泼尼松片，每次 30mg，口服，每日早晨 1 次

处方 2　适用于婴幼儿急性喉炎的治疗

头孢哌酮（先锋必），每次 1.0g，肌内注射，每日 2 次，用前需皮试

或	氨苄西林	1.0g	静脉滴注，每日 2 次，用前需皮试
	生理盐水	30ml	

接　地塞米松 5mg，缓慢静脉注射或经滴壶入注，立即

【简释】　① 对此病须与白喉鉴别，尽早给予敏感的足量抗生素控制感染。一般病例均对青霉素和头孢菌素治疗敏感。

② 若为急性喉阻塞者，宜首先肌内注射和静脉滴注地塞米松或氢化可的松，旨在及时减轻喉水肿和气道阻塞症状，促进喉部软组织水肿消退。然后，再随着患者阻塞症状的不断减轻，逐渐减少此类激素的用量。

③ 对重度喉阻塞和经由药物治疗者，临床症状缓解不明显时，应及时进行气管切开或插管通气治疗。

④ 让患儿一定要减少哭闹，保持其安静和休息，以避免使呼吸困难加剧的各种刺激性因素。

五、慢性喉炎

【概要】　此病是指喉黏膜的慢性非特异性炎症。主要是急性喉炎反复发作未被彻底治愈迁延而致，其次与患者吸烟和其职业有关，比如患者的发声不当或者长期用声过度等。主要临床症状为喉部异物感、紧缩感和声音嘶哑等。配合喉镜检查，可发现结节、肥厚或息肉等，能帮助确诊。治疗时应叮嘱患者禁忌烟酒和刺激性食物，纠正发声不当，避免过度用嗓，选用适当的抗生素或肾上腺皮质激素进行处理。

处方 1　宜于选用的有效口服抗生素治疗

复方磺胺甲噁唑（复方新诺明），每次 2 片，口服，每日 2 次

或　头孢拉定，每次 0.2g，口服，每日 3 次

或　罗红霉素，每次 0.15g，口服，每日 3 次

或　头孢氨苄片（先锋Ⅳ号），每次 0.5g，口服，每日 3 次

或　薄荷喉症片，每次 2 片，含服，每日 6 次

处方 2　可以选用的配合激素治疗处方

庆大霉素	8 万 U	喉内点滴，每日 1 次，连用 7 天
地塞米松	3mg	
或　庆大霉素	8 万 U	雾化吸入，每日 1 次，连用 7 天
地塞米松	5mg	

【简释】　① 此病偶可罹患喉癌，临床诊断中应提高警惕，以防误诊。比如，成人患者出现较长时间的声嘶，宜借助于纤维喉镜或电子喉镜进行声门区上下的全方位检查，一旦发现声带小结和息肉时，应将切下来的组织标本进行仔细病理检查。

② 一般性治疗，包括禁止大声喊叫、尽量少讲话、纠正不良发音方法，保持患者声带休息和积极治疗呼吸道疾病；在病情较重或伴明显咽喉肿痛时，也可增用肾上腺皮质激素治疗，具体应用方法请见急性喉炎的治疗。

③ 对经久不愈或被喉镜证明的声带息肉，可推荐实施显微手术摘除治疗。

第五节　口腔常见病

一、复发性口腔溃疡

【概要】　此病称为复发性口疮，这是一种临床上非常常见的以反复发作为特性的口腔黏膜疾病，正常人群中据不完全统计的患病率已超过 20%，其病因不明，可能与感冒、消化不良、内分泌失调、免疫功能下降、精神紧张等因素有关。本病易发生于口腔黏膜未角化或角化程度较差的区域，例如以唇、颊、舌、软腭等黏膜更为多见，出现烧灼样疼痛，最初仅有黏膜充血不适，出现粟粒大小的红点，相继发生圆形或椭圆形溃疡，直径为 2～3mm，上面还有一层薄薄的黄色假膜，四周红晕。倘若不伴发其他感染时，通常患者经由 7～10 天即可自愈，不留瘢痕，但可以时常复发并不能彻底根除。本病须及时查清病因、对症处理，以便减轻患者的痛苦，缩短其病程，延长复发间歇。

处方 1　适用于口腔溃疡的局部治疗

金霉素药膜，每次 1 片，贴于患处，每日 3 次

或　10％干扰素溶液，每次 20ml，饭前含服，每日 2 次

或　0.5％达克罗宁液，涂布患处，每日 2 次

或　氯己定/甲硝唑（口泰）漱口液，每次 10ml，漱口，每间隔 1h 1 次

或　锡类散，涂布患处，每日 2 次

处方 2　激素与免疫增强药的治疗

泼尼松，每次 5mg，口服，每日 2 次

或　地塞米松，每次 0.75mg，口服，每日 3 次

加　左旋咪唑，每次 50mg，口服，每日 3 次

加　胸腺素注射液，每次 5mg，肌内注射，每日 1 次

或　胎盘球蛋白，每次 3～6ml，皮下注射，每周 1 次

【简释】　此病的治疗并不困难，但极容易复发，因而需注意调节免疫功能，要保持患者生活起居规律和心情舒畅；患病期间饮食要清淡，避免食用过热以及辛辣刺激性食物，适当补充维生素 A 和各种复合性维生素；出现便秘时，还可加服蜂蜜或复方芦荟胶囊等帮助排便。

二、口腔扁平苔癣

【概要】　扁平苔癣是一种皮肤与黏膜的非特异性慢性炎症。它既可以在皮肤和黏膜同时发病，也可分别单独发生在口腔或是皮肤上面。患者时常出现口腔和/或皮肤的明显瘙痒，有时本病很难与单独口腔黏膜瘙痒症进行鉴别。

处方 1　可以选用的口服药物治疗

维生素 A，每次 5000U，口服，每日 3 次

板蓝根冲剂，每次 1 袋，水冲后口服，每日 4 次

泼尼松片，每次 10mg，口服，每日 3 次

磷酸氯喹，每次 0.5g，口服，每日 3 次

处方 2　可以选用的口腔局部用药治疗

氯己定/甲硝唑（口泰）漱口液，每次 10ml，漱口，每日 3 次

溶菌酶，每次 20mg，含服，每日 3～4 次

【简释】　① 本病目前仍无特别有效的治疗方法，以上处方仅供参考，

并加强患者的对症调理。

②患者如果出现肝火上炎时，也可采取中医中药结合治疗，宜以清肝泻火为主，选择龙胆泻肝汤加减方药泻火。

③当疑发展成癌前期病变时，须尽早考虑外科手术切除治疗。

三、白色念珠菌病

【概要】 这是一种常见的口腔真菌感染性疾病，好发于婴幼儿和老年人，与患者长期应用广谱抗生素、激素或免疫抑制药有关。本病可分为急性假膜型、慢性萎缩型和慢性增殖型念珠菌病。急性假膜型念珠菌病俗称"鹅口疮"，主要表现口干、烧灼感或疼痛不适等；慢性念珠菌病萎缩性病变多发生在上颌义齿的承托区黏膜，产生充血与红肿、表面不平或白色小点，增生性病变为灰白色或白色斑块、黏膜弹性降低、出疹区的周边充血，好发于面颊部黏膜。本病需要采取积极的全身性抗真菌治疗。

处方 1 适用于全身性的抗真菌药治疗

　　制霉菌素，每次 50 万 U，口服，每日 3 次

或　克霉唑（三苯甲咪唑），每次 0.5g，口服，每日 3 次

或　氟康唑（大扶康），每次 0.2g，口服，每日 3 次

处方 2 可以选用的漱口液治疗

　　4％碳酸氢钠液，每次 10ml，漱口，每小时 1 次

或　0.05％氯己定（洗必泰）液，每次 10ml，清洗口腔，每
　　小时 1 次

【简释】 ①此病需要采用全身抗真菌药物治疗，但服药时时常发生恶心、呕吐、纳差、腹泻、头晕、发冷发热等不良反应，偶见此类药品也可产生过敏反应等。

②患者存在肝功能异常时，选择全身抗真菌药物一定要慎用，并注意调整各种药物的用量。

③此外，在用药期间须注意定时进行血细胞分析、肝肾功能以及血糖和血脂的检测，据此改换用药方案。

四、口腔变态性疾病

【概要】 变态性疾病又称超敏反应或过敏性疾病，指患者存在着过敏体质，一旦接受抗原物质刺激就可产生免疫性病理反应。可能导致患者血管

神经性水肿或接触性炎症反应等。例如，药物性口腔炎就是一种因为不同变应原作用后所产生的变态反应性疾病。对此，应当重点采取抗过敏治疗和其对症处理，病情紧急时，须使用适量的异丙肾上腺素救治。

处方 1　口服药物处理

	异丙肾上腺素	1mg	静脉滴注，每日 1 次，连用
	5％葡萄糖液	500ml	5 天
接	10％葡萄糖酸钙	10ml	静脉注射，每日 1 次，连用
	维生素 C	1.0g	5 天

加　苯海拉明（苯那君），每次 25mg，口服，每日 2 次

或　氯苯那敏（扑尔敏），每次 4mg，口服，每日 3 次

处方 2　可以选用的漱口液治疗

0.5％氯己定（洗必泰）液，每次 10ml，清洗口腔，每小时 1 次

或　10％干扰素溶液，每次 20ml，含服，每日 2 次

【简释】　① 使用异丙肾上腺素、肾上腺素，可以激活腺苷环化酶，从而增加细胞内环磷酸腺苷浓度，阻止某些生物活性物质释放，发挥抑制Ⅰ型变态反应的作用。

② 如患者伴有高血压、冠心病、甲状腺功能亢进症、糖尿病时，应注意禁止使用或慎用异丙肾上腺素或肾上腺素治疗。

五、口角炎

【概要】　口角炎俗称"烂口角"，指上、下口唇联合处发炎，有时甚至合并口角皲裂或糜烂等，常被分为感染性、营养不良性、创伤性和接触性口角炎等。急性口角炎患者主要表现为红肿和疼痛，新鲜的伤口还可见渗出液或血痂。陈旧性口角炎可见痂皮等。治疗时宜查清病因、去除局部刺激因素、补充营养和加强对症处理。

处方 1　适用于感染性口角炎的治疗

青霉素钠 80 万 U，肌内注射，每日 2 次，用前需皮试

或　阿莫西林，每次 0.5g，口服，每日 3 次

或　头孢拉定胶囊，每次 0.5g，口服，每日 3 次

加　克霉唑片，每次 0.25g，口服，每日 3 次

处方2 适用于营养不良性口角炎的治疗

　　　　复合维生素 B，每次 2 片，口服，每日 3 次

　或　维生素 B₂，每次 5～10mg，口服，每日 3 次

　或　叶酸，每次 5mg，口服，每日 3 次

处方3 适用于接触性口角炎的治疗

　　　　氯苯那敏（扑尔敏），每次 4mg，口服，每日 3 次

　加　0.1%氯己定溶液（洗必泰），局部涂擦，每日 4 次

　　【简释】　① 此病的局部治疗，可以外涂新霉素软膏与咪康唑霜。此法将有助于防治因为皲裂或糜烂而可能合并的感染，借此能促进皲裂或糜烂处的愈合。

　　② 对创伤性口角炎伤口过大或过深者，一定要及时采取清创和缝合术治疗。

　　③ 针对因化妆品或其他药物过敏导致的接触性口角炎，需要结合进行抗过敏治疗。比如，采取处方 3 口服适量氯苯那敏治疗，若有必要也可给予本品 10mg 肌内注射，每日 1～2 次，甚至可经由局部涂擦糖皮质激素类药膏治疗等。

六、牙源性感染

　　【概要】　此病主要包括根尖周脓肿、骨膜下和黏膜下脓肿、冠周炎等。根尖周脓肿时脓液常局限在根尖部，主要致病菌为甲型溶血性链球菌或葡萄球菌等，患者表现为牙自发性、持续性跳痛，肿胀并不明显。此时，除进行全身性抗感染治疗外，还应配合进行根管治疗。骨膜下和黏膜下脓肿可发生。脓液扩散，经骨髓腔穿过致密骨板，停留在骨膜下方，从而形成骨膜下脓肿。如果脓液突破骨膜，达到黏膜下方，即形成黏膜下脓肿。冠周炎早期以局部症状为主，表现为患侧磨牙区胀痛不适，病情继续发展，使局部出现自发性跳痛，并且波及耳颞神经分布区域的反射性疼痛和淋巴结肿大等。

处方1 适用于尖周脓肿（牙槽脓肿）的治疗

生理盐水	100ml	静脉滴注，每日 2 次，用前需皮试
头孢氨苄	2.0g	

　或　头孢拉定胶囊，每次 0.5g，口服，每日 3 次；连用 5～
　　　7 天

加　甲硝唑，每次 0.2g，口服，每日 3 次

加　氯己定/甲硝唑（口泰）漱口液，每次 10ml，漱口，每日
　　4 次

加　0.2%氯己定（洗必泰）液，10ml，漱口，每日 4 次

处方 2　适用于冠周疾病的治疗

	生理盐水	100ml	静脉滴注，每日 2 次，用前
	头孢氨苄	2.0g	需皮试
接	10%葡萄糖	500ml	静脉滴注，每日 1 次，连用
	维生素 C	1.0g	5 天

加　甲硝唑，每次 0.2g，口服，每日 3 次

| 加 | 5%葡萄糖盐水 | 500ml | 静脉滴注，每日 1 次，连用 |
| | 地塞米松 | 10mg | 5 天 |

加　氯己定/甲硝唑（口泰）漱口液，每次 10ml，漱口，每日
　　4 次

处方 3　适用于牙周病牙龈出血的治疗

四环素，每次 0.5g，口服，每日 2 次

或　乙酰螺旋霉素，每次 0.3g，口服，每日 3 次

加　维生素 C，每次 100mg，口服，每日 3 次；使用 10 天
　　以上

维生素 B_1，每次 10mg，口服，每日 3 次

加　甲硝唑，每次 0.2g，口服，每日 3 次

加　1%过氧化氢 10ml，漱口，每日 3 次

【简释】　① 此病除须采取有效的全身性抗生素外，还有必要进行积极
的局部治疗措施，如针对脓肿宜早期实施切开引流术、龈袋冲洗以及口泰漱
口液漱口治疗等。

② 对阻生牙并估计不能正常萌出者，当感染得到控制之后，应尽早考虑
予以拔除。

③ 此外，还要注意去除齿龈上、下的结石，消除局部刺激因素，给予碘
甘油或碘酚溶液漱口，以及进行牙周袋上药治疗。

七、颌面部间隙感染

【概要】 这是指面部和颌骨周围以及颈上部软组织化脓性炎症、蜂窝织炎甚至脓肿形成等。主要致病菌为链球菌、金黄色葡萄球菌或白色葡萄球菌感染，其次为梭形杆菌、肺炎球菌、大肠杆菌等混合性感染。患者病情严重，时常表现自发性、持续性跳痛、张口或进食困难、发热、水与电解平衡失调等。对此，须及时采取全身性抗感染，并且酌情拔除患牙，实施切开引流术，以及纠正水、电解平衡失调等。

处方 1　适用于全身的用药治疗

	头孢唑林	1.0g	静脉滴注，每日 3 次，连用
	5％葡萄糖液	500ml	5～7 天，用前需皮试
或	四环素	0.5g	静脉滴注，每日 2 次，连用
	10％葡萄糖液	500ml	5 天以上
接	10％葡萄糖液	1000ml	静脉滴注，每日 1 次，连用
	维生素 C	1.0	5 天以上

接　甲硝唑注射液 250ml，静脉滴注，每日 1 次，连用 5 天

接	5％葡萄糖盐水	500ml	静脉滴注，每日 1 次，连用
	地塞米松	10mg	5 天

加　维生素 C，每次 100mg，口服，每日 3 次
　　维生素 B_1，每次 10mg，口服，每日 3 次

加　甲硝唑，每次 0.2g，口服，每日 3 次

处方 2　适用于局部的用药治疗

　　1％过氧化氢，每次 10ml，漱口，每日 3～5 次；连用 3～
　　5 天

或　氯己定/甲硝唑（口泰）漱口液，每次 10ml，漱口，每日
　　4 次

【简释】 ① 绝大多数患者可因张口受限导致进食困难，对此须注意加强其营养和能量的供给，以便维持患者的水、电解质平衡。

② 最初深在的口腔颌面部间隙感染，往往在浅表部位不被觉察，此时需要配合试验性穿刺抽脓或切开脓肿引流术帮助确诊，为使患者尽快达到

彻底治愈的目的，在切开之后宜放置橡皮引流条或引流管，进行充分的排脓和冲流注药治疗。

③ 此外，还应注意保持口腔内清洁，按时使用 1%过氧化氢或口泰漱口液漱口或冲洗。

八、颌面部疖、痈

【概要】 颌面部皮肤疖、痈也是一种皮肤毛囊和皮脂腺的急性化脓性炎症。通常把发生在一个毛囊和其皮脂腺的感染灶称为疖；将相邻的多个毛囊和其皮脂腺一起的化脓性感染灶称为痈。此类疾病的病原菌多为金黄色葡萄球菌。疾病最初患者主要表现有明显的局部红、肿、热、痛，时常伴有发热及不同程度的全身中毒症状。对此，应予以足量的有效抗生素治疗；当疖、痈变软或出现脓头、脓栓以后，应及时采取切开引流术治疗。

处方 1　敏感性抗生素治疗

	青霉素钠	360 万 U	静脉滴注，每日 2 次，用前需皮试；共用 5～7 天
	5%葡萄糖盐水	500ml	
或	四环素	0.5g	静脉滴注，每日 2 次，连用 5 天
	10%葡萄糖液	500ml	
接	5%葡萄糖盐水	500ml	静脉滴注，每日 1 次，连用 5 天
	维生素 C	1.0g	
	10%葡萄糖液	500ml	静脉滴注，每日 1 次，连用 5 天
	地塞米松	10mg	

处方 2　局部用药治疗

50%硫酸镁液 100ml，局部湿敷，每日 4 次

或　10%氨化钠 100ml，局部湿敷，每日 4 次

处方 3　适用于合并继发性脑部感染的治疗

	氯霉素	1.5g	静脉滴注，每日 1 次，连用 5 天
	10%葡萄糖液	500ml	

接　5%碳酸氢钠 250ml，静脉滴注，必要时

| 接 | 氢化可的松 | 200mg | 静脉注射，每日 1 次，连用 5 天 |
| | 25％葡萄糖液 | 20ml | |

【简释】 ① 此病主要经由血行扩散，很容易引起败血症、脓毒血症、脑脓肿、化脓性海绵窦血栓性静脉炎等主要并发症。

② 倘若对于病灶处理不当、搔抓、挤压、挑刺、热敷或意外伤等不良刺激，将导致感染病灶直接扩散，对此，应引起医患双方的高度警惕。

③ 如果一旦合并败血症、转移性脓肿、中毒性休克等，极容易危及患者的生命，要高度警惕、及时处置。

④ 对继发性脑脓肿需要改换或加用氯霉素与磺胺类抗菌药治疗，因为此类药物更易于透过患者的血脑屏障，能起到相应的治疗效果。

九、颌骨骨髓炎

【概要】 此病是因病原菌感染以及理化因素等刺激引起的炎症。炎症侵及范围主要包括颌骨骨膜、骨皮质和骨髓的病变，本病并非仅指单独的颌骨骨髓组织炎症。一般而言，急性颌骨骨髓炎多是由于化脓菌感染所致，特异性颌骨骨髓炎可能是由结核、放线菌和梅毒引起。因此，本病的治疗措施一定要根据具体情况采取不同处理。

处方 1　适用于化脓性病例的治疗

| | 青霉素钠 | 360 万 U | 静脉滴注，每日 2 次，用前需皮试；应酌情延长周期 |
| | 5％葡萄糖液 | 500ml | |

| 接 | 5％葡萄糖液 | 500ml | 静脉滴注，每日 1 次，连用 5 天 |
| | 维生素 C | 1.0g | |

加　林可霉素（洁霉素），每次 0.6g，肌内注射，每日 2 次

加　复合维生素 B，每次 1 片，口服，每日 3 次

加　维生素 C，每次 100mg，口服，每日 3 次

加　复方硼砂漱口液，漱口，每日 3 次

处方 2　适用于结核性病例的治疗

| | 链霉素 | 0.5g | 静脉滴注，每日 2 次，用前需皮试；如无毒副作用，应待 3 个月换药 |
| | 5％葡萄糖盐水 | 500ml | |

维生素 C 0.1g，静脉滴注，每日 1 次，连用 5 天

异烟肼，每次 0.1g，口服，每日 2 次

林可霉素（洁霉素），每次 0.3g，肌内注射，每日 2 次

【简释】 ① 在急性颌骨骨髓炎早期就要加强有效的感染控制和全身性营养，以防止感染的扩散和发展；针对局限性病灶应注意及时清除或进行切开引流术治疗。

② 结合使用林可霉素治疗时，则更有助于增加骨髓内的抗生素浓度，提高局部感染控制的疗效。

③ 若为活动性结核性骨髓炎，必须遵照上述有关抗结核的化疗原则和方案进行规范性治疗。

十、面颈部淋巴结炎

【概要】 临床中引起面颈部淋巴结炎的病因比较繁杂。它既可见于头面部表面一般性破坏，比如蚊虫叮伤、洗头时搔抓或化学物质刺激等，又可见于许多更为深层次的严重感染，如急性化脓性感染或者结核性淋巴结炎等。前者需要及时有效地控制感染，后者应采取正规抗结核治疗，以及必要的结合中医中药治疗方法。

处方 1　适用于急性淋巴结炎的治疗

　　　青霉素钠 80 万 U，肌内注射，每日 2～3 次，连用 5 天

或　　头孢拉定，每次 0.25～0.5g，口服，每日 3 次

加　　维生素 C，每次 100mg，口服，每日 3 次

加　　维生素 B$_1$，每次 10mg，口服，每日 3 次

处方 2　适用于结核病灶的局部注药治疗

链霉素	0.5g	淋巴结膜内封注，每日 1 次
1%普鲁卡因	4ml	

【简释】 ① 针对活动性结核性颌骨骨髓炎的治疗，要遵照抗结核化疗原则和正规方案服药，应用抗结核药物的时间不宜少于 6～12 个月，以便避免耐药或治疗不彻底而复发。

② 局部破溃而经常流脓时，要注意检查有无瘘管或窦道形成，对此将有益于选择更加积极而妥善的处理方法，力争能使局部损伤尽快愈合。

第八章
理化因素疾病

第一节　物理因素所致疾病

一、中暑

【概要】　此病多因在烈日曝晒或高温下作业而引发的体温调节功能障碍，患者通常是以突发性急诊入院，主要临床特征为皮肤汗腺功能衰竭、水与电解质丢失过多，据此可以将本病分为脱水型、高热型两型，以及轻、中、重三度。治疗中首先是立即把患者转移至阴凉通风处休息，宜多饮用含盐清凉饮料。先兆患者与轻症中暑时表现症状较轻，于前额部涂搽清凉油或经刮痧等即有利于缓解。重症中暑可分成中暑高热、日射病、中暑痉挛、中暑衰竭等类型，救治的基本原则是因地制宜，及时采用井水、冰水或乙醇擦浴，进行物理性降温，直至测量肛温下降至 37.5～38℃，倘若患者体温出现回升，也可结合冷敷降温处理。

处方 1　适用于轻症患者的治疗

　　　　藿香正气水，每次 5～10ml，口服，立即

　或　十滴水，每次 2～5ml，口服，立即

　或　口服补液盐，先用 1000ml 冷水化开，适量饮服

处方 2 用于重症中暑、循环衰竭的治疗

维生素 C	2.0g
维生素 B₁	100mg
5％葡萄糖盐水	1000ml

静脉滴注，立即；连用 3～5 次

处方 3 适用于中暑并发抽搐的治疗

地西泮（安定），每次 10mg，肌内注射，立即

或 苯巴比妥钠，每次 100mg，肌内注射，立即

处方 4 适用于重症高热者的药物降温治疗

5％葡萄糖盐水	250ml
氯丙嗪（冬眠灵）	50ml

静脉滴注，于 1～2h 内滴完

或

5％葡萄糖盐水	250ml
氯丙嗪（冬眠灵）	25mg
异丙嗪（非那根）	25mg
哌替啶	50mg

静脉滴注，立即

处方 5 适用于急性肺水肿的治疗

生理盐水	20ml
呋塞米（速尿）	20mg

缓慢静脉注射，立即

处方 6 适用于有脑水肿表现的治疗

20％甘露醇 250ml，静脉滴注，10～15min 内滴完

地塞米松，每次 10mg，缓慢静脉注射，立即

【简释】 ① 在物理降温的过程中，若皮肤冷却很快，仍可引发周围血管收缩、血流缓慢，故在结合按摩治疗时宜自四肢朝向躯干进行，旨在促进血流和加速皮肤散热。

② 与此同时，还须密切关注患者的体温、血压、脉搏、呼吸等项生命体症，当收缩压已经下降至 90mmHg(12kPa) 以下时，须进一步提高葡萄糖盐水静脉输注量和速度，或适当选用某些提升血压的药物。

③ 倘若出现急性肺水肿时，要暂停或减慢静脉输液速度，并且给予具有强心、利尿作用的药物，有必要还应施以正压机械性辅助呼吸。

④ 在严重的中暑患者，经常伴发水、电解质与酸碱平衡失调，故需要根

据病情实施积极有效的调整。

二、冻僵

【概要】 此病又可称为意外低温。它是由于在寒冷地带野外时间过长、体温过度下降、新陈代谢显著降低，从而导致全身性严重损伤。主要临床表现为神志不清、周身关节与肌肉僵硬，若不能及时妥当处理，常危及患者的生命。对此，须迅速脱离冻伤的现场，搬到室温为 20～25℃ 的房间；初步实施复温治疗，将被冻僵患者置于 34～35℃ 温水中，为防止出现剧烈疼痛和心室颤动，通常要待 5min 过后才可将水温不断升高至 42℃ 以上，常以测量患者直肠温度在 34℃ 为宜；倘若被冻僵患者出现呼吸心跳、知觉恢复、发生寒战、肢体皮肤软化、开始变为红润后，即可开始逐渐地暂停复温。

处方 1 适用于休克的液体输注疗法

低分子右旋糖酐 500ml，静脉滴注，立即

5％葡萄糖盐水 500～1000ml，静脉滴注，立即

处方 2 适用于脑水肿的脱水治疗

20％甘露醇 125～250ml，快速静脉滴注，立即

肝脑清氨基酸注射液 200ml，静脉滴注，立即

处方 3 适用于急需补给能量和维生素的治疗

生理盐水	250ml	
维生素 C	1.0g	
三磷腺苷（ATP）	40mg	静脉滴注，每日 1 次；连用
辅酶 A	100U	5 天
肌苷	0.5g	
脑活素	20ml	

10％葡萄糖液 500ml，静脉滴注，每日 2 次

接 10％脂肪乳剂 500ml，静脉滴注，每日 1 次

或	水乐维他	10～20ml	静脉滴注，每日 1 次
	凡命	250～500ml	

或 维他利匹特 10ml，入液壶内静脉滴注，必要时

【简释】 ① 冻僵患者在复温和复苏之后很容易合并感染，对此，需要

加强防治感染的处理措施，并且依据冻僵时的野外感染状况、部位和其性质选用更为敏感的抗生素治疗。

② 冻伤后已经融化的局部伤口，定时使用 0.1％苯扎溴铵（新洁尔灭）进行清洗，接着再涂搽莫匹罗星（百多邦）或者冻伤软膏施以防护。

三、高原病

【概要】 此病主要是指发生在高原地区对于低氧环境不适应的一种疾病，其发病环境通常是在海拔 3000m 以上的高山或高原，由于空气稀薄、大气压很低造成的长时间缺氧。常将急性发病者分为高原性反应、高原性肺水肿、高原性脑水肿等。本病的救治原则应予强调及早发现、及时处理、就地抢救。针对于危重患者，须想方设法迅速把患者送向海拔较低的地带。

处方 1 **适用于本病心力衰竭的治疗**

呋塞米（速尿） 20～40mg
生理盐水   20ml   } 静脉注射

处方 2 **可以选用的抗胆碱能药物治疗**

阿托品，每次 3～5mg，肌内注射
山莨菪碱，每次 20mg，肌内注射

处方 3 **可以选用的肾上腺糖皮质激素治疗**

10％葡萄糖液   200ml
地塞米松   20mg   } 静脉滴注；酌情后续

或 10％葡萄糖液   200ml
氢化可的松   200mg   } 静脉滴注

处方 4 **适用于本病呼吸衰竭的治疗**

间羟胺（阿拉明）1.5mg，肌内注射，必要时

处方 5 **适用于重型急性高原脑水肿的治疗**

低分子右旋糖酐   250ml
三磷腺苷（ATP）   20mg
肌苷   0.1g   } 静脉滴注
辅酶 A   100U

生理盐水	20ml	缓慢静脉注射
毛花苷 C（西地兰）	0.4mg	

【简释】 ① 抢救本病，须使患者采取绝对的卧床休息、保持安静，降低氧气和能量的耗损。

② 急性高原性肺水肿患者，宜采取半坐卧位，并且加大氧气吸入量至 6～8L/min。

③ 本病合并心脏增大或心力衰竭时，有必要及时使用强心利尿的药物。

④ 整个救治过程都应竭力维持患者的生命体征和预防继发性感染，并且按时组织所有人力和物力把患者送向海拔较低的地带，而且越低越好。

四、晕动病

【概要】 此病又称运动病，发作时多因为乘坐车、船和飞机发生不规则颠簸，从而致使患者内耳前庭神经受到重大刺激；与此同时，也会出现一系列自主神经功能失调症状。另外，患者在情绪紧张、忧郁或嗅及异常气味时，则更容易导致本病发作。患者发作时表现为头晕、心悸、恶心、呕吐及腹部不适；严重的病例还可能发生虚脱、脱水和代谢性酸中毒等。

处方 1　止晕或安定药治疗

茶苯拉明（乘晕宁、晕海宁），每次 25～50mg，口服

或　苯海拉明，每次 25mg，口服，每日 3 次

或　地西泮（安定），每次 5mg，口服，每日 2 次

处方 2　解痉或止吐治疗

山莨菪碱（654-2），每次 10mg，口服，每日 3 次

或　阿托品片，每次 0.3mg，口服，每日 3 次

或　甲氧氯普胺（胃复安），每次 10～20mg，口服，每日 3 次

或　多潘立酮（吗丁啉），每次 20mg，口服，每日 2 次

【简释】 ① 对于曾经诊断明确的晕动病发作患者，应在预计出发乘坐车、船和飞机前 15～30min 口服上述药品，其疗效更为理想。

② 针对已经出现头晕、心悸、恶心、呕吐和腹部不适症状者，需要采取就地平卧、双眼目视前方的固定物体、松开领扣和腰带，试用手指按压或针刺内关、合谷、百会和足三里穴，其应急治疗效果还是比较可靠而实用的。

五、疲劳综合征

【概要】 此病又称为过劳症，多见于生活和工作在城市的不善于自身保健的人员，诸如城市科技、新闻、机关、文艺等单位的从业人士，由于这类人员多长时间处于紧张的工作状态，缺乏必要的休息时间，故使机体可能发生一系列生理、病理的改变，更为严重的患者还会发生猝死等。一般患者可表现为疲乏、无力、机体抵抗力下降、精神不振、记忆力降低、上班打哈欠、食欲不振、夜尿增多，严重时可发生心脑缺血性改变，如心肌梗死或脑血管意外等。患者多为"工作狂"而不懂保健的人，其平素多有情绪失常、睡眠不足等不良习惯。

处方 1　适用于改善疲劳、增强脑力活动的治疗

2,6-二氨基己酸辅酶（脑活素）　20ml	静脉滴注，每日 1 次，连用
5％葡萄糖盐水　500ml	10 天为一疗程

处方 2　适用于改善患者紧张情绪的治疗

氟西汀（百优解），每次 20mg，口服，每日 1 次

维生素 B_1，每次 20mg，口服，每日 3 次

谷维素，每次 20～30mg，口服，每日 3 次

处方 3　适用于保护患者记忆力的治疗

γ-氨基丁酸（氨酪酸），每次 1.0g，口服，每日 3 次，连用 1 个月

维生素 B_1，每次 20mg，口服，每日 3 次

【简释】 ① 本病须要求患者更为合理地安排好自身的工作，做到张弛适度、劳逸结合，定期查体和接受医生的健康指导，并且采取某些调节身心的对症处理方法。

② 另外，还须注意极少数患者可对脑活素或氟西汀治疗发生过敏，而且该药方要同时禁用于合并严重肝肾功能障碍的患者。

③ 在给予氨洛酸治疗时，也要注意用量不可过大或过快，尤其是在静脉滴注过快时，仍会发生低血压和造成呼吸抑制之类的不良反应。

六、夏季空调病

【概要】 较长时间工作或居住在中央空调或家用空调环境中，由于空间小、通风不良或室内外温差大、室内阳离子增多而负离子缺乏，极容易产

生空调病，导致患者的一系列生理或病理变化。从目前统计数字来说，本病以女性更多见。主要临床表现为眼痛、咽喉干痛、头晕、胸闷、疲乏无力、心烦、注意力不集中、食欲不振、工作效率低，若时间一长还会出现血压增高、视物模糊、神经精神症状、记忆力下降等。患者上述症状严重时需要及时脱离空调环境，加强自我保健和对症处理。针对较长时间工作或居住在中央空调或家用空调环境中的人，应予增加富含维生素食品的摄入，如新鲜水果、瘦肉、牛奶、动物内脏等，饮用药粥、药膳或浓茶等。

处方 1　**适用于神经功能障碍的治疗**
　　氯米帕明（氯丙米嗪），每次 25mg，口服，每日 3 次
　或　地西泮（安定），每次 2.5～5mg，口服，每日 3 次
　加　谷维素，每次 30mg，口服，每日 3 次

处方 2　**适用于伴耳聋、记忆力下降的治疗**
　　维生素 B_1，每次 10～20mg，口服，每日 3 次
　　尼麦角林（爱得生），每次 10mg，口服，每日 3 次

处方 3　**适用于本病热量维持和维生素补充的治疗**
　　10％葡萄糖液 500ml，静脉滴注，每日 2 次
　或　维生素 C　　　　　1.0g
　　　5％葡萄糖盐水　　　500ml　｝静脉滴注，每日 2 次
　接　10％脂肪乳剂 500ml，静脉滴注，每日 1 次
　或　水乐维他 10～20ml，入壶静脉滴注，每日 1 次

【简释】　① 对本病患者相应的场所，要定期检修和清洗相关的空调设备，必要时还应在空调室内配合和使用负离子发生器，并且严格掌握空调房间与室外的温差不可超过 10℃。

② 临床中尚须注意加强针对急性空调病的抢救，注意监测脉搏、心率和血压等生命体征，此病若处理不妥仍会危及患者的生命。

③ 须注意尼麦角林用量不可过量，剂量过大引发皮肤潮红、心率加快等；同时，还要禁止将此药与神经节阻滞药及抗交感神经药放在一起使用。

七、电脑身心综合征

【概要】　这是因为长期使用电脑引起的一系列生理、病理性改变，即

由于电脑微波对人体的影响，或者是操作人员自身的思维定式错位。通常这类人员缺乏保健措施，以至于有可能致使人体生理或心理方面产生负面影响，最为常见的异常包括视力障碍、电脑身心失调症等。患者出现眼睛发干、肌肉酸痛、疲劳、充血、流泪、头痛、失眠、心悸、多汗、思维迟钝、内心紧张等。对此，应当提高患者科学使用电脑的意识，加强自我保健和对症处理。

处方 1　适用于电脑所致的视力障碍
　　　　　润舒滴眼液，点双眼，每日 4～6 次
　　　　　萘敏维滴眼液，点双眼，每日 4～6 次

处方 2　适用于头痛、失眠和情绪低落者的治疗
　　　　　谷维素，每次 20mg，口服，每日 3 次
　　　　　金施尔康，每次 1 粒，口服，每日 3 次

处方 3　适用于焦虑、抑郁或心神不定者的治疗

2,6-二氨基己酸/辅酶（脑活素）	20ml	
10％葡萄糖液	500ml	静脉滴注，每日 1 次

　　或　吗氯贝胺，每次 100～200mg，口服，每日 2～3 次

　　【简释】　① 善意提醒电脑操作者要严格按照操作规程进行，做好其自我保健。

　　② 如果患者病情严重，应该及时分诊到相关的科室进行治疗。

　　③ 此外，还应注意，萘敏维滴眼液禁用于过敏或青光眼，慎用于妊娠和哺乳期妇女。

　　④ 如吗氯贝胺过量或长期使用，可引起兴奋、躁狂、尿频、便秘、恶心、呕吐、口中异味等不良反应，因而使用此药宜从小剂量开始，上限量每日不可超过 600mg。

第二节　蛇虫类毒物中毒

一、毒蛇咬伤

　　【概要】　此病是因在野外工作或行走中被毒蛇攻击时咬伤，从而导致的急性中毒。受伤后通常可产生 3 种毒性作用，如血液循环毒素、神经毒素

及混合毒素等。血液循环毒素多见于五步蛇、蝮蛇和"烙铁头"等毒素，中毒时主要出现心肌和血液凝血障碍的损害。神经毒素多见于眼镜蛇、金环蛇和银环蛇的毒素，主要表现为神经麻痹、呼吸困难、言语不清等。毒蛇咬伤的基本处理原则是妥善处理伤口，防止毒液扩散，及时使用解毒药或抗毒血清等，并且一定要在急性咬伤后马上就地取材施治，然后再创造条件及时后送救治。

处方 1 可以选用的成品药物治疗

　　上海蛇药，每次 10～20ml，口服，立即，每 6h 1 次

或　南通蛇药，每次 10～20 片，口服，立即，每 6h 1 次

加　南通蛇药，打碎后外用，立即

处方 2 可以选用的抗蛇毒素血清治疗

生理盐水	20ml	静脉注射，皮试阴性者使用
抗蝮蛇血清	10ml	

或　生理盐水	20ml	静脉注射，皮试阴性者使用
五步蛇抗毒血清	10ml	

处方 3 适用于蝮蛇咬伤的抗毒血清治疗

5％葡萄糖液	500ml	静脉滴注，皮试阴性者使用
精制蝮蛇抗毒血清	8000U	

处方 4 适用于尖吻蛇、眼镜蛇、银环蛇咬伤的血清治疗

5％葡萄糖液	500ml	静脉滴注，皮试阴性时用
精制尖吻-镜-环蛇抗毒	1 万 U	

处方 5 适用于海蛇、印度眼镜蛇咬伤时的治疗

5％葡萄糖液	500ml	静脉注射，皮试阴性时用
精制海-印镜蛇抗蛇毒素	100ml	

处方6　适用于咬伤后皮试阳性者的治疗

10％葡萄糖液　　　250ml
地塞米松　　　　　10mg ｜ 静脉滴注，立即；酌情后续

氯苯那敏（扑尔敏），每次 10mg，肌内注射，每日 3 次

处方7　须采取的对症处理

破伤风抗毒素（TAT）1500U，肌内注射，立即，皮试阴
　　性者用

0.25％普鲁卡因 150ml，于患肢近心端进行套式封注

【简释】　① 首先要保持安静，限制伤肢活动，绝对卧位休息；结扎伤口上方近心端肢体，每间隔 15～30min 放松一次约 1min；使用肥皂水冲洗咬伤伤口及其周围的皮肤；采用负压吸引，比如立即用口、吸乳器、拔火罐进行毒液吸吮；必要时可用刀或针刺进行扩创排毒，局部还可用 1：5000 高锰酸钾或 3％双氧水冲洗伤口，以及实施局部封闭治疗。

② 此外，在应用各种毒素或抗毒血清前，一定要进行皮肤过敏试验，试验阴性者才予使用；试验阳性时可给予肾上腺皮质激素治疗。

③ 凡遇重症患者，须加强对休克，呼吸、循环或肾功能衰竭，溶血和贫血的积极抢救，以及输血和抗感染治疗。

二、蜈蚣咬伤

【概要】　蜈蚣咬伤时，其毒液毒爪尖端注入体内。毒液内通常含有溶血蛋白和组胺类物质的毒性成分。在被咬伤后，大多数患者发生明显的局部反应，偶见产生过敏性休克，出现急性中毒等，此时若处理不当仍可危及患者生命。治疗时要妥善处理伤口，防止毒液扩散，立即采取就地取材施治，并积极准备后送救治。

处方1　可以采取的就地取材的药物治疗

3％氨水 1000ml，伤口外用，立即

或　5％碳酸氢钠，伤口外用，立即

或　南通蛇药加六神丸，制膏后外用，立即

或　新鲜蒲公英，制泥后局部外敷，立即

或　新鲜鱼腥草，捣烂外敷伤口，立即

处方 2   适用于剧痛病例的治疗

哌替啶，每次 50mg，肌内注射，立即

处方 3   适用于过敏反应明显的治疗

生理盐水	20ml	
地塞米松	10mg	静脉注射，立即

0.1％肾上腺素，咽喉部喷雾治疗，立即

苯海拉明，每次 20mg，肌内注射，立即

或　西替利嗪，每次 10mg，口服，每日 2 次

或　氯苯那敏（扑尔敏），每次 4mg，口服，每日 3 次

【简释】　① 首先应当采用碱性液冲洗咬伤处和周围的皮肤；接着配合负压吸吮治疗，比如，用口直接使劲用力吸吮被咬伤的伤口，也可以使用尖刀切开创面进行挤压排毒。

② 针对蜈蚣咬伤的重症患者，应当加强对心跳、呼吸、血压等生命体征的监测。

③ 针对立即过敏反应严重的患者，一定要及时抢救过敏性休克、急性肺水肿等。

三、毒蜘蛛咬伤

【概要】　目前认为，毒蜘蛛咬伤后的毒液是一种毒蛋白，其毒力甚强，主要产生神经系统的损害，可导致运动中枢神经麻痹而死亡。咬伤患者的治疗原则是妥善处理伤口，尽快防止毒液扩散，及时外敷南通蛇药治疗。

处方 1   适用于剧痛的治疗

哌替啶，每次 50mg，肌内注射，立即

处方 2   适用于呼吸困难的治疗

生理盐水	20ml	
尼可刹米（可拉明）	375mg	静脉注射，立即

处方 3   适用于痉痉挛的治疗

10％葡萄糖酸钙，每次 10ml，静脉注射，立即

苯巴比妥钠，每次 0.1g，肌内注射，立即

【简释】 ① 及时结扎伤口上方近心端肢体，每间隔 15～30min 放松 1min；接下来就是用力吸吮或用尖刀切扩被咬伤后的创面，尽力冲洗以去除其毒液，必要时还可采取苯酚烧灼局部伤口，并且外涂 2% 碘酊以防止继发性感染。

② 患者出现呼吸困难时，一定要及时予以吸氧，甚至需要静脉注射相应的呼吸兴奋剂和脱敏药治疗。

四、毒蜂蜇伤

【概要】 毒蜂蜇伤的毒液成分比较复杂，随着蜂种不同而异，主要包括酸性物质、组胺类物质和各种活性酶等。因此，一旦发生蜇伤即可出现溶血、出血和中枢神经抑制等各种复杂的临床症状。当患者被蜇伤后，如果处理不当，可导致过敏性休克、急性肾功能衰竭、循环和呼吸衰竭等。本病的局部处理，须根据蜂毒毒液的酸、碱成分选择相应的治疗方法。

处方 1　可以选用的局部治疗

　　　 10% 氨水 1000ml，局部清扩和冲洗，立即

或　 5% 碳酸氢钠，局部冲洗，立即

或　 南通蛇药，局部外敷，立即

或　 0.25% 普鲁卡因 40ml，局部封闭，立即

处方 2　适用于过敏反应的对症处理

　　　 氯苯那敏（扑尔敏），每次 4mg，口服，每日 3 次

加　 地塞米松，每次 10mg，静脉注射，立即

或　 1% 麻黄碱，咽喉部喷雾治疗，立即

或　 0.1% 肾上腺素，咽喉部喷雾治疗，立即

【简释】 ① 首先要及时脱离现场；吸吮伤口并剔除蜂蜇的断刺。蜜蜂蜇伤时，可使用氨水、肥皂水或小苏打液冲洗或涂搽。但是，黄蜂蜇伤后利用此类碱性溶液冲洗而基本上无效，需要改换适当浓度的酸性溶液进行冲洗和涂搽。

② 严重的蜂蜇中毒或过敏反应，通常发生在蜇伤后头 20min，此后其病情方可开始放缓，一般不至于危及患者的生命。

③ 抢救治疗期间，还须防范有可能发生的喉头水肿并致患者窒息而死亡。

第三节　化学性毒物中毒

一、有机磷农药中毒

【概要】　在我国农业生产中使用最广、用量最大杀虫剂为有机磷农药，其种类和制备也相当繁杂，一旦管理和使用不善均易导致人畜中毒而死亡。通常，按照此类农药毒性的强弱将其分成高毒、中毒、低毒三大类。高毒农药的一次性致死量，对硫磷（1605）为 $3.5\sim15mg$、内吸磷（1059）为 $4\sim10mg$、甲拌磷（3911）为 $2.1\sim3.7mg$、乙拌磷为 $4mg$、硫特普为 $5mg$、磷胺为 $7.5mg$；中毒农药一次性致死量，敌敌畏为 $50\sim110mg$、甲基对硫磷（甲基1065）为 $14\sim42mg$、甲基内吸磷（如甲基1059，4044）为 $80\sim130ng$；低毒农药一次性致死量，敌百虫为 $450\sim500mg$、乐果为 $230\sim450mg$、马拉硫磷（如4049，马拉松）为 $1800mg$、二溴磷为 $430mg$、杀螟松（如杀螟硫磷）为 $250mg$。若经口中毒常较一般浓度呼吸道吸入或皮肤吸收中毒的症状更加危重或"速猛"。迅速脱离中毒现场，除去污染的衣物，及时催吐、洗胃和导泻，力争实现和维持阿托品化和解毒治疗。

处方 1　适用于口服中毒后 2～3h 以内的抢救

　　$2\%\sim5\%$ 碳酸氢钠液 $500\sim1500ml$，彻底洗胃，立即

　　（敌百虫中毒改用温清水洗胃，并禁用碳酸氢钠）

处方 2　适用于轻度中毒的救治

　　阿托品，每次 $1\sim2mg$，皮下或肌内注射，每 $1\sim2h$ 1 次

接　阿托品化后每次 $0.5mg$，皮下注射，每 $4\sim6h$ 1 次

加　生理盐水　　　　　$20ml$ ｜ 静脉注射
　　碘解磷定（解磷定）$0.4g$ ｜

或　氯解磷定（氯磷定），每次 $0.25\sim0.5g$，肌内注射

处方 3　适用于中度中毒的救治

　　阿托品 $2\sim4mg$，静脉注射，每 $6min$ 1 次

接　阿托品化后 $0.5\sim1.0mg$，皮下注射，每 $4h$ 1 次

加　5% 葡萄糖液　　$20\sim30ml$ ｜ 静注，之后 $60min$ 再补注
　　碘解磷定　　　　首剂 $1.2g$ ｜ $0.4g$

或　　氯解磷定，首次 0.5g，肌内注射，随后可每 2h 1 次

处方 4　适用于重度中毒的救治

	生理盐水	20ml	静脉注射，立即；须尽快达到阿托品化
	阿托品	3～10mg	

接	生理盐水	20ml	静脉注射，每 30min 1 次
	阿托品	2～5mg	

接　阿托品化后每次 0.5～10mg，皮下注射，每 4h 1 次

加	5％葡萄糖液	20ml	首次静脉注射，之后每小时 0.25g
	碘解磷定	1.5～1.6g	

处方 5　适用于躁动时阿托品过量的救治

地西泮（安定），每次 10mg，肌内注射

或　10％水合氯醛，每次 10ml，保留灌肠

【简释】　① 使用 1∶5000 高锰酸钾或 2％碳酸氢钠溶液洗胃，直至洗出的胃液颜色与注入液一致，且无蒜臭味为止。但对硫磷中毒患者须禁用高锰酸钾溶液洗胃，美曲膦酯（敌百虫）中毒时要禁用 2％碳酸氢钠溶液洗胃。洗胃后口服大量活性炭和 50％硫酸镁 60～100ml 进行导泻，也可以口服 20％甘露醇 200ml 予以导泻。

② 抢救有机磷农药中毒时，通常观察阿托品化量表现予以表明救治方案是否开始奏效，即指患者在用药后出现面色潮红、皮肤干燥、瞳孔散大、心率加快、双肺听诊啰音基本消失等，可是对于每一例中毒患者而言，也存在明显的个体差异，需要在实施阿托品化量过程中密切观察，与此同时注意防止因用药过量而发生阿托品中毒。

③ 在有机磷中毒的救治时还可酌情选择阿托品的替代制剂，如山莨菪碱（654-2）等，对于轻度中毒，每次 0.3～0.5mg/kg 肌内注射或静脉注射，中度中毒时每次 1～2mg/kg 静脉注射，重度中毒时每次 2～4mg/kg 静脉注射，倘若病情需要可每间隔 10～30min 重复使用 1 次。

④ 再则，发生有机磷中毒时，须配合应用该类农药中毒的解毒药，给予氯解磷定或解磷定实施抢救，以及注意加强针对中毒后并发症休克、脑水肿的治疗。如有必要即可经由另一输液管选用 20％甘露醇或 25％山梨醇 250ml 快速静脉滴注；或给予呋塞米每次 20～40mg 静脉注射，每天 2～3 次；也可给予地塞米松每日 30～60mg，分次静脉注射，则更有益于针对那些危重病例获得成功救治。

二、灭鼠药中毒

【概要】　这是指由于误食或他人投毒所造成的灭鼠药全身性中毒。灭鼠药中毒在基层十分常见，应引起足够的重视。人们居家和生产中经常使用的灭鼠药主要有敌鼠、氯鼠酮、杀鼠酮、杀鼠醚、毒鼠硅、毒鼠强、氟乙酸钠、氟乙醇、安妥、抗凝灵、捕灭鼠等。一旦发生中毒，可突然发生出血、晕倒、阵发性痉挛、伴中枢神经和自主神经系统障碍的表现，严重中毒将导致患者突发性死亡。发现灭鼠药中毒，须紧急查找中毒的起因，抓紧时间脱离现场和抢救，立即催吐、洗胃和导泻，由于目前仍然缺乏特异性解毒药物，须在加强对症救治的同时，针对于重症患者还需要结合血液净化治疗。

处方 1　适用于中毒病例伴出血的治疗

维生素 K_1，10～20mg，肌内注射，每日 3 次

或　$\left.\begin{array}{lr}5\%葡萄糖液 & 250ml \\ 维生素 K_1 & 20mg\end{array}\right|$ 静脉滴注，每 8h 1 次

处方 2　适用于头痛、头晕的治疗

阿司匹林，每次 0.5g，口服

或　地西泮（安定），每次 10mg，肌内注射

处方 3　适用于伴痉挛或抽搐的治疗

地西泮（安定）10～20mg，肌内注射，每日 2～3 次

或　苯妥英钠（大伦丁）0.1～0.25mg，肌内注射，每日 2～
3 次

或　10%水合氯醛 200ml，保留灌肠

处方 4　可采用的脲类灭鼠剂取代治疗

$\left.\begin{array}{lr}5\%葡萄糖液 & 250ml \\ 烟酰胺 & 200～400mg\end{array}\right|$ 静脉滴注，每日或隔日 1 次

【简释】　①灭鼠药中毒在基层十分常见，应引起足够的重视。

②补液催吐、洗胃，立即用 0.5%～1%硫酸铜 10ml 或 1∶5000 高锰酸钾洗胃，服用 50%硫酸镁 60ml 进行导泻。在发生内脏大出血，如脑出血或出血性休克的病例，在结合地塞米松支持治疗的同时，考虑静输全血或冷冻血浆等；并且需要注意加强对于脑、心、肝、肾功能的保护。

③ 针对存在烟酰胺适应证的病例，要做到尽早和足量应用，同时要注意避开与烟酸一起使用，以防烟酸增加血管扩张和血压下降的毒副作用。

三、百草枯中毒

【概要】 百草枯是农业生产最为常用的除草剂，百草枯又称对草快或克芜踪，它属于联吡啶类灭草剂。目前，在基层医疗可见到的严重中毒患者正在逐年增多，呈现不断上升趋势。人和动物均可通过呼吸道和皮肤吸收中毒，绝大多数严重中毒患者是因口服经消化道吸收中毒。农业生产中由于保护不当，容易经由呼吸和皮肤吸收中毒，或有一部分中毒病例也可能是因为误服或自杀中毒，经口服食中毒的参考致死量为 1～3g。呼吸道损害突出的表现为胸痛、咳嗽、呼吸困难、双肺闻及干湿性啰音，重症患者可于 1～2 天内发生急性肺水肿，或 1～3 天内死于成人呼吸窘迫综合征（ARDS）；另有少数病例，即使在病情得到控制以后，也很容易经由数天或数周而发生肺纤维化性病变。一旦发现病人，为防止继续吸收中毒，应立即脱离现场，用肥皂水洗净污染。经口服中毒者，还要及时催吐与用清水洗胃，或/和加硫酸镁、硫酸钠或者甘露醇灌肠予以导泻。

处方 1　适用于一般性病例的处理

　　　　1%～2%碳酸氢钠液 1000～3000ml，彻底洗胃

　　　　呋塞米（速尿），每次 40～60mg，静脉注射，每 40min 1 次

　　　　维生素 C，每次 0.1g，口服，每日 3 次

　　　　复合维生素 B，每次 2 片，口服，每日 3 次

处方 2　适用于中、重度病例的救治

　　　　普萘洛尔，每次 10～20mg，口服，每 3～6h 重复 1 次

　或　地塞米松，每次 10mg，肌内注射，立即

或	5%葡萄糖液	500ml
	维生素 C	2.0g
	地塞米松	10mg

静脉滴注，立即

【简释】 ① 此病抢救过程当中应当注意避免吸氧，借此即可帮助减轻氧自由基对肺组织产生损害；然而，当发生 ARDS 或检测 $PaO_2 < 5.3kPa$ 时例外，此时要采取更为有效的吸氧方式，比如及时运用正压性机械通气治疗，来挽救呼吸衰竭者的生命。

② 对于严重中毒者，也应尽早酌情给予肾上腺糖皮质激素或免疫抑制药

治疗，如地塞米松、环磷酰胺、博来霉素（争光霉素）、硫唑嘌呤等。

③ 目前，已发现普萘洛尔能与进入肺组织内的百草枯产生竞争作用，口服此药更有益于中毒时的毒物释出，但是当患者心率减慢或有心脏传导阻滞时应禁用。

④ 在百草枯接触中毒 2～5 天以后，患者时常发生肝肾功能损害，出现少尿，查体时叩击肾区疼痛，检测血尿素氮与血肌酐含量升高。对此，为避免患者发生严重肝肾功能障碍，还应当定期复查肝肾功能、血细胞分析等。

四、铅中毒

【概要】 急性铅中毒主要是因误服碳酸铅、醋酸铅、铬酸铅、四乙基铅以及其他含铅化合物引起，诸如经常发生的樟丹、黑锡丹或羊痫疯丸中毒等。铅中毒患者主要产生神经系统、造血系统和心血管损害以及肝肾组织坏死。例如摄入急性铬酸铅中毒，大约 1g 的铬酸铅即可产生急性中毒而死亡。对一般性铅化合物而言，若摄入 2～3g 时也将产生中毒，其致死量大约为 50g。对于经口进入的急性铅中毒者，首要的是采用 1％硫酸钠 10000ml 或 1％硫酸镁 10000ml 洗胃，接下来是给予 30g 的硫酸镁溶液进行导泻。铅中毒的解毒药物治疗，可以选用依地酸钙钠，本品能与多种金属物结合成无毒可溶性络合物，加速铅化合物中毒时的尿内排泄；其次是选用喷替酸钙钠（促排灵）或二巯丁二钠等，前者的排铅作用好、副作用较少。

处方 1 适用于中毒伴有脑病的治疗

10％葡萄糖液	500ml	静脉滴注，立即
依地酸钙钠	1.0g	

接 20％甘露醇 200mg，快速静脉滴注，每日 2 次；连用 3 天
或 呋塞米（速尿）40mg，静脉注射，立即

处方 2 适用于中毒后产生腹绞痛的治疗

10％葡萄糖酸钙 20ml，静脉注射，立即

活性钙，每次 1.0g，口服，每日 3 次

糖钙片，每次 10g，口服，每日 3 次

维生素 C，每次 1.0g，口服，每日 3 次

处方 3 常用铅中毒解毒药治疗

50％葡萄糖	20～40ml	静脉注射，立即，可重复
依地酸钙钠	0.5～1.0g	使用

或	10%葡萄糖　　　　500ml 依地酸钙钠　　　　1.0g	静脉滴注，每日 3 次，连用 3 天，5 个疗程
或	喷替酸钙钠　　0.5～1.0g 10%葡萄糖液　　　500ml	静脉滴注，连用 3 天，5 个 疗程

或　二巯丙醇（二巯基丙醇），每次 2.5～4mg/kg，深部肌内注射
或　二巯丁二钠，每次 0.5g，深部肌内注射，每日 2 次

【简释】　① 救治时如果依地酸钙钠用量过大或浓度过高，能引起肾功能障碍或注射部位出现栓塞性静脉炎，每日总用量一般不要超过 30～50mg/kg，对该药过敏时禁止使用。依地酸钙钠使用方法，开始用药的头 2 天是每间隔4～6h 1 次，3 天以后是每间隔 6～12h 1 次，逐渐减量至每日用药 1 次，每 7～14天一个疗程。

② 若使用二巯丁二钠（二巯基丁二酸钠）时，需要现用现配，不能加热，一旦溶液发生土黄色或浑浊后决不可以再用。

③ 此外，二巯丙醇应禁用于葡萄糖-6-磷酸脱氢酶缺乏和孕妇，慎用于心血管、胃肠道病以及肝肾功能障碍的病例。当注射药物时发生呕吐、腹痛、腹泻、心动过速，则需考虑注药前 30～60min 口服适量异丙嗪（非那根）或苯海拉明加以预防。

五、汞中毒

【概要】　汞又称为水银，是于日常生活和工作中时常接触到一类重金属物，每当吸入或摄取过量时即可引起急性中毒。其原因是由于短时间内大量汞蒸气经呼吸道吸入或经过消化道误食了汞类化合物所致。汞吸收进入体内后，可与酶蛋白巯基相结合，故能阻碍组织细胞的代谢，产生中枢神经、肝肾等诸多系统器官的损害。解救治疗时应立即使用温水洗胃，随后口服或经胃管灌注药用炭混悬液、鲜牛奶和生鸡蛋清等，旨在推迟汞类化合物吸收，降低中毒程度和其病情。

处方 1　可以选择使用的解毒药治疗

　　5%二巯丙磺钠 2.5ml，肌内注射，每日 3 次，连用 5 天
或　5%二巯丁二钠 2～3ml，肌内注射，每日 3 次，连用 5 天
加　青霉胺，每次 0.3g，口服，每日 3 次
或　10%硫代硫酸钠 20ml，静脉滴注，每日 1 次，连用 7 天

加　维生素B₆，每次30mg，口服，每日3次

处方2　可以选择使用的解毒药治疗

5％葡萄糖盐水　　1000ml	
维生素C　　　　　2.0g	静脉滴注，每日2次
维生素B₆　　　30mg	
地塞米松　　　　　50mg	

【简释】　① 急性汞中毒洗胃要用温清水，禁用含盐液体，彻底洗胃之后灌服牛奶或生蛋清可以保护胃肠黏膜，并拖延中毒后汞被吸收速度。

② 给予解毒药物，首选二巯丙磺钠和二巯丁二钠，有关的应用注意事项可参见上述铅中毒的解救方法，并注意参照尿汞的检测水平调节解毒药品的给药时间，如果发现二巯丙磺钠和二巯丁二钠解毒的疗效不明显，则可改换使用青霉胺或硫代硫酸钠进行解毒治疗。

六、砷中毒

【概要】　急性砷中毒多见于北方农业生产的播种季节，经常使用砷化物拌种，若处理不当或误食了拌有农药后种粮很容易引起中毒。例如，因为误服或误食而致三氧化二砷（砒霜）中毒；此外，也可经由呼吸道大量吸入以及皮肤黏膜接触吸收后中毒。砷中毒时可作用于酶蛋白的巯基，使其失掉正常的活性，从而影响组织细胞代谢和导致死亡。对经口服引起的急性中毒患者，须立即采用生理盐水或温清水彻底洗胃，紧接着灌服鲜牛奶或生鸡蛋清，择优使用解毒药进行抢救。

处方1　适用于一般性的紧急处理

2％硫酸亚铁　　200ml	混匀后口服，5～10min重
20％氧化镁　　　200ml	复服用10ml

处方2　可以选用的解毒药治疗

二巯丙醇，每次200～300mg，肌内注射，每次4～6h
　1次

或	生理盐水　　　20～40ml	静脉滴注，10～15min注
	二巯丁二钠　　　　　2g	毕，每日1次

或　二巯丁二钠0.5g，肌内注射，每日2次，连用4天

处方 3　**适用于剧烈腹痛的治疗**

哌替啶，每次 50mg，肌内注射，立即

或　曲马朵（曲马多），每次 50mg，肌内注射，立即

处方 4　**适用于肌肉痉挛性疼痛的治疗**

10％葡萄糖酸钙，每次 10ml，静脉注射，立即

处方 5　**适用于剥脱性皮炎的治疗**

促肾上腺皮质激素　　25U

5％葡萄糖液　　500ml ｜ 静脉滴注，必要时

处方 6　**适用于皮肤黏膜损伤的治疗**

25％二巯丙醇油膏，涂搽患处，每日 2～3 次

或　地塞米松软膏，涂搽患处，每日 2～3 次

【简释】　① 此病的解毒药选用必须依从患者的病情，并要参见上述二巯丙醇、二巯丙磺钠、二巯丁二钠或青霉胺的用药治疗注意事项。

② 此外，2％硫酸亚铁溶液和 20％氧化镁混悬液两种药品，在使用之前需要注意分别保存，临用时才取等量混合并摇匀后口服，以免导致不良化合反应等而不宜再用。

第四节　动物性毒物食入中毒

一、鱼胆中毒

【概要】　在民间生吃青鱼胆时最易发生中毒，此外也可能由草鱼或鲤鱼鱼胆引起中毒，主要病变是一种细胞性毒素中毒，损害肝与肾的实质细胞以及心肌细胞等。鱼胆食后从胃肠道吸收，然后进入肝脏，循环至肾脏后可经尿排泄。中毒患者常有发病前 1～12h 内摄食鱼胆的病史，起病最初表现为呕吐、腹痛或腹泻，出现黄水样或稀粥样粪便；重症病例还可出现黄疸、肝区疼痛、血尿、蛋白尿或水肿等。主要解救方法是洗胃、口服药用炭、生鸡蛋清或牛奶等，并注意防止中毒后休克、中毒性肝炎和肾功能衰竭等。

处方 1　**常用的洗胃或导泻药治疗**

1∶5000 高锰酸钾，彻底洗胃，立即

50％硫酸镁 60ml，口服导泻，立即

处方 2　用于促使毒素的排出，结合进行输液和利尿治疗

20％甘露醇 250ml，快速静脉滴注，立即

呋塞米（速尿），每次 40mg，静脉注射，立即

或　| 10％葡萄糖液　　　1000ml |
　　| 维生素 C　　　　　2.0g | 静脉滴注，立即
　　| 地塞米松　　　　　10mg |

【简释】　① 急性肾功能衰竭和重度心脏病症状是产生本病死亡的主要原因，故应密切观察和加强对症治疗 1 周以上。

② 如果出现少尿、血尿素氮和血肌酐进行上升，可于短期内给予肾上腺皮质激素和快速利尿药治疗，有条件时应及时考虑提供充分的血液透析和对重大脏器功能的监护。

二、河豚中毒

【概要】　河豚含河豚毒素，主要包含在鱼的内脏中，是一种神经性毒素，在熟食制作中不会发生破坏，比如日晒、用盐腌、烧煮等方式都不能将毒素损坏掉，食后即可发生中毒，有文献报道该毒素的毒性较大。一旦发生中毒主要作用于脑干中枢或周围神经，并发生神经传导障碍，首先出现感觉障碍，紧接着是运动神经麻痹，并很快产生脑干麻痹而导致呼吸和循环衰竭等。主要解救方法是反射性催吐，用手指或筷子放于舌根处产生刺激反射；有条件时须立即进行洗胃和导泻，出现呼吸困难或衰竭时实施人工呼吸和气管插管、吸氧等。

处方 1　常用的洗胃或导泻药治疗

5％碳酸氢钠 10000ml，彻底洗胃，立即

接　50％硫酸镁 60ml，口服导泻，立即

处方 2　常用的催吐药治疗

1％硫酸铜 50～100ml，口服，立即

处方 3　适用于呼吸困难或呼吸衰竭的治疗

山莨菪碱（654-2），每次 20mg，静脉推注，每小时 1 次

半胱氨酸，每次 100mg/kg，肌内注射，立即

处方 4　适用于支持性治疗

10％葡萄糖液　　　　　1000ml ⎫
维生素 C　　　　　　　　2.0g ⎬ 静脉滴注，每日 2 次
地塞米松　　　　　　　　10mg ⎭

维生素 B$_1$，每次 50～100mg，肌内注射，每日 2 次

弥可保，每次 500μg，肌内注射，每日 1 次

【简释】　① 河豚中毒目前尚无特殊解毒药。

② 一般性中毒病例，中毒后能维持 8h 以上，多可以康复，因此治疗关键在于尽早帮助毒物排泄和加强支持性对症处理的措施。

③ 必要时可以选择阿托品或山莨菪碱（654-2）等抗胆碱类药物进行救治，以及加强对心、肺、脑神经等方面的重要脏器监护。

三、蟾蜍中毒

【概要】　在蟾蜍皮疣和腮腺中含有一定的毒液，其毒性类似于洋地黄对于心脏的作用，中毒后即能通过迷走神经张力的作用产生心律失常等，比如心动过缓、窦房或房室传导阻滞等。蟾蜍烧煮时不能将其毒素破坏，因而大量摄入后极容易发生中毒。主要解救方法是彻底洗胃和导泻，给予阿托品或异丙肾上腺素治疗，以及加强支持性疗法。

处方 1　可以用于洗胃和导泻的药物

　　　　1∶5000 高锰酸钾溶液 5000ml，彻底洗胃，立即

或　　1％硫酸铜溶液 50～100ml，口服，立即

加　　50％硫酸镁，每次 60ml，口服导泻，立即

处方 2　适用于心动过缓的治疗

　　　　阿托品，每次 0.5mg，肌内注射，每日 3 次

处方 3　适用于补液和支持的治疗

10％葡萄糖液　　　　　1000ml ⎫
维生素 C　　　　　　　　2.0g ⎬ 静脉滴注，每日 2 次

维生素 B$_1$，每次 50～100mg，肌内注射，每日 2 次

生理盐水　　　　　　　　20ml ⎫
地塞米松　　　　　　　　10mg ⎬ 静脉注射，每日 2～3 次

【简释】 ① 此病必须及时进行催吐、洗胃和导泻；加强患者相关生命体征的观察；采取积极的对症处理。

② 患者一旦出现严重心脏传导阻滞，也可考虑采取临时性心脏起术给予支持性疗法。

第五节　植物性毒物食入中毒

一、毒蕈中毒

【概要】 毒蕈又称为毒蘑菇、毒菌、毒茸等，是一些摄食后易产生中毒的高等级真菌，在我国能够生长的种类可达120多种，食后可威胁患者生命的毒蕈约占20种之多。高热烹制过程中，对部分毒蕈可起一定的解毒作用，但是仍有大部分的食用毒蕈通过加热并不能全部去掉毒性成分。在急性毒蕈中毒时，首要的是引发胃肠道反应和人体内脏不同组织器官损伤，有的产生红细胞破坏而导致溶血性贫血等，有的可产生神经精神症状和中毒性肝病等。患者可表现为恶心、呕吐、腹痛、腹泻、多汗、流涎增多、头痛、头晕、昏迷、谵妄、幻觉、迫害妄想、乏力、血尿、少尿、全身皮肤潮湿、黄疸、出血点、瞳孔缩小、心律失常，若抢救不及时部分可经过1～2天突然死亡。本病须立即采取催吐、洗胃、导泻或灌肠治疗，尤其是针对那些摄食毒伞、白毒伞等毒蕈中毒的患者，即使中毒时已经距离毒蕈食入超过6h以上者，也应当加强洗胃和导泻，于彻底洗胃过后，立即使用鞣酸或药用炭进行毒素吸附，但须注意腹泻频繁或发生神经系统抑制的病例不能使用硫酸镁导泻。

处方1　**适用于一般中毒病例的常规治疗**

　　　　1∶5000高锰酸钾液2000ml，彻底洗胃，立即

　或　0.5%鞣酸溶液2000ml，彻底洗胃，立即

　加　温淡盐水2000ml，高位灌肠，立即

　或　蓖麻油15～30ml，口服导泻或高位灌肠

处方2　**适用于需要进行抗胆碱治疗的病例**

　　　　阿托品，每次0.5～1mg，皮下或肌内注射，立即

　或　阿托品1～2mg，缓慢静脉注射或静脉滴注，迅速达到阿托品化

处方 3　适用于白毒伞、毒伞或鳞柄白毒中毒的救治

二巯基丁二酸钠　　0.5～1g | 静脉注射，每6h重复注射
5％葡萄糖盐水　　　40ml | 　1次

或　5％二巯基丙磺酸钠液，每次5ml，肌内注射，每6h重复注射
　　1次

或　10％葡萄糖液　　　1000ml | 静脉滴注，每日3次
　　5％二巯丙磺酸钠液　　5ml |

处方 4　适用于补液与生命支持性治疗

10％葡萄糖液　　　1000ml | 静脉滴注，每日2次
维生素C　　　　　　2.0g |

维生素B_1，每次50mg，肌内注射，每日2次

地塞米松　　　　　10mg | 静脉注射，每日2～3次
生理盐水　　　　　20ml |

【简释】　① 此病应当引起医患相关人员的高度重视，毒蕈中毒极易产生全身重要脏器损害，如溶血性贫血、肝脏损害、神经精神症状、中毒性心肌炎、中毒性脑炎、颅内压增高、脑水肿、呼吸和循环衰竭等。

② 必要时应酌情选用肾上腺糖皮质激素治疗，如氢化可的松、地塞米松等。

③ 同时，还可考虑实施血液净化疗法，因为毒蕈毒素分子量较大，采用一般的血液透析不能及时排出体内毒素。

④ 临床中仍有少数患者可出现迟发性毒蕈中毒，在出现吐泻症状而缓解之后也可产生一个假愈期，对此，须提高警惕，并且准备好随时进行妥善处理的治疗方案。

二、四季豆中毒

【概要】　四季豆又可称为芸豆、菜豆、梅豆角、扁豆、刀豆等，我国人们普遍种植和食用。但是，在四季豆内含有毒蛋白，如皂素生物碱、亚硝酸盐和胰蛋白酶抑制物，常因为烹调方法不当致食后引起中毒，可对消化道黏膜产生很强的刺激，大量摄入还能造成胃肠道充血、肿胀和出血的炎性反应等。正常情况下，四季豆若经加热100℃彻底煮熟后再食用一般不会导致食

者中毒。大多数中毒者是在摄食后 1～15h 发病，另外尚可见于同食群体的集体发病。主要临床表现以胃烧灼不适、恶心、呕吐、腹痛、腹泻等消化道症状为主；其次另有一部分患者可出现头晕、头痛、胸闷、软弱无力等。严重中毒时还会发生四肢麻木、呕血、心率增快、腹部微痛或压痛，并伴有脱水、电解质平衡失调与代谢性酸中毒症状。一般情况下，患者在吐净胃容物后即可很快治愈。当发现本品中毒后，要叮嘱病人静卧休息，少量多次饮用白开水或浓茶水即可；针对中毒后病情较为严重者，应立即实施催吐、洗胃、导泻，以及采取静脉输液等对症处理。

处方 1 **适用于中毒的常规洗胃和导泻治疗**

1：5000 高锰酸钾液，彻底洗胃，立即

10％硫酸镁 60～500ml，口服导泻或高位灌肠

处方 2 **适用于中毒脱水或烦躁不安的治疗**

地西泮 5～10mg，肌内注射，立即

维生素 C	0.5～1.0g	缓慢静脉滴注，每日 2 次
10％葡萄糖液	500ml	

接　低分子右旋糖酐 500ml，缓慢静脉滴注，每日 2 次

处方 3 **适用于中度以上中毒和发生溶血的治疗**

生理盐水	500ml	静脉滴注，每日 2 次
10％葡萄糖液	500ml	
维生素 K_1	20mg	

【简释】 ① 需要提醒人们的是，摄食四季豆时一定要煮熟煮透，这针对于那些集体就餐人群的预防尤为重要，因为"大锅菜"通常不易把四季豆煮熟煮透，进而导致较大批量的集体人员中毒。

② 四季豆中毒尚无特效的解毒制剂，应当加强自身排毒和保护重要脏器不受损害的对症处理。

③ 对腹痛明显者可使用阿托品或山莨菪碱（654-2）解痉止痛；为预防并发胃肠感染，亦可服用喹诺酮类药物治疗，如氧氟沙星等。

三、银杏中毒

【概要】 银杏又称为白果，其外形为小球状，较杏核略大，对人体的

有害物质为白果酸。银杏炮制后有一定药用价值，目前在民间仍有加工后食用的习惯，如果加工处理不当或大量误食即能发生中毒。主要毒性作用是对神经系统的损害，患者出现先兴奋后抑制以及神经末梢的功能障碍。直接接触时还会产生对皮肤或黏膜的强烈刺激。摄食中毒时患者首先出现消化道症状，如恶心、呕吐、腹痛、腹泻、食欲不振；中毒的神经系统症状为头晕、昏迷、头痛、烦躁不安、惊厥、恐惧、惊叫，遇到比较轻微的刺激也能引起患者抽搐，另有少数患者还可发生四肢无力或迟缓型瘫痪等；严重中毒时在查体中可发现发绀、体温升高、瞳孔散大、对光反应迟钝或消失，甚至于导致急性肺水肿、呼吸困难及猝死。救治的基本原则是立即进行催吐、洗胃和导泻，以及进一步加强对症处理等。

处方 1　适用于中毒的常规洗胃和导泻治疗

　　　　1∶5000 高锰酸钾液，彻底洗胃，立即

接　硫酸钠　　　　　　15～30g ｜
　　温清水　　　　　　200ml ｜混合后饮服或高位灌肠

处方 2　适用于中毒发生惊厥的治疗

　　　　地西泮，每次 10mg，肌内注射，立即

或　10％水合氯醛 20ml，灌肠

处方 3　适用于脱水或烦躁不安的治疗

　　　　维生素 C　　　　　0.5～1.0g ｜
　　　　5％葡萄糖盐水　　　1500ml ｜静脉滴注，每日 2 次

或　低分子右旋糖酐 500ml，静脉滴注，每日 2 次

【简释】　① 必须严密监测和支持银杏中毒者的生命体征，甚至要将患者收至重症监护病室（ICU）内进行监护。

　　② 注意避免对患者有可能导致恐惧和惊厥的不良刺激。

　　③ 若发生呼吸困难时，给予有效吸氧或采取辅助性呼吸，及时纠正患者脱水和酸碱平衡失调，通过静脉输液来保证白果酸类毒性物质的尽快排泄。

　　④ 若有必要也可选用肾上腺糖皮质激素治疗，如取地塞米松 5～10ml 加在 5％葡萄糖盐水 500～1000ml 内静脉滴注，每日 1～2 次。

第九章
常 见 肿 瘤

　　目前肿瘤的发病率居高不下，而且也是主要的死亡疾病之一，基层医护人员需要经常面对的问题。因此，本章仅简要介绍一下常见恶性肿瘤的基本概念和药物治疗的基本处方，便于急用时查阅。化学治疗方案的设计均依赖于细胞的增殖周期。

第一节　头颈部肿瘤

一、甲状腺癌

　　【概要】　此病最初多无明显的症状，偶见或查体时发现的颈前肿块；晚期肿大显著即可压迫气管，侵犯喉返神经，从而出现声嘶和/或呼吸困难，甚至发生颈部淋巴结转移和侵及肺部。在青年和儿童中以甲状腺乳头癌更为多见，约占60%，早期采取手术治疗的效果较好，而对化学治疗不甚敏感；在中年患者中以滤泡性腺癌多见，可占总体病例的20%，更容易发生血行转移；在老年患者以未分化癌多见，并且病情的发展十分迅速，恶性程度高，于局部浸润早期即有可能发生了远处转移。

处方1　可以采用的 AP 方案治疗

　　　　多柔比星（ADM），每次 $60mg/m^2$，静脉注射

　　　　顺铂（DDP），每次 $40mg/m^2$，静脉滴注

此方案每隔 3 周重复使用 1 次

处方 2　可以采用的 AOB 方案治疗

多柔比星（ADM）60mg/m²，静脉注射，第 1 天

长春新碱（VCR）1～2mg，静脉注射，第 1 天

博来霉素（BLM）30mg，肌内注射，第 1 天

此方案每隔 3 周重复使用 1 次

处方 3　适用于手术后的甲状腺素替代治疗

甲状腺片，每次 40mg，口服，每日 3 次

【简释】　① 此病须早期诊断和尽早采取根治性手术。

② 进行一侧叶切除加对侧大部切除后，需要口服甲状腺激素进行替代治疗，以便抵制手术后脑下垂体促甲状腺素（TSH）的分泌，并且也有助预防本病复发。

③ 替代性服药时如出现多汗、心动过速、消瘦的副作用，方可减少用药剂量或者改换左旋甲状腺素片治疗，常以每次 50～100μg、每日 1～2 次为宜。

二、鼻咽癌

【概要】　鼻咽癌患者通常表现鼻涕带血、耳鸣、头痛、眼睛复视和颈部淋巴结肿大，配合后鼻镜检查异常，采取活体组织进行病理检查可以确诊。本病抗癌治疗的原则多以放射治疗作为首选，并且分为根治性和姑息性放疗；化学治疗更适用于经由放疗而出现局部复发或发生颈部淋巴结转移而已不再适用于单独放射治疗的病例。

处方 1　PF 方案

| 顺铂（DDP 或 CDDP） | 20mg/m² | 静脉滴注，每日 1 次，连用 5 天 |
| 生理盐水 | 20ml | |

接　氟尿嘧啶（5-FU）500mg/m²，静脉滴注，每日 1 次，连用 5 天

生理盐水 20ml，连续静脉滴注，每日 1 次，连用 5 天

此方案治疗 5 天，休息 2～3 周后再进行下一疗程

处方 2　PFA 方案

顺铂（DDP）20mg/m², 静脉滴注, 每日 1 次, 连用 5 天

氟尿嘧啶（5-FU）500mg/m², 静脉滴注, 每日 1 次, 连
用 5 天

多柔比星（ADM）30mg/m², 静脉注射, 每日 1 次, 连
用 5 天

【简释】　① 方案中使用顺铂治疗头颈部肿瘤的效果较好, 并且具有一定的放射增敏效应。因此, 若将顺铂单药与放疗结合在一起治疗鼻咽癌, 也有益于提高放射治疗的效果, 并能降低患者早期经治后的复发率。

② 使用时应注意, 顺铂可溶于注射用生理盐水 100ml 内, 氟尿嘧啶（5-FU）则要加入葡萄糖溶液中缓慢静脉滴注, 以便采取充分时间而维持效久的有效血药浓度。

三、喉癌

【概要】　临床症状因肿瘤发生的部位不同而有差别。声带癌以声嘶为初发症状, 逐渐加重, 最后可阻塞声门出现呼吸困难。声门上癌早期症状不典型, 仅表现为咽部不适、异物感、咽痛、耳痛; 晚期出现声嘶、呼吸和吞咽困难。声门下癌则有咳嗽、血痰、声嘶、呼吸困难等。本病经专科检查可以确诊。治疗以手术、放射为主。化学治疗用于手术前作为辅助或是晚期姑息治疗。

处方 1　IF 方案

生理盐水	500ml	静脉滴注, 第 1～3 天用
异环磷酰胺（IFO）	200mg/m²	
5%葡萄糖液	500ml	静脉滴注, 第 1、8、15 天用
氟尿嘧啶(5-FU)	500mg/m²	

处方 2　单一化疗药品

平阳霉素（PYM）, 每次 10mg, 静脉注射, 隔日 1 次,
共 10 天

或　甲氨蝶呤（MTX）, 每次 40mg, 每周 1 次, 共 2～4 次

【简释】　① 此病根治要尽早确诊和进行全喉切除术, 并采用人工喉补

缺，早期手术临床效果尚好、晚期疗效不令人满意。

② 使用平阳霉素可以抑制胸腺嘧啶核酸掺入 DNA，可以破坏、分解，阻止肿瘤的 DNA 复制，对高分化鳞癌的疗效比较好，但其治疗总量不可超过 200～300mg，本品有时可导致发热、胃肠反应、皮疹、色素沉着、过度角化、脱发、肢端麻痛、肺组织纤维化。因此，为了避免患者药物的过敏反应、高热、休克等，最好在用药前后结合使用适量的泼尼松和/或吲哚美辛治疗，并宜定期做胸部 X 线透视或摄片复查。

③ 一般而言，甲氨蝶呤主要用于治疗分化程度较差的鳞癌，本品作为一种特异性药物抗癌药物，它会干扰核酸合成以及产生针对二氢叶酸还原酶的竞争性抑制，从而影响 DNA、RNA 和蛋白质的合成。但是，此药若使用时间较长仍可能发生口腔炎、胃炎、腹泻、肝功能损害、骨髓抑制等毒副作用。

④ 给药时注意平阳霉素（PYM）和甲氨蝶呤（MTX）须在静脉注射之前利用相应的输注液体加以稀释。

四、牙龈癌

【概要】 此病始发于上、下牙龈组织的癌瘤，其发生率可以排在全部口腔鳞状细胞癌的第 2 位，男性多于女性，其分化程度比较高，截至目前本病采用化学治疗的效果并不理想，达不到彻底治疗的目的。本病除了早实施手术切除之外，还可考虑采取中医中药治疗和对症处理。

处方 1   可以选择的药物治疗

平阳霉素（争光霉素 A$_5$）	8mg	静脉注射，每日 1 次，共 5 天
生理盐水	20ml	

或	顺铂（CDDP）	50mg/m^2	静脉注射，第 1 天使用
	生理盐水	500ml	

加	10%葡萄糖液	1500ml	静脉滴注，每日 1 次，连用 7 天
	维生素 C	1.0g	

接　甲硝唑 250ml，静脉滴注，每日 1 次，连用 5 天

处方 2   可选择的局部用药治疗

　　　　氯己定/甲硝唑（口泰）漱口液 10ml，漱口，每日 4 次

或　1%过氧化氢 10ml，漱口 每日 3 次

处方 3   可用中医中药清热解毒、软坚散结治疗

> 黄连 3g、黄芩 9g、薏苡仁 15g、蒲公英 15g、山豆根 9g、白花蛇舌草 3g、石膏 30g、白芷 9g、半枝莲 9g；水煎服或漱口用，早晚各 1 次。此方为一简便的验方

【简释】 ① 此病必须于早期作出诊断，并及时采取手术治疗，实现原发病灶和"方块状"切除术；若有淋巴结转移征象，必须采取包括扩大至颌骨和其淋巴结的联合性根治术。

② 平阳霉素一个疗程为 5 天，总使用剂量不可超过 200~300mg。

五、舌癌

【概要】 舌癌是较为常见的口腔肿瘤，绝大多数病例发生在舌体部或其中部外侧。患者起初可无任何临床症状，偶有轻微刺激性疼痛，时常被误诊，甚至于拖延了病期。由于舌体淋巴管丰富以及舌的机械性活动频繁，本病易于早期出现颈淋巴结转移。局部检查可见病灶周围肿胀或是发生溃疡。治疗时要以手术切除和局部放射治疗为主；其次是结合实施于手术前的辅助性化学和姑息性对症处理。

处方 1   可以采用的 PM 方案治疗

平阳霉素（PYM）	10mg	静脉滴注，隔日 1 次，10 天
生理盐水	40ml	为 1 个疗程
接　甲氨蝶呤（MTX）	10mg	静脉滴注，隔日 1 次，10 天
生理盐水	40ml	为 1 个疗程

处方 2   可以采用的 PVP 方案治疗

生理盐水	40ml	静脉滴注，持续 2h，第 1
顺铂（DDP）	60mg/m²	天用
生理盐水	40ml	静脉注射，第 3 天用
长春新碱（VCR）	1.5mg/m²	
生理盐水	40ml	静脉滴注，第 4~13 天用
平阳霉素（PYM）	10mg	

【简释】 ① 对处方 1 中两种化疗药品，应先进行平阳霉素注射，接着再注射甲氨蝶呤，应当采用生理盐水 20～40ml 进行溶解。

② 在处方 2 中，已知顺铂用量较大容易产生肾毒性，故于用药期间需要结合进行水化治疗，如先滴入含糖生理盐水 1000ml 后，再滴入被生理盐水溶解后的顺铂，接下来再滴入 20%甘露醇 250ml 等，这更有益于加速顺铂经尿排泄。

③ 目前认为，头颈部鳞状细胞癌的首选药物仍以采用顺铂、甲氨蝶呤、平阳霉素为最佳，若一旦治疗中出现了肺部慢性阻塞性疾病或产生平阳霉素反应不适用时，也可改换另外的 PVF 方案，即应用氟尿嘧啶替换平阳霉素进行治疗。

第二节　胸部肿瘤

一、乳腺癌

【概要】 这是发生在乳腺上的一种恶性肿瘤，约占女性恶性肿瘤的第 2 位。患者多以乳房无痛性肿块或腋下淋巴结肿大来院就诊，由于病变早期的包块较小而时常未引起患者的足够重视，常拖延至疾病中期或者晚期。本病最初多由导管细胞形成，小叶癌主要发生在腺叶或腺小叶细胞，则更容易出现双侧病变。因此，需要教育妇女每月进行一次乳房自查，并对 40 岁以上妇女每年进行一次乳房钼靶照片，以便在乳腺癌早期就能得到确诊和外科手术治疗。Ⅰ、Ⅱ期以及部分的Ⅲ期病例，只要患者能够配合均应及时采取根治性手术治疗，或在术前或术后辅助以化学治疗，以便帮助缩减肿块或降低手术后患者的复发。

处方 1　普通的 AC 方案

多柔比星（阿霉素，ADM）	60mg/m²	静脉注射，第 1 天用
生理盐水	40ml	
接　环磷酰胺（CTX）	600mg/m²	静脉注射，第 1 天用
生理盐水	40ml	

处方 2   FAC 方案，适用于术后化疗

	氟尿嘧啶(5-FU) 400mg/m²	静脉滴注，第 1 天用
	5％葡萄糖液 500ml	
接	多柔比星（阿霉素，ADM） 600mg/m²	静脉滴注，第 1 天用
	生理盐水 40ml	
加	环磷酰胺(CTX) 600mg/m²	静脉滴注，第 1 天用
	生理盐水 40ml	

处方 3   AT 方案，适用于一般化疗不佳或有禁忌者

	多西紫杉醇(DOC) 75mg/m²	静脉滴注，第 1 天用
	5％葡萄糖液 500ml	
接	多柔比星（阿霉素，ADM） 50mg/m²	静脉滴注，第 1 天用
	生理盐水 40ml	

处方 4   可以选用单药方案，适用于各期患者的治疗

卡培他滨（希罗达）1.25g/m²，口服，每日 2 次

或 氨鲁米特（氨苯哌酮），每次 250mg，口服，每日 2 次

处方 5   适用于绝经期以后晚期病例的治疗

他莫昔芬(三苯氧胺)10mg，口服，每日 2 次

处方 6   适用于骨转移病例出现疼痛的治疗

氯膦酸（骨膦，氯屈磷酸二钠） 300mg	持续 4h 静脉注滴
生理盐水 500ml	

【简释】 ① 此病采取化学治疗时，一定要注意选择药品的禁忌证，如多柔比星（阿霉素）须禁用于过敏、明显感染、发热、心肺功能障碍、哺乳或妊娠期妇女等。

② 此外，在用药治疗过程中，要定时复查肝、肾功能和血液细胞分析。

③ 为预防多西紫杉醇(DOC)有可能产生的过敏反应，可在化疗前给予一定剂量的地塞米松治疗。

④ 对于确实不能进行手术的病例，也可以使用他莫昔芬治疗，本品是一种合成性抗雌激素药，能与雌激素受体产生竞争，从而阻滞雌激素促乳腺癌生长的因素，但本品应禁用于有眼底病变的病例，慎用于肝功能障碍和白细胞或血小板减少的患者。

⑤ 氯膦酸（骨膦）对骨组织有选择性吸附作用，它能抑制破骨细胞活性并抑制骨吸收，可用于乳腺癌骨转移患者，也可用于其他的恶性肿瘤骨转移。本品针对减轻骨转移性疼痛及高钙血症有效，骨癌的镇痛可靠性可达 90%，用药后也可出现皮疹、腹痛、腹泻等毒副作用，须注意密切观察和定时检查血细胞和肝、肾功能。

二、食管癌

【概要】 此病是一种起源于食管黏膜上皮或食管腺上皮细胞的恶性肿瘤，我国仍有某些高发病地区，老年人患者更为常见，男性较女性多，一旦确诊常已进入疾病晚期，给治疗带来一定的困难。患者表现进食后胸骨后不适、微痛或烧灼感、异物停留感，逐渐发展至吞咽困难进行性加重或背痛，出现消瘦和恶病质等。食管癌的早期诊断也可借助于食管拉网细胞学或食管吞钡 X 线摄片检查。本病治疗在早中期需要以采取外科手术切除为主，放射治疗只可作为术前及术后的辅助治疗，化学治疗也仅可用作存在手术禁忌或放射治疗效果不满意时的补充治疗。

处方 1　DPV 方案

| 顺铂(DDP) | 15～20mg/m² | 静脉滴注，3～4 周 1 次，第 |
| 生理盐水 | 250ml | 1～5 天 |

| 加 | 生理盐水 | 20ml | 静脉注射，每周 3 次，共 |
| | 平阳霉素(PYM) | 6mg/m² | 7 周 |

或　DDP 方案加入氟尿嘧啶(5-FU) 方案治疗

| 氟尿嘧啶(5-FU) | 1000mg/m² | 静脉滴注，4 周 1 次，第1～ |
| 5％葡萄糖盐水 | 100ml | 5 天 |

处方 2　TCF 方案，用于晚期鳞癌的治疗

| 紫杉醇(PTX) | 175mg/m² | 静脉滴注，每日 1 次用 |
| 5％葡萄糖液 | 500ml | |

接	顺铂（CDDP）	20mg/m²	静脉滴注，第 1 天用
	生理盐水	40ml	
加	氟尿嘧啶（5-FU）	750mg/m²	连续静脉注射，第 1～5 天用
	生理盐水	40ml	

【简释】　① 采取化学治疗时，应防止某种药品产生的过敏反应或毒副作用。例如，为避免紫杉醇（PTX）产生过敏反应，应在化疗前 6～12h 口服地塞米松 20mg 或化疗前 30～60min 静脉注射苯海拉明 5mg、雷尼替丁 50mg 进行辅助性治疗。

② 采用顺铂的单次大剂量 100～150mg，将较多次小剂量使用方案的疗效更好，可是由该药物产生的毒性也相对较大，即易于发生肾脏损害，出现尿常规异常和血尿素氮和血肌酐增高。

③ 此外，本病患者还应采取肿瘤一级预防的饮食疗法，比如生活中应妥善保管口粮、防止其霉变，食用新鲜的瓜果，增加维生素 C 摄取入，减少亚硝酸类物质的吸收，改变患者自身的不良饮食习惯等。

三、肺癌

【概要】　原发性支气管肺癌的简称，瘤细胞主要源于支气管黏膜和腺体，约有半数病例为鳞状细胞癌，其次分别是小细胞未分化癌、腺癌和大细胞未分化癌。肺癌由于难以早期诊断，一旦出现明显的临床症状即至中晚期，故本病预后较差、远期治疗的生存率偏低。患者主要表现持久不愈的咳嗽、咳痰带血、胸痛、声嘶、呼吸困难、低热、消瘦等。治疗时需要按照组织病理学类型、生物学特性、临床分期来制定确实可行的处理方案，对非小细胞肺癌Ⅰ、Ⅱ期及较早的Ⅲ期患者，尽量采取手术切除性治疗，术后辅助以放射治疗或化学治疗；对小细胞肺癌的较局限型，可以手术加放射和化学治疗，而对广泛型的病例即以及时，采取化学治疗的效果较好。

处方 1　MVP 方案，用于非小细胞肺癌治疗

	生理盐水	40ml	静脉注射，第 1、5、10 天用
	丝裂霉素（MMC）	8mg/m²	
加	生理盐水	40ml	静脉注射，第 1、9 天用
	长春地辛（VDS）	3mg/m²	
接	顺铂（DDP）	120mg/m²	静脉滴注，第 1 天用
	生理盐水	500ml	
加	氟尿嘧啶（5-FU）	750mg/m²	连续静脉注射，第 1～5 天用
	生理盐水	40ml	

此方案治疗，每间隔 4 周重复用药 1 次

处方 2　CAO 方案治疗

| 生理盐水 | 40ml | 静脉注射，第 1 天用 |
| 环磷酰胺(CTX) | 600mg/m² | |

| 生理盐水 | 40ml | 静脉注射，第 1 天用 |
| 多柔比星（阿霉素，ADM） | 45mg/m² | |

| 生理盐水 | 40ml | 静脉注射，第 1 天用 |
| 长春新碱(VCR) | 3mg/m² | |

以上方案每周使用 1 次，共用 4～5 周为宜

处方 3　CAP 方案

	生理盐水	40ml	静脉注射，第 1 天用
	环磷酰胺(CTX)	400mg/m²	
加	生理盐水	40ml	静脉注射，第 1 天用
	多柔比星（阿霉素，ADM）	45mg/m²	

| 接 | 生理盐水 | 500ml | 静脉滴注，第 1 天用 |
| | 顺铂(DDP) | 120mg/m² | |

以上方案治疗，每 3～4 周重复用药 1 次

处方 4　CE 方案，用于小细胞肺癌治疗

| 生理盐水 | 40ml | 静脉滴注，第 1 天用 |
| 卡铂(碳铂，CB) | 300mg/m² | |

| 生理盐水 | 40ml | 静脉滴注 第 2～6 天用 |
| 依托泊苷(VP-16) | 100mg/m² | |

以上方案治疗，每间隔 3 周重复用药 1 次

【简释】　① 处方 1 为 MVP 方案，用于非小细胞肺癌治疗的有效率为 53%～73%，所选择药品的毒副作用较低，用药者仅可发生胃肠反应和不同程度的骨髓抑制，不会发生明显的心肌毒性，发生脱发者也不明显。当发生呕吐等胃肠反应时，可给予甲氧氯普胺（胃复安）肌内注射处理，胃肠反应

严重时还可试用 5-羟色胺拮抗药等。

② 处方 2 中的长春新碱也可改换长春新辛治疗，本药剂量为每次 3mg/m²，它能使神经毒性有所减低。

③ 卡铂为第 2 代铂络合物，能与 DNA 的双链相结合，破坏肿瘤细胞的复制功能和分裂，抗肿瘤谱与顺铂基本一致，其效果虽然不及顺铂，可是本品毒性作用及胃肠道反应则比较轻。此外，当卡铂使用不适合时仍可以及时换用顺铂（DDP）每次 60mg/m² 静脉滴注，于化疗期第 1、3、5 天分别用药 1 次。

④ 依托泊苷（足叶乙苷）是鬼臼毒的半合成衍生物，属于生物碱类抗肿瘤药之一，也抑制细胞有丝分裂，使用时用生理盐水稀释后缓慢静脉滴注，注意此药有时也产生胃肠道反应、脱发、低血压、骨髓抑制的毒副作用。

第三节　腹部肿瘤

一、胃癌

【概要】　这是一种源自胃黏膜上皮的恶性肿瘤，发病率高，男女比例为 3∶1，其病死率将占全部恶性肿瘤的第 1 位。目前认为本病的发生可能跟饮食、胃黏膜慢性炎症及幽门螺旋菌感染有关。患者早期症状不明显，随着病情的发展，可逐渐产生上腹饱胀不适、食欲减退、嗳气、反酸、呕吐、黑便、体重减轻，最后还将出现消瘦、腹水、恶病质，容易发生经淋巴或血行转移，侵犯局部的邻近器官，并朝向腹膜腔种植或扩散。治疗时应尽早采取手术根治性和姑息疗法，于手术切除后辅助以化疗治疗方可以提高 5 年生存率。目前，进行化学治疗的药物仍以氟尿嘧啶（5-FU）为主，此药属于细胞周期的特异性抗癌药，主要作用于 S 期而干扰 DNA 合成。

处方 1　可用的单药处方，用于年老体弱者治疗

氟尿嘧啶（5-FU）　　500mg ｜ 静脉滴注，每日 1 次，连用
5% 葡萄糖液　　　1500ml ｜ 5 天

或　卡培他滨（希罗达，CAPE）1657mg/m²，每日 1 次，口
服 2 周停 1 周

处方 2　MF 方案

氟尿嘧啶(5-FU)	$500mg/m^2$	静脉滴注，每周 1 次，用
5％葡萄糖盐水	1000ml	10 周
丝裂霉素(MMC)	$4mg/m^2$	静脉注射，每周 1 次，连用
生理盐水	20ml	10 周

处方 3　FAM 方案

氟尿嘧啶(5-FU)	$500mg/m^2$	静脉滴注，第 1～5 天用
5％葡萄糖盐水	1000ml	
多柔比星（阿霉素，ADM）		静脉注射，第 1 天用
	$20～30mg/m^2$	
生理盐水	500ml	

丝裂霉素 （MMC）$8mg/m^2$，静脉注射，第 1 天用

以上方案治疗，每月使用 1 次，共用 6～8 次

处方 4　LEP 方案

	顺铂(DDP)	$20mg/m^2$	静脉滴注，第 1～5 天用
	生理盐水	1000ml	
加	亚叶酸钙(CF)	$20mg/m^2$	静脉滴注，第 1～5 天用
	5％葡萄糖盐水	250ml	
接	氟尿嘧啶(5-FU)	$500mg/m^2$	静脉注射，第 1～5 天用
	生理盐水	40ml	

处方 5　EEC 方案

	依托泊苷(VP-16)	$100mg/m^2$	静脉滴注，第 1～5 天用
	生理盐水	500ml	
加	表柔比星（表阿霉素）	$30mg/m^2$	静脉滴注，第 1 天用
	生理盐水	40ml	

此方案治疗，每间隔 4 周重用药 1 次

【简释】① 此病治疗的上述化疗方案，主要适于手术前、中、后以及晚期不再适于手术治疗的患者。例如，处方 2 和 3 的方案既可用于术前化疗，

也可用于术后的辅助化疗，用药时间以 20～30 天为宜，如果产生明显的毒性。反应时均要及时停药。

② 在处方 3 的方案中，若用长春新碱（VCR）替代多柔比星（ADM）时，还会构成 FVM 方案，该方案对于胃癌仍有一定的抗癌效果。

③ 另外，在处方 4 内加入优氟啶口服，也可作为胃癌术后的辅助性治疗，通常采取术后第 1 年 3 个疗程、第 2 年 2 个疗程、第 3 年 1 个疗程的配合治疗。

④ 处方 5 的原 EAC 方案，若用表柔比星替代多柔比星即构成 EEC 方案，可减轻化疗药品的心脏毒性，更适用于晚期尚不能切除的胃癌，即可将其临床治疗有效率提高至 58% 以上。

二、大肠癌

【概要】 大肠癌为最常见的恶性肿瘤，包括结肠癌及直肠癌。本病目前在我国的发病率已出现上升趋势。70%～80% 大肠癌发生在乙状结肠以下，患者表现为大便习惯改变、腹部隐痛、便血或呈果酱样改变、排便次数增多或便秘等。直肠肛门指检发现占位性肿块，大便潜血试验呈持续性阳性，结合纤维直肠镜检查即可帮助确诊。本病须早期争取根治手术切除治疗，对低位的直肠癌尚需要结合实施外科乙状结肠造口术（人工肛门）。化学治疗主要适用于术后辅助治疗及不能手术切除和对复发病例进行姑息治疗。

处方 1　单药方案治疗法

替加氟/尿嘧啶（优福定）400mg/m²，口服，连服 2 周

或　氟尿嘧啶(5-FU)　　　750mg　┃静滴，每日 1 次，术后 1～
　　5% 葡萄糖盐水　　　1000ml　┃5 天

或　丝裂霉素(MMC) 10mg　　　┃静脉注射，术后 1～3 天用
　　生理盐水　　　　　　30ml　┃

或　亚叶酸钙（CF）30～60mg/m²，口服，连服 1～2 周

加　左旋咪唑 50mg，每 2 周服 3 天，连用 1 年

处方 2　OLG 方案，用于各期患者的治疗

草酸铂（OXA）　85mg/m²　┃静脉滴注，第 1 天用
5% 葡萄糖盐水　　500ml　┃

| 亚叶酸钙(CF) | 200mg | 静脉滴注，第1～2天用 |
| 5%葡萄糖盐水 | 250ml | |

接 | 氟尿嘧啶(5-FU) | $600mg/m^2$ | 静脉注射，第1～2天用 |
| 生理盐水 | 40ml | |

处方3 FMV方案，适用于术后辅助治疗

| 氟尿嘧啶(5-FU) | 500mg | 静脉滴注，每周1次，连用4周 |
| 生理盐水 | 1000ml | |

接 | 丝裂霉素(MMC) | 6～8mg | 静脉注射，每周1次，连用4周 |
| 生理盐水 | 40ml | |

加 | 长春新碱(VCR) | 1mg | 静脉注射，每周1次，连用4周 |
| 生理盐水 | 40ml | |

以上方案，每周1次，连用4周，休息2周后再用药4周

【简释】 ① 此病早期手术预后较好，晚期手术预后较差，同时也可能影响患者的生活质量，比如仍需要结合进行肛门改造术。

② 化学治疗可以先从氟尿嘧啶（5-FU）静脉滴注或丝裂霉素静脉注射开始，继之在术后2～3周开始口服适当的抗癌药物。注意氟尿嘧啶不可以与草酸铂同时注射。

③ 治疗期间慎用肾上腺糖皮质激素，以及应定时复查白细胞和出凝血机制等。

④ 左旋咪唑原本只是一种驱虫药物，也有调节免疫系统的作用，与单药氟尿嘧啶(5-FU)联用，即可提高淋巴结已转移大肠癌术后的生存率，左旋咪唑的副作用轻微，可出现恶心、低热、腹泻、乏力、关节痛、皮炎、口腔金属异味，对反应严重者也需要暂时停药。

三、原发性肝癌

【概要】 原发性肝癌是指发生自肝细胞或肝内胆管细胞的恶性肿瘤，与继发性（转移性）肝癌存在严格的区分，这是目前预后最差的一种实体肿瘤，病死率极高，其自然生存期仅为2～6个月。临床中最为常见的是肝细胞性肝癌，约占90%以上。此病可能与乙型病毒性肝炎、肝硬变、黄曲霉毒素及某些化学致癌物质污染有关。早期临床症状不典型，一旦出现大多数病例已属于疾病进展期，以至于使治疗效果很不理想。

患者的一般临床症状可表现为乏力、消瘦、食欲不振、腹胀、肝区疼痛；进行到晚期时还可出现贫血、腹水、黄疸、水肿、出血及恶病质等。治疗时，应根据肿瘤大小及其部位、肝硬变程度、肝功能代偿状况以及患者整个病情，全盘考虑采取以手术切除、肝动脉栓塞、肝动脉灌注化疗等为主的综合性处理措施，尤以采取肝动脉内持续化学药物灌注最佳。药物化学或免疫治疗仍有一定的晚期姑息作用。

处方 1   FI 方案

氟尿嘧啶(5-FU) 750mg/m^2
生理盐水   40ml | 静脉注射，第 1～5 天用

干扰素（IFN）500 万 U/m^2，肌内注射，第 1、3、5 天用

以上方案治疗，每隔 2 周后重复用 1 次

处方 2   LFP 方案

亚叶酸钙(CF)   20mg/m^2
生理盐水   40ml | 静脉滴射，第 1～5 天用

接 顺铂（DDP）   20mg/m^2
5％葡萄糖液   250ml | 静脉滴注，第 1～5 天用

加 氟尿嘧啶(5-FU) 1000mg
生理盐水   40ml | 静脉滴射，第 1～5 天用

处方 3   ET 方案，适宜于晚期病例的治疗

依托泊苷（足叶乙苷，VP-16）50mg/m^2，口服，第 2～23 天用

他莫昔芬(TX) 20mg/m^2，口服，每日 2 次，第 2～23 天

处方 4   LV5FU 方案治疗

奥沙利铂(OXA) 100mg/m^2
5％葡萄糖液   500ml | 静脉滴注，第 1 天用

亚叶酸钙(CF)   20mg/m^2
生理盐水   20ml | 静脉注射，第 1～2 天用

氟尿嘧啶(5-FU) 400mg/m^2
生理盐水   40ml | 静脉滴注，每 2h 1 次，第 1～5 天用

处方 5　可采取的肝动脉介入性化疗

氟尿苷(FUDR)　0.25～0.5g
生理盐水　　　　　10～20ml　│　肝动脉内注射，每日 1 次

使用总量 10～20g 为 1 个疗程，间歇 1～2 周重复用药

处方 6　可以采取的单药方案治疗

葫芦素片，每次 3～6 片，口服，每日 3 次

或　阿地白介素(IL-2) 10 万 U，肌内注射，每日 1 次，用 30 天

【简释】　① 此病采取相应的生物和免疫治疗，多在手术或化疗和放疗杀灭大量癌细胞后进行，此时若及时使用生物免疫治疗，即可巩固和增强上述综合性措施的疗效，比如使用阿地白介素、干扰素、转移因子等。

② 化学药物治疗重点是采取肝动脉插管化疗、肝动脉栓塞或化疗栓塞等，通过介入性给药即能增加肝脏局部的血药浓度，从理论上能够提高杀灭癌细胞的治疗效果。

③ 此外，针对晚期肝癌并未发生远处转移者，若医疗条件许可，在征得家属同意后也可考虑实施肝移植术治疗。

四、胰腺癌

【概要】　此病主要是指胰外腺腺癌，可发生于整个胰腺的任何部位，但其实在中老年人则以胰头癌更为多见。本病恶性程度高、发展快、预后较差，主要表现为腹痛、腰背痛、食欲不振、黄疸、胆囊肿大及明显消瘦等。实验室检查 CEA、CA-199、CA-50、CA-42 增高或阳性。早期进行根治手术是本病的最佳治疗选择，但是患者时常因为确诊过迟而只能采用分流胆汁或缓解梗阻的一些姑息性手术。对于发展至中晚期的患者，要以采取放射或化学治疗为主，但其临床疗效仍不甚理想。

处方 1　FAMS 方案

氟尿嘧啶(5-FU)　600mg/m²
生理盐水　　　　　40ml　│　静脉注射，第 1、8、29、36 天用

多柔比星 （阿霉素，ADM）
　　　　　　　　　30mg/m²
生理盐水　　　　　40ml　│　静脉注射，第 1、29 天用

丝裂霉素(MMC)　　10mg/m²　｜静脉注射，第1天用
生理盐水　　　　　 40ml　　｜

链脲霉素(STZ)　 400mg/m²　｜静脉注射，第1、8、29、36
生理盐水　　　　　 40ml　　｜天用

此方案治疗，每8周为1个疗程

处方2　GP方案

吉西他滨（健择）
　　　　　800～1000mg/m²　｜静脉滴注，第1、8、15
生理盐水　　　　　 500ml　　｜天用

顺铂(DDP)　　　　 30mg/m²　｜静脉滴注，第4、8天用
生理盐水　　　　　 500ml　　｜

处方3　单药方案治疗

氟尿嘧啶(5-FU) 500mg/m²　｜缓慢静脉滴注，每周1次，
生理盐水　　　　　 250ml　　｜连用6周

【简释】　① 此病除了手术治疗外，还能采用放射照射加氟尿嘧啶治疗，早期疗效比较理想。如先行胰腺区域前后、后前穿野放射照射40～60Gy，再给予氟尿嘧啶静脉点滴作为放疗增敏药，显然这要比只进行单纯放射照射疗效更好；此外，有人主张采取在放疗照射第1周及第5周分别给予氟尿嘧啶500mg/m²持续静脉滴注、连续治疗4天的方案，也能获得比较明显的治疗结果。

② 处方1FAMS方案是在FAM方案基础上增加了对胰腺癌能产生较强杀灭作用的链脲霉素（链左星、STZ），据报道患者应用本方案的有效率为48%，但本方案易产生恶心、呕吐、糖尿、肝肾功能损害、骨髓抑制的毒性反应，故于用药期间一定要严密观察病情和准备随时调整治疗方案。

第四节　泌尿生殖器肿瘤

一、肾癌

【概要】　这是指发生于肾脏的恶性肿瘤，以肾细胞癌最为常见，其次是肾盂肾盏移行细胞肿瘤和肾母细胞瘤（又称Wilms瘤）等。此种肿瘤在泌尿系统的发病率仅次于膀胱癌。肾癌好发年龄为45～60岁，肾肉瘤好发于中

青年，肾母细胞瘤好发生于婴幼儿。患者的典型症状为无痛性血尿、腰部疼痛、发热、腹部包块，但大多数患者的早期临床症状并不典型，则需要化验和分辨率较高的影像学检查才可以明确诊断。本病应当在早、中期采取以手术切除术治疗为主、以放射和化学治疗为辅助的姑息性措施处理。

处方 1　生物治疗方法

　　　　干扰素（IFN）40 万 U，皮下注射，每日 1 次

　　　　阿地白介素（IL-2）2000U，肌内注射，每日 1 次

　　10 次一个疗程，间隔 1 周，连用 2～3 个疗程

处方 2　单药方案治疗

氟尿嘧啶（5-FU）　500mg/m² 生理盐水　　　　　250ml	缓慢静脉滴注，每周 1 次，连用 6 周
或　长春新碱（VCR）　1.5/m² 生理盐水　　　　　250ml	静脉滴注，每周 1 次，连用 5 天
或　顺铂（DDP）　25～30/m² 生理盐水　　　　　250ml	静脉滴注，每周 1 次，连用 5 天；随后每间隔 3 周重复 1 个疗程，总共 3～4 个疗程为宜
或　放线菌素 D（ACTD） 15μg/kg 5％葡萄糖盐水　500ml	静脉滴注，每日 1 次，连用 5 天

　　【简释】　① 临床上对于无痛性血尿，尤其那些未能确定病因的中老年患者，必须考虑及时进行高分辨率的影像学检查，早期诊断，尽早手术治疗。

　　② 肾癌化疗和生物或免疫治疗都不够理想，只能作为晚期的姑息性治疗，诸如阿地白介素、干扰素、LAK 细胞、顺铂、长春新碱等。

　　③ 此外，肾癌手术后再配合甲羟孕酮内分泌治疗，或许能够降低手术的复发率，甲羟孕酮又名安宫黄体酮，每次 100mg 口服，每日 3 次，持续服药1 年以上，必要时将剂量逐渐增加至不逾 150mg。

二、膀胱肿瘤

　　【概要】　这是发生在膀胱的一种恶性肿瘤，在我国占男性泌尿系统肿瘤的首位，并且有逐年增加的趋势。其病因不明，但可能与苯类染料接触有关。现据报道 90％以上的病例是膀胱移行细胞癌，其次是鳞癌、腺癌、未分

化癌等。膀胱移行细胞乳头状肿瘤的发病年龄以 50～70 岁的老年人居多。多数患者的首要症状是间歇性无痛血尿、肉眼血尿，同时伴有尿痛、尿急等膀胱刺激症状。本病须早期诊断，尽早进行手术治疗。

处方 1　适用于晚期的干扰素治疗

　　干扰素（IFN）100 万 U，皮下注射，每周 1 次，用 8 周

处方 2　适用于低度恶性、<1cm 的表浅癌灌洗治疗

丝裂霉素（MMC）	20mg	注入膀胱，每周 3 次，连用
生理盐水	20ml	20 次

处方 3　适用于低度恶性、多发乳头癌灌洗治疗

多柔比星（阿霉素，ADM）	50mg	注入膀胱，每日 1 次，连用
生理盐水	40ml	3 天

处方 4　CMV 方案

顺铂（DDP）	$100mg/m^2$	静脉滴注，于第 2 天配合
生理盐水	100ml	水化
甲氨蝶呤（MTX）	$40mg/m^2$	静脉滴注，第 1、8 天用
生理盐水	40ml	
长春新碱（VCR）	$4mg/m^2$	静脉滴注，第 1、8 天用
生理盐水	40ml	

　　以上药品治疗每 3 周重复 1 次，连用 3～4 周期

处方 5　MVAP 方案

	甲氨蝶呤（MTX）	$30mg/m^2$	静脉滴注，第 1、15、22 天用
	生理盐水	250ml	
接	长春碱（VLB）	$30mg/m^2$	静脉滴注，第 3、15、22 天用
	生理盐水	250ml	
接	多柔比星（阿霉素，ADM）	$30 mg/m^2$	静脉滴注，第 2 天
	生理盐水	250ml	

| 加　顺铂（DDP） | 70mg/m² | 静脉滴注，第 2 天注意需要 |
| 　生理盐水 | 250ml | 水化处理 |

【简释】　① 对浅表型膀胱癌，可经尿道内镜实施切除（TURB）、激光、光动技术或施以电灼治疗，并以瘤体直径小于 2cm 以内的疗效更好。尿道内镜下切除术可反复进行，体表无明显创面，对患者的打击小，术后恢复更快，术后 5 年的总生存率约为 70%。

② 针对浸润型膀胱癌，需要采用开放性手术切除或者膀胱内注药治疗，但其复发率则依然很高。

③ 化学治疗作为辅助治疗的重要方面，主要是采取手术之后配合性药物治疗或是通过尿道朝向膀胱内灌药治疗。向膀胱内注药后，通常需要保留 2h，每间隔 15min 宜按仰、俯、左右侧位不同姿势的变换体位，以便能使注入的药物与膀胱黏膜进行充分接触。

④ 此外，还须注意化疗方案中凡顺铂每次用量超过 100mg 时，则要进行水化处理，即通过静脉输液 3000ml 以上再加用速效利尿药帮助加快顺铂经由尿液排泄，重复使用顺铂时要定时进行肾功能检查，若发生肾功能障碍应及时从方案中去掉顺铂或改换其他的药物治疗方案。

三、前列腺癌

【概要】　为男性患者生殖器常见恶性肿瘤，有时可与前列腺增生症并存。其病因可能跟性激素异常、环境污染、淋病奈瑟菌感染、饮用咖啡和酒精等有关。疾病晚期患者可出现下腹胀痛、排尿困难、尿频、血尿、骨痛等，其早期往往缺少明显的临床表现，故在发现时大多数病例已发展至晚期，配合化验检查即能发现酸性磷酸酶（ACP）、前列腺特异性抗原（PSA）或前列腺酸性磷酸酶（PAP）升高。治疗时要根据其病情选择相应的治疗措施，如前列腺根治手术、内分泌治疗、放射治疗和化学治疗等。

处方 1　MP 方案，用于内分泌治疗无效的治疗

| 米托蒽醌（MIT） | 12mg/m² | 静脉滴注，第 1 天用 |
| 生理盐水 | 500ml | |

加　泼尼松（PDN），每次 5mg，口服，每日 2 次
以上方案治疗，每隔 21 天重复 1 个疗程

处方 2　CFP 方案，适用于转移性激素抵抗的治疗

环磷酰胺(CTX)　500mg/m^2
生理盐水　　　　　40ml　　｝静脉注射，第 1 天用

氟尿嘧啶(5-FU)　 200mg
生理盐水　　　　　40ml　　｝静脉注射，第 1 天用

顺铂(DDP)　　　 50mg/m^2
生理盐水　　　　　500ml　 ｝静脉滴注，第 1 天用

此方案治疗，每隔 21 天重复 1 个疗程

处方 3　EE 方案，适用于老年不便者的治疗

依托泊苷（足叶乙苷，VP-16），每次 50mg/m^2，口服，
每日 1 次，连用 21 天

雌二醇氮芥(EM)，每次 15mg/m^2，口服，每日 1 次，连
用 21 天

以上方案治疗，每隔 28 天重复 1 个疗程

【简释】　① 此病预后较差，必须早诊断早治疗。

② 在 A1～A2 期，可酌情选择手术或放射或化学治疗；进入 B 期后均应
采取前列腺根治性手术治疗，目前报道在 B2 期经由根治术治疗的 5 年无癌生
存率为 25％左右，因此有人认为当病变发展到 C 期时，根治术治疗的存活概
率开始明显下降，此时需要考虑有效的放射治疗、内分泌治疗或者化学治
疗等。

③ 部分前列腺癌患者对联用雌二醇氮芥与泼尼莫司汀（泼尼氮芥）的治
疗结果比较好。

④ 化学治疗注意事项可参见本章相关内容的详细阐述。

⑤ 本病患者时常转移至各种短骨内，发生许多散在性病灶而出现骨痛，
对此也须注意提供有效的对症处理。

四、睾丸肿瘤

【概要】　睾丸肿瘤 95％从曲精管生殖上皮发生，其余来自睾丸间质细
胞或间质。多见于青壮年，畸胎瘤和胚胎瘤发病年龄较精原细胞瘤为早。最
初表现为睾丸肿大，不痛，只有下坠感或胀痛。若肿瘤内坏死、出血则可发

生急性疼痛，可类似急性感染，易被误认为睾丸炎。检查时可发现睾丸肿大，质地坚实沉重感，失去其固有的弹性。治疗时应采取综合治疗，近年来统计本病的治疗效果已有显著提高，这与及时采用积极的放射和化学治疗而发挥了比较重要的作用有关。

处方 1　通用 BEP 方案

博来霉素(BLM)	20mg/m^2	静脉注射，第 1、2、9、16
生理盐水	40ml	天用
足叶乙苷(VP-16)	100mg/m^2	静脉注射，第 1～5 天用
生理盐水	40ml	
顺铂(DDP)	20mg/m^2	静脉注射，第 1～5 天用
生理盐水	40ml	

处方 2　PVB 方案，适用于发生转移后的治疗

顺铂(DDP)	20mg/m^2	静脉滴注，每 3 周 1 次，连
生理盐水	40ml	用 5 天
长春碱(VLB)	0.3mg/m^2	静脉滴注，每 3 周 1 次，连
生理盐水	40ml	用 2 天
博来霉素(BLM)	30mg	静脉滴注，每周 1 次，连用
生理盐水	40ml	12 周

处方 3　VAB-N 方案，适用于晚期睾丸癌的治疗

	博来霉素(BLM)	30mg	静脉注射，第 1～3 天用
	生理盐水	40ml	
接	长春新碱(VLB)	4mg/m^2	静脉注射，第 1 天用
	生理盐水	40ml	
加	放线菌素 D(ACTD)	1mg/m^2	静脉注射，第 1 天用
	5％葡萄糖盐水	40ml	
加	顺铂(DDP)	100mg/m^2	静脉滴注，须水化，第 4
	生理盐水	250ml	天用

加　环磷酰胺（CTX）　600mg/m^2
　　生理盐水　　　　　40ml　｜静脉注射，第 1 天用

以上方案治疗，每 3 周为 1 个疗程

处方 4　可以选用的单药化疗方法

　　　　氮甲（N-甲酰溶肉瘤素，N-甲）100mg，口服，每日 2 次

【简释】　① 处方 2 适用于肿瘤已有转移、超出腹膜后淋巴结范围、延伸至其他区域或已有转移的Ⅲ期非精原细胞瘤睾丸肿瘤。

　　② 长春碱注射液（VLB）又称威保啶，可代替长春新碱使用，单独用药剂量为每次 10mg 为宜，静脉注射前应用生理盐水或 5％葡萄糖液 20～30ml 加以稀释，每周注射 1 次，每个疗程的总量不可超过 60～80mg。

　　③ 处方 3VAB-N 方案主要用于晚期睾丸癌。

　　④ 处方 4 的 N-甲为我国合成的溶肉瘤衍生物，为细胞周期非特异性药物，毒性较低，可口服。用于治疗精原细胞瘤有较好的疗效，对淋巴网状组织肿瘤亦有效。口服 6～8g 为 1 个疗程。其毒副反应为食欲不振、恶心，少数病例有呕吐、腹泻。加服碳酸氢钠可减轻其胃肠道反应。

第五节　骨关节肿瘤

一、骨巨细胞瘤

【概要】　此病是生长在长骨干骺端的溶骨性肿瘤，可根据基质细胞含量和分化程将本病分成Ⅰ、Ⅱ、Ⅲ级。骨巨细胞瘤具有易于复发、进一步恶变和经常发生转移的特点，对化学治疗和放射治疗均不太敏感，而且放射治疗时还容易恶变成肉瘤，并使该瘤的恶性程度有所增加。临床治疗主要是根据肿瘤分级选择合适的手术治疗。Ⅰ级时进行局部切除或刮除，结合应用化学或物理疗法来处理其残腔，然后再用骨松质充填；Ⅱ级时要实施局部的大块切除术，并用自体、异体骨或人工假体进行肢体功能的重建；Ⅲ级以上的病变一定要进行根治性切除或是采用截肢处理，以防危及患者的生命。

处方 1　5％葡萄糖盐水　　　1000ml　｜静脉滴注，每日 1 次，可用
　　　　长春新碱（VCR）　　　2mg　　｜2 天

| 或 | 5％葡萄糖液 | 1000ml | 缓慢静脉滴注，每日 1 次，可用 2 天 |
| | 甲氨蝶呤 | 2.0g | |

处方 2　CACA 方案治疗

| 长春新碱(VCR) | 1.5mg/m² | 每周 1 次，第 1～6 周用 |
| 生理盐水 | 40ml 静脉注射 | |

| 放线菌素 D | 0.015mg/kg | 静脉滴注，第 1～5 天用，每 12 周重复 |
| 生理盐水 | 40ml | |

| 环磷酰胺 | 500mg/m² | 静脉注射，每周 1 次 |
| 生理盐水 | 40ml | |

| 多柔比星 | 30mg/m² | 静脉注射，每日 1 次，第 1～3 天用 |
| 生理盐水 | 40ml | |

处方 3　适用于继发性感染的抗生素治疗

青霉素钠，每次 80 万 U，肌内注射，每日 2 次，用前需皮试

| 或 | 5％葡萄糖盐水 | 250～500ml | 静脉滴注，每日 2 次，用前需皮试 |
| | 氨苄西林 | 2.0g | |

| 接 | 10％葡萄糖液 | 500ml | 静脉滴注，每日 1 次 |
| | 林可霉素 | 1.2g | |

【简释】　① 此病须做到早期诊断、尽早进行手术切除治疗，这是挽救患者生命的唯一可靠的治疗方法。

② 因为骨巨细胞瘤极易复发、恶变和转移，仅仅单独采取化学和物理治疗效果并不显著，只能是拖延患者的时间，随即导致疾病的恶化，最终达到无法治愈的境地。对此，一定要进行医患沟通，征得患者和其家属的理解和支持。

二、恶性骨肿瘤

【概要】　此病主要是指骨肉瘤、尤文肉瘤、软骨和纤维肉瘤、脂肪肉瘤、皮质旁肉瘤等，但仍以骨肉瘤更为常见。本病大多发生在青少年期，发病部位以股骨下端多见，约占 75％；其次是肱骨、颌骨、骨盆骨肉瘤，治疗时须尽早采取手术切除治疗，一并辅以放射和/或化学治疗等。实施单纯手术治疗的 5 年生存率为 5％～20％，结合进行大剂量化学治疗的 5 年生存率已提

高至 50％以上，因此，化学治疗在骨肉瘤的综合治疗中可占据一定地位，有时甚至还可以通过肢体灌注疗法以挽救某些患者的部分肢体。

处方 1　适用于一般病情的支持性治疗

5％葡萄糖盐水	100ml	
10％葡萄糖液	1500ml	静脉滴注，第 1 天用
10％氯化钾	40ml	
5％碳酸氢钠	200ml	

处方 2　5％葡萄糖盐水 1000ml，静脉滴注，第 2 天用

长春新碱（VCR）	2mg	静脉滴注，第 2 天用
生理盐水	1000ml	

或

甲氨蝶呤	3.0g	缓慢静脉滴注 6h，第 2 天用
5％葡萄糖液	1000ml	

加　亚叶酸钙 10mg/m²，肌内注射，每 6h 1 次，第 3 天用

或

生理盐水	40ml	静脉注射，第 7 天用
多柔比星	30mg	

处方 3　适用于尤文肉瘤的 CACA 方案治疗

长春新碱（VCR）1.5mg/m²，静脉注射，每周 1 次，每次用量不超过 2mg，第 1～6 周，第 8～13 周

放线菌素 D 0.015mg/(kg·d)，静脉注射，第 1～5 天用

环磷酰胺(CTX)	500mg/m²	静脉注射，每周 1 次
生理盐水	40ml	

多柔比星	30mg/m²	静脉注射，每日 1 次，第 1～3 天用
生理盐水	40ml	

【简释】　① 使用大剂量 MTX 与 VCR、ACM 联合化疗，可以每月进行一次，可用于术前控制肿瘤发展，并观察化疗的效果，比如术前用药之后可使肿瘤缩小、肿瘤内钙化手术后再继续用药，使用亚叶酸钙有益于解救 MTX 对于正常细胞的毒性。

② 此外，在疗程中务必保持充足的水分摄入，尿量维持在 3000ml/24h 以上，促使 MTX 排出，结合使用碳酸氢钠碱化其尿液。

③ CACA 方案治疗更适用于治疗尤文肉瘤，此瘤多发生在扁骨或长骨骨干的髓腔内，容易累及相应的软组织而提早发生转移，该方案治疗的 5 年生存率为 75％。

④ 再则，还可使用 DTIC、MTX 替换多柔比星，它将有助于减轻本品对于心脏的毒性。

第六节　皮肤及软组织肿瘤

一、恶性黑色瘤

【概要】　此病好发于白色人种，黄种人偶可患病，以中老年人比较常见。本病最常源于四肢和头颈部的皮肤交界痣，其次也可发生在外阴、直肠、食管、上肢或躯干等处。起初多为棕褐色小斑，也可呈粉红色或灰色；逐渐发展成圆顶形或息肉状结节；有时也能产生辐射状外扩和蔓延，以至于浸润到皮下组织，通过淋巴或血液发生转移。治疗时要进行广泛切除加区域性淋巴清扫术，术后宜给予化疗药或者免疫治疗等。

处方 1　免疫治疗药

α-干扰素，每次 3×10^6 U，肌内注射，隔日 1 次

处方 2　DD 方案

| 达卡巴嗪(DTIC) | 200mg/m² | 静脉滴注，第 1～5 天用 |
| 5％葡萄糖液 | 1000ml | |

接　顺铂（DDP）　40mg/m²　静脉滴注，第 1、4 天用
5％葡萄糖盐水　1000ml

处方 3　DDV 方案

| 顺铂（DDP） | 30mg/m² | 静脉滴注，第 1～3 天用 |
| 5％葡萄糖盐水 | 1000ml | |

| 卡莫司汀（BCNU） | 125mg | 静脉滴注，第 5、12 天用 |
| 生理盐水 | 500ml | |

| 达卡巴嗪（DTIC） | 200mg | 静脉滴注，第 6～10 天用 |
| 5％葡萄糖液 | 1000ml | |

长春新碱（VCR）	1～2mg	静脉滴注，第 4、11 天用
生理盐水	500ml	

以上方案治疗，每隔 3 周重复一次，共 3～4 周期为妥

【简释】 ① 给予 α-干扰素治疗，既能增强多种免疫细胞活性，也可行肿瘤部位的直接注射，需要较长时间应用，有时也可出现感冒样不良反应，如全身肌肉酸痛、低热、头痛、寒战、食欲下降等。

② 达卡巴嗪（DTIC）是细胞周期的特异性药物，主要作用于 DNA 合成期，故能影响 RNA 和蛋白质合成，本病应用的疗效较好。

③ 卡莫司汀（卡氮芥）为细胞周期的非特异性药物，可与 DNA 聚合酶发生作用进而影响 RNA 和 DNA 合成。

④ 以上两种化疗药物的毒副作用是胃肠道反应和比较明显的骨髓抑制，故在用药期间应予密切监视和定时复查血细胞分析。

二、软组织肉瘤

【概要】 软组织肉瘤主要见于躯干、肢体及腹膜后间隙，其次是发生在胃肠道及腹腔内其他脏器，例如平滑肌瘤、纤维瘤、横纹肌肉瘤、脂肪肉瘤、滑膜肉瘤，其恶性程度和临床症状均有很大差异，最终多数可经血液转移至其他器官。早期治疗以进行原发病灶的切除术为主，手术后再予结合进行放射治疗，切除的范围应包括肿瘤以外 2～4cm 的正常组织，有条件者最好采用瘤床组织近距离放射治疗，以便降低局部病灶的今后复发。针对那些手术切除困难的病例，也可事先进行全身毒副作用较低的化疗药物治疗。

处方 1 CVAD 方案

	环磷酰胺(CTX)	$600mg/m^2$	静脉注射，每周 1 次
	生理盐水	500ml	
	长春新碱(VCR)	$1mg/m^2$	静脉注射，每周 1 次
	生理盐水	40ml	
接	多柔比星(ADM)	$25～40mg/m^2$	静脉注射，每 3 周 1 次
	生理盐水	40ml	
加	达卡巴嗪(DTIC)	$200mg/m^2$	静脉滴注，连用 3～5 天
	5％葡萄糖液	1000ml	

以上治疗方案，每隔 3 周重复使用 1 次

处方 2　AID 方案

异环磷酰胺(IFO)　　2.5g/m²		静脉注射，第 1～3 天用
生理盐水　　　　　　40ml		

多柔比星(ADM)　　20mg/m²		静脉注射，第 1、3 天用
生理盐水　　　　　　40ml		

达卡巴嗪(DTIC)　　　300mg/m²		静脉滴注，第 1～3 天用
5％葡萄糖液　　　　1000ml		

以上治疗方案，每隔 3 周重复应用 1 次

【简释】　① 现今认为，异环磷酰胺（和乐生、匹服平）是环磷酰胺的一种同分异构体，化疗指数较高而毒性更低。用本品治疗软组织肉瘤时，既可以单药使用，也可构筑多药化疗方案，采用方案治疗的总有效率可达 46％。

② 临床治疗中为防止异环磷酰胺引起的出血性膀胱炎，可同时应用巯乙磺酸钠（美司钠、美斯钠）每次 $1.2g/m^2$ 缓慢持续静脉滴注，本品可在尿中与 IFO 代谢产物结合成无毒的稳定化合物，有利于通过尿液排泄。

③ 若有必要还应给予足量液体，并保持患者的水、电解质和酸碱平衡。

第七节　淋巴系统常见肿瘤

一、霍奇金病

【概要】　霍奇金病又称霍奇金淋巴瘤（HL），主要是由里-斯细胞肿瘤性增殖引起，究其发病原因可能与 EB 病毒感染和免疫抑制有关。患者表现为无痛性淋巴结肿大，不同部位或区域的淋巴结肿大，可产生相应的器官受压症状，全身性症状可表现为发热、消瘦、盗汗、疲乏无力、皮肤瘙痒、食欲下降等。此病可分为 4 期：Ⅰ 期限于一个淋巴结区，A 组有症状，B 组无症状；Ⅱ 期已累及横膈同侧 2 个以上的淋巴结区；Ⅲ 期已累及双侧的淋巴结区，并且伴有脾或者扁桃体环部损害；Ⅳ 期除淋巴结、脾、扁桃体环累及外，还发生侵害肺、肝、骨、骨髓等淋巴结外的组织。疾病早期以放射治疗为主，其次也可采用化学治疗和生物免疫治疗等。

处方 1　MOPP 方案，适用于晚期病例的治疗

氮芥（恩比兴， 　　HN$_2$）	6mg/m^2	静脉注射，第 1、8 天用
生理盐水	100ml	

接　长春新碱
　　（VCR）　　　1.4mg/m^2　静脉注射，第 1、8 天用
　　生理盐水　　　100ml

加　丙卡巴肼（PCB）100mg/(m^2 · d)，口服，第 1～14 天

　　泼尼松（Pred）40mg/(m^2 · d)，分次口服，第 1～14 天

处方 2　VAVD 方案，用于以上方案治疗复发的病例

多柔比星
　　（ADM）　　25mg/m^2　静脉滴注，第 1、15 天用
5％葡萄糖液　　250ml

接　博来霉素（争光
　　霉素）　　　10mg/m^2　静脉滴注，第 1、15 天用
5％葡萄糖液　　250ml

接　长春碱
　　（VLB）　　6mg/m^2　缓慢静脉滴注，第 1、15
　　生理盐水　　100ml　　天用

加　达克巴嗪
　　（甲氮咪胺）375mg/m^2　缓慢静脉滴注，第 1、15
　　生理盐水　　1000ml　　天用

【简释】　① 此病应用 MOPP 方案治疗，经由 4～6 周后即能使病灶缓解，再增加治疗 2 周，一般不需要维持用药治疗。MOPP 方案用药期间可出现恶心、呕吐、脱发、肢体麻木、胃下垂等，必要时可给予止吐药物处理。

② 采取 VAVD 方案，通常要每间隔 4～6 周再进行下一个疗程的治疗。现有报道该方案用于治疗晚期病例的缓解率约为 92％，其 5 年以上不复发的生存率可达 70％以上。此外，在临床中也可采取将 VAVD 方案与 MOPP 方案分期交替应用，这样做有助于避免分别单独应用而可能产生的耐药现象。

③ 本病恶性程度较高，治疗时会产生一定反复，也要注意做好医患之间的沟通，争取相互理解。

二、非霍奇金淋巴瘤

【概要】　非霍奇金淋巴瘤（NHL）是淋巴瘤的另外一种组织学类型，与上述霍奇金淋巴瘤有所不同，是一群起源于不同细胞类型的淋巴瘤，其病因和分类比较复杂，有人统计分析 B 淋巴细胞瘤占 80%、T 淋巴细胞瘤占 15%、其他的组织细胞瘤约占 5%。本病的患病率可高出霍奇金淋巴瘤的 2～3 倍，患者的临床症状与上述霍奇金淋巴瘤没有显著差别，若不通过病理检测而很难进行区分，仍表现为无痛性淋巴结肿大、相应的器官受压症状以及发热、消瘦、盗汗、疲乏无力、皮肤瘙痒、食欲下降的全身性临床症状。本病的淋巴结外器官受累更为多见，早期即能经血液发生播散。治疗时应注意休息、增加营养、预防控制感染以及需要按照不同病理类型制定合理的治疗方案。

处方 1　COP 方案，适用于低度恶性病例治疗

> 环磷酰胺
> 　（CTX）　　　600mg/m^2
> 生理盐水　　　　100ml　　静脉滴注，第 1 天用

接　长春新碱
> 　（VCR）　　　1.4mg/m^2
> 生理盐水　　　　250ml　　静脉滴注，第 1 天用

加　泼尼松（Pred），每日 40～100mg，分次口服，第 1～5 天用
　　以上方案治疗，每间隔 4 周为 1 疗程

处方 2　CHOP 方案，适用于中度恶性病例治疗

> 环磷酰胺（CTX）
> 　　　　　　　　750mg/m^2
> 生理盐水　　　　100ml　　静脉滴注，第 1 天用

> 多柔比星（ADM）
> 　　　　　　　　50mg/m^2
> 生理盐水　　20～40ml　　静脉注射，第 1 天用

> 长春新碱（VCR）
> 　　　　　　　　1.4mg/m^2
> 生理盐水　　20～40ml　　静脉注射，第 1 天用

泼尼松（Pred），每日 60mg，分次口服，1～5 天用

以上方案治疗，每间隔 3 周为 1 疗程

处方 3　MACOP-B 方案，适用于高度恶性病例治疗

甲氨蝶呤（MTX）

　　　　　　　400mg/m² ⎫
生理盐水　　　100ml ⎭ 静脉滴注，第 2、6、10 周

接　多柔比星（ADM）

　　　　　　　50mg/m² ⎫
生理盐水　　　20～40ml ⎭ 静脉注射，每遇单周用药

加　环磷酰胺（CTX）

　　　　　　　350mg/m² ⎫
生理盐水　　　40ml ⎭ 静脉注射，每遇单周用药

加　长春新碱（VCR）

　　　　　　　1.4mg/m² ⎫
生理盐水　　　40ml ⎭ 静脉注射，每遇单周用药

加　泼尼松（Pred）75mg/m²，分次口服，第 1～12 周

加　博来霉素（争光霉素，BLM）

　　　　　　　10mg/m² ⎫
生理盐水　　　40ml ⎭ 静脉注射，第 4、8、12 周

以上方案治疗，每隔 12 周为 1 个疗程

【简释】　① 此病的治疗方案最好由专家主持医生集体会诊来决定，其原因是它的病理类型复杂、病情变化多端，所选择的治疗方案绝不能轻率地决定和使用。

② 处方 3 由于 MTX 的用量较大，则需要用叶酸帮助解救，于使用 MTX 后 24h 起给予亚叶酸钙（CF）15mg/m² 肌内或静脉注射，每 6h 1 次，共用 6 次，从而缓解使用 MTX 的不良反应。

③ 给予泼尼松的总量须分次口服，并在用到第 11 周后开始逐渐减量直至停药。因 MACOP-B 方案治疗的毒副作用较大，对此须注意增用抗生素和加强支持治疗，控制某些有可能继发的感染；此外，在用药期间应当每周检查一次血细胞分析和尿液常规，倘若出现白细胞下降至 4.0×10^9 个/L 或血小板降至 10×10^9 个/L 以下即须停药。

第八节　恶性胸腹水

一、恶性胸腔积液

【概要】　这是指由胸腔内各种恶性肿瘤所引发的顽固积液，诸如胸腔间皮细胞瘤、肺腺癌、乳腺癌、卵巢癌、淋巴瘤、转移性肿瘤等。经由胸腔穿刺诊断，可见血性胸腔积液，穿刺放液后又很快重新出现积液，此等患者治疗起来存在一定困难。积液量大或发生太快时，经常产生胸内主要脏器组织的压迫症状，如胸闷、呼吸困难、心悸、血压下降等。对此，需要做患者抽放积液前、后 X 线及超声比对检查来帮助进一步确诊，在大多数病例的胸腔积液内也可查找到恶性肿瘤细胞。治疗时要行胸腔穿刺抽放积液，并随即注入抗癌药物，以及以加强有效抗感染和对症处理为主。

处方 1　单用化疗药

$$\left.\begin{array}{ll} \text{多柔比星（ADM）} & 40\text{mg} \\ \text{生理盐水（NS）} & 60\text{ml} \end{array}\right\} \text{胸腔内注入，每周 1～2 次}$$

处方 2　顺铂加水化治疗

$$\left.\begin{array}{ll} \text{顺铂（DDP）} & 100\text{mg}/\text{m}^2 \\ \text{生理盐水（NS）} & 60\text{ml} \end{array}\right\} \text{胸腔内注入，每周 1～2 次}$$

接　硫代硫酸钠 4.0g，静脉注射，于顺铂 30min 后，结合水化和利尿

给药治疗 72h 后，再予穿刺并抽放胸腔积水，每周进行 1 次

【简释】　① 通过胸腔内注入多柔比星治疗，可使药物半衰期延长至 23h 以上。因此，采取此法用药治疗既能发挥明显抗癌作用，又能使局部的浆膜产生硬化。

② 为能保持相对的药物治疗时间和效果，要采取胸腔穿刺闭式引流给药法，经由导管注药后一定夹好导管 6h 以上，需要不断转动体位而帮助注入的药物液在胸腔内产生均匀地分布；此外，也可通过胸腔穿刺注入榄香烯、四环素、短小棒状杆菌（CP）、卡介苗、减毒溶血链球菌制剂、白介素、干扰素等免疫调节药治疗。

③ 采取大剂量顺铂胸腔内注入与硫代硫酸钠和液体静脉输注的双途径给药方式，同样可以达到水化及利尿并加速顺铂排泄的解毒作用。

二、恶性腹腔积液

【概要】 此病主要是指由于卵巢癌、子宫内膜癌、乳腺癌、胃癌、结肠癌、胰腺癌而导致的恶性腹水。患者除因大量腹水产生蛙腹、营养不良和明显的压迫症状之外，仔细查体查还可发现各种不同脏器的原有恶性肿瘤的一些临床表现。对此，可借助于 X 线、CT 检查、多普勒超声和内镜检查，进一步查找原发病灶和临床分级评定，以便能够提供更为合理和确实可行的治疗方案。腹水穿刺抽放积液，有助于查找各种不同的恶性细胞和直接注入抗癌药物治疗等。

处方 1 常规的腹腔内注药治疗

| 顺铂（DDP） | 100mg | 腹腔内注入，每周用 1 次 |
| 生理盐水 | 500ml | |

或

| 多柔比星（ADM） | 60mg | 腹腔内注入，每周用 1 次 |
| 生理盐水 | 500ml | |

处方 2 氟尿嘧啶腹腔内注入治疗

氟尿嘧啶（5-FU）	0.25～0.5g	腹腔内注入，每周用 1 次
5％葡萄糖液	500ml	
4.5％碳酸氢钠	250ml	

【简释】 ① 此病的局部治疗应该以腹腔穿刺抽放积液后注药为主，但每次穿刺放液量要限制在 300ml 以内，以免发生意外情况。

② 顺铂经腹腔内注入，检测血浆浓度仍可达到静脉给药的水平，并且将腹腔药物浓度提高至血浆浓度的 20 倍以上，而能充分发挥局部和全身的治疗效果。

③ 多柔比星（阿霉素）是一种大分子抗生素，经腹腔吸收少，故可降低全身的毒性并提高局部治疗的效果。

④ 除了上述方案之外，腹腔内注药物治疗也可酌情选用氟尿嘧啶，但是本品药液偏酸性而经腹腔内注入可出现较明显的腹膜刺激，故在应用时则需要加入适量调整药液 pH 值的碱性药品。

⑤ 此外，还可将免疫调节药直接注入腹腔治疗，若出现腹膜刺激疼痛时也可应用镇痛药物加强对症处理。

第九节　化疗药毒性反应的处理

一、化疗时恶心和呕吐

【概要】　使用化疗药物时，可以影响胃肠道黏膜上皮或延脑催吐中枢，极容易引起患者恶心和呕吐。一般而言，在化疗药物诱导的恶心呕吐机制中，5-羟色胺（5-HT）受体可能起到一定作用。

处方 1　比较廉价的止吐药物
　　　　甲氧氯普胺 10～20mg，开始化疗时肌内注射
或　　复方氯丙嗪 1mg，化疗前 30min 肌内注射
加　　地塞米松 10mg，化疗前 30min 静脉注射

处方 2　适用于由烷化剂、多柔比星或顺铂引起呕吐的治疗
　　　　盐酸恩丹西酮 8mg，化疗前 1～2h 口服或静脉注射

处方 3　适用于有精神症状或伴剧烈呕吐的治疗
　　　　舒必利（止吐灵）
　　　　　　　　　　$200mg/m^2$　化疗前 30min 静脉滴注
　　　　5% 葡萄糖液　　250ml

【简释】　① 预防一般性呕吐，可首先选择某种廉价易得的药品治疗。针对轻度药物性呕吐的患者，于化学治疗前口服甲氧氯普胺和苯海拉明也有一定的治疗效果。

② 对药物性呕吐严重者，可以使用盐酸恩丹西酮予以防治。本品又称昂丹司琼、枢复宁或枢丹，它是一种强效高度选择性的 5-HT 受体拮抗药，因对多巴胺受体没有阻滞作用，故不会引起用药者的锥体束症状。它能抑制或缓解呕吐，但无镇痛作用，其同类药品还包括格雷司琼、康泉，有必要时也可作为替换制剂应用。

③ 舒必利是苯甲酰胺类衍生物，为特异性多巴胺 D_2 受体拮抗药，作用于第 3 脑室附近及下丘脑和延髓，从而阻滞该系统内的多巴胺受体，则具有强力镇吐和抗精神病的作用。

二、化疗后白细胞改变

【概要】 除少数抗肿瘤药物不抑制骨髓造血外，而大多数药品都具有抑制骨髓造血功能的毒副作用，尤其是在大剂量使用化学治疗药物时，几乎不可避免地导致白细胞或者血小板变化。究其原因可能与该类药物诱发基因突变和免疫功能受到破坏有关，例如依托泊苷（足叶乙苷）可与 DNA 或拓扑异构酶形成三联体，从而阻断该酶的连接活性，导致基因重排，甚至引发"白血病"。再则，用药者也可发生免疫监视功能下降，而导致造血干细胞发生异常等。对此，应根据血象适当调整药物剂量，延长周期间歇，多数患者血象可逐渐恢复；然而，如果在短时期内停用控制肿瘤生长的药物，则必然不利于病人。对此，也需要使用某些调整或升高白细胞的药物。

处方 1　一般性升高白细胞药的治疗

　　　　生白新胶囊，每次 200mg，口服，每日 3 次

　或　半胱氨酸（L-半胱氨酸）100mg，肌内注射，每日 12 次

　加　复方氨基嘌呤片，每次 2 片，口服，每日 2 次

处方 2　生物工程治疗

　　　　非格司亭（rhG-CSF）2.5μg/kg，皮下注射，每日 1 次

　或　沙格司亭（生白能）5～10μg/kg，皮下注射，每日 1 次

　　【简释】 ① 非格司亭（rhG-CSF，重组人体白细胞生成素，粒细胞集落因子）是 DNA 重组技术获取的一种生物制剂，将人粒细胞集落因子基因插入大肠杆菌的 DNA 后，通过此菌表达而产生的一种含有 175 个氨基酸的蛋白，使用本品可作用于骨髓中性粒细胞系的造血干细胞系，促进其增殖、分化，加速中性粒细胞的成熟过程和由骨髓朝向外周血液内的释放。化学治疗中使用 rhG-CSF 治疗，可减轻粒细胞明显下降的程度及缩短粒细胞减少症持续时间，可控制化疗后的合并感染以及减少抗生素的用量，缩短住院时间；但是，需要注意的是本药不应与化学治疗的药品同时使用，以防干预抗癌治疗的效果。

　　② 沙格司亭（GM-CSE，生白能，粒细胞-巨噬集落刺激因子）除能增加白细胞外，还可治疗骨髓增生异常综合征和再生障碍性贫血等。

三、化疗免疫机制变化与处理

　　【概要】 肿瘤患者多伴有不同程度的免疫抑制，若加用化疗药物治疗，

特别在大剂量和长疗程应用时，会使患者的免疫功能显著下降。对此，可采取非特异性免疫刺激以及提高机体整体免疫功能，在肿瘤和其并发症的防治均有一定的实际效果。比如，可以选择某些生物反应调节药（BRM）进行治疗，即能直接调整宿主和肿瘤之间的平衡关系，激发、增强恢复、调节宿主特异性和非特异性的抗肿瘤效应。比较常用的生物反应调节药包括干扰素、阿地白介素、LAK 细胞、左旋咪唑、卡介苗、免疫核糖核酸、单克隆抗体等。

处方 1　可选用的生物反应调节药治疗

甘露聚糖肽（多抗甲素）液，每次 10ml，口服，每日 2 次

左旋咪唑（LMS），每次 25～50mg，口服，每日 3 次

转移因子（TF），每次 2～4U，肌内注射，每周 2 次

处方 2　中医中成药治疗

贞芪扶正剂，每次半袋，口服，每日 2 次

【简释】　① 此病既可用生物反应调节药治疗，也可使用扶正祛邪的中医中药治疗。

② 甘露聚糖肽（多抗甲素）液为免疫增强药，使用此药可增强患者的免疫功能，升高白细胞和血小板，以及增强抗感染和抗炎的能力，且不出现显著的不良反应。

③ 中医中药宜配合使用贞芪扶正剂治疗，其主要方药为黄芪、女贞子等，使用该药治疗将有助于促进淋巴细胞的增殖，可提高正常人和患者淋巴细胞移植物的抗宿主反应，改善患者机体的免疫状态，以及有益于保护骨髓与肾上腺皮质功能；本品无明显副作用，但系含糖类药物冲剂，故应慎用于合并糖尿病的患者。

第十章

医学处方及其书写要求

　　临床医学处方是指有资质的医生针对患者疾病需要的药物治疗开出的"药方"或"药单"，与此同时，在药物处方中也要详细注明每一种药品的剂量、使用方法和注意事项等，处方具备明显的法律效应及有严格的书面凭证作用。因此，处方优劣主要取决于医生的责任和医学实践经验等，处方是否合理更能直接关系到患者的生命与健康恢复。正确把握好开出的处方，医生必须以具备极端负责任和严肃认真的态度，以具有丰富的医学理论和临床经验为前提，熟练掌握各种常见病病因、发病机制、临床表现、诊断和治疗原则，以及熟练掌握各种常用药物的药理作用、适应证、不良反应、制剂、规格、剂量、使用方法以及某些重要的理化性质等。

第一节　处方的内容结构

　　仅就医疗处方纸笺而言，几乎都必须按照相关规定印制好统一格式，包括普通处方笺、麻醉处方笺、急诊处方笺或中药处方笺，从而方便每一位医生用来书写或打印开具的医疗处方。目前，很多医院已将处方笺存储在微机内，有处方权限的医生可以通过键盘随时调出进行填写，核对无误后，联机打印一份清晰而完整的取药处方即可。麻醉药品要用红色的麻醉处方书写，急症用药须用白纸红字的急症处方。每一份处方需要完整填写的项目如下。

① 患者姓名、性别、年龄、门诊号及处方日期等。注意填写年龄时，要写出病人的实足年龄，尤其是针对小儿一定要写明实足的月份甚至天数。

② 处方正文一开始，在左前方时常印有"Rp"的符号，它是拉丁文 Recipe 的缩写，表示本处方中"请取"的治疗药品，也就是随后处方的主体部分。

③ 处方的主体部分主要包括药物名称、分量和总量、制剂规定剂量和单位，通常将药名与剂量写在同一行上，每一药名写一行，分量与总量写在处方纸右侧，为了进一步分清两种以上药品，最好是在每一个药名之前用阿拉伯数字编好序号。

④ 为向患者和药剂人员详细指示或说明药品的剂量、服药次数、时间与方法等，要另起一行注写出"用法"，写成"Sig"也可，"Sig"是拉丁文 Signa 的缩写，也是表示该种药品的使用方法，药物调剂人员应将此项内容书写在盛放药品的包装袋上，或者是护理人员或是意识清醒患者按此执行。

⑤ 开据急诊处方和麻醉药处方时，要分别使用各自的规定处方纸笺，一时找不到此笺时可用普通处方开药，但过后一定及时到药房予以更换。对于急诊病人的处方，一定要在处方笺左上角写上"急取"或"Cito."字样，以便药物调剂人员见到"急取"或"Cito."标示字样而立即配方发药，尽力缩减治疗药品的送达时间。

⑥ 有处方权的医生以及药物调剂人员须在处方右下签上全名，表示对此份处方负责，任何人也不能代签，尚未得医疗资格权和处方权的人员代签无效，并且需要上级医师亲自审签和加盖私人印章。

第二节　药物处方的一般要求

① 处方必须在专用的处方笺上用钢笔书写，或者是通过键盘输入，然后打印出再予以签名。开具处方时态度一定要严肃认真、周密思考，慎重选择每一种治疗药品及其剂量和用法。切忌开处方时迟疑不决或中途涂改，以免给患者造成不良的心理影响。

② 处方的药品名称要按《中华人民共和国药典》（以下简称《中国药典》）规定的中文名或拉丁文名，仅在个别的医院可用准许使用的英文或拉丁文药名。对于还未被药典载入的药品，仍以其通用名称为准则，绝对不可使用化学元素符号的名称代替。

③ 医疗药品及制剂名称可以用《中华人民共和国药典》（2005版）规定的中文名或拉丁文名书写，如果用拉丁药名书写时，每一个字母一律采用"半角"形式书写，每个单词的第 1 个字母统一应用大写。

④ 药物的用量单位统一采用药典规定的法定计量单位。固体或半固体药品或剂型要以 g 或 mg 为单位，液体制剂要以 ml 为单位。一般情况下，不宜将 g 或 ml 省略。如果单位较小而使用 mg 或 μg 则更应当写明，千万不能漏写，或者是误将 mg 写成 g、误将 μg 写成 mg 等。开具的药品剂量和数量一律用阿拉伯数字写在药名右侧，小数点前无整数必须写"0"，如 0.1、0.5，即便是整数也应在其后方加上小数点和"0"，像 3.0、5.0、1.0 等，以防误读而出错。

⑤ 每一次和/或每一日使用的药物剂量，都应严格按照《中国药典》的规定，绝对不能超出每一种药品的极量。若在特殊的疾病而需要超极量使用时，应在剂量后方加上惊叹号，一并签上医生的全名，以示疾病特殊和处方者本人对此负责。

普通内服药处方，一般以 3 天用量为限，不宜超过 7 天，仅对慢性疾病或特殊情况者可适当增加使用剂量和时间；毒药处方不得超过 1 天剂量；限剧药处方不得超过 2 天剂量；成瘾药处方不得连续使用 7 天。

⑥ 药物处方剂量使用的说明应包括注明药品剂型、给药途径和缓急等。比如要写明粉剂、片剂、溶液、注射剂、口服、皮下注射、肌内注射、静脉注射、外用制剂等，详细写明每次使用的具体剂量及以每日为单位的用药次数等。对联合使用的药品则须另一起行，联合用药的各药次序应依据主药、辅药、矫正药及赋形药的顺序排列，而且需要充分考虑好各药之间的配伍。

⑦ 住院患者治疗处方要以临床医嘱、长期医嘱或备用医嘱方式开在医嘱本上，由当班护理人员执行和处理。拟用药品可根据具体情况分别开出，但对需要到药房请领的药品则应另外开具一份处方笺，以便去药学部调剂室领药。

第三节　药物处方的注意事项

① 对一种药品的用法，都应写明如皮下注射（ih）、肌内注射（im）、静脉注射（iv）、外用的字样，以及每次用药的剂量和每日用药的次数。若为多种药品混合输液的处方，由于各药加入先后、次序及滴注速度不同，处方上还须写明"遵医嘱"，以及更为详尽的使用方法，不得只笼统写下静脉滴注、洗胃或导泻，以防漏掉详细的用药方法而导致患者发生意外。

② 处方药物的使用方法，可以使用汉语也可使用拉丁文缩写。例如，口服（op）、肌内注射或肌内注射（im）、皮下注射（ih）、静脉注射或静脉注射（iv）、静脉滴注或静脉滴注（ivgtt）、每日 4 次（qid）、每日 3 次（tid）、每日 2 次（bid）、每日 1 次（qd）、每 6 小时 1 次（q6h）、饭前服（ac）、饭后服（pc）、睡前服（hs）、

天或日（d）、小时（h）、分钟（min）等。

③ 处方中每一种药品的药名都应另起一行。药物的排序一般要求按照主药、辅药、矫正药及赋形药的顺序排列。对于已经开出的处方不应随意涂改，确实需要修正时或是有特殊配伍的用药，一定要求医师将处方重新开具或另加提示后，再予签上医师的全名，以示负责；在一张处方上若需要有两次以上涂改必须重新开具和签名。

④ 药剂科人员和护士均不得擅自更改处方，若发现更改后此张处方不再生效。处方必须更改时，需要再经医师复审后更改和签字方有效。对不符合规定的处方，药剂科相关人员也有权拒绝进行配药。

⑤ 医院批准有处方权的医师（士）才可开写处方，并且要求其本人签好字样在药剂科留样备案。还未获得处方权的进修和实习医师等，须在医师的指导下开写处方，但其处方未经带教医师同意签字时不能生效，尚未获得处方权医师签名置于斜线后方，带教医师签名置于斜线前方。在医疗机构中的医师不得以任何形式为自己开写处方，谨防发生不良行为和意外。

⑥ 由门诊开出的处方通常只限当日有效，过期时则需经医师（士）更改日期重新开签。普通内服药的处方一般不得超过7天的用量，对于慢性疾病的处方用药量可酌情放宽。此外，针对于自费药品、外购药品或医保药品等处方，还应在处方右上角进一步注明"自费"、"外购"或"医保"等字样，便于有关人员的账目结算等。

第四节　婴幼儿用药剂量的换算方法

（1）小儿剂量可根据成人用量进行折算

公式1：小儿剂量＝成人用量×小儿年龄(岁)/(小儿年龄＋12)

公式 2：小儿剂量＝成人用量×小儿体重（kg）/成人体重（60kg）

（2）成人与小儿用药剂量相对应的粗略换算

小儿年龄	相当于成人的用药量比
初生儿～1 个月	1/18～1/14
1～6 个月	1/14～1/7
7～11 个月	1/7～1/5
1～2 岁	1/5～1/4
3～4 岁	1/4～1/3
5～9 岁	1/3～1/2
10～14 岁	1/2～2/3

（3）根据体表面积计算　这是目前治疗用药剂量的最科学计量法，因为需要采取个体患者的体表面积法加以计算，因而此种方法的科学性更强，而且能通用于成人和儿童、身材高矮和胖瘦不同的患者，即可以遵照其统一的计算标准配药。可见下列公式和体表面积（m²）与人体体重的对应表。

$$体表面积（m^2）=\sqrt[3]{体重（kg）^2}×0.1$$

人体体重（kg）与体表面积（m²）的换算对应表

人体体重/kg	2	3.3	5	8	10	15	20	30	40	50	60	70
体表面积/m²	0.15	0.2	0.25	0.35	0.45	0.6	0.8	1.1	1.3	1.5	1.7	1.8

然而，此种体表面积计算法的实际操作非常麻烦，执行起来仍存在一定的困难，例如在现实的临床工作并不能准确掌握每一个用药者的体表面积，此外，若要求记住每一种药品每平方米的用药量也有一定困难。因此，此种计药方法的使用，只能是从严谨的特殊药品或特殊功用药品需要的角度出发，有所选择地应用体表面积计算来确定药物处方的不同用药剂量。

（4）根据小儿体重计算　基本公式为药物剂量（每日或每次）＝药量/（kg·d）×估计体重（kg）。针对没有测体重的患儿，也可按照下列公式来推算体重（kg）。首先要按年龄估计出体重：

$$6 个月前(kg)=月龄×0.7+出生体重(kg)$$
$$7\sim12 个月(kg)=月龄×0.25+6$$
$$1 岁以上(kg)=年龄×2+8$$

　　为防止发生用药不当的意外，采取药物治疗时，除了要注意选择准确的用药剂量外，还须注意延长患者的给药间隔时间，杜绝用药过多或过频，并应选择正确的用药途径，若无特殊需要，应尽力选择口服方式给药，尽管允许进行静脉给药，也不要注药过急或过快。此外，还要注意幼儿用药禁忌证，决不可与治疗价值无关的、毫无原则的药品一起滥用；使用外用药时，也不可以涂搽得太厚或使药面存留时间过长，以防药品对于正常皮肤的刺激。

［1］ 王士才，赵燕芬，李思虹主编．常见病专家经典处方．北京：人民军医出版社，2007.

［2］ 蒋锦良，张士灵，季大洪主编．常用新药手册．济南：山东科学技术出版社，2004.

［3］ 汤文浩主编．外科临床医嘱手册．第 2 版．南京：江苏医药技术出版社，2004.

［4］ 张及丰，孙子林主编．临床医嘱手册．第 2 版．南京：江苏医药技术出版社，2004.

［5］ 张阳德，张宪安主编．全科医生处方手册．第 2 版．北京：化学工业出版社，2007.

［6］ 邹回龙，纪承寅等主编．基层医师急救手册．北京：科学技术文献出版社，2009.

［7］ 何月光主编．临床用药剂量速查．北京：北京科学技术出版社，2008.

［8］ 娄友群主编．常用药物过量处置手册．北京：中国医药科技出版社，2007.